实用肺科临床读片

邓在春　张志勇／主编

饶纬华／主审

科学技术文献出版社

·北京·

图书在版编目（CIP）数据

实用肺科临床读片／邓在春，张志勇主编.—北京：科学技术文献出版社，2012.3（2016.5重印）
ISBN 978-7-5023-7069-5

Ⅰ.①实… Ⅱ.①邓… ②张… Ⅲ.①呼吸系统疾病—影像诊断
Ⅳ.① R560.4

中国版本图书馆 CIP 数据核字（2011）第 215750 号

实用肺科临床读片

策划编辑：周　玲　　责任编辑：付秋玲　　责任校对：赵文珍　　责任出版：张志平	
出 版 者　科学技术文献出版社	
地　　　址　北京市复兴路15号　邮编 100038	
编 务 部　(010) 58882938，58882087（传真）	
发 行 部　(010) 58882868，58882874（传真）	
邮 购 部　(010) 58882873	
官 方 网 址　www.stdp.com.cn	
发 行 者　科学技术文献出版社发行　全国各地新华书店经销	
印 刷 者　北京高迪印刷有限公司	
版　　　次　2012年3月第1版　2016年5月第3次印刷	
开　　　本　787×1092　1/16开	
字　　　数　497千	
印　　　张　22.25　彩插30面	
书　　　号　ISBN 978-7-5023-7069-5	
定　　　价　69.00元	

版权所有　违法必究

购买本社图书，凡字迹不清、缺页、倒页、脱页者，本社发行部负责调换

主编简介

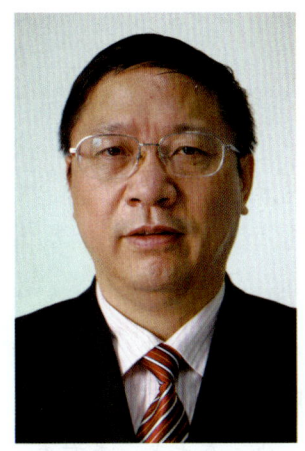

邓在春,男,汉族,江西人,1964年1月出生,1987年毕业于江西医学院医疗系,工作于江西医学院第二附属医院(现南昌大学第二附属医院)呼吸内科,先后任住院医生/助教、主治医生/讲师,于1998年5月考入上海医科大学(现复旦大学医学院)研究生院,就读于上海中山医院肺科,于2001年7月毕业并获医学硕士学位;2003年12月晋升为呼吸内科副主任医师,2005年晋升为宁波大学医学院内科学副教授,2006年获任宁波大学医学院内科学硕士生导师,2007年12月获"宁波市优秀中青年卫生技术人才"称号,2008年12月晋升为主任医师。

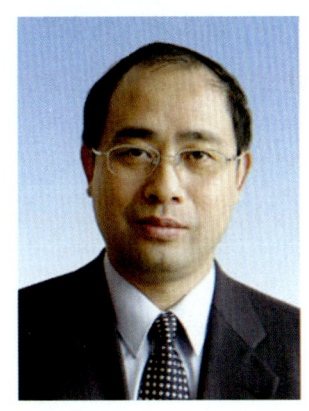

张志勇,男,汉族,湖南人,1961年5月出生,1982年2月在南华大学第二附属医院放射科工作,1990年9月考入上海医科大学研究生院,1992年10月转攻影像医学博士学位,1995年7月获医学博士学位并留复旦大学附属中山医院(原上海医科大学附属中山医院)放射科工作至今。1996年赴美国威斯康星州立大学医学院和加州大学旧金山分校医疗中心接受CT和MR的短期专业培训,1997年晋升为副教授,2002年12月晋升为主任医师。2004年2月,再次受医院派遣到美国加州大学旧金山分校医疗中心接受CT和MR的专业培训。现任上海市(复旦大学附属)公共卫生临床中心主任兼党委副书记,复旦大学附属中山医院副院长,任国内4种影像诊断专业杂志特约审稿员及《中国临床医学》、《中国肺癌杂志》等6本专业杂志编委,《世界感染杂志》常务副社长,中华医学会放射诊断学组/胸心放射学组全国委员。

编委会

主　编　邓在春　张志勇

主　审　饶纬华

副主编（按姓氏笔画为序）

　　　　任振义　况九龙　沈毅弘　李相国　单　飞　曹殿波

编　者（按姓氏笔画为序）

丁群力	马　坚	马红映	邓在春	王治民	王　婷	王　剑	王淑研	王　霞
王明明	王继旺	史维雅	史　讯	叶小群	任振义	孙晓艳	孙红文	孙明莉
孙士芳	吕　丹	江　婷	全松石	朱先进	况九龙	李　冰	李志成	李有香
沈毅弘	沈训泽	陈华良	陈众博	陈杭薇	陈培民	陈保红	陈静璐	张兴伟
张志勇	张　杰	张廷平	张昊凌	张建初	吴宏成	吴新生	吴旭辉	何晓芬
汪政武	杨　姗	杨　青	杨　松	周　俊	单　飞	易向君	武志峰	赵汝霞
胡居根	胡　俊	胡　征	胡翼江	饶圣祥	段凤英	涂　灿	凌志清	钱亦平
袁春旺	袁　涛	康伟勤	曹殿波	曹　超	龚静山	章建立	谢展鸿	强生廷
舒仁义	舒丽华	蒙志好	鲍　雷	虞亦鸣	潘金兵			

Preface 序 言

以邓在春副教授和张志勇教授为主编的《实用肺科临床读片》是一部系统介绍肺部疾病影像学诊断的专著，全书分为肺部影像学诊断基础；肺部疾病临床读片、呼吸系统病例报告及疑难病例讨论等两篇，每一篇有若干病例，每一病例独立为一章，每章均有丰富的影像图片资料。

本书编委成员主要为来自临床一线的放射科和呼吸科医生，所著各章节临床实用性较强，并具有如下特点：①系统全面，既详尽介绍了肺部影像学诊断基础，又全面阐述了肺部各种疾病的影像学表现；②临床实用性强，对每张胸片、CT片都通过详尽的临床诊治经过获得确切的诊断。兼具上述特点，本书将有助于读者临床思维能力的培养和读片能力的提高，特别适合于医学院校高年级学生、呼吸科研究生及临床医生研读。

在该书面世之际，谨向作者的辛勤劳动致以崇高的敬意！

白春学
于复旦大学附属中山医院

前言 »Preface

《实用肺科临床读片》经各位编委的共同努力终于和读者见面了。临床肺科的发展离不开医学影像学和临床病理学的支撑，肺科临床读片更是综合患者临床、影像和病理资料为一体的肺部疾病诊断方法，是肺科医生必须掌握的临床基本技术。

该书分两篇，第一篇系统介绍肺部影像学诊断基础；第二篇则就肺部常见疾病进行临床读片，结合患者的临床、影像、纤支镜和病理资料对病例进行诊断，旨在复习临床、影像和病理知识的基础上提高年轻医生的读片水平和临床思维能力；该篇还包括呼吸系统病例报告，该部分为向全国一线呼吸科和放射科临床专家征稿所得及呼吸系统疑难病例讨论。

本书收集了大量的典型临床病例，每例均有详实的病史资料和影像学图片，更有引人入胜的临床诊治经过、病理确诊图片和患者的最后结局，每例独成一章。作为国内首部系统介绍肺科临床读片的专著，虽然我们力图涵盖整个呼吸系统的疾病，并体现真实性和实用性的特点，但限于知识和水平的局限，书中疏漏与错误之处在所难免，希望同仁批评和指正！

向为本书付出辛勤劳动的作者致以最衷心的感谢，并期待着读者们的批评和指正！

邓在春　张志勇

目 录

第一篇　肺部影像学诊断基础

第一章　肺部X线及CT基本原理与技术 3
第一节　肺部常用X线技术 3
第二节　肺部CT基本常识 4
第三节　肺部CT检查适应证 8
第四节　肺部CT检查及图像后处理技术 8
第五节　肺部病变经皮穿刺活检的CT定位与引导 10

第二章　肺部X线及CT解剖 13
第一节　肺部X线解剖 13
第二节　气管及支气管CT正常表现 14
第三节　肺血管CT解剖 17
第四节　胸内淋巴结解剖及分区 19

第二篇　肺部疾病临床读片

第一章　肺部疾病临床读片 25
病例1　发热伴咳嗽咳痰1周 26
病例2　右上肺局限性磨玻璃阴影 28
病例3　咳嗽咳痰伴发热3天 32
病例4　双肺多发结节病灶 34

病例5	醉酒后呕吐、气急10小时	37
病例6	左胸痛伴发热2天	39
病例7	神志不清1周，发热3天	41
病例8	发热伴咳嗽7天	43
病例9	发热伴咳嗽、咳痰10天	46
病例10	右侧胸痛胸闷40年	48
病例11	咳嗽伴右侧胸痛2月	50
病例12	消瘦5月伴咳嗽发热10天	53
病例13	咳嗽咳痰伴发热1周	55
病例14	咳嗽咳痰2周	57
病例15	反复咳嗽、咳痰10年，加剧2月	60
病例16	咳嗽、咳痰伴发热1周	62
病例17	抗结核治疗2月，右下腹痛1月，加重2天	64
病例18	咳嗽、咳脓痰伴发热1月	66
病例19	咳嗽、胸闷伴发热1月	69
病例20	反复少量咳血2年，加剧半年	72
病例21	发热、咳嗽咳痰2天	76
病例22	咳嗽、咳痰伴发热9天	78
病例23	咳嗽、咳痰伴胸痛4月	79
病例24	咳嗽、咳痰20天，发热1天	81
病例25	发热半月，咳嗽、咳痰1周	83
病例26	咳嗽、痰中带血3月，胸闷气急1月	84
病例27	发热、咳嗽4月	86
病例28	咳嗽伴痰血1月	88
病例29	咳嗽、痰中带血1月	89
病例30	咳嗽伴痰中带血半年余	91
病例31	胸闷气急10月，加剧伴咳嗽1月	93
病例32	发热、胸痛、咳嗽伴痰中带血半月	95
病例33	乳癌术后10年，左下肺结节性病灶2年	98
病例34	发热盗汗20天	100
病例35	间断咳嗽3月，伴气短2月	103
病例36	右胸痛5天	105
病例37	间断性咯血1月	108
病例38	咳嗽、咳痰2月	111
病例39	左侧季肋部疼痛7小时	113
病例40	晕厥一次伴胸闷1小时	118
病例41	咳嗽、咳痰10天	120
病例42	发热、盗汗1周	123

病例43	发热、皮疹3天，胸闷气促半天	124
病例44	间断性咯血4年	127
病例45	溺水的CT表现	131
病例46	发热、咳嗽、乏力、消瘦40天	133
病例47	右下肺肿块	137
病例48	咳嗽伴胸背部疼痛2月余	142
病例49	肺癌术后1月	145
病例50	咯血2天	148
病例51	刺激性咳嗽1月	151

第二章 呼吸系统病例报告 156

病例1	咳嗽咳痰1周	156
病例2	双下肢皮疹1周，发热、咳嗽4天	157
病例3	右下肺片状渗出影	160
病例4	反复气促1年	162
病例5	发现纵隔占位2天	163
病例6	咳嗽3月并咯血3天	164
病例7	发现肺结节4月	167
病例8	发现右下肺占位1周	170
病例9	反复咳嗽1年	173
病例10	反复咳嗽、咯痰、发热6年，加重1个月	174
病例11	咳嗽咳痰4个月，呼吸困难加重1周伴呼吸衰竭	176
病例12	发热咳嗽伴胸闷痛1月	178
病例13	咳嗽咳痰1月	180
病例14	咳嗽伴吞咽困难10天	182
病例15	不规则发热20天	184
病例16	阵发性咳嗽半月伴发热2天	187
病例17	反复咳嗽咳痰气促6年，再发加重2天	188
病例18	发热咳嗽气促4天	191
病例19	反复咳嗽咳痰30年，浮肿10月，再发加重1周	193
病例20	咳嗽伴痰血1月	195
病例21	咳嗽胸闷2月	196
病例22	咳嗽伴痰中带血2月余	198
病例23	食管癌术后咳嗽咳痰伴发热20天	200
病例24	咳嗽咳痰、发热1月	201
病例25	咳嗽、咳痰、间断咯血2个月	203
病例26	咯血10天，咳嗽、咳痰2天	205

病例27	多饮多尿15年，咳嗽、咳痰10天	206
病例28	胸痛、咳痰伴痰中带血1个月	208
病例29	间断刺激性干咳1个月	211
病例30	饮水呛咳半年，加重10天	212
病例31	刺激性咳嗽4个月	214
病例32	气急7年	216
病例33	呼吸困难6个月，加剧2周	219
病例34	咳嗽、痰血伴左侧胸痛2周	221
病例35	咳嗽伴右侧胸背部胀痛不适2个月	223
病例36	咳嗽咳痰伴发热、胸痛半月	224
病例37	咳嗽20天，发热1周	225
病例38	体检发现纵隔淋巴结肿大1天	227
病例39	咳嗽咳痰伴痰血半月	228
病例40	干咳1月余	230
病例41	咳嗽咳痰7年，加重3月，胸闷气急1月	232
病例42	胸闷气急2周，咳血3天	234
病例43	畏寒、发热伴咳嗽咳痰20天	236
病例44	外伤后左侧胸腔积液	238
病例45	双耳垂区肿胀半年	240
病例46	咳嗽伴发热2周	241
病例47	胸闷、咳嗽、咯痰半月	243
病例48	反复咳嗽咳痰气促2年，再发加重半月	245
病例49	咳嗽、气促1周，发热2月	247
病例50	右胸肩背疼痛2月	249
病例51	发热2个月，咳嗽气急半月	250
病例52	头痛、呕吐1周	252
病例53	反复咳嗽咳痰2年	253
病例54	放疗后胸闷气急1月	255
病例55	咳嗽咳痰2周	257
病例56	咳嗽咳痰20天	259
病例57	月经周期性咯血2年	262
病例58	咳嗽1周，药物过敏半天	263
病例59	双肺弥漫性结节影	266
病例60	咯血20天	267
病例61	痰血1周	269
病例62	体检发现右肺阴影6月	271
病例63	发现右下肺占位1周	274
病例64	咳嗽脓痰8年，再发12天，高热、气促3天	275

病例65	坠入泥水后气急1小时	278
病例66	咳嗽6年，活动后喘息1年	281
病例67	间断性咳嗽1个月	283
病例68	纵隔胰腺异位1例	284
病例69	支气管类癌1例	285

第三章　呼吸系统疑难病例讨论 288

病例1	无症状性双肺中下肺野多发性团块病灶	289
病例2	右胸背疼痛半月	295
病例3	发现左肺占位7天	299
病例4	气管支气管弥漫性增厚伴左全肺不张	302
病例5	咳嗽、咳痰、呼吸困难7年	307
病例6	体检发现纵隔、肺门淋巴结肿大1月	312
病例7	反复咳嗽气急20年，加剧2月	317
病例8	反复咯血8月	321
病例9	不规律发热、肺内多发伴有空洞的球形病灶	324
病例10	皮肤瘀点瘀斑3月，咯血、齿龈出血伴上腹部不适3天	328
病例11	发热、咳嗽、咳痰2周，胸痛1周	331
病例12	反复咳嗽、咳痰4月	335
病例13	发热、咳嗽、咳痰1年余，再发2周	339

第一篇 肺部影像学诊断基础

第一章
肺部X线及CT基本原理与技术

第一节 肺部常用X线技术

X线是由高速运行的电子群撞击物质突然受阻时产生的一种高能量、肉眼不可见、能穿透不同物质、能使荧光物质发光的电磁波。X线能使人体在荧光屏、胶片和感光半导体材料上形成影像；这一方面是基于X线的穿透性、荧光作用和感光作用，另一方面是基于人体组织结构之间的密度、厚度差。当X线透过人体不同组织结构时，被吸收的程度不同，到达感光材料上的X线量出现差异，从而在感光材料上形成灰度不同的影像。

肺部X线检查包括胸部透视（Fluoroscopy）、平片（Plain film）、计算机X线摄影（Computed radiography, CR）、数字X线摄影（Digital radiography, DR）、体层摄影（Tomography）和支气管造影（Bronchography）。

X线胸部透视简便易行、费用低廉，可同时多方位动态观察胸部器官的形态变化和活动，但密度分辨率低，显示细节不够清晰，被检者吸收射线量较大，在经济发达地区的三级医院已经不再常规使用。

普通X线摄影或者称传统X线摄影，也即平片检查，是临床上最常用的X线检查方法。胸部X平片能够显示多数呼吸系统疾病，常用于健康体检，是临床医疗工作中的三大常规之一。胸部正位（后前位）（Posterior-anterior view）、侧位（Lateral view）是最常见的投照体位。前弓位（Kyphotic view）摄片多用于观察两肺锁骨下区，在经济发达地区这种传统的胸部X线平片检查已被CR和DR替代。本书中的传统X线摄影、普通X线摄影（片）、X线平片等都将以CR或DR片替代。

CR是传统X线平片数字化比较成熟的技术，它不再以X线胶片作为记录和显示信息的载体，而是使用可记录并由激光读出X线影像信息的成像板（Imaging plate, IP）作为载体，经X线照射（曝光）及读取信息，形成数字信号，经电脑处理后形成影像。胸部CR片在总体上优于传统X线平片，易于显示肺部与纵隔和膈肌重叠区域。CR对肺部结节性病变的检出率及显示纵隔结构如血管和气管等方面优于传统X线片，而且CR的应用实现了传统X线摄影的图像数字化，在一定程度上能够提高图像的分辨率，可通过计算机技术实施各种图像后处理功能，增加图像层次，与传统X线摄影比较CR可降低辐射剂量；CR技术有利于实现传统X线摄影图像的数字化储存、再现及传输，即利于实现医院图像存档与传输系统（Picture archiving-communicating system，PACS）。CR的主要不足是时间分辨率较差；数字信息的读取与转换使得工作效率不如DR；不能满足动态器官和结构的显示。有时候在肺部细微结构的显示方面，例如，间质性病变和肺泡性病变的早期，CR检查亦不理想。

DR即X线直接数字成像技术，这个"直接"是相对于CR而言的。DR是将透过人体后的X线模拟影像信息，由X线影像增强器、高分辨率的电视摄像管借助于模/数转换器直接将图像加以数字化（Analog to digit，A/D），即转换成能被电子计算机识别的一系列"0"和"1"组成的二进制数字化的影像信息。数字化的影像信息经计算机进行各种加工处理后，再经数/模转换器转换成模拟影像信号，将其重新显示在终端（监视器）上，并可利用激光照相机将图像打印在胶片上或纸上。DR的应用范围与CR基本相同，DR图像具有较高分辨率，图像锐利度好，细节显示清楚，放射剂量更小，曝光容量大；一般而言DR的图像可根据临床需要进行各种图像后处理，图像信息能够直接进入图像存档与传输系统（PACS），便于临床应用医疗、教学与远程会诊。

胸部CR、DR作为近20年来新的X线成像技术，已逐步替代了传统X线胸片，常见体位与传统X摄片相同。体层摄影和支气管造影既往主要用于观察肺内气管、支气管病变，但目前已被淘汰。

第二节 肺部CT基本常识

要把肺部的CT图像所包含的诊断信息准确解读出来，就必须了解有关CT成像技术的基本常识，否则会因技术原因而造成误诊。

一、CT成像原理及常用参数

计算机体层成像（Computed tomography，CT）是用高度准直的X线束对欲检部位以一定速度进行扫描时，部分X线光子被人体吸收，使得穿过欲检区域的X线强度被衰减，再由探测器接收，转化为电信号，经放大并经模/数转换输入计算机，通过计算机处理后得到扫描层面的组织衰减系数的数字矩阵，再将矩阵内的数值通过数/模转换，以黑白不同的灰度在荧光屏上显示，即形成CT图像。实现这个图像采集过程的设备就是CT扫描机。

CT设备于20世纪70年代发明产生，经过30多年的快速发展，目前已经进入了多排螺旋CT时代。在经济社会欠发达地区，还可能遇到传统CT或者单排螺旋CT机。根据CT扫描时球管和扫描床的运动方式不同，来区分螺旋CT和非螺旋CT。后者即传统CT，是20世纪80年代末期之前使用的CT机，属于层进式CT。其特点是球管扫描时检查床固定不动；球管和探测器受到供电和信号电缆的限制不能做连续的圆周运动，而是每扫描1周，即球管和/或探测器旋转360°，然后必须返回到原位让电缆不致扭成一团，同时扫描床朝扫描平面推进一定距离停下来，才能进行下一层面的扫描。因此，CT扫描时，在人体长轴位的轨迹是若干个互相平行的圆圈。

螺旋CT（Helical/spiral CT）是20世纪80年代末发展起来的技术，其特点是扫描时球管和扫描床同时运动,其关键技术是电缆连接采用了滑环技术,解决了球管连续朝一个方向运动而电缆不再扭成团的问题;同时连续曝光,球管的热容量也大大增加,计算机处理信息的能力也大大增强;在扫描的同时扫描床不断向机架推进,因此,其X线束在人体上的扫描轨迹呈连续的螺旋状,故称螺旋CT。螺旋扫描的特点是被扫描区域的数字信息是连续的,即容积扫描(Volume scanning)。由于扫描区段的信息是连续的,因此,螺旋CT采集的数据可以做多种图像后处理。螺旋CT根据探测器阵列排列方式和数量的不同,可分为单排螺旋CT和多排螺旋CT(Multi-detector CT,MDCT)。两者技术的不同,最主要的是前者的探测器阵列仅有一排,而后者的探测器为多通道,最新的MDCT是320排探测器。因MDCT一次螺旋扫描可产生多层图像,故又称多层螺旋CT(Multi-slice CT,MSCT)。16层以上的MDCT扫描速度比16排以下的CT更快、单位时间内扫描覆盖范围更宽、扫描层厚更薄、辐射剂量更低。更为重要的是实现了各向同性(Isotropic)的容积扫描。最新型东芝320排CT采用了320层0.5 mm探测器。

关于螺旋CT,需要提请读者注意的是一些高新技术带来的概念会影响到如何读好一份CT扫描资料。螺旋CT机,根据临床检查的目的不同,可以行螺旋扫描,亦可行非螺旋扫描;螺旋方式扫描与非螺旋(类似传统CT机扫描)方式扫描的根本差别是数据采集的连续性所要求的技术性问题。目前要使得所采集的数据是连续完成的,就必须采用螺旋方式扫描。一旦采用螺旋扫描就会产生一个新概念,即螺距(Pitch),它是指球管扫描1周,准直器宽度与扫描床移动的距离之比,具体公式为:床移动距离(mm)/准直器宽度(mm)。如果准直器宽度等于床进,即螺距为1。当准直器宽度一定,床移动速度增加,即球管扫描360°扫描床移动的距离越大,则螺距越大,螺旋扫描在Z轴上覆盖的范围就越大,层面敏感性轮廓(Section sensitivity profile,SSP)越大;尤其当螺距增大到2时,SSP增大非常明显。

以上关于螺距的基本概念对早期的单层螺旋机而言,各厂家对其定义是统一的,即螺距等于球管旋转360°进床距离与准直宽度之比。但对于多层螺旋CT,螺距的概念有些复杂,因为多层CT的准直器是与多排探测器搭配的,扫描1周包含了多个相邻的图像。各厂家对螺距的定义互不包容,导致了多层螺旋CT机螺距定义的混乱。例如:Marconi等多层CT将整个准直器宽度作为公式的分母(层数×单个准直器宽度);而Toshiba等则将每一层图像的准直器宽度作为分母。由于基础定义的混乱,造成了计算公式结果的混乱。前者无论是 4、8还是16层,进床距离等于整个准直宽度时,计算结果螺距均等于1;而后者则不断变化,计算结果螺距分别等于4、8和16。这种不同厂家定义的混乱,造成了初接触多层CT者的困惑。然而由于多排螺旋CT各向同性及扫描结束后的图像处理功能强大等优势,使得读片者对图像技术因素的分析开始淡化。

根据单排螺旋CT使用的经验,螺距的变化直接影响图像质量,螺距越小,图像中产生的伪影越少,失真度越低,但也不可过小,因为螺距越小,扫描时图像重叠度越高,患者受辐射剂量就越大。目前多排螺旋CT已经在临床广泛使用,最常见的是16排机和64排螺旋CT机。后者准直器和探测器宽度为40 mm,那么螺旋扫描1周,覆盖范围即为40 mm。国内现在已经有多家单位使用了320排CT,扫描一圈最大所覆盖的Z轴长度可达160 mm。读者可以看出探测器排数越多,扫描1周所覆盖的范围就越大,目前16排以上的MDCT均可在一次屏气内完成整个肺部的螺旋扫描。

现代CT的图像矩阵为512×512，即一幅CT图像是由横向512个点及纵向512个点，共262144个点构成。每一个点的面积称为"像素"（Pixel）。像素的大小除了与矩阵有关外，还与显示野（Field of view，FOV）有关。FOV包括扫描野（SFOV）和显示野（DFOV）两个概念。为了降低像素的大小，提高图像的空间分辨率，CT扫描时，需根据身体不同部位及受检者的不同体型，选择不同的SFOV。大多数成人胸部扫描时，DFOV使用350 mm。像素的大小为350/512=0.68 mm。在某些情况下，为了提高CT图像的空间分辨率，更好地显示肺部细微结构，可选择更小的DFOV，当DFOV=150～200 mm时，像素可降低到0.30～0.40 mm大小，这就是图像靶重组，可适当提高肺内小病变的空间分辨率。

MSCT的层厚概念与传统CT或层进方式扫描的CT有所不同，可分为重建层厚与重组层厚两个概念。重建层厚是CT扫描结束后，根据预先选择的探测器组合，经计算机直接拟合而成的层厚。重组层厚是扫描结束后，根据需要，利用原始数据和预先选择的探测器组合进行图像重组而得到的层厚。重组层厚受到CT扫描时所选择探测器组合的最小宽度限制，例如探测器宽度为64×0.625 mm，那么最小的重组层厚即为0.625 mm。虽然层厚越薄，密度分辨率越高，降低了部分空间效应，但图像噪声也会增大，扫描时间延长，故肺部CT的常规层厚一般设置为5～10 mm，而重组层厚则多用于各种图像后处理技术。因螺旋CT实际为容积扫描，两层图像间并无间隙，所以层距实际为两层图像中心间的距离。层距同层厚一样，也可分为重建层距与重组层距。重建层距一般与重建层厚的大小一致，而重组层距一般为重组层厚的1/2～2/3，以便于实现各向同性，及图像后处理技术的应用。

算法（Algorithm）的选择对肺部CT图像的分辨率也有重要影响。算法是一种将CT扫描所获得的原始数据转化为CT图像的计算机软件。CT图像的计算机算法有多种类型，标准算法为最常见的一类，最适合医生眼睛观察，所获得的图像边缘光滑，密度对比度高，图像噪声小，但空间分辨率略低，在胸部主要用于观察纵隔内结构；另一类算法侧重于提高空间分辨率，所获得的图像边缘锐利，空间对比度高，但图像噪声大，密度分辨率降低，称为高空间频率算法，又称骨（Bone）算法，主要以肺窗观察肺的细微结构。对后种算法，不同的公司产品冠名不一，GE公司早期CT机称为BONE或LUNG；最近又开发了胸部（Chest）算法，可同时兼顾密度及空间分辨率，一幅图像通过改变窗宽及窗位，同时观察肺部及纵隔内的结构及病变。

二、肺部CT扫描方法

在临床实践中，肺部CT扫描主要有3种基本扫描方法：即平扫（Plain scan）、增强扫描（Contrast scan）及CT血管造影（CT angiography，CTA）。在此基础上，还有4种特殊扫描：薄层扫描（Thin slice scan）、靶扫描（Target scan）、高分辨率CT（High resolution CT，HRCT）扫描和CT灌注扫描（Perfusion CT）。传统的步进式CT扫描机国内已基本淘汰，因此，以下所述的检查方法都是基于螺旋CT扫描技术。

1. 平扫　指不人为经脉管导入含碘对比剂的CT扫描。扫描方位采用横断层面，按照定位片所规划的扫描范围扫描，可采用螺旋（容积扫描）或非螺旋方式扫描。常规肺部扫描一般采用螺旋方式扫描。常规取仰卧位，确定扫描基线，平静呼吸或深吸气后屏气扫定位图像，定位图像与普通卧位DR或CR图像类似，但是不能等同。从CT定位图像上，策划扫描范围，一般情况下从胸锁关节水平扫到肋膈角水平。在CT扫描过程中，要求患者受检部位保持静态，检查前应训练患者呼吸幅度，在扫描过程中要患者屏住呼吸，避免因呼吸动作产生运动伪影。

2. 增强扫描　一般指经外周静脉，特别是肘前静脉注入含碘对比剂后，行CT扫描的方法。增强扫描的目的是人为提高受检部位的组织密度，提高病变组织与正常组织之间的密度差，显示平扫图像上未被显示或显示不清的病变或解剖结构；通过观察增强前后的密度变化来研究受检部位的血液动力学特征，研究病变有无强化及强化类型，据此来研究病变性质。

3. CT血管造影　通过外周静脉内快速注入对比剂（一般≥3 ml/s）后行螺旋扫描，通过各种图像后处理方法，在工作站行2D或3D图像重组，获得多个体位的CT血管造影图像。实际上CTA也是一种增强扫描。肺部CTA扫描，应用最多的是肺动脉CTA（CT pulmonary angiography, CTPA），主要用于判断肺动脉栓塞及肺动脉高压，还可用于肺动静脉畸形的诊断；临床怀疑肺隔离症时，就应采用胸主动脉CTA，以显示其特征性的体循环供血动脉。需判断上腔静脉阻塞综合征时，采用上腔静脉造影可更加直观的显示有无阻塞、阻塞原因及程度、侧枝循环的情况。

4. 薄层扫描　指层厚≤3 mm的扫描。其优点是减少了部分容积效应，能更好地显示病变的细节，一般用于检查肺实质及气道的小病灶，特别是病灶与正常解剖结构交界区。

5. 靶扫描　指对感兴趣区采用较小的扫描野（SFOV）进行局部放大扫描的方法，SFOV的中心需设定为观察病灶的中心。如前文所述，靶扫描相对常规扫描可明显提高CT图像的空间分辨率，通常与薄层扫描同时进行，即薄层靶扫描。靶扫描主要用于孤立性肺结节的检查及显示某些弥漫性肺病局部的特征。在靶扫描概念的基础上，运用现代CT机的功能，发展出靶重组技术，即在扫描结束后，通过更改已获取CT图像（原始数据）的DFOV，重组出小DFOV的CT图像，一般DFOV用于20～25 cm。靶重组（重建）技术也可达到提高图像空间分辨率的效果，且不需要增加额外的CT扫描，降低了患者受辐射的剂量。

6. HRCT扫描　同样采用较薄的层厚，一般多用1～2 mm，相应提高球管电压（120～140 kV）、增加毫安秒（240 mAs），选用高空间频率算法（骨算法、LUNG或边缘增强，各厂家的称谓不一样）处理图像的CT扫描技术。层距要根据病灶的情况和临床要求HRCT的目的来确定，常规10 mm。HRCT常规扫描时要求充分吸气后屏气检查，有时还需采用呼气后屏气检查，以呼吸两相扫描图像来研究气道阻塞性改变，体位多采用仰卧位；当要除外近背部肺脏坠积效应干扰时还可采用俯卧位HRCT检查。HRCT扫描可取得具有良好空间分辨率的CT图像，对显示小病灶及肺脏细微结构明显优于常规CT扫描，主要用于早期周围型肺癌，气管、支气管病变，弥漫性肺病或肺结节性病变等的检出。目前任意一种CT机均可行HRCT扫描。在常规HRCT的基础上，学者们在多排CT技术上发展出了容积性HRCT技术。容积性HRCT最常通过MSCT一次屏气的容积扫描后，通过图像重组实现，是一种全肺HRCT成像，可连续层面观察，更好地明确肺部有无细微异常，更好地了解病灶与肺结构相关的3D分布，可以非轴位观察了解病变的分布，并行最大/最小密度投影图像重组。

第三节　肺部CT检查适应证

一般而言，肺、纵隔、胸膜和胸壁病变都是肺部CT检查的适应证。随着16层以上MSCT的临床应用，肺血管性病变，可行无创CTA检查。为了临床申请CT检查的方便，现将肺部CT扫描主要的检查适应证罗列如下：①胸片未见异常，但临床疑有活动性病变时；②胸片疑有异常，难以确定性质和范围者；③有呼吸道症状或有呼吸功能异常，但X线平片（DR或CR）不能确定有异常时；④临床已确诊肺部病变，寻找病因，了解部位、范围、决定治疗方案；⑤健康体检，肺癌的低剂量普查及肿瘤肺转移的筛查；⑥引导肺穿刺或其他介入治疗；⑦临床怀疑肺栓塞或肺栓塞溶栓治疗后随访，肺动脉高压需排除慢性肺栓塞所致，或临床怀疑肺动静脉畸形等；⑧怀疑肺隔离症时，可行胸主动脉CTA检查；⑨判断有无上腔静脉阻塞综合征时，行上腔静脉CTA检查；⑩原因不明的血痰和胸痛者。

第四节　肺部CT检查及图像后处理技术

CT是肺部疾病影像学检测的主要方法。特别是20世纪后期，CT技术的发展突飞猛进，其中最重要的进步是MSCT/MDCT的技术不断完善与临床应用的进一步拓展，使得CT技术在胸部的作用发挥得淋漓尽致。目前，MSCT使用1mm或亚毫米准直器，可在一次短时间的屏气内完成整个胸部扫描。薄层探测器可以降低部分容积效应，进一步提高肺部细微结构的显示水平，完全实现了图像分辨率的各向同性。当患者在检查中因病情严重而无法较长时间屏气时，还可适当将探测器设置成1mm以上，虽然这样的设置可能降低各向同性，增大螺距，但是将进一步缩短屏气时间，减少呼吸移动伪影。一个各向同性胸部检查一般要有250~500层重建图像，这是海量数据，应用一般的读片方法难以完成，这就需要利用图像处理工作站，以电影模式浏览。

在日常工作中，尤其是在一个工作量趋于饱和的放射科无法对每一个肺部CT检查患者进行图像后处理，因为图像后处理占用的时间长，图像资料信息含量大，占用电脑硬盘空间，所以只有在研究一些复杂病例的时候，放射科医生根据患者病情的需要，选择图像后处理。

对于一个局灶性肺病变（Local pulmonary lesion）而言，通常行一个标准的胸部平扫就能解决一些常见病多发病的诊断。对于某些特殊病例，需要图像后处理来全方位显示病变情况时，除行肺部常规CT检查，观察肺部病变和其他异常，如纵隔肺门淋巴结肿大、胸腔积液、胸壁有无累及等，就需要做特殊的扫描以采集可供图像后处理的原始数据。通常在常规扫描后，对待研病灶行薄层CT（层厚≤3 mm）扫描和图像重组。要注意的是，对孤立性肺结节（Solitary pulmonary nodule，SPN）薄层扫描和图像重组，分别需要缩小SFOV和DFOV，同时要以病灶为中心；成像显示建议采用两套重建方法，即选择标准（软组织）及高空间分辨率运算两种算法。靶扫描或靶重组图像可以提高SPN细微形态学及内部密度征象的显示；利于观察病灶有无脂肪密度、细小钙化等；有利于SPN的定性诊断。如果没有定性征象，病灶最大径超过10 mm，没有空洞形成，一般建议进行增强CT检查。为了研究肺部病变的强化表现，保证增强前后CT值测量的准确性，欲检病灶需要一定大小才能客观评价，一般认为病灶要求最大径＞10 mm，且没有空洞形成及明显的中央坏死。否则就难以客观评价肺内病灶的强化情况。增强检查方案的造影剂问题也很重要，含碘造影剂（含碘300 mg/ml）总量常规以1.5～2 ml/kg体重计算，以2～3 ml/s速率注射，一般注射后延迟45秒检查，以1分钟为时间间隔，直到延迟4分钟以上。

对于肺弥漫性病变而言，除了常规胸部检查外，最佳地显示细微的肺实质和间质改变的成像方法是HRCT。图像重组的HRCT系指在常规扫描结束后，利用CT原始数据重组出薄层的高分辨率轴位CT图像，而球管热容量不变。虽然图像重组的HRCT与标准HRCT相比，由于球管热容量导致图像信噪比略有下降，但一般并不影响对病变细微征象的观察和判断；容积HRCT技术是指利用全肺的CT扫描信息，经图像重组出多平面的高分辨率图像。图像重组的HRCT可以简化检查流程、降低患者受X线辐射剂量，容积HRCT技术有助于全面观察弥漫性病变的分布情况，并可以在此基础上再采用其他的图像后处理技术更加优化地显示病变的特征。

为了充分发挥MSCT的优势全方位显示肺部病变，现代电脑技术提供了多种图像后处理方法，最常用的有多平面重建（Multiplanar reformations，MPR）、最大/最小密度投影（Maximum/minimum intensity projections，MIP/minIP）、容积再现（Volume rendering，VR）、虚拟内窥镜（Virtual bronchoscopy，VE）及表面遮盖显示（Surface shading display，SSD）等。

MPR是最简单的图像重组方法，在工作站上，可以通过围绕一个轴旋转实时地获得任意一个方向的图像。矢状位及冠状位重组图像可优化显示局灶性病变与血管、胸膜及胸壁的关系，还可显示弥漫性病变的分布。冠状位重组图像可以显示肺尖和膈肌处的胸膜面，矢状位重组图像可以显示病变与斜裂、水平裂的关系，有助于准确定位。薄层矢状位还可发现周围型肺癌的叶间胸膜凹陷征、胸膜转移时的小结节、鉴别胸膜病变及肺内病变。当同时出现胸椎病变时，矢状位是显示的最佳平面。斜位重组图像可以最优化显示局限性病灶的多种形态学特征，尤其是支气管充气征；肺动静脉畸形时，可以同时显示供血动脉及引流静脉。MIP/minIP是一种分别选择某一方向最高/低密度像素，抛弃其他像素，以密度的方式显示的重组图像方法。MIP可以使血管的显示更具有连续性，也可更多地显示周围型肺癌的毛刺征及弥漫性病变的小结节和树芽征。使用MIP技术较轴位CT图像可更快、更多地检测出转移性肺结节。minIP可更好地发现小面积的低密度区，更好地显示肺气肿、支气管扩张、充气支气管征及磨玻璃密度影。VR及VE技术将层块（Slab）内的所有图像转换为三维图像。VE是一种真正的三维成像方法，使用了所有图像数据，并产生具有深度的三维立体图像。图像工作站能提供多种VR成像标准模式，放射科医生可根据不同目的选择不同的图像后处理模式，在一定程度上可以节约图像后处理时间。VE主要用于观察复杂的解剖结构，例如：肺动静脉畸形与肺动静脉，肺隔离症与主动脉关系等，还可用于观察肺结节形态，是否有分叶，表面是否光滑等。在肺癌筛查时，薄层VE比MIP更易发现肺结节。VE可使放射科医生沿着大气道腔内导航，产生类似于支气管镜的图像，尤其对明确大气道腔内肿瘤性病变，如类癌等的部位、形态有帮助。SSD通过仅使病变或器官表面成像，形成中空的表面三维图像，可用于观察胸膜凹陷征等。

第五节 肺部病变经皮穿刺活检的CT定位与引导

随着CT检查的广泛应用以及穿刺器械的不断完善，肺部占位病变在影像学、痰细胞学及纤维支气管镜检查不能及时确诊的情况下，在CT引导下经皮胸部穿刺活检是一项简便、有效、微创、安全的诊断技术，可为定性诊断提供可靠的组织细胞学依据，其敏感性和准确性相对较高，且并发症较少，是鉴别良恶性病变的有效方法。据文献报道，约50%的胸部病变患者，经胸部肿块穿刺活检后避免了不必要的手术，对纤支镜和痰细胞学检查不能确诊的病例，具有重要的辅助诊断价值，其诊断准确率为74%～99%，临床应用日益广泛。

肺部穿刺活检的适应证包括肺、胸膜、纵隔的局限或弥漫性病变，其中最为常见的是外周肺肿块鉴别困难者；原因不明的孤立性肺结节；不能手术或患者拒绝手术的肿块性病变，为明确组织类型，合理选择治疗方案者。禁忌证：包括剧烈咳嗽不能合作，肺功能障碍，肺动脉高压患者；患有出血性疾病或近期严重咯血，凝血功能障碍；严重肺气肿、心肺功能不全或血氧分压低于8kPa及肺动脉高压；肺部病变可能是血管性疾患、肺动脉畸形等；剧烈咳嗽不能控制或不合作的患者。

肺部穿刺活检的最常见并发症是气胸，发生率为6%～43%（图1-1-1）。一般认为气胸发生与肿块或结节大小、距胸壁距离、穿刺次数、穿刺针粗细和肺功能等有关，操作中应尽量减少穿过胸膜的次数，避开叶间胸膜及肺大泡，取离病灶最近距离病灶穿刺。另一常见并发症是出血，表现为肺内穿刺道出血、痰中带血，甚至咯血。出血是肺穿刺活检导致死亡的重要原因，发生率10.6%。肿瘤种植发生率极低，但后果严重。

经CT引导肺部穿刺活检的体表定位常采用金属体表定位（图1-1-2），该定位方法客观、准确。常规的进针体位有仰卧垂直进针、俯卧垂直进针和水平侧卧垂直进针。一般认为结核瘤、炎性肉芽肿、错构瘤、纤维化、肺脓肿或特异性细菌等为肯定阴性结果，宜对患者阶段随访，而非手术出血、坏死、炎性细胞浸润、肺泡或支气管黏膜上皮等属非特异性阴性结果，应做具体分析，一般认为应首选再次穿刺，仍不能确诊而临床和影像检查高度怀疑恶性者应积极手术。

要提高经CT引导肺部穿刺活检阳性率，必须注意：①穿刺针进到预定位置后一定要CT扫描确定针尖是否位于病灶内的合适位置（图1-1-3和图1-1-4），并需在病灶邻

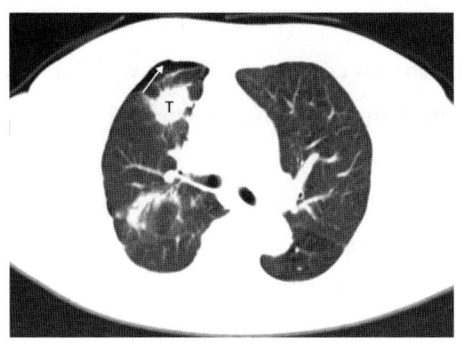

图1-1-1　右上肺结节经皮肺穿刺后形成的局限性气胸（T：肿瘤，箭头：气胸）

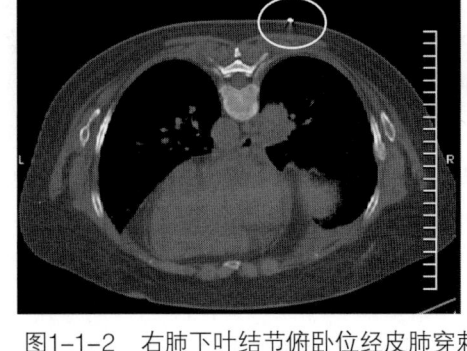

图1-1-2　右肺下叶结节俯卧位经皮肺穿刺的CT定位（椭圆区内示体表金属定位标志）

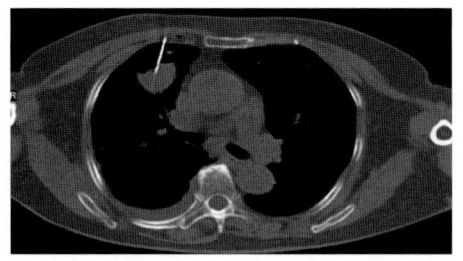

图1-1-3　右肺上叶结节经皮肺穿刺，示CT定位见穿刺针进入病灶内

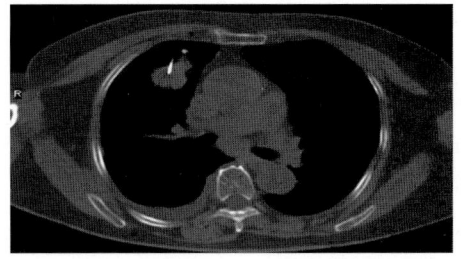

图1-1-4　右肺上叶结节经皮肺穿刺，示CT定位见穿刺针进入病灶内

近上下区域做薄层扫描判定；特别是直径<2.0 cm的小病灶，因活检切割时穿刺针容易超出病灶，必须严格判定。②大病灶中间多有坏死、液化或有空洞，周边常合并阻塞性肺炎、肺气肿，故取材应在病灶的实质部分；术前行CT增强检查有助于判断坏死、液化及肿瘤与阻塞性肺炎，穿刺时避开坏死液化组织、血管、空洞内取材。③改变方向可多点穿刺或再次穿刺；穿刺过程中定位准确，取材足够，避开肿块低密度坏死区域及病状边缘感染区，对弥漫性病变选择病变密集处取材可提高穿刺活检的阳性率。

（张昊凌　单　飞　张志勇）

参考文献

1. 魏小铨.胸部病变X线胸部平片与CT检查对照比较（附135例分析）.中国医学影像技术，2000，16:555-556.

2. 蔡祖龙，高元桂.胸部CT与MRI诊断学.北京：人民军医出版社，2005.

3. Markus Körner, Christof H, Klaus-Jürgen Pfeifer, et al. Physical Principles and System Overview. Radio Graphics, 2007, 27:675-686.

4. Webb W R, Muller N L, Naidich D P. 高分辨率肺部CT. 北京：人民军医出版社，2007.

5. Laurent F, Montaudon M, Corneloup O. CT and MRI of Lung Cancer. Respiration, 2006, 73:133-142.

6. 刘士远，蒋涛，刘靖. 肺癌诊断中CT和PET-CT的合理运用. 中国肿瘤影像学，2009，15:6-11.

7. Winer-Muram HT. The Solitary Pulmonary Nodule. Radiology, 2006, 239:34-49.

8. Dalrymple N C, Prasad S R, Freckleton M W, Chintapalli K N. Informatics in Radiology（infoRAD）: Introduction to the Language of Three-dimensional Imaging with Multidetector CT. Radiographics, 2005, 25:1409-1428.

9. Jan-Martin Kuhnigk, Volker Dicken, Stephan Zidowitz, et al. New Tools for Computer Assistance in Thoracic CT. Part 1. Functional Analysis of Lungs, Lung Lobes, and Bronchopulmonary Segments. RadioGraphics. 2005, 25:525-536.

10. Greif J, Marnor S, Schwarz Y, et al. Percutaneous core needle biopsy with fine needle aspiration in diagnosing benign lung lesions. Acta Cytol. 1999, 43:756-760.

11. Laurent F, Latrabe V, Vergier B, et al. CT-guided transthoracic needle biopsy of pulmonary nodules smaller than 20mm: results with an automated 20-gange coaxial cutting needle. Clin Rediol, 2000, 55:281-287.

12. 黄剑锋，黄昌杰，湛永滋，等. CT导向经皮肺穿刺活检. 中国肺癌杂志，2002，5:58-60.

13. 李成川，刘士远，张电波，等. CT引导经皮肺穿刺活检. 中华放射学杂志，1998，6:427-428.

14. 郭永强，陈忠，黄文瑜，等. CT引导下经皮胸腹肿块穿刺活检. 实用放射学杂志，2003，19:426-428.

第二章
肺部X线及CT解剖

第一节　肺部X线解剖

要把一张肺部影像资料包含的信息尽可能准确无误地解读出来，首先就要认识肺部正常影像学表现。只有掌握了正常解剖结构才有可能分辨异常。根据传统的教科书描述和多数放射科专业分组，胸部影像学所研究的领域包括肺、胸膜、纵隔、横膈、胸廓和胸壁软组织等。由脊柱胸段、肋骨、肋软骨、胸骨、锁骨和肩胛骨组成的骨性胸廓支架归属骨骼系统；心脏和大血管列在循环系统；食管列入消化系统。本书重点研究的是肺脏。

1. 后前位（DR或CR）胸片（图1-2-1）　从X线投照学来说，后前位是胸部X线检查最常用的投照位置，这里的"后前"实际上是对X射线束从被投照者的背侧进入，从其胸前穿出，最后投射到紧贴在被投照者前面的成像介质上的过程描述。在述说肺部正常X线表现之前，有必要告诉读者的是所有的正常表现是基于一张标准的X线胸片基础上的。因此不论何时何地读片，尤其是非专业医生或初涉影像诊断的医学生，首先注意要读的胸片是否符合标准。评价一张成人传统胸片（DR或CR）的X线投照条

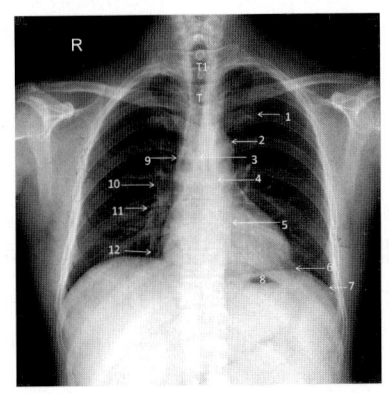

图1-2-1　后前位X线胸片：T_1：第1胸椎；T：气管；1：第1前肋；2：主动脉弓；3：气管隆突；4：左主支气管；　5：降主动脉；6：膈；7：肋膈角；8：胃泡；9：奇静脉；10：肺门角；11：右下肺动脉；12：心膈角

件是否合适，主要看上胸椎的显示情况，理想的投照条件，即投照电压使用得当，可比较清楚地显示第1~第4胸椎，胸椎$_5$、胸椎$_6$模糊可见；儿童胸片则要求胸椎都比较清晰。可是现在使用的DR和CR胸片在一定的投照条件范围内，可以通过调节窗宽、窗位对欠理想的投照条件做些弥补。除了投照条件合适外，评价一张标准胸片还要注意投照位置是否标准、标志是否清楚、两侧肩胛骨是否

拉到肺野外及是否有体外异物重叠等。在标准胸片上，正常成人可见气管位于纵隔中部，上缘自第6～第7颈椎水平，在第5～第6胸椎水平分出左、右主气管，左、右主支气管下壁交界处构成隆突，隆突角一般不大于90°。纵隔两侧的透X光区域，即低密度区乃平片报告中经常出现的字眼"肺野"。为了便于描述肺部病变所处的位置，就需要对肺野进行分区，习惯上在水平方向，通过两侧第2、第4前肋下缘水平划两条线，将肺野分为上、中、下肺野；在垂直方向，将两侧第1前肋均分三段，两侧分别过两点做与胸廓内沿平行的两条曲线，将左右肺野均分3带（内、中、外带）。这是因为在胸部平片上，描述病变位置需要对肺野进行人为的分区，从根本上说这是一个非常粗的定位，例如胸部平片上右中肺野中带病灶，它的真实部位可能在右肺中叶，也可能在右肺上叶，还可能在右肺下叶，因为胸片正位是胸部前前后后结构重叠形成的复合影像。可是胸部CT扫描对病灶的定位一般都可以定到肺叶肺段，因此在CT的报告中就不应该出现"肺野"的字眼。自肺门向外呈放射状分布的树枝状阴影为肺纹理，受地心引力作用，立位时下肺纹理较上肺纹理稍粗。肺门及肺纹理影由肺动脉、肺静脉、支气管淋巴组织构成，肺纹理主要由肺动脉构成。后前位片左肺门略高于右肺门。正常胸膜不显影，横裂胸膜后前位上在第4前肋水平见横行细线状影。横膈呈圆顶状，轮廓光滑，一般右膈高于左膈1～2 cm，横膈内侧与心脏形成心膈角，左心膈角常有心包脂肪垫，横膈外侧与胸壁形成清晰锐利的肋膈角。

2．侧位胸片（图1-2-2）　右肺门多位于前方，左肺门位于后方。斜裂胸膜在侧位片上显示为自后上向前下的细线状影。横膈与前、后胸壁分别形成前、后肋膈角，后肋膈角低于前肋膈角。

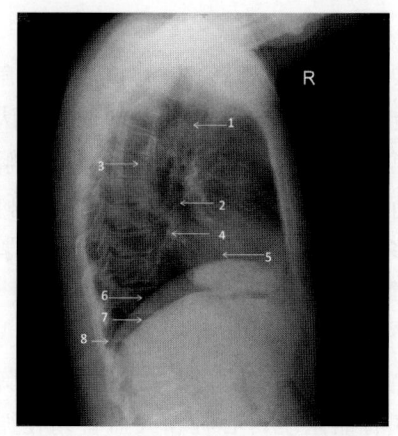

图1-2-2　右侧位X线片：1. 气管；2. 左主支气管；3. 降主动脉；4. 右肺动脉；5. 斜裂；6. 右膈；7. 左膈；8. 后肋膈角

第二节　气管及支气管CT正常表现

1．气管　气管由软骨及肌纤维组成，包括16～22个软骨环，其前部为马蹄形软骨结构，后方为扁平肌纤维构成的膜部，自环状软骨（第6颈椎下缘）至隆突（第5胸椎上缘），长度10～12cm。以胸骨柄为界，气管分为胸外段和胸内段两部分，胸外段长2～4cm，胸内段长6～9cm（图1-2-3）。气管的血管纤细，位于外侧，上部分由甲状腺下动脉分支及肋间动脉分支供应，下部分由支气管动脉及第3肋间动脉供血。气管横断面影像表现多样，可表现为圆形、卵圆形及马蹄形，其后部可表现为后突、前突或扁平。气管直径差异较大，男性平均19.5mm（13～25mm），女性17.5mm

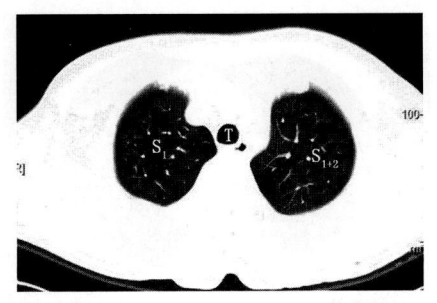

图1-2-3　主动脉弓顶层面-肺窗：T：气管；S_1：右肺上叶尖段；S_{1+2}：左肺上叶尖后段

（10~21mm）。胸内段气管受呼吸的影响形态变化较大，用力呼气末表现为后膜部向前膨隆，管腔呈新月状或马蹄状。气管壁厚度为1~2mm，老年人，尤其是妇女常见钙化。胸内段气管的右侧壁与右上叶胸膜反折直接比邻，其厚度易于观察。刀鞘状气管及冠状径为矢状径的1/2，常见于慢性阻塞性肺疾病。

2．支气管　支气管与气管一样由软骨及肌纤维组成，但两者没有明确界限，刚从气管分出的支气管尚有马蹄状软骨板，向远侧走行软骨板逐渐不规则。支气管呈两分支状逐渐分支走行，自气管至肺泡有将近23级分支。支气管壁厚度与管径比例相对恒定，为1/10~1/6，叶及段支气管、亚段支气管及细支气管管腔直径分别为5~8mm、1.5~3mm，管壁厚度分别为1.5mm、0.2~0.3mm。由于小支气管管壁厚度接近CT像素大小，准确测量其厚度非常困难。支气管的显示受CT设备及检查方法的影响，用10mm层厚连续扫描，仅70%段支气管显示，亚段支气管很少显示，采用2.5mm层厚连续图像观察正常支气管解剖，段支气管的显示率100%，亚段支气管的显示率95%，同时可显示段及亚段支气管的正常解剖变异。

右主支气管相对较短，分为右上叶支气管及中间段支气管，常与隆突及右上叶支气管在同一层面显示。隆突表现为薄的分隔将左、右主支气管分开（图1-2-4）。右上叶支气管在隆突下自右主支气管外侧发出，向外水平走行1~2cm分出3个段支气管，每个段支气管分出2个亚段支气管，平均内径2.3mm，均可显示。尖段支气管（B_1）为右上叶支气管的第一分支，在气管远端层面呈圆形低密度影，内侧与上叶肺动脉及肺静脉紧邻，有时直接从后段支气管（B_2）发出，也可从前段支气管（B_3）发出。后段支气管（B_2）及前段支气管（B_3）多在同一平面显示，呈水平方向走行，在B_2及B_3分叉处可见三角状软组织分隔，为病变好发部位（图1-2-4）。右中间段支气管自右上叶气管水平以下起，长3~4cm，发出中叶及下叶支气管。中叶支气管自中间段支气管前外侧发出向前向外走行，该层面为下叶背段支气管发出的标志，两者之间可有三角状软组织分隔。中叶支气管向下1~2cm后分出内（B_5）、外侧段（B_4）支气管，两者各自分出亚段（图1-2-5）。右下叶支气管后壁，在中叶支气管发出背段（B_6）支气管（图1-2-5）。分出B_6后下叶支气管向下走行5~10mm为基底段支气管，呈圆形低密度影，其前壁直接与肺组织比邻，基底段支气管向下分支变异较大：大多数首先分出内基底段（B_7），位于下肺静脉前侧，继续向下为2分支分出前基底段（B_8）及后外基底段（B_{9+10}）（图1-2-6）。后者再向下分出外侧基底段（B_9）及后基底段（B_{10}）；其次为B_7分出后基底段呈3分支，同时分出B_8、B_9、B_{10}；少数基底段呈2分支分出B_{7+8}及B_{9+10}，再向下分出亚段支气管（图1-2-7）。

左主支气管较右侧长，分出上叶及下叶支气管。左肺上叶支气管长2~3cm，发出部位较右侧低，左上叶有两种分支方式，大多数呈2分支，分为固有干及舌叶支气管，固有干向上走行呈圆形透亮区与左上叶支气管远端重叠，分出前段支气管（B_3）及尖后

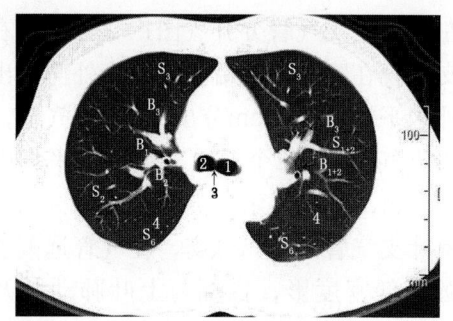

图1-2-4 左肺动脉层面-肺窗：1：左主支气管；2：右主支气管；3：隆突；B_1：右肺上叶尖段支气管；B_2：右肺上叶后段支气管；B_3：右肺上叶前段支气管；B_{1+2}：左肺上叶尖后段支气管

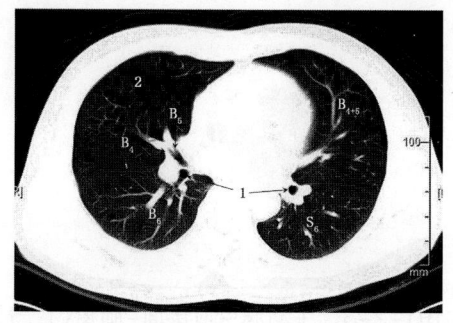

图1-2-5 右肺下叶背段层面-肺窗：1：下叶支气管；2：水平裂；B_4：右肺中叶外侧段支气管；B_5：右肺中叶内侧段支气管；B_6：右肺下叶背段支气管；S_{4+5}：左肺上叶上舌段及下舌段；S_6：左肺下叶背段支气管

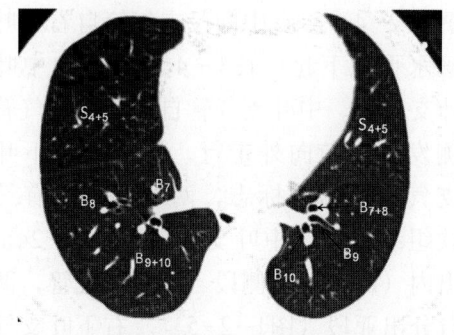

图1-2-6 下肺静脉层面1-肺窗：B_7：右肺下叶内基底段支气管；B_8：右肺下叶前基底段支气管；B_{7+8}：左肺下叶内前基底段支气管；B_9：左肺下叶外侧基底段支气管；B_{10}：左肺下叶后基底段支气管；B_{9+10}：右肺下叶外后基底段支气管；S_{4+5}：左肺上叶舌段/右肺中叶

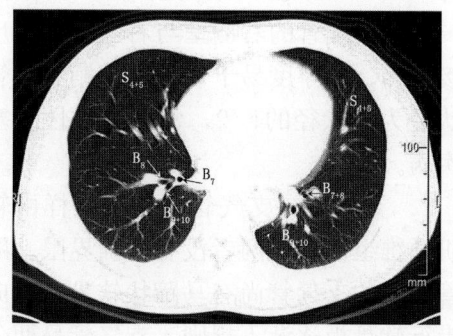

图1-2-7 下肺静脉层面2-肺窗：B_7：右肺下叶内基底段支气管；B_8：右肺下叶前基底段支气管；B_{7+8}：左肺下叶内前基底段支气管；B_{9+10}：下叶外后基底段支气管；S_{4+5}：左肺上叶舌段/右肺中叶

段支气管（B_{1+2}），少数呈3分支B_{1+2}、B_3、舌叶支气管同时分出（图1-2-4）。左舌叶支气管自上叶支气管下壁发出，与上叶支气管间可见嵴状分隔，又称第二隆突，呈三角状或条状软组织密度，是识别左舌叶重要标志，又是病变好发部位。左舌叶支气管向下前外走行，表现为圆形或卵圆形结构，分出上舌段（B_4）及下舌段支气管（B_5）（图1-2-8和图1-2-9）。左下叶支气管后壁发出背段支气管（B_6），与右侧基本在同一层面（图1-2-10）。左下叶支气管向下为基底

段支气管，较右侧长，为1～2 cm，与右侧不同，常分出前内段（B_{7+8}）、外段（B_9）及后段（B_{10}）支气管（图1-2-6）。左基底干分支主要有两种方式，一种方式为分出B_{7+8}及B_{9+10}后接着向下分支（图1-2-7）；另一种为B_{7+8}、B_9及B_{10}呈3分支。亚段支气管两侧相似。

支气管是CT图像上确定肺段及其亚段的主要依据，其CT表现除与管径大小有关外，还与其走行方向有关。当支气管走向与扫描层面平行时，CT显示其纵断面，如右上叶支

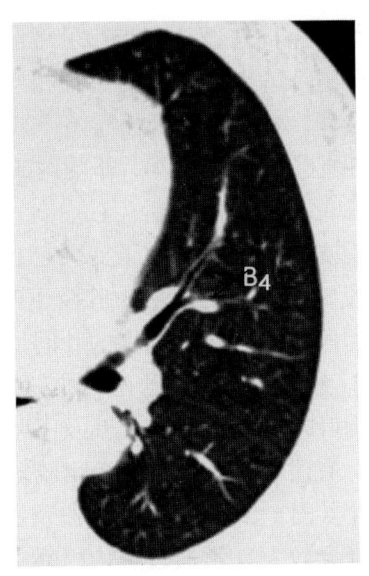

图1-2-8　左肺上叶舌段层面1-肺窗：B_4：左肺上叶上舌段支气管

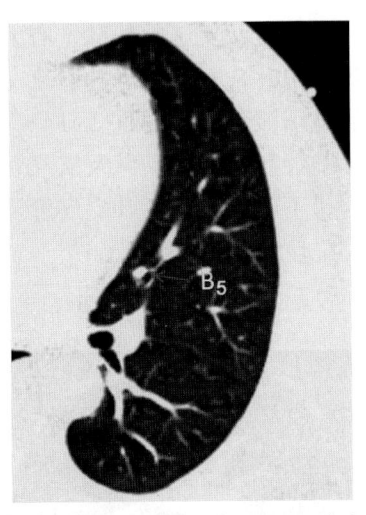

图1-2-9　左肺上叶舌段层面2-肺窗：B_5：左肺上叶下舌段支气管

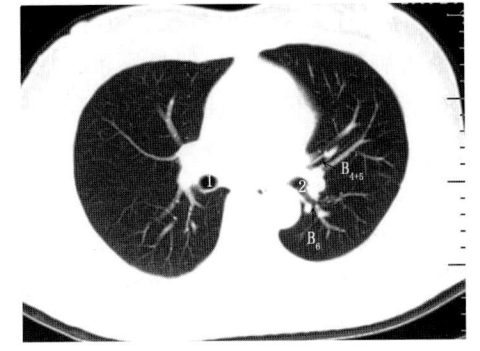

图1-2-10　左肺下叶背段层面-肺窗：1：右肺中间段支气管；2：左肺下叶支气管；B_{4+5}：左肺上叶舌段支气管；B_6：左肺下叶背段支气管

气管及其前、后段支气管，左上叶支气管及其前段支气管，右中叶支气管及其外侧、内侧段支气管，两肺下叶的背段支气管。当支气管的走向与扫描层面垂直时，CT显示其横断面，如右上叶尖段支气管，左上叶的尖后段支气管，右肺中叶支气管，两肺下叶支气管及其基底段支气管的近侧部。当支气管的走向与扫描层面斜交时，CT显示支气管为卵圆形断面，如舌叶支气管及部分上、下舌段支气管，偶见于右肺中叶的内侧、外侧段支气管，下叶基底段支气管的远侧部。通常支气管内充盈空气，以低密度的"含气影"为特征。横行的支气管最易为CT显示，直行者次之，斜行的支气管CT显示率较低。此外，支气管的CT显示率还与扫描层厚有关，肺叶支气管和肺段支气管多可借常规层厚显示，斜行的肺段支气管和亚段级支气管往往需行薄层扫描。

第三节　肺血管CT解剖

肺内血管的CT表现也主要取决于其管径的大小和走行方向，与支气管不同的是，支气管内一般含空气，呈低密度影，而血管内充盈血液，显示高密度影，两者形成鲜明对比。但肺动脉和肺静脉通常情况下无密度差异，它们之间的鉴别主要依据各自与相应支气管的位置关系或连续层面分析方能决定。靠近肺门的大血管一般易显示，而肺内的小血管显示率不等，往往需连续层面追踪观察到肺门血管处，才能判定。一般而言，肺段动脉紧密伴行同名支气管，多位于支气管的前、外或上方；肺段静脉主干则位于同名支气管的后、内或下方。由于CT扫描的横断面成像方式和"部分容积效应"的影像，支气管与相应血管之间的位置关系并非与正常解剖观察结果完全一致，尤其是支气管与血管之间呈上下位或接近上下位时更是如此。如实际上为上下位的支气管和血管，在CT图像中会显示为内外位，甚或不在同一层面上显示。

1. 肺动脉　主肺动脉起自右心室，向上走行约5cm分出左、右肺动脉，主肺动脉为最靠前血管结构，在起始处常紧贴胸骨后，在同一平面位于升主动脉左侧，直径较升主动脉略小，随着年龄增大，直径渐增大，在左右肺动脉分叉处测量，直径≤30 mm（图1-2-11）。右肺动脉在升主动脉后方，右主支气管前向右水平走行。左肺动脉为主肺动脉的延续，略向左及头侧走行呈弓形跨过左主支气管进入左肺门，两者直径相当，左侧略大于右侧。右肺动脉直径约16~21 mm，左肺动脉直径18~24 mm，平均约20 mm。右肺动脉位于上腔静脉后、右主支气管前，分为前干支及中间支，前干支供应右上叶尖段及前段，中间支供应右中叶及下叶，90%右上叶后段由走行于斜裂内的叶间动脉供血（图1-2-12）。左肺动脉在跨过左主支气管后延续为叶间动脉，分出上叶及下叶的段动脉分支，有时左肺动脉直接分出较短升支供应左上叶（图1-2-13）。叶、段及亚段肺动脉分支变异较大，常通过辨认相邻支气管来判断相应肺动脉分支。

2. 肺静脉　肺静脉起自肺泡毛细血管，在小叶水平，肺静脉位于小叶间隔，每侧常有2支上肺静脉及2支下肺静脉，右上肺静脉引流上叶及中叶，左上肺静脉引流左上叶，下叶肺静脉引流下叶（图1-2-14~图1-2-16）。上肺静脉在右肺动脉及支气管前方进入左心房，下肺静脉在下叶支气管及肺动脉后方进入左心房。

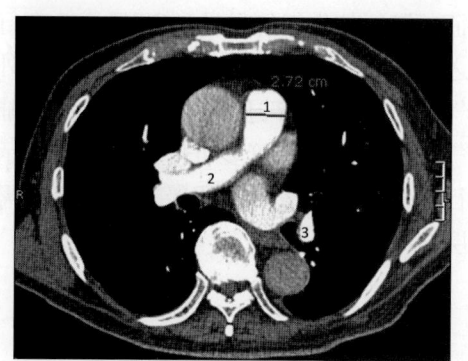

图1-2-11　右肺动脉窗干层面1-纵隔窗：
1.主肺动脉窗；2.右肺动脉；3.左肺下叶动脉

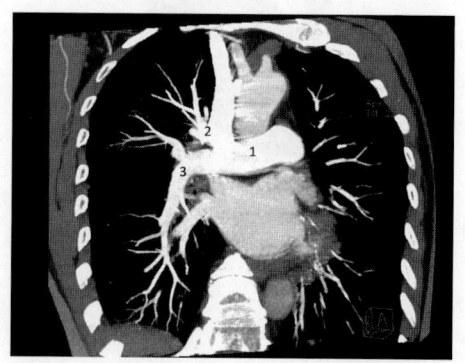

图1-2-12　右肺动脉CTPA的MIP重组图像：
1.右肺动脉；2.右肺动脉前干支；3.右肺动脉中间支

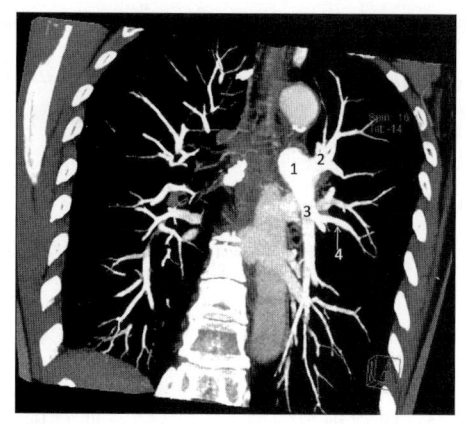

图1-2-13　左肺动脉CTPA的MIP重组图像：1.左肺动脉；2.左肺上叶动脉；3.左肺叶间动脉

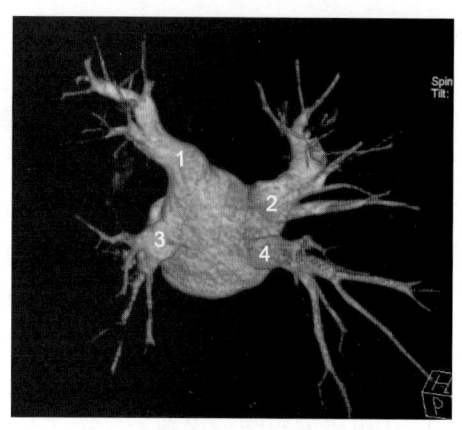

图1-2-14　肺静脉的VR重组图像：1.左上肺静脉；2.右上肺静脉；3.左下肺静脉；4.右下肺静脉

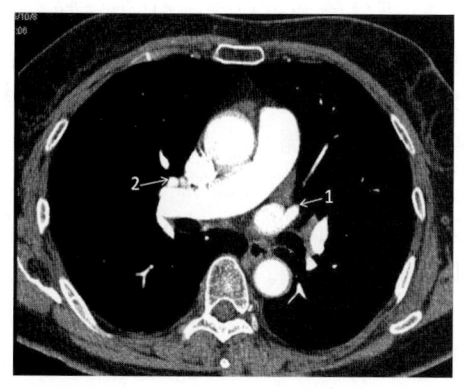

图1-2-15　上肺静脉-纵隔窗：1.左上肺静脉；2.右上肺静脉

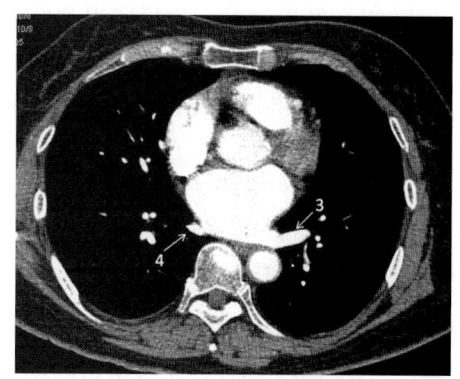

图1-2-16　上肺静脉-纵隔窗：3.左下肺静脉；4.右下肺静脉

第四节　胸内淋巴结解剖及分区

纵隔是淋巴结分布最多最广泛的部位之一，为胸部淋巴循环的集中点。淋巴结通常沿气管、食管和大血管分布，多聚集成群，尤其在肺门、隆突下区及气管间隙处。胸内淋巴结接受纵隔、双肺、胸壁及膈的淋巴引流。正常CT图像上大部分淋巴结不能显示，其检出与诊断对胸部疾病的评价非常重要。

一、解剖分组

1.前纵隔淋巴结　位于胸腔大血管和心包前方，接受胸腺、心包、心、膈和肝上面的淋巴回流，其输出管汇入支气管纵隔干。

（1）前胸壁淋巴结：位于胸骨后两侧胸膜外，在肋软骨与胸骨联合部后方，顺内乳动脉和静脉分布，接受前胸壁上腹壁、膈前部和乳腺内侧淋巴回流，与血管前间隙、心旁及膈淋巴结自由交通。正常时CT上难以显示。

（2）血管前淋巴结：位于两侧大血管前方，沿上腔静脉、无名静脉、主肺动脉弓之间以及颈总动脉前方排列，接受前纵隔结构如心包、胸腺、膈、纵隔胸膜及部分心脏、肺门前部的淋巴引流。向前与淋巴链交通，向后与气管前间隙、主肺动脉窗淋巴结相交通。

2．中纵隔淋巴结　多数沿气管、支气管分布。主要接受脏层胸膜、气管下部、支气管、部分心脏及食管的淋巴结回流，最后注入胸导管和右淋巴导管。中纵隔淋巴结分为以下几组：

（1）气管旁淋巴结：沿气管两侧排列，以右侧较多。

（2）气管支气管淋巴结：分布于气管下部与主支气管外侧夹角处，右侧较多。位于奇静脉旁者为奇静脉淋巴结。此组淋巴结除接受气管、主支气管引流外还接受支气管肺和隆突下组淋巴结引流，并与前、后纵隔淋巴结有交通。

（3）支气管肺淋巴结（肺门淋巴结）：分布于肺门的叶、段支气管及肺动、静脉分叉处。接受肺及脏层胸膜的淋巴回流。

（4）隆突下淋巴结：沿隆突下方及两侧主支气管分布，接受两下肺及下肺门淋巴回流，与右支气管旁淋巴链交通。

3．后纵隔淋巴结　沿食管及降主动脉分布，与隆突下淋巴结交通。接受食管、胸主动脉的淋巴管和部分支气管肺淋巴结及膈上淋巴结回流，多直接注入胸导管。

二、胸部淋巴结分区

关于胸部淋巴结的分区，长期以来，同时使用JACC和ATS标准，在影像学及临床诊断中不免会产生混乱。1996年，JACC参照ATS标准，对原来的JACC标准进行修改，提出胸内淋巴结的14组新分类法（图1-2-17），该标准同年在国际抗癌联盟（UICC）大会通过，此即1996 JACC-UICC分类标准：

1．最高纵隔淋巴结　左侧头臂静脉水平段以上。

2．上气管旁淋巴结　主动脉弓上缘以上至第一组淋巴结下缘。

3．血管前及气管后淋巴结　血管前间隙淋巴结3A，气管后淋巴结3B，属中线淋巴结为同侧。

4．下气管旁淋巴结　4R为气管右侧，主动脉弓上缘至上叶支气管上缘，4L为气管左侧，主动脉弓上缘之左上叶支气管上缘，动脉导管韧带内侧。

5．主肺动脉窗淋巴结　在主动脉下，动脉导管韧带、主动脉或左肺动脉外侧，左肺动脉第一分支近侧。

6．动脉旁淋巴结　升主动脉及主动脉弓或无名动脉前外侧，主动脉弓上缘以下。

7．隆突下淋巴结　位于气管隆突的下方，直至下叶支气管的起始部。

8．食管旁淋巴结　位于食管旁，左侧或右侧。

9．肺韧带淋巴结　位于右或左侧肺韧带内，包括下肺静脉后下侧。

10．肺门淋巴结　近端叶淋巴结，在纵隔胸膜折返远侧及右侧中间段支气管淋巴结。

11．叶间淋巴结　位于叶支气管之间。

12．叶淋巴结　邻近远端叶支气管。

13．段淋巴结　邻近支气管。

14．亚段淋巴结　亚段支气管周围。

肺的淋巴引流具有一定的规律，一般来说，右肺上叶底部、中叶、下叶的淋巴注入支气管下淋巴结，然后流向右侧气管支气管上淋巴结和气管旁淋巴结；左肺上叶下部（舌段）和下叶的淋巴注入气管支气管下淋

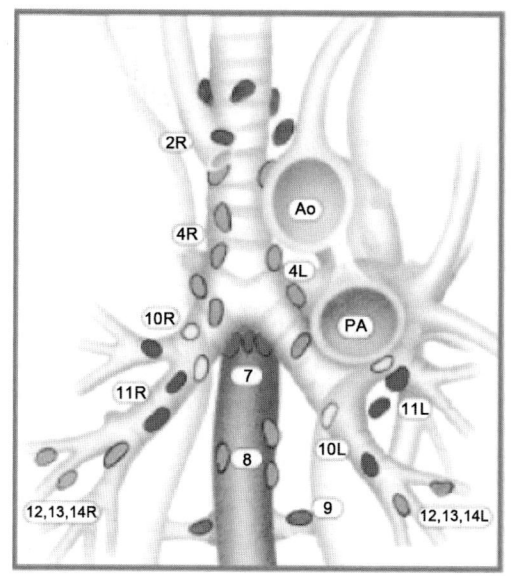

图1-2-17　胸内淋巴结的14组新分类法

巴结，然后部分流向右侧气管支气管上淋巴结和气管旁淋巴结，部分流向同侧的气管支气管上淋巴结和气管旁淋巴结。结合解剖学的胸内淋巴流向和纵隔分区法，观察淋巴结的顺序为：肺内淋巴结→肺门淋巴结→下纵隔淋巴结→上纵隔淋巴结→颈根部淋巴结。具体到JACC分区法其顺序应为：11～14区→10区→7、8、9区→5、6区→1～4区。

正常的纵隔淋巴结形态以椭圆形为主，但隆突下和主肺动脉窗淋巴结多为新月形和三角形。通常隆突下淋巴结为纵隔内最大的淋巴结，气管旁淋巴结右侧大于左侧，下气管旁及支气管淋巴结大于上气管旁淋巴结。多采用淋巴结的短径测量来反映其大小，一般认为>1cm为异常，隆突下>1.2cm、长径>1.5cm为异常。纵隔淋巴结在CT上通常易与血管结构区别，但正常或迷走的血管结构和心包上隐窝等有时会被误认为增大的淋巴结，需仔细观察连续层面，必要时行增强检查。

（张昊凌　王　剑　单　飞　张志勇）

参 考 文 献

1. Naidich D P, Webb W R, Muller N L. Computed tomography and magnetic resonance of thorax. 3rd ed. New York. Raven Press. 1999.

2. Webb W R, Muller N L, Nuidich D P. High-resolution CT of the lung. 3rd ed. New York. Raven Press. 2001.

3. 曹丹庆，蔡祖龙. 全身CT诊断学. 北京：人民军医出版社，1996:325-336.

4. 蔡祖龙，高元桂. 胸部CT与MRI诊断学. 北京：人民军医出版社，2005:26-40.

5. 刘士远，陈起航. 胸部影像诊断必读. 北京：人民军医出版社，2007:1-15.

6. 李铁一. 中华影像医学呼吸系统卷. 北京：人民卫生出版社，2002.

7. 于华龙. 正常纵隔淋巴结的解剖学观测及MSCT影像学研究. 中国优秀硕士学位论文全文数据库，2006.

第二篇

肺部疾病临床读片

第一章
肺部疾病临床读片

肺科临床读片是综合患者临床、影像和病理资料为一体的肺部疾病诊断方法，是肺科临床医生必须掌握的临床基本技术。

熟练掌握肺科临床读片的方法，首先，要求临床医生能熟练采集病史、进行全面系统体格检查、正确分析实验室资料，这一点对年轻医生来说非常重要！其次，年轻医生在临床实践工作中会出现各种各样的问题，而这些问题或多或少与病史采集不全、体格检查不仔细、化验结果分析不及时等有关。作为一个好的临床医生，千万不能忽略临床基本技能的训练，作为一个有潜质的临床医生，一定要有扎实的诊断学功底。熟练掌握肺科临床读片的方法，不但要求临床医生掌握呼吸内科常见多发病，更要求临床医生熟悉呼吸内科少见、罕见病；不但要求临床医生全面掌握呼吸内科学的临床知识，更要熟练掌握呼吸内科学的新知识新理论。不难设想，如果一个临床医生没有肺癌分子生物学的新知识，他如何去理解肺癌分子靶向治疗前后的影像改变？熟练掌握肺科临床读片的方法，不但要求临床医生熟悉呼吸科各种疾病的影像表现，更要求临床医生掌握呼吸科疾病影像诊断的分析方法，要学会在"相同疾病的不同影像表现与不同疾病的相同影像表现"中进行影像特征的甄别与分析。最后，熟练掌握肺科临床读片的方法，还要求临床医生掌握一定的临床病理学知识，对呼吸科疾病的病理学特征要有相当程度的了解。

在临床工作中，开展肺科临床读片的方法分为全科集中讨论式读片与日常查房式读片，本篇采用日常查房式读片的方法，通过120个具体临床病例的诊断与治疗经过，全方位地展现肺科临床读片的过程。希望通过本篇的学习，读者不但能掌握肺科临床读片的方法，更能了解临床工作中开展疾病诊断与治疗的基本思维方法。

病例1　发热伴咳嗽咳痰1周[1]

实习医生汇报病史：患者男性，38岁，因"发热伴咳嗽咳痰1周"入院。患者1周前因受凉后出现发热，39℃，伴咳嗽，干咳为主，自服"泰诺感冒片"后，热稍退，38.5℃，但咳嗽加剧，出现咳痰，痰为黄脓样痰，无咳血，无盗汗，无气急胸闷，但咳嗽时偶感胸骨后疼痛，自服"头孢氨苄"4天，无效，仍持续发热而入院。平素身体健康，否认"肝炎及肺结核"病史，无疫水接触史，吸烟15年，每天30支。入院查体：T 38.9℃，P 89次/分，R 21次/分，Bp 110/70mmHg，神清合作，皮肤黏膜无黄染，浅表淋巴结无肿大，头颅五官端正，双侧扁桃体无肿大，颈软，气管居中，二肺呼吸音稍粗糙，但未闻及明显干湿性啰音，心、腹、脊柱、四肢及神经系统检查无异常。辅助检查：血常规示WBC 14.5×10^9/L，N78.9%，余无异常，其余检查无异常。门诊胸片（图1-1-1）检查报告无异常。因患者要求住院，门诊以"发热待查：急性支气管炎？肺炎？"收入院。

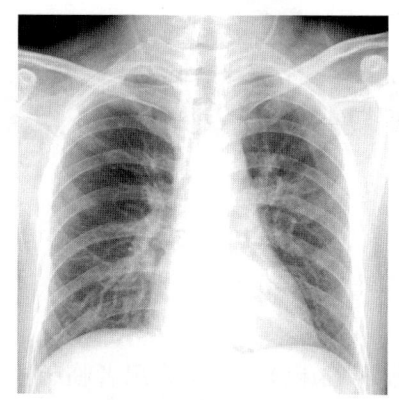

图1-1-1

呼吸科住院医生：这是一位中年男性患者，平素身体健康，急性病程；症状上主要为发热伴咳嗽咳痰1周，咳嗽时偶感胸骨后疼痛；查体无明显阳性体征；辅助检查示白细胞总数及中性粒细胞分类升高，但门诊胸片报告无异常；因此临床上仅能诊断为急性气管炎或急性支气管炎。

呼吸科主治医生：该患者有明确的急性呼吸道症状和全身感染中毒症状，但因胸片未发现明显异常，故目前仅能考虑为社区获得性下呼吸道感染。社区获得性下呼吸道感染是一个笼统的称呼，主要包括急性气管支气管炎、感染所致的AECOPD及社区获得性肺炎（CAP）。首先，该患者所患不是急性上呼吸道感染，虽然该患者有全身中毒症状，但没有上呼吸道的卡他症状，查体也没发现问题；更重要的是患者症状的时间偏长，普通的上呼吸道感染是一种自限性疾病，时间也就是3~5天。其次，该患者所患是否为急性气管支气管炎？虽然该患者完全符合急性气管支气管炎的诊断标准，但有一点难以解释的是患者持续高热，一般急性气管支气管炎呼吸道症状比较明显，但多无持续发热的情况，因此该患者在诊治过程中要注意除外其他情况。最后，该胸片是否正常？我们请放射科医生重新分析该胸片。

放射科主治医生：这是一位中年男性的胸部正位片，初看似乎没有异常，故门诊放射科报告为正常，但仔细看还是有点问题，于左上肺野内带（左侧第2前肋内缘）可见小片状淡薄阴影，边界不清，余双肺野内未见异常密度影，心膈无异常。结合临床资料，

---

[1] 病例提供：315020 宁波大学医学院附属医院（马红映，王治民，邓在春）

X线诊断应考虑左肺炎症，建议CT检查或治疗后复查，以除外肺结核。

呼吸科住院医生：该患者入院后已行血培养，急诊查血嗜酸性粒细胞正常，腹部超声检查无肝脾肿大，但胸部CT（图1-1-2）检查发现问题。

CT室医生：患者CT表现以左肺上叶后段渗出性病变为主，而渗出性病变为肺部病变最常见征象之一，既可以出现于炎症，也可出现于结核、肿瘤及外伤中，故单纯渗出性病变本身不具有鉴别诊断意义，而应该密切结合临床资料进行综合考虑。

本患者结合渗出性病变发生的位置，可行如下鉴别诊断：①肺结核：浸润型肺结核多表现为云絮状及斑片状边界不清高密度影，且分布以双肺上叶尖后段及下叶背段为主，并可出现"树芽征"。结核之"树芽征"基础为细支气管增殖性及肺泡内渗出病变，本征象除肺结核外尚可见于其他细支气管源性及累及细支气管病变，如弥漫性细支气管炎、支气管肺炎、支气管扩张及欧美国家较多见之囊性纤维化等。但"树芽征"出现于肺结核时通常提示肺结核处于活动期，而且本征象也可用于评价抗痨治疗的效果。另外，鉴于其为继发性肺结核，双肺内多可见部分活动及陈旧性肺结核表现，如较常见双肺上叶纤维化、钙化及胸膜增厚等。②肺炎：除吸入性肺炎及阻塞性肺炎外，各种病原体引起的肺炎，包括细菌性、真菌性、病毒性、支原体等，虽然其影像学表现后期可有区别，但早期表现几乎均为肺内渗出性病变，多呈片状边界不清较均匀高密度影，故影像学很难给予鉴别。③细支气管肺泡癌：本病中分型之一为炎症型，癌细胞沿肺泡壁生长，部分或完全填充肺泡腔，其表现可为肺部磨玻璃样或片状高密度影，病变累及支气管造成管腔狭窄时，亦可见出现阻塞性肺炎。但细支气管肺泡癌多呈弥漫性分布，如出现较大范围磨玻璃及片状高密度影时多为病灶融合所致，且此时于肺内多可见其他相似但范围较小病灶。④肺淋巴瘤：实变型肺淋巴瘤表现为肺叶及段的渗出性实变，边界不清，密度均匀，部分病灶内可见空洞。如为原发性则可无肺外表现，继发性者可出现肺门及纵隔淋巴结肿大，胸膜改变及肋骨破坏。⑤肺栓塞：多发生于下肺野，上肺相对少见，表现为肺血管纹理的异常，病变范围可见累及一叶、段或亚段等，表现楔形（底向胸膜面尖向肺门）片状高密度影，早期边界不清，后期边界渐清。吸收较慢，必要时

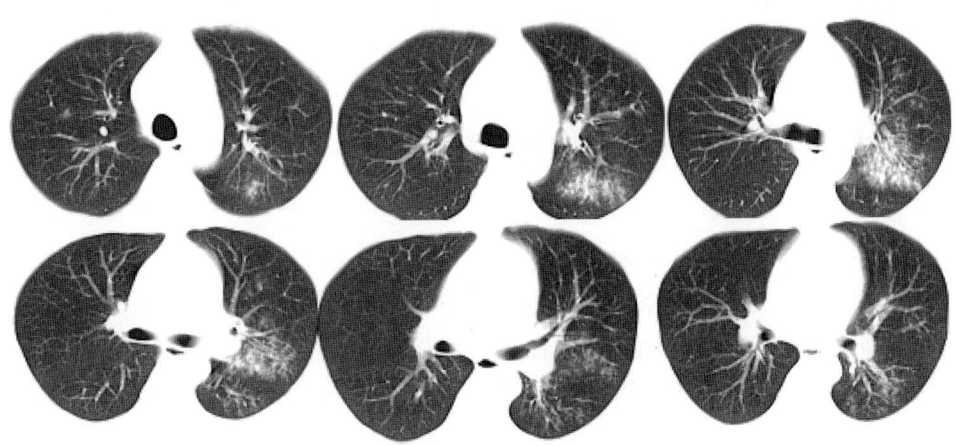

图1-1-2

可行CTA或DSA检查以鉴别。⑥肺挫伤：亦称创伤性湿肺，为外伤后细小血管受损伤或破裂后引起的出血及渗出，可发生于肺内任何位置，以直接受损伤区及对冲区明显，常伴肺内及肺外其他病变，如胸腔积液、肋骨损伤及皮下气肿等。

综上所述，肺部可表现为渗出性病变的肺部疾病很多，单纯根据此征象较难诊断，结合本例的临床资料，首先考虑肺部炎症，其次为浸润型肺结核，其他病变待排。建议临床进一步行实验室检查，或治疗后复查。

呼吸科住院医师：患者入院后经胸部CT检查，诊断为左肺炎，血培养阴性，经抗感染及对症支持治疗后，症状逐渐缓解，1周后痊愈出院。

呼吸科主治医师：该患者确切的诊断应该为社区获得性肺炎（CAP），CAP的诊断标准包括临床症状、体征、血常规检查和胸部影像学表现，其中胸部影像学表现为必要条件，必须有新出现的片状、斑片状和间质阴影，方可初步诊断，因此，胸部影像学检查是CAP诊断的重要手段。另外，部分非感染性肺部病变的影像学表现有时和肺炎难以区分，在诊断CAP的过程中还要注意除外非感染性肺部疾病。

实习医师提问：该患者诊断为肺炎，但为什么缺少肺炎典型的体征和胸片表现？

主治医师：典型的大叶性肺炎在临床上已不多见了，其原因是多方面的，与生活水平的改善、健康意识的增强、医疗条件的提高等均有关系。首先，该患者在发病后及时就医、门诊使用抗生素，因而必然会影响疾病的发展过程，故该患者不出现肺炎典型的体征是不奇怪的。胸片诊断肺炎有一定的缺陷，心脏后、纵隔旁、肺门部、肺尖部及肺底部等均是胸片的"盲点"，这些部位的病变常被遗漏；其次，由于放射科普遍采用计算机X线摄影（Computed radiography，CR），CR的密度分辨率高于普通X线平片，影像的清晰度明显提高，但低密度的渗出性病变有可能被遗漏，因此对胸片"正常"而又有不能解释的临床症状时，应及时行胸部CT检查。

提示：
1. 肺炎的诊断一定要有胸部影像学依据；
2. 胸部平片有可能遗漏肺炎，临床上有指征时应及时行胸部CT检查，以免误诊漏诊。

病例2　右上肺局限性磨玻璃阴影[2]

放射科医师：图1-2-1胸廓对称，气管居中；右中上肺野见淡片状高密度影，边缘模糊，余两肺纹理清晰，未见明显实质性病灶；双肺门影不大，心影大小形态未见明显异常，两膈面光整，两侧肋膈角锐利。影像诊断：右上肺炎性病变，结核待除外，建议CT进一步检查。

实习医师汇报病史：患者男性，40岁，

2　病例提供：315020 宁波大学医学院附属医院（虞亦鸣，邓在春）

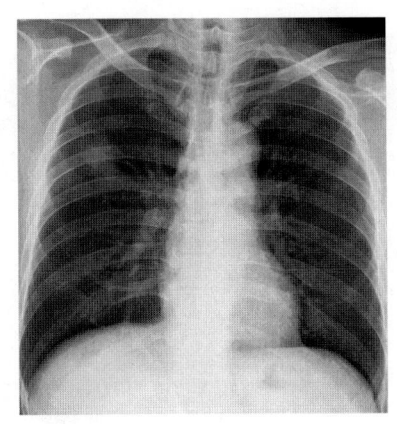

图1-2-1

因"体检发现右上肺炎1天"入院。患者1天前体检拍片时发现"右上肺局限性磨玻璃影",无咳嗽咳痰,无畏寒、发热、盗汗,无咽痛、咽下困难,无胸痛、胸闷及咯血等,为进一步诊治而入院。既往体健,每年拍片体检均无异常,无烟酒嗜好。入院查体:生命体征平稳,神清合作,浅表淋巴结无肿大,呼吸平稳,气管居中。无桶状胸,触觉语颤对称,两肺叩诊清音,呼吸音清,无干湿啰音。心率80次/分,律齐,无病理性杂音。腹软,无压痛、反跳痛,肝脾肋下未及肿大。入院后查三大常规、血生化全套、肿瘤全套、血沉等均正常,已行胸部CT检查,病灶图片如图1-2-2。

CT室医生: 平扫肺窗显示右上肺前段见磨玻璃样影,中央密度较高,周围密度淡,有分叶,无明显毛刺,内见多个支气管透亮影,内侧缘与支气管相连,周围肺血管走行规则,见散在磨玻璃小结节影,余两肺纹理清晰,走行分布无异常,肺实质未见渗出或占位性病变。纵隔窗显示两肺门无增大,气管-支气管通畅,纵隔未见明显肿大淋巴结,胸膜、肋骨及胸壁软组织未见异常。影像诊断:右上肺局限性磨玻璃影,肺泡细胞癌可能性大,请结合临床,随访复查。

住院医生: 该患者病史特点如下:中年男性,体检时胸片发现右上肺局限性磨玻璃影,胸部CT显示右上肺局限性磨玻璃影,实验室检查无异常。

主治医生: 该患者无任何临床表现,仅胸部影像学显示右上肺局限性磨玻璃影,从影像形态分析,该病变首先要考虑支气管肺泡细胞癌(BAC)可能,该BAC起源于局部肺泡细胞的点状癌变,癌细胞沿支气管肺泡扩散,最后出现局灶甚至全肺的弥漫性磨玻璃影,BAC一般不侵犯肺间质,故不形成结节和肿块。早期局限性BAC可没有任何症状和体征,但随着病变的进展,可逐渐出现咳嗽、咳白泡痰及呼吸困难等症状。

实习医生提问: 该患者病变发生于右肺上叶,有肺结核的可能吗?

主治医生: 无症状肺结核多于体检时发现,但影像形态上符合肺结核的表现(渗出性、条索性及钙化性病变同时存在),肺部病变的部位是临床考虑结核的一个线索,但考虑肺结核更重要的是肺部病变的形态特点。

进修医生提问: 该患者有可能是肺炎吗?

主治医生: 如该患者有发热,则首先考虑肺炎。临床上有"无症状性肺炎"的病例,但这些病例更多发生于有基础疾病的老年患者和免疫受损宿主(包括HIV感染者和患病者),正常人一般不会发生"无症状性肺炎"。

住院医生: 该患者下一步如何处理?

主治医生: 该患者处理有三个选择:经皮肺活检,明确病变性质;抗感染治疗二周后,复查胸部CT;剖胸探查,如术中病灶冰冻切片为肺癌,则予肺叶切除。

住院医生: 经与患者及其家属商量,选择第二种治疗方案,决定抗感染治疗二周后复查。

实习医生提问: 该患者如何选择抗生素?

主治医生: 该患者的抗生素抗菌谱相对要广,尽量覆盖肺炎的常见病原菌。

住院医生: 该患者用青霉素+莫西沙星

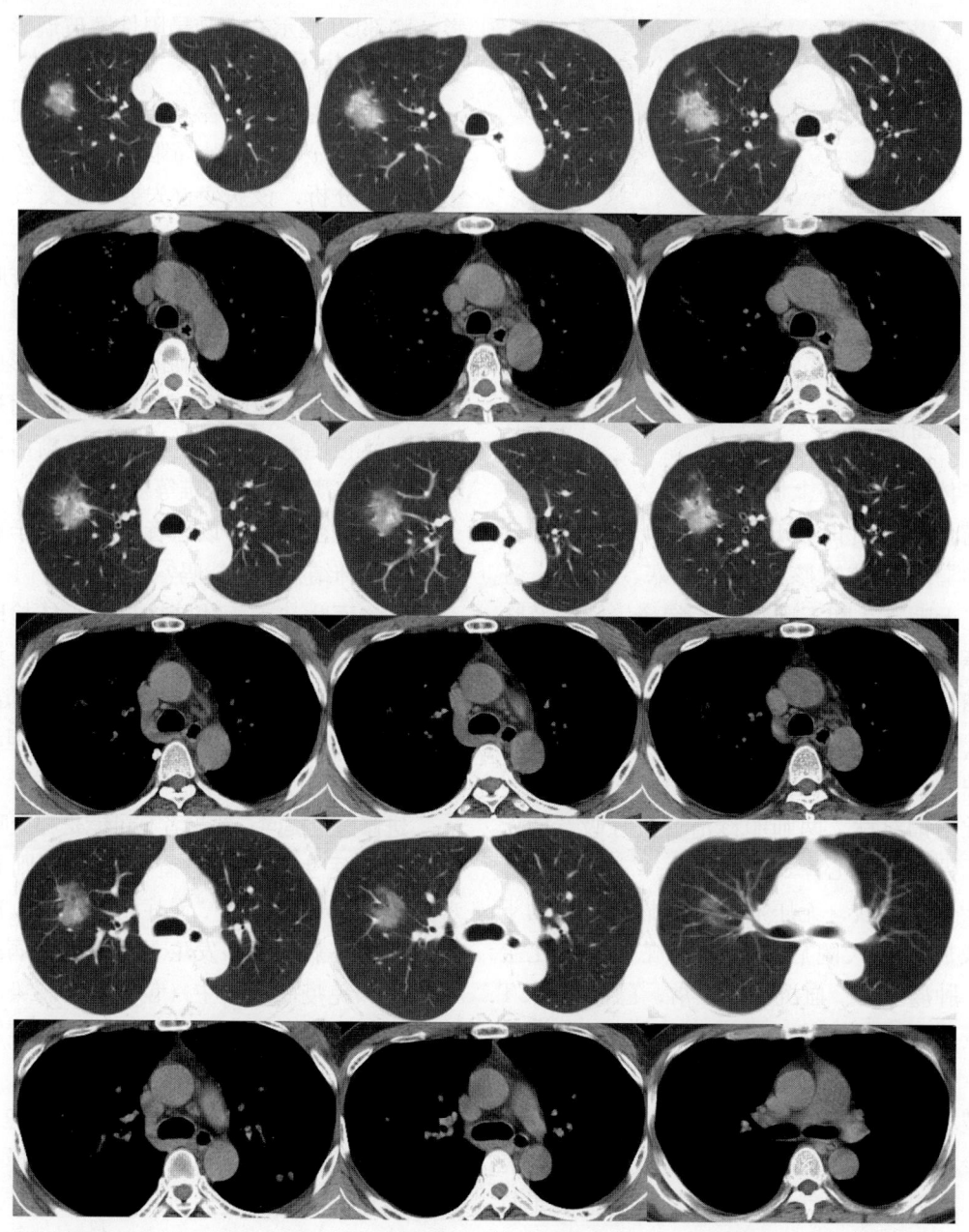

图1-2-2

联合治疗2周后，复查胸部CT，病灶CT片见图1-2-3。

CT室医生：平扫肺窗显示右上肺前段见淡薄磨玻璃样影，中央密度稍高，周围密度淡，有分叶，无明显毛刺，内见多个支气管透亮影，内侧缘与支气管相连，周围肺血管走行规则，余两肺纹理清晰，走行分布无异常，肺实质未见渗出或占位性病变。纵隔窗显示两肺门无增大，气管支气管通畅，纵隔未见明显肿大淋巴结，胸膜、肋骨及胸壁软组织未见异常。影像诊断：右上肺局限性淡薄磨玻璃影，炎性病灶可能，与前片比较，病变明显吸收。

呼吸科住院医生：这是一位中年男性患

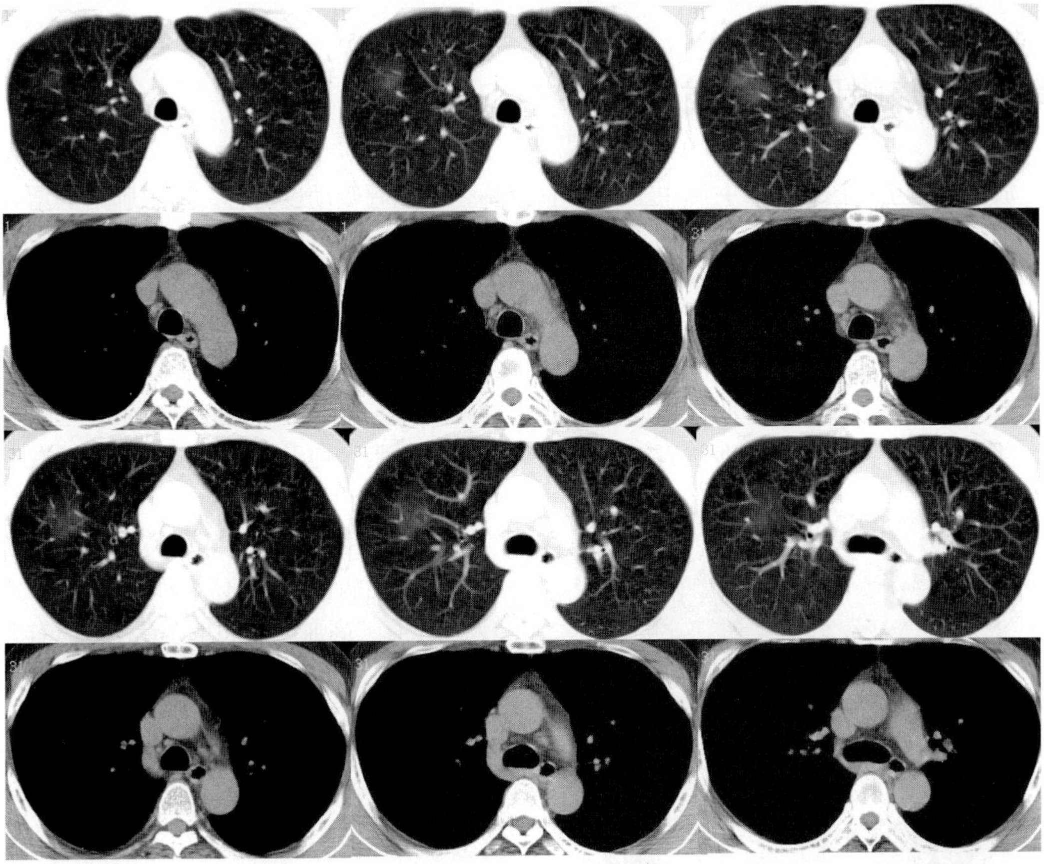

图1-2-3

者，平素身体健康，急性病程，症状上主要为发热伴咳嗽咳痰1周，咳嗽时偶感胸骨后疼痛，查体右肺呼吸音低，未闻及干湿啰音，辅助检查示白细胞总数及中性粒细胞分类升高，炎症指标CRP明显升高，胸片提示右肺炎症，因此诊为右肺炎可明确，主要予抗感染治疗，同时予支持对症等处理，一度病情控制，向好的方向发展，却在热退后2天再次出现发热，难道是诊断有误？

主任医生：该患者经2周抗感染治疗后，肺部病灶基本吸收，因此可除外BAC的可能。何种病原菌导致的肺炎？因所用抗生素中的莫西沙星具有抗结核杆菌的作用，因此，该患者并不能完全除外肺结核的可能，虽然肺结核病变不太可能在2周内明显吸收，但要加强对该患者的随访。

住院医生：该患者出院后随访3个月，复查胸部CT无异常。

**提示**：

肺部渗出性病变，在没有明确诊断前，试验性抗感染治疗是一种很好的鉴别方法。

病例3 咳嗽咳痰伴发热3天

放射科医生：图1-3-1右肺中上野水平裂上见大片密度增高影，上缘模糊，下缘光整，左肺清晰，横膈低平，主动脉弓部示弧形的钙化影，两下心缘明显膨隆，心胸比率约为0.69，气管居中。影像诊断：右上肺实变，大叶性肺炎考虑；心影明显增大，心肌病？请结合临床并建议进一步检查。

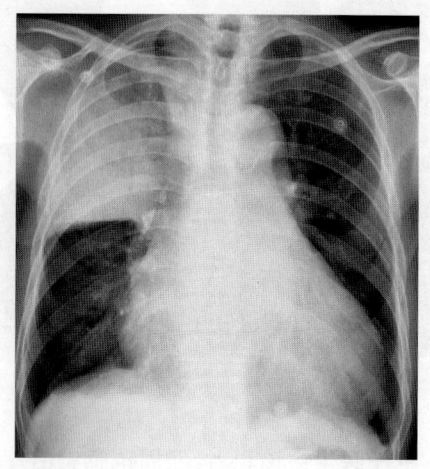

图1-3-1

实习医生汇报病史：患者男性，79岁，因"咳嗽、咳痰伴发热3天"入院。患者3天前受凉后出现咳嗽、咳痰，痰为白色黏液样，量中，难咳出，伴发热，39℃，活动后气促明显，夜间需坐起，无胸痛、咯血、恶心、呕吐、腹痛、腹泻等，胸片示"右上大叶性肺炎"而入院。平素身体一般，有"高血压"20年，否认"肝炎、肺结核"等病史。入院查体：T 39.1℃，R 30次/分，P 120次/分，Bp185/117mmHg，神清，精神软，颈静脉怒张，静息状态下呼吸促，可及喘鸣音，气管居中，两侧胸廓运动对称，两侧呼吸动度对称，右上肺语颤增强，叩诊呈浊音，可及湿性啰音，余肺检查无异常。心率120次/分，律齐，未闻及明显病理性杂音，腹软，肝脾无肿大，脊柱四肢无异常。辅检：入院后血WBC 13.4×10^9/L，N 86%，血沉35mm/h，肝肾功能、电解质、血糖、血脂等均无异常，门诊胸片示右上大叶性肺炎。

住院医生：该患者病史特点如下：老年男性，急性病程；受凉后咳嗽、咳痰伴发热3天，原有"高血压"20年；查体考虑右上肺呈实变体征；辅检示血WBC13.4×10^9/L，N86%，血沉35mm/h，胸片示右上肺炎。

主治医生：根据病史特点，该患者诊断为右肺大叶性肺炎，应尽快给予有效抗生素抗感染治疗。为了解肺部的详细情况，应行胸部CT检查，病灶图片见图1-3-2。

CT室医生：胸部CT平扫肺窗显示右肺上叶及下叶后段可见大片高密度影，边缘模糊，病灶内见充气支气管征象，右肺中叶见絮状密度增高影，余肺纹理清晰。纵隔窗显示两肺门无增大，气管支气管通畅，纵隔内见增大淋巴结影，胸膜、肋骨及胸壁软组织未见异常。影像诊断：右肺大叶性肺炎，请治疗后复查。

主治医生：该患者诊断为肺炎没有问题，但要注意与右上肺干酪性肺炎和阻塞性肺炎鉴别，干酪性肺炎和阻塞性肺炎也可出现大叶性肺炎的类似临床表现，但本质上为肺结核和肺癌，因此，如患者一般情况好，可行纤支镜检查以除外肺结核和肺癌。

住院医生：患者本人及家属均拒绝纤支

---

3 病例提供：315020 宁波大学医学院附属医院（丁群力，舒丽华，邓在春）

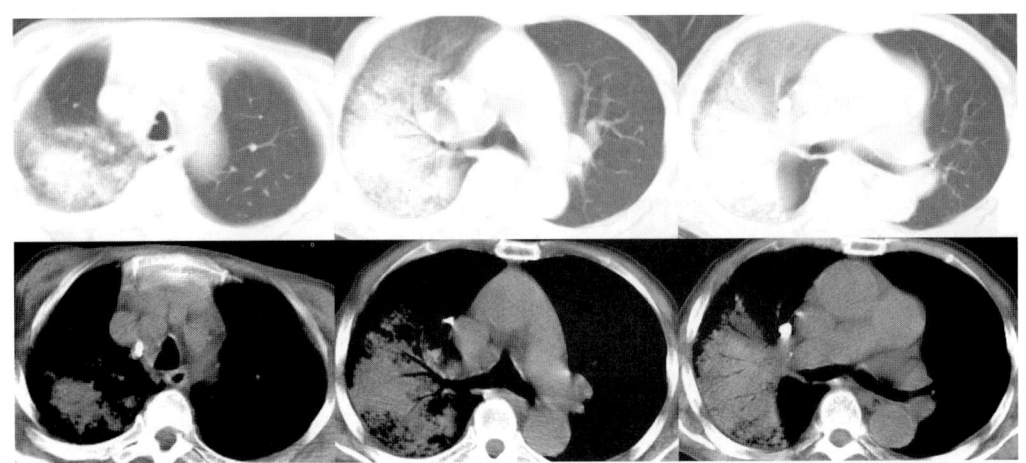

图1-3-2

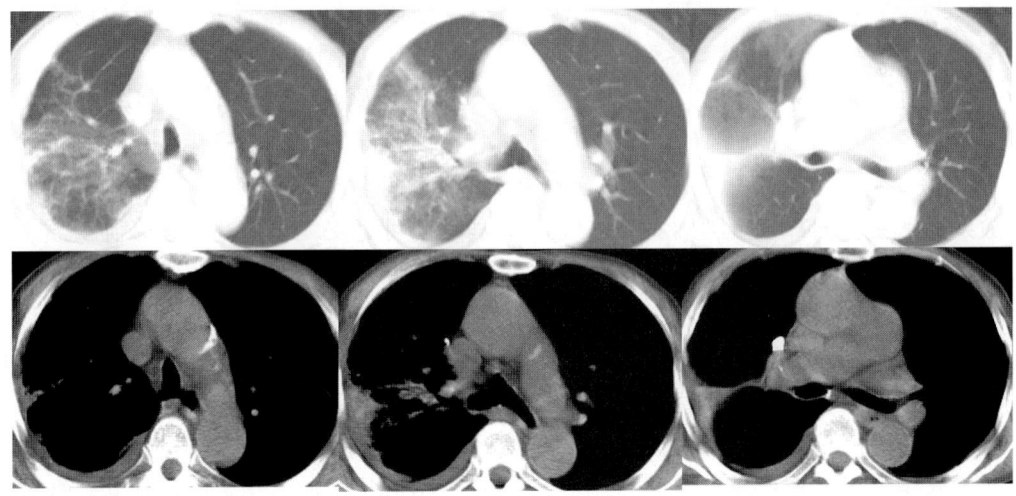

图1-3-3

镜检查，痰找抗酸杆菌三次均阴性，经抗感染、降压及对症治疗后，热退，一般情况好转，2周后血沉恢复正常，复查CT，原病灶图片见图1-3-3。

CT室医生： 胸部CT平扫肺窗显示右肺上叶可见斑片状及条索状密度增高影，边缘模糊，对照老片病变范围明显缩小，余肺纹理清晰。纵隔窗显示两肺门无增大，气管支气管通畅，纵隔内见淋巴结影，右侧胸腔内可见弯条状密度增高影，肋骨及胸壁软组织未见异常。影像诊断：右肺炎伴少量胸腔积液，对照老片明显吸收好转。

住院医生： 患者治疗2周后出院，随访3个月无特殊。

提示：
右上肺大叶性肺炎应注意与右上肺干酪性肺炎和阻塞性肺炎鉴别，干酪性肺炎和阻塞性肺炎也可出现大叶性肺炎的类似症状，但本质上为肺结核和肺癌。

病例4　双肺多发结节病灶[4]

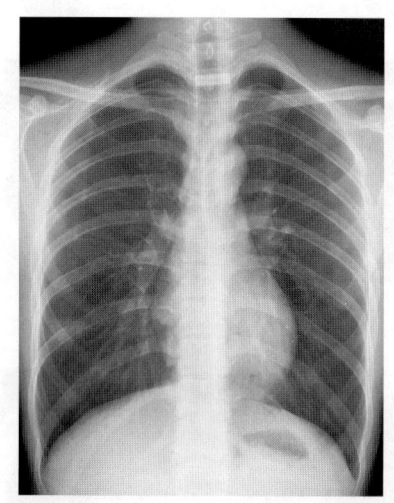

图1-4-1

放射科医生：图1-4-1胸廓对称，气管居中；右肺下野外带可见小片状密度增高影，边缘模糊，余两肺纹理清晰，未见明显实质性病灶；双肺门影不大，心影大小形态未见明显异常，两膈面光整，两侧肋膈角锐利。影像诊断：右下肺炎症，请复查。

实习医生汇报病史：患者男性，23岁，因"发热伴右侧胸痛4天"入院。患者4天前受凉后出现畏寒、发热，体温波动于38.0～39.0℃，稍咳嗽，无痰，伴右侧胸部隐痛，深呼吸时明显，无盗汗，外院予青霉素治疗4天后，无效，仍发热，39.1℃，且咳嗽激烈，但痰少，仅少许白泡痰，门诊拍片示"右下肺炎"而收入院，平素身体健康，否认"肝炎、结核"等疾病史。入院查体：T 38.8℃，P 106次/分，R 20次/分，Bp120/80mmHg，神清，浅表淋巴结无肿大，头颅五官无异常，双肺呼吸音清，无干湿性啰音，心、腹、脊柱、四肢等检查无异常，门诊血常规：WBC 4.1×10^9/L，N 57.9%。

住院医生：该患者全身症状及呼吸道症状明显，查体及血常规无异常，胸片示右下肺炎，肺炎诊断成立，根据患者患病时的环境，该肺炎为社区获得性肺炎（CAP）。

主治医生：该患者病史比较简单，但门诊青霉素治疗无效，且呼吸道症状明显加剧，故应在肺炎的病因上做些检查。

住院医生：患者入院后已行胸部CT检查，CT片见图1-4-2和图1-4-3。

CT室医生：两肺下叶见散在片状、结节状密度增高影，边界模糊，病灶肺窗显示，纵隔窗变小或消失，其中左下肺后基底段一病灶内可见支气管透亮影，余肺实质未见渗出或占位性病变，两肺门无增大，气管支气管通畅，纵隔未见肿大淋巴结。影像诊断：两下肺炎性病变考虑，建议抗炎治疗后复查除外其他病变。

主治医生：该患者CT表现为多发散在片状、结节状病灶，结合临床症状，要考虑非典型病原菌感染可能，治疗上要兼顾非典型病原菌。

实习医生提问：该患者有无可能是其他疾病？

主治医生：该患者从影像学上要与其他疾病鉴别，比如肺原发淋巴瘤、肉芽肿性病变、真菌感染等，但因患者病史比较简单，可先予抗感染治疗，并观察治疗效果。

住院医生：患者入院后已行常规检查、痰培养及非典型病原菌血清学检查，同时予兼顾非典型病原菌的抗感染治疗，治疗后体温逐渐恢复正常，胸痛、咳嗽等逐渐减轻，

---

[4] 病例提供：315020 宁波大学医学院附属医院（马红映，舒丽华，邓在春）

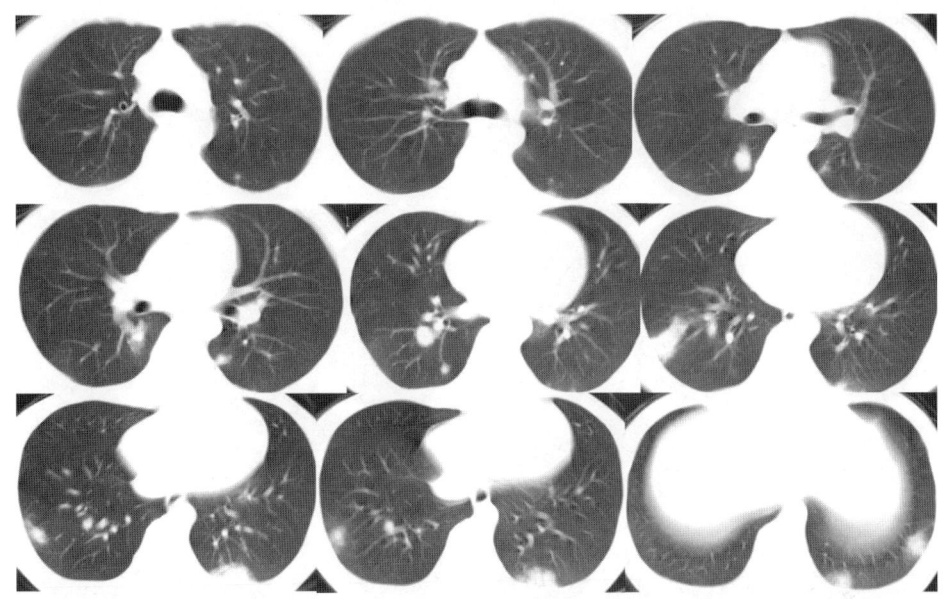

图1-4-2

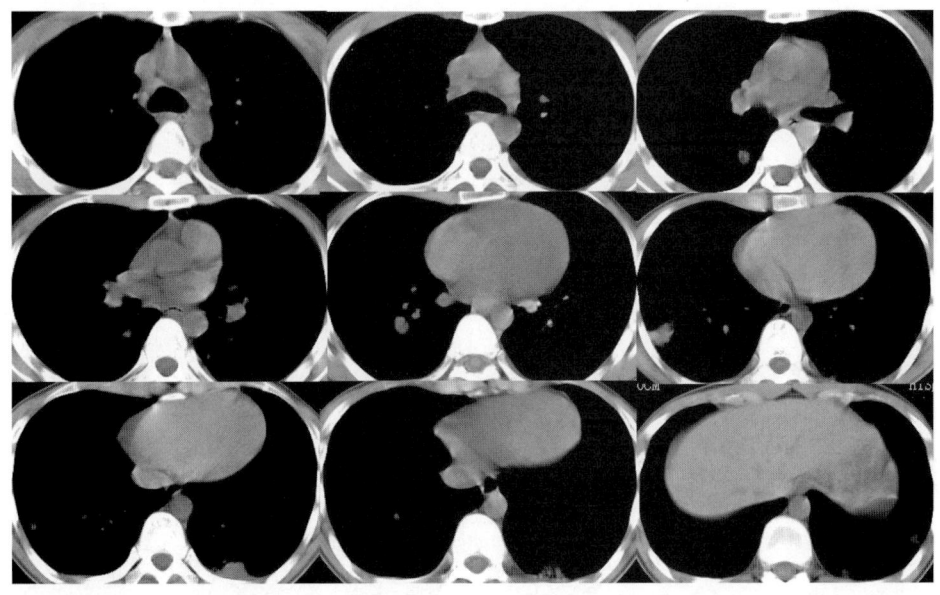

图1-4-3

治疗10天后复查胸部CT,见图1-4-4和图1-4-5。

CT室医生: 右下肺外基底段及左下肺外、后基底段见小片状及小结节状密度增高影,边缘模糊,余肺实质未见渗出或占位性病变,两肺门无增大,气管支气管通畅,纵隔未见肿大淋巴结,胸膜、肋骨及胸壁软组织未见异常。影像诊断:双下肺炎症(对比前片病灶明显吸收)。

住院医生: 患者实验室有关检查均正常,唯肺炎支原体抗体IgM阳性(滴度为1:160),该患者最后诊断为支原体肺炎,

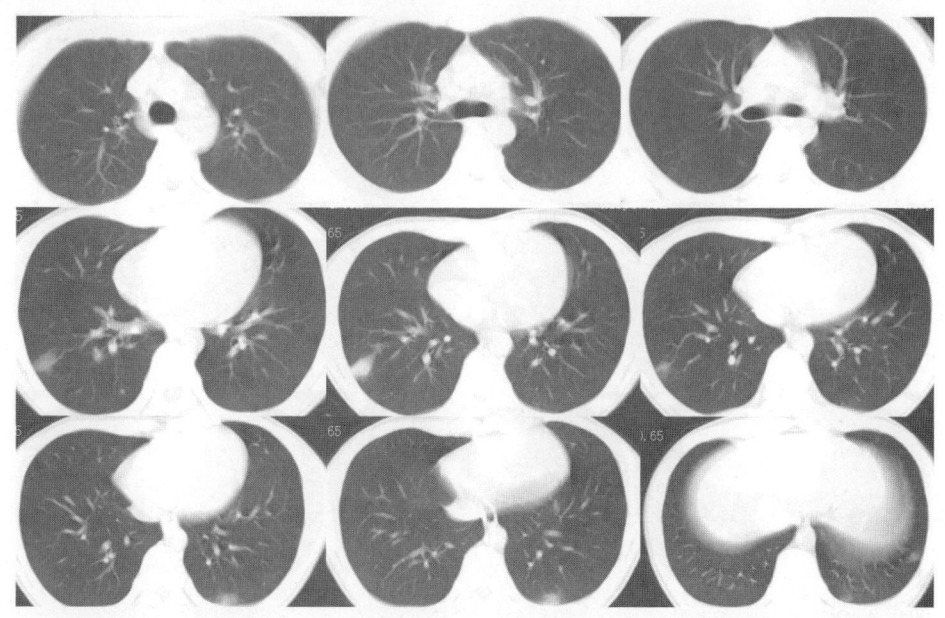

图1-4-4

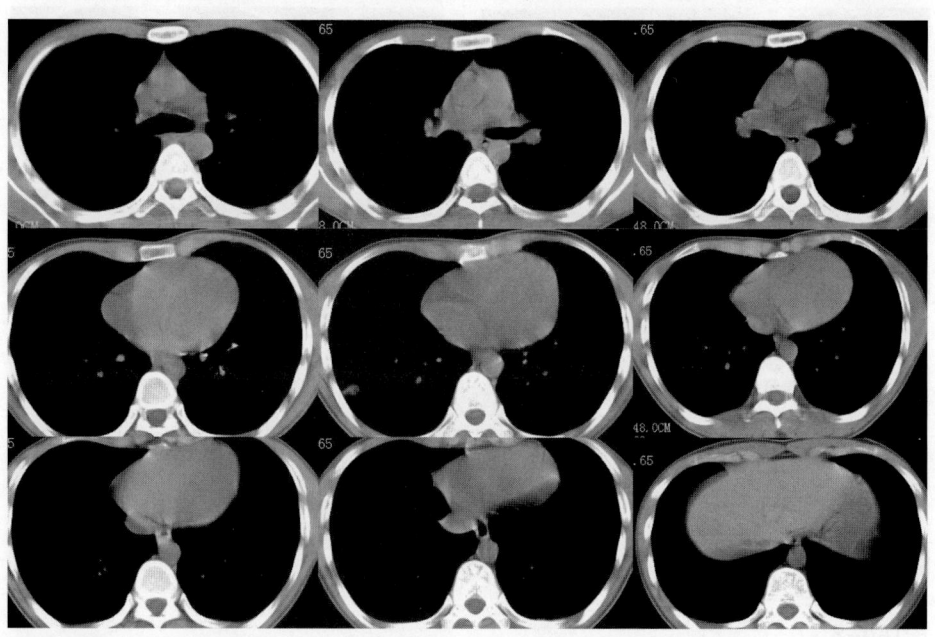

图1-4-5

出院1月后门诊复查胸部CT，已正常。

主任医生：该患者严格意义上来说，不能确诊为支原体肺炎，只能临床考虑支原体肺炎，因没进行支原体抗体滴度的动态观察。支原体感染在CAP中的比例已逐渐提高，文献报道已高达20%，大有超过肺炎链球菌而成为CAP第一致病菌的趋势，从而要求我们在治疗CAP时要尽可能兼顾非典型病原菌，特别是在β-内酰胺类抗生素治疗无效的情况下。

> **提示：**
> 以支原体、衣原体和军团菌为主的非典型病原菌是社区获得性肺炎的主要致病菌之一，在治疗社区获得性肺炎时要尽可能兼顾非典型病原菌，特别是在β-内酰胺类抗生素治疗无效的情况下。

病例5　醉酒后呕吐、气急10小时[5]

实习医生汇报病史： 患者男性，39岁，因"饮酒后呕吐、气急10小时"入院。患者昨晚饮啤酒2瓶、白酒1斤后出现神志不清、呼之不应、嗜睡、伴呕吐、气急，被家属发现后送我院，急诊予纳洛酮治疗后，神智转清，但呼吸急促，皮氧仪示氧饱和度为80%~85%（不吸氧下），血气分析示PaO_2 60mmHg（吸氧3L/分下），为进一步诊治而收入院。平素身体健康，否认"肝炎和肺结核"病史。查体：T 37.9℃，P 118次/分，R 30次/分，Bp 124/74mmHg，嗜睡，呼吸急促，胸廓无畸形，两肺呼吸音粗，可及广泛性干啰音，心率118次/分，律齐，无杂音，腹部检查无异常。入院后查血常规WBC 12.6×10^9/L，N 80.5%，急查行胸部CT检查，图片见图1-5-1。

CT室医生： 胸部CT平扫肺窗示双肺下叶背段及后基底段见淡片状模糊影或磨玻璃样影，余肺纹理清晰，走行分布无异常，肺实质未见渗出或占位性病变；纵隔窗示两肺门不大，气管支气管开口通畅，纵隔居中、内未见肿大淋巴结，胸膜、肋骨及胸壁软组织未见异常。影像诊断：结合病史考虑为双肺下叶吸入性肺炎，治疗后复查。

住院医生： 患者病史特点如下：患者中年男性，急性病程；因醉酒后呕吐、气急10小时入院；查体发现两肺广泛性干啰音；胸部CT示双下肺炎，血常规WBC 12.6×10⁹/

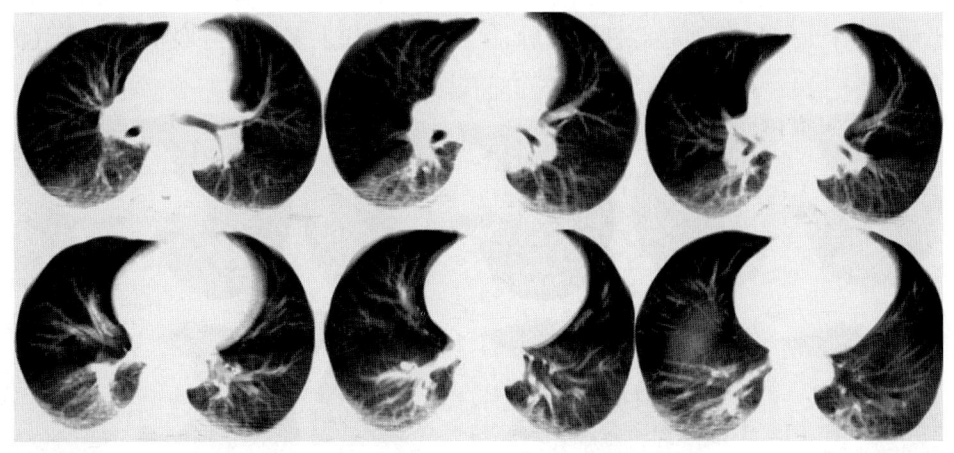

图1-5-1

---

[5] 病例提供：315020 宁波大学医学院附属医院（吕丹，郎明霞，马坚，邓在春）

L，N 80.5%。因此，该患者应诊断为吸入性肺炎。

主治医生：该患者诊断为吸入性肺炎是毫无问题的，问题是在吸入性肺炎的基础上，是否存在急性肺损伤/急性呼吸窘迫综合征？该患者急诊血气分析示PaO_2 60mmHg（吸氧3L/分下），由此计算氧合指数（PaO_2/FiO_2）为180，因此，该患者尚要考虑存在急性肺损伤/急性呼吸窘迫综合征。

实习医生提问：该患者仅凭氧合指数（PaO_2/FiO_2）下降，就能诊断急性肺损伤/急性呼吸窘迫综合征吗？

主治医生：PaO_2/FiO_2下降是诊断急性肺损伤/急性呼吸窘迫综合征的必要条件，而急性肺损伤/急性呼吸窘迫综合征的诊断标准有5条：①有急性肺损伤/急性呼吸窘迫综合征的高危因素；②急性起病、呼吸频数和/或呼吸窘迫；③低氧血症：急性肺损伤时，$PaO_2/FiO_2 \leq 300$，急性呼吸窘迫综合征时$PaO_2/FiO_2 \leq 200$；④胸部影像学显示二肺浸润阴影；⑤PAWP≤18mmHg或临床上能除外心源性肺水肿。同时符合上述5项条件者，可以诊断急性肺损伤/急性呼吸窘迫综合征。该患者符合上述前4项条件，虽然没测PAWP，但临床上可以除外心源性肺水肿，因此符合急性肺损伤/急性呼吸窘迫综合征的诊断标准。

住院医生：该患者入院后，经高流量（6~8L/分）吸氧、甲泼尼龙、抗生素及气道支气管扩张剂雾化治疗后，皮氧仪示氧饱和度维持于95%~98%，血气分析示PaO_2 80mmHg。经10天的治疗，患者气急、咳嗽等症状缓解，复查胸部CT，原渗出性病变明显吸收好转，见图1-5-2。

CT室医生：胸部CT平扫肺窗示双肺纹理清晰，走行分布无异常，肺实质未见渗出或占位性病变；纵隔窗示两肺门不大，气管支气管开口通畅，纵隔居中、内未见肿大淋巴结，胸膜、肋骨及胸壁软组织未见异常。影像诊断：胸部CT平扫未见异常。

主治医生：吸入性肺炎多发生于老年长期卧床者，脑中风后遗症患者易反复发生吸入性肺炎，健康者的吸入性肺炎主要发生于溺水及醉酒后的呕吐误吸等情况。吸入性肺炎的治疗本身比较简单，但要引起高度重视的是要及时认识和处理继发于吸入性肺炎的急性肺损伤/急性呼吸窘迫综合征。

实习医生提问：急性呼吸窘迫综合征是一个比较凶险的临床综合征，死亡率比较高，治疗上多需要呼吸机辅助通气治疗，该

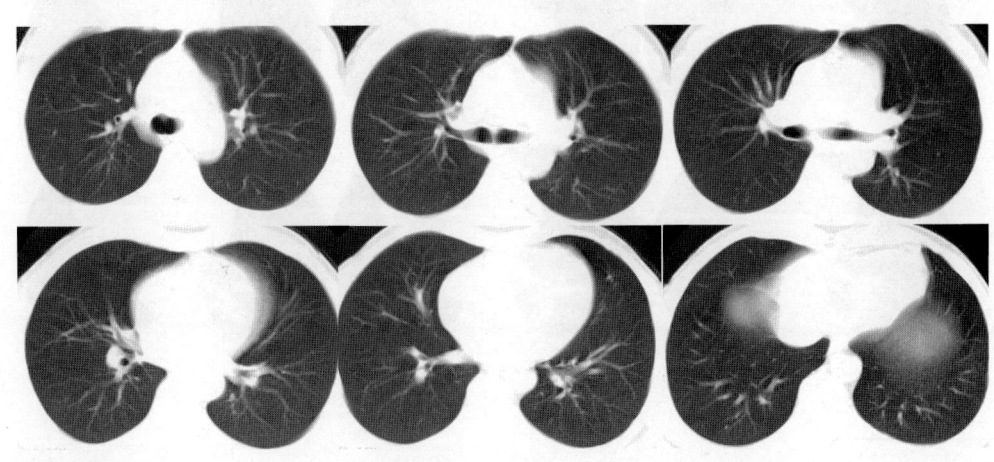

图1-5-2

患者既然诊断为急性呼吸窘迫综合征，为何没用机械通气治疗？

主任医生：这个问题提得很好！该患者治疗的成功之处在于及时认识和处理了继发于吸入性肺炎的急性肺损伤/急性呼吸窘迫综合征，早期的治疗终止了肺部的炎症反应过程，从而逆转了病情发展，避免了呼吸机的使用。

> **提示**：
> 吸入性肺炎极易并发急性肺损伤/急性呼吸窘迫综合征，及时认识并积极处理继发于吸入性肺炎的急性肺损伤/急性呼吸窘迫综合征非常重要！

病例6　左胸痛伴发热2天[6]

放射科医生：图1-6-1胸廓对称，气管居中；左下肺内带见片状高密度影，边缘模糊，余肺野清晰，心影呈右位，相应胃泡亦位于右侧，左侧膈面抬高，双侧肋膈角锐利。印象：1.左下肺炎症，治疗后复查。2.右位心伴内脏转位。

实习医生汇报病史：患者女性，20岁，因"胸痛伴发热2天"入院。患者自诉2天前受凉后出现左侧胸痛，呈持续性，但以咳嗽、深呼吸和左侧卧位时明显，伴畏寒、发热，39℃，稍咳，痰少，自服"感冒药"，无效而前来就诊，门诊拍胸片示"左下肺炎、镜位心脏"而入院。平素身体健康，9年前发现"右位心"，否认慢性疾病史。入院查体：T 39.3℃，P 100次/分，R 20次/分，Bp 100/60mmHg，神清，急性病容，浅表淋巴结未及肿大，左下肺呼吸音稍弱，无干湿啰音，心、腹、脊柱、四肢无异常。辅助检查：血常规示WBC 13.2×10^9/L，N 89%，CRP 32mg/L。门诊已拍胸片，见图1-6-1。

住院医生：该患者病史特点如下：患者年轻女性，急性病程；胸痛伴发热2天；查体仅示左下肺呼吸音稍弱，余无特殊；辅检示血白细胞总数和中性粒细胞增高，门诊胸片示"左下肺炎、镜位心脏"。根据上述病史，该患者诊断为CAP，为了解肺炎的详细情况，已行胸部CT检查，病灶CT片见图1-6-2。

CT室医生：胸部CT平扫示左肺舌段见片状高密度实变影，边缘模糊，内可见充气

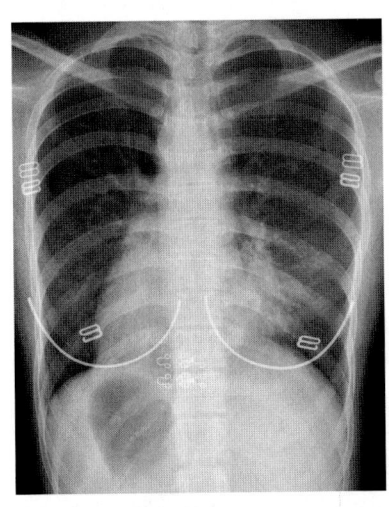

图1-6-1

---

[6] 病例提供：315020 宁波大学附属医院（孙士芳，邓在春）

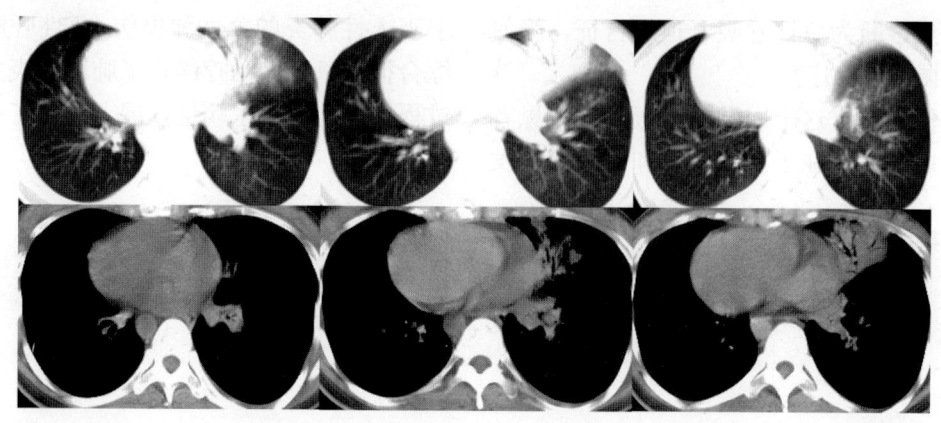

图1-6-2

支气管像,左下肺基底段亦见斑片状高密度影、淡片状及多发小结节状模糊影;心影呈右位。CT诊断:左肺舌叶炎症,右位心。

实习医生提问:该患者的右位心是先天性的吗?

主治医生:右位心包括真性右位心、假性右位心和心脏右移三种情况。真性右位心是由于胚胎发育时期心脏旋转异常,致心脏位于右侧胸腔,心尖指向右侧,其心房、心室和大血管的位置宛如正常心脏的镜中像,亦称为镜像右位心,常伴有内脏转位,如无其他先天性畸形,则不引起明显的病理生理变化,也不引起症状。假性右位心即心脏位于右胸,但心尖虽指向右侧而各心腔间的关系未形成镜像倒转,为心脏移位并旋转所致,常合并有大血管转位、肺动脉瓣狭窄和心室或心房间隔缺损。心脏右移即由于肺、胸膜或膈的病变而使心脏移位于右胸。前两种情况为先天发育的畸形,发生率约为万分之二。

住院医生:该患者入院后痰、血培养均阴性,腹部超声等检查证实腹腔内脏的转位。经抗感染治疗后,热退,呼吸道症状缓解,复查CT,原病灶部位CT片见图1-6-3。

主治医生:该患者肺炎治疗效果很好,原病灶已完全吸收。因患者存在内脏转位,故要告诫患者,如出现腹痛不适而就诊时应及时告诉医生自己的内脏转位情况。

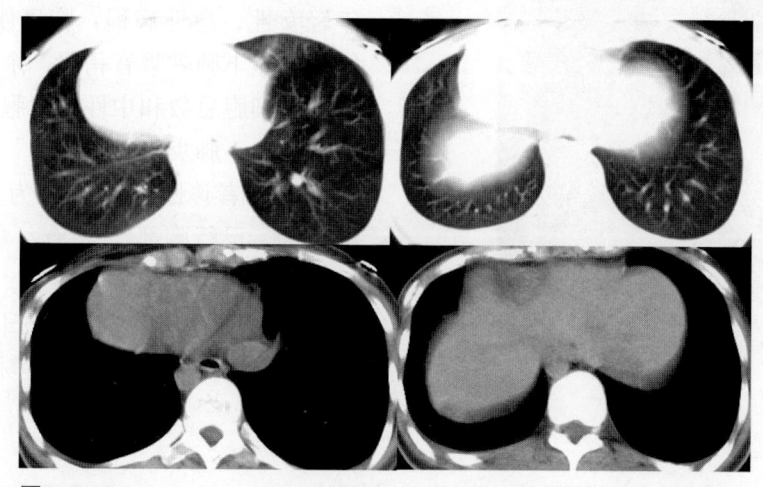

图1-6-3

> **提示：**
> 真性右位心是由于胚胎发育时期心脏旋转异常，致心脏位于右侧胸腔，心尖指向右侧，其心房、心室和大血管的位置宛如正常心脏的镜中像，亦称为镜像右位心，常伴有内脏转位，如无其他先天性畸形，则不引起明显的病理生理变化，也不引起症状。

病例7　神志不清1周，发热3天

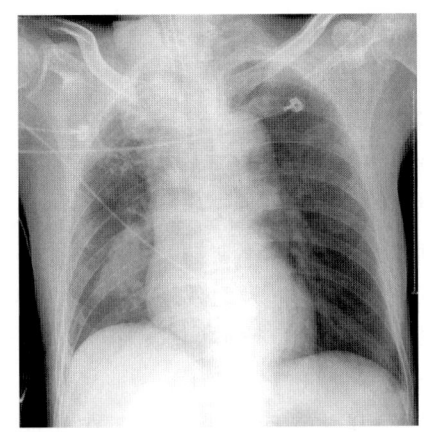

图1-7-1

放射科医生： 床旁胸片（图1-7-1）示：患者体位不正，心影略向右偏，气管内见导管影，右肺野透亮度减低，右下肺见淡片状模糊影，右心缘显示较清楚，左肺纹理清晰，左侧膈肌光滑，肋膈角锐利。诊断：右下肺炎性病变考虑，建议CT检查，并治疗后复查。

实习医生汇报病史： 患者男性，72岁，因突发神志不清1周，加剧伴发热3天急诊入院。患者1周前突发神志不清，伴口角歪斜，于当地医院就诊，经头颅CT检查，诊断为"脑出血"，经降颅压、止血等治疗后，因呼吸急促，血气分析示呼吸衰竭而行机械通气治疗，呼吸机治疗3天后出现发热，39℃，为进一步治疗而转入本院ICU治疗。平素身体一般，有"慢性支气管炎"史30年、"高血压"史20年，吸烟1.5包/天×40年。入院查体：T 38.9℃，P 109次/分，R 24次/分，Bp 160/90mmHg，昏迷，已行机械通气治疗，二肺呼吸音清，右下肺可及湿性啰音，心109次/分，律齐，无杂音，左侧肢体已偏瘫。辅助检查：血常规示WBC $12.3×10^9$/L，N 81.9%，余无异常。入院后急诊床旁胸片示"右下肺炎"。

住院医生： 这是一位老年男性患者，因"脑出血伴呼吸衰竭"而行机械通气治疗，但机械通气治疗3天后出现高热，急诊床旁胸片示"右下肺炎"。

主治医生： 这是1例典型的呼吸机相关性肺炎（VAP）。VAP是指在使用呼吸机过程中发生的肺炎，为一种特殊的医院获得性肺炎（HAP），从定义上讲，VAP必须是开始机械通气治疗48小时后出现的肺炎，同时必须排除在开始呼吸机治疗时已经存在或处于感染潜伏期的肺炎。VAP的发生与使用呼吸机的时间有关，呼吸机使用时间越长，发生VAP的可能性越大。

呼吸科住院医生： 患者入院前已行气管插管，入院时从人工气道吸出大量黄脓痰，并及时取痰行急诊痰培养，次日早晨再次取

---

[7] 病例提供：315020 宁波大学医学院附属医院（钱平安，邓在春）

痰行急诊痰培养。

呼吸科主治医生： 该患者治疗的关键是在治疗脑出血的同时尽快开始强有力的抗生素经验治疗，因为VAP的死亡率可高达60%，而及时合理的抗生素经验治疗可明显降低VAP的死亡率。当然，在开始治疗VAP前要尽可能留取合格痰标本，及时行细菌培养，为抗生素的经验治疗过渡到目标治疗做好准备。

呼吸科住院医生： 该患者入院当天晚上第一次留取痰标本后即开始"特治星4.5 ivgtt q8h"治疗，并继续机械通气治疗，但治疗2天后，皮氧下降，体检提示右侧气胸，急诊行胸腔闭式引流后查胸部CT，病灶图片见图1-7-2～图1-7-4。

CT室医生： 两侧胸廓对称，右肺前外缘及内侧缘见无肺纹理透亮带，右肺下叶见大片状高密度影，边缘毛糙模糊，内示支气管像，两上肺亦见多发类圆形透亮影，以左上肺病灶体积较大，两肺门不大，纵隔、气管居中，气管内见导管影，纵隔内未见明显肿

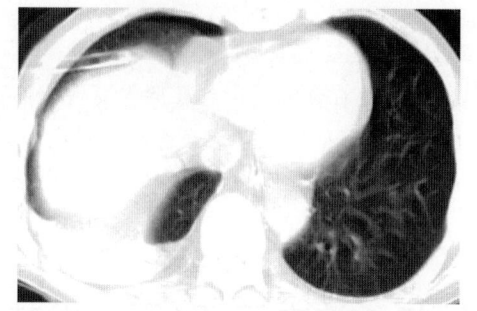

图1-7-4

大淋巴结。诊断：1.右下肺炎考虑，建议治疗后复查除外其他性质病灶；2.右侧气胸；3.两上肺多发肺大泡。

呼吸科主治医生： 该患者原有"慢性支气管炎"多年，胸部CT检查提示右下肺炎、右侧气胸和二肺尖多发性肺大泡。机械通气治疗后出现气胸倒不奇怪，但重要的是要在机械通气治疗期间及时发现、处理气胸。气胸的处理包括建立胸腔闭式引流、在保证氧合的前提下降低通气压力。

呼吸科住院医生： 该患者在发现气胸后，经胸腔闭式引流、调整通气压力等处理后，病情尚平稳，皮肤氧饱和度维持在96%～98%，体温呈明显下降趋势，气道分泌物较入院时明显减少，但入院第3天痰培养报告"耐甲氧西林金黄色葡萄菌（MRSA）优势生长"，对万古霉素敏感，对特治星耐药。这种情况下，是否要更换抗生素？

呼吸科主治医生： 一般来说，治疗后症状改善，尤其是体温有所下降，则无论痰培养和药敏结果如何，仍维持原方案治疗。但对此患者，则情况有所不同。首先，痰培养药敏结果与治疗方案完全矛盾，特治星是一种广谱抗生素，但对MRSA无效；其次，也是更为重要的是，该患者的痰培养结果非常可靠，痰标本是通过人工气道采用无污染方法获得的，且从获得痰标本到细菌培养的时间只有10分钟；最后，该患者基础疾病多，病情危重，不允许我们有更多的时间进行治

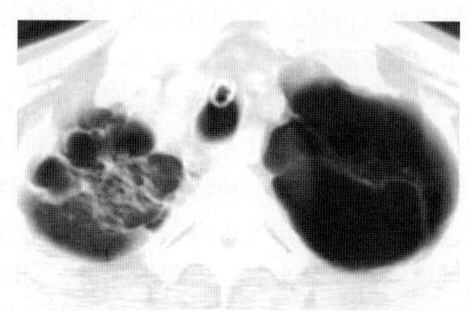

图1-7-2

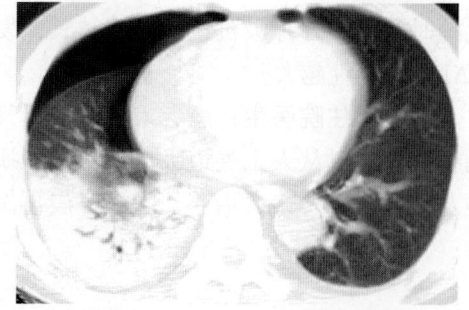

图1-7-3

疗观察。因此，该患者治疗上应该及时换用万古霉素！

住院医生：该患者根据第一次痰培养结果，换用"万古霉素0.5 ivgtt q8h"，同时第二次痰培养结果与第一次痰培养结果完全相同，经万古霉素治疗3天后，患者体温已降至正常，万古霉素治疗1周后复查CT（图1-7-5），与万古霉素治疗前（图1-7-6）相比，肺炎病灶已完全吸收！患者脱机后，转入神经科继续治疗，10天后出院。

主治医生：该患者的治疗可谓"一波三折"，脑出血后出现呼吸衰竭而行机械通气治疗，机械通气治疗后出现两个致死性并发症——VAP和气胸，但在临床和辅助科室的共同努力下，将困难一一化解，因而成功救治1例多次濒临死亡的患者。

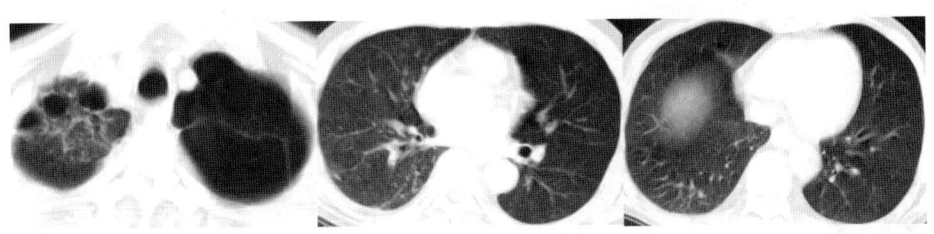

图1-7-5

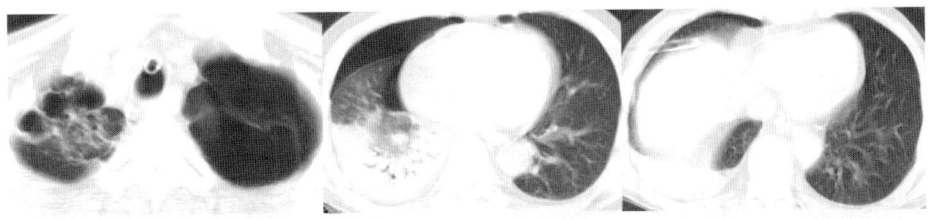

图1-7-6

> **提示**：
> VAP是机械通气治疗的严重并发症，VAP的抗生素经验治疗和目标治疗同等重要，而治疗的关键是尽早进行有效的病原微生物学检查；气胸也是机械通气治疗的严重并发症，千万要及时发现及时处理。

病例8　发热伴咳嗽7天[8]

放射科医生：图1-8-1胸廓对称，气管居中；右肺门影增浓，周围见片状高密度影，余两肺纹理清晰，未见明显实质性病灶；心影大小形态未见明显异常，两膈面光整，两侧肋膈角锐利。影像诊断：右肺炎症考虑，建议治疗后复查。

住院医生：患者女性，28岁，因"发热7天"就诊，7天前因受凉后出现畏寒、

---

[8] 病例提供：315020 宁波大学医学院附属医院（马红映，邓在春）

发热，体温38.5℃，伴流涕，2天后出现咳嗽咳痰，痰黄黏，量不多，于门诊就诊，拍胸片（图1-8-1）示"右肺炎"而予"青霉素480万U静点Bid"门诊抗感染治疗，治疗5天后仍发热不退，咳嗽同前，复查胸片（图1-8-2）示"右肺炎，病灶较前进展"而入院诊治。平素身体健康，否认"肝炎、肺结核"病史，无烟酒嗜好。入院查体：T 39.1℃，R 21次/分，P 110次/分，Bp 130/70mmHg，神清合作，浅表淋巴结无肿

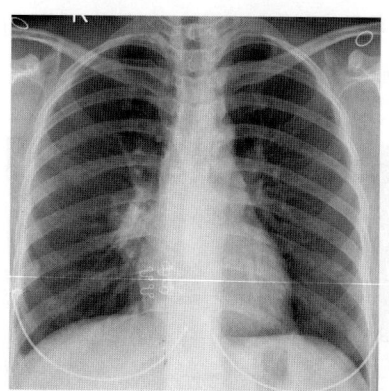

图1-8-1

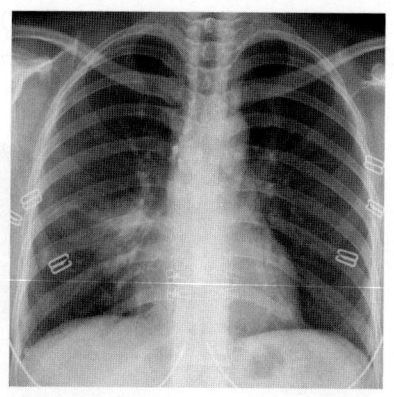

图1-8-2

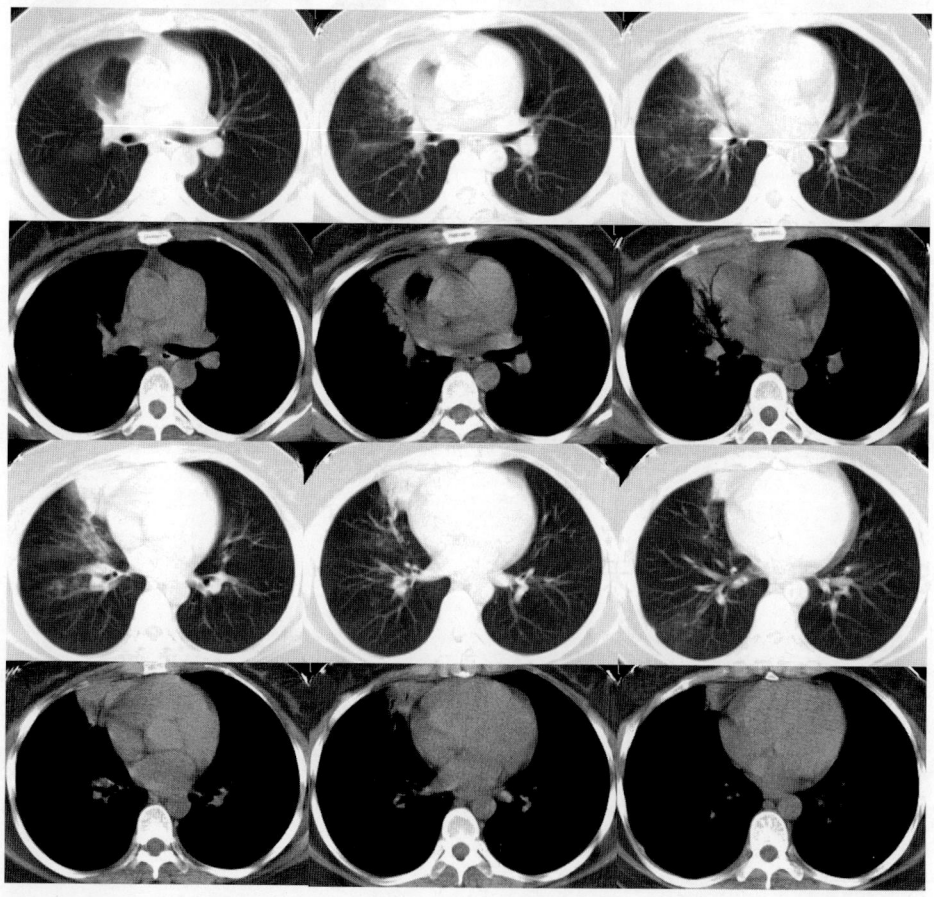

图1-8-3

大，呼吸平稳，气管居中，触觉语颤对称，两肺叩诊清音，呼吸运动基本对称，右肺呼吸音粗，两肺未闻及干湿啰音。心率110次/分，律齐，未及明显病理性杂音。腹软，无压痛、反跳痛，肝脾肋下未及肿大。入院后查胸片可见上图，血常规示$11.6×10^9$/L，N 83.3%，CRP 40mg/L，生化全套无异常。

住院医生：该患者病史特点如下：年轻女性，急性病程；发热伴咳嗽咳黄痰7天，青霉素治疗后病灶进展；查体示右肺呼吸音粗，无明显干湿啰音；血常规示$11.6×10^9$/L，N 83.3%，CRP 40mg/L，门诊胸片示"右肺炎"，入院后已行CT检查，见图1-8-3。

CT室医生：图1-8-3平扫肺窗显示右肺上叶前段及中叶内侧段、下叶后基底段可见大片密度增高影，其内部可见含气支气管影，右肺下叶胸膜下可见两枚结节影紧贴胸膜内部可见小钙化影，余两肺纹理清晰，走行分布无异常，肺实质未见渗出或占位性病变。纵隔窗显示两肺门无增大，气管支气管通畅，纵隔未见肿大淋巴结，肋骨及胸壁软组织未见异常。影像诊断：右肺炎症首先考虑，请结合临床，建议治疗后复查。

主治医生：这是一例典型的抗生素初始经验治疗失败的社区获得性肺炎！该患者无论从临床症状还是影像学上来说，肺炎的诊断都是肯定的，而从血象来说，革兰阳性菌感染的可能性较大，但青霉素治疗后，症状无缓解，病灶出现进展，因此要考虑青霉素治疗失败。

主任医生：该患者青霉素治疗失败的原因首先要考虑耐青霉素的细菌感染，处理上应尽快换药，最好选用含β-内酰胺酶抑制剂的复合抗生素。

住院医生：患者入院后，经"特治星4.5g静点q8h"治疗2天后，体温开始下降，1周后体温正常，咳嗽缓解，治疗10天后复查胸片（图1-8-4），病灶基本吸收而痊愈出院。

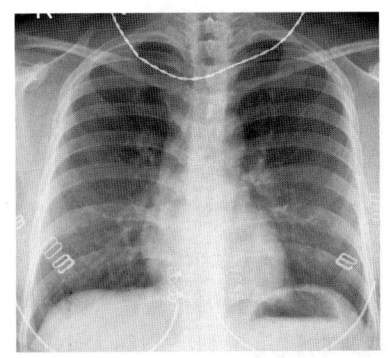

图1-8-4

主任医生：该患者为典型的肺炎，可在门诊治疗，但在初始抗生素治疗上，有两点不妥：单用青霉素治疗肺炎；青霉素治疗后在症状无改善的情况下到第5天才复查胸片。目前，随着肺炎致病菌耐药菌的流行，单用青霉素治疗肺炎存在着失败的风险，而抗生素初始经验治疗如症状无改善应在72小时复查影像学资料。

> **提示**：
> 随着肺炎致病菌耐药菌的流行，单用青霉素治疗肺炎存在着失败的风险，而抗生素初始经验治疗如症状无改善应在72小时复查影像学资料。

病例9　发热伴咳嗽、咳痰10天[9]

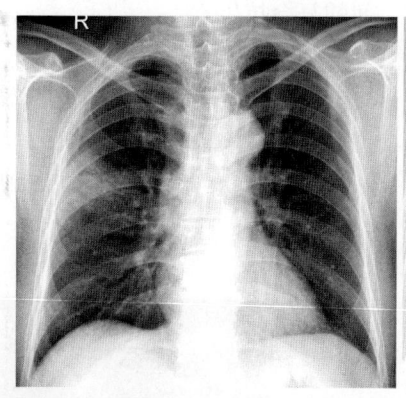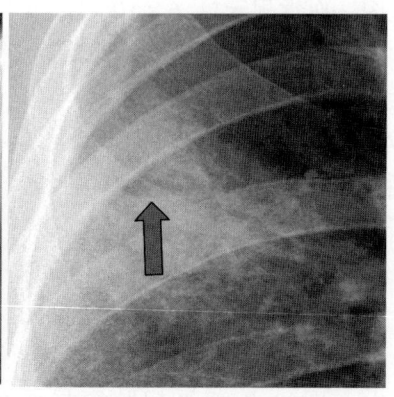

图1-9-1

放射科医生：图1-9-1右肺中上野见大片状模糊影，边界模糊不清，其内见液平（箭头处），空洞内缘规则，左肺清晰，横膈光滑，肋膈角锐利，心影大小形态正常，气管居中。影像诊断：右肺脓肿考虑，建议CT检查。

实习医生汇报病史：患者男性，50岁，因"咳嗽、咳痰伴发热10天"入院。患者自诉，10天前受凉后出现畏寒、发热，最高体温38.9℃，伴咳嗽咳痰，痰为黄脓，带血，量中等，每天约100ml，咳嗽时感右侧胸痛，无其他不适，自服"泰诺、罗红霉素"等药，无效，今就诊本院，拍片示"肺脓肿"而收入院。平素身体健康，否认慢性疾病史，吸烟40支/天×30年，饮白酒半斤/天×10年。入院查体：T 39.2℃，其余生命体征平稳，神清，浅表淋巴结无肿大，胸廓无畸形，二肺呼吸音粗，无明显干湿啰音，心、腹、脊柱、四肢等检查无异常。门诊查血示WBC $11.28×10^9/L$，N 87.2%，CRP 36mg/L，ESR 80mm/h，门诊胸片示"右肺脓肿"。

住院医生：该患者病史特点如下：患者男性50岁，重度吸烟者，急性病程；10天前受凉后出现畏寒、发热，伴咳嗽咳黄脓痰，带血，量中等；查体除发热外，无特殊阳性体征；白细胞总数及中性粒升高，胸片示右肺中野外带大片密度增高影，内有空洞。

主治医生：根据患者病史特点，肺脓肿的诊断比较明确，但仍要和导致空洞性病变的其他疾病如肺癌、肺结核等相鉴别。

实习医生提问：肺脓肿、肺结核和肺癌的空洞各有何特点？

主治医生：肺脓肿的全身中毒症状比较突出，影像学上早期为大片浓密浸润阴影，边缘不清，分布于一个或数个肺段，在肺组织坏死、肺脓肿形成后，浸润阴影中出现圆形空洞及气液面，其周围被浓密炎症浸润阴影所环绕，空洞内壁多光整，经有效治疗后，空洞周围炎症先吸收，逐渐缩小至

---

[9] 病例提供：315020 宁波大学医学院附属医院（陈众博，邓在春）

空洞消失，但如治疗不及时，则可形成慢性空洞，内壁增厚而不规则；空洞性肺结核是一种慢性病变，结核中毒症状和呼吸道症状均比较明显，影像学上空洞壁较厚，多无气液平面，空洞周围炎症病变较少，常伴有条索、斑点及结节状病灶（即卫星病灶），肺内其他部位可有结核播散病灶；肺癌，特别是鳞癌，可发生坏死液化而形成空洞，但一般无全身中毒症状，空洞壁较厚，多呈偏心空洞，内壁凹凸不平，空洞周围炎症浸润性病灶较少。空洞性病变的鉴别，有时比较困难，对抗生素、抗结核药的反应也是一种鉴别方法，必要时（特别是慢性空洞时）可考虑手术治疗。

住院医生： 患者入院后查痰找抗酸杆菌2次均阴性，1UPPD（-），痰培养提示正常菌群生长，大小便常规、血生化、肿瘤标志物等均无异常，纤支镜检查气道无异常，抗酸杆菌刷检阴性，已行胸部CT检查，病灶图片见图1-9-2。

CT室医生： 右肺上叶后段有团片状高密度影，其内见一不规则形空洞影，内缘较光滑，见液平面，周围见大片毛玻璃样高密度影，边缘模糊，余两肺纹理清晰，两肺门无增大，气管支气管通畅，纵隔内未见肿大淋巴结。影像诊断：右肺脓肿首先考虑，请治疗后复查。

住院医生： 患者入院后经抗感染治疗，临床症状明显缓解，2周后复查胸部CT，原病灶部位图片见图1-9-3。

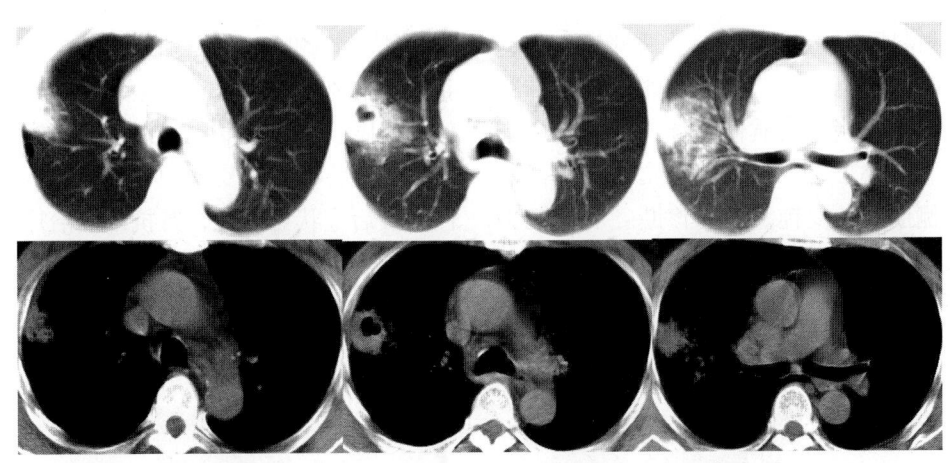

图1-9-2

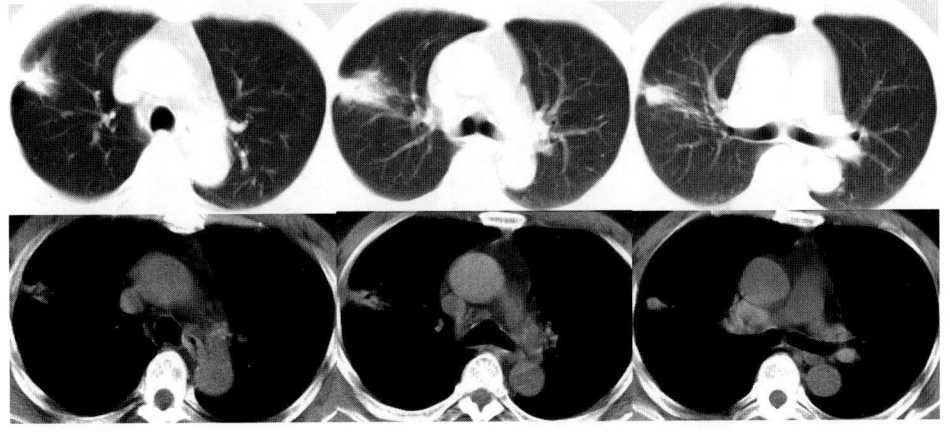

图1-9-3

CT室医生：右肺上叶后段见片状高密度影，边缘模糊，内见小空洞及支气管透亮影，邻近胸膜呈幕状肥厚，余两肺纹理清晰，两肺门无增大，气管支气管通畅，纵隔内未见肿大淋巴结。影像诊断：右肺脓肿，对比前片病灶明显吸收变小。

主治医生：患者对抗生素治疗的反应较好，病灶吸收很明显，但空洞仍存在，切不可贸然停药，抗生素至少要用到脓腔消失。

提示：
肺脓肿的诊断不难，但须与其他空洞性病变相鉴别；肺脓肿抗生素治疗时间要足够，至少要用到脓腔消失。

病例10 右侧胸痛胸闷40年[10]

放射科医生：图1-10-1胸廓对称，气管居中；右肺下野可见广泛钙化影，余两肺纹理清晰，未见明显实质性病灶；双肺门影不大，心影大小形态未见明显异常，两膈面光整，右侧肋膈角变钝。影像诊断：右侧包裹性积液并胸膜钙化，请结合临床。

实习医生汇报病史：患者男性，69岁，因"右侧胸痛胸闷40年，加重1月"入院。患者40年前出现右侧胸痛，为钝痛，咳嗽及改变体位时明显，无放射痛，痰少，无发热，伴有胸闷，活动后明显，多次住院抽液，抽出大量脓性胸液后症状可好转，曾抗结核治疗1年余，但无效。近1月来，上述症状加重，无低热，无盗汗，无明显体重减轻。平素身体一般，否

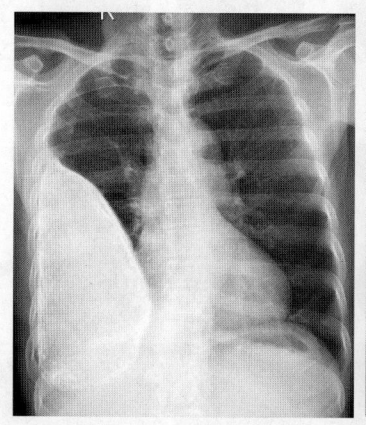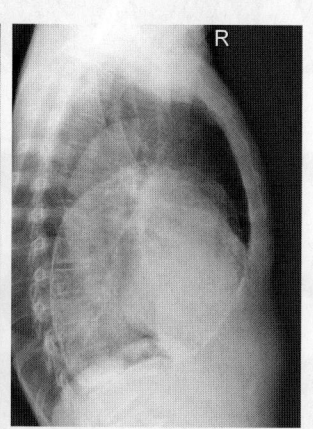

图1-10-1

---

[10] 病例提供：315020 宁波大学医学院附属医院（吕丹，邓在春）

认慢性疾病及传染性疾病史。入院查体：生命体征平稳，神清，浅表淋巴结无肿大，胸廓无畸形，右侧触觉语颤减弱，叩诊浊音，呼吸音减低，未闻及干湿啰音，余肺、心、腹、脊柱及四肢等检查均无异常。辅检：三大常规、血沉、血肿瘤标志物、血生化等均无异常，肺吸虫皮试阴性，门诊胸片示"右侧包裹性积液并胸膜钙化"。

住院医生：患者病史特点如下：老年男性，慢性病程；右侧胸痛胸闷40年，加重1月；右侧胸腔积液体征明显；胸片提示右侧包裹性积液并胸膜钙化。患者入院后已行胸部CT检查，CT片见图1-10-2。

CT室医生：图1-10-2两侧胸廓尚对称，气管居中；右侧胸腔内可见大片椭圆形高密度影，测CT值约为23Hu，内部密度略不均，见细斑点状钙化影，病灶外周呈环状钙化，所示右肺压缩变小，未见明显实质性病灶，左侧肺野尚清晰，左胸腔内未见明显积液征象，纵隔及肺门旁未见明显肿大淋巴结，心影及大血管影形态、大小如常。印象：右侧胸膜增厚、钙化伴右侧胸腔包裹性积液考虑。

住院医生：根据上述病史特点和胸部CT所见，诊断考虑为"右侧胸腔慢性包裹性积液，慢性脓胸？"。予胸水B超定位后，行胸腔穿刺抽胸水，以明确胸腔积液性质。胸穿时进针有较强阻滞感，突破胸膜后抽得黄褐色混浊胸水约200ml。胸水常规示：李凡他试验（4+），白细胞计数450000/μl，中

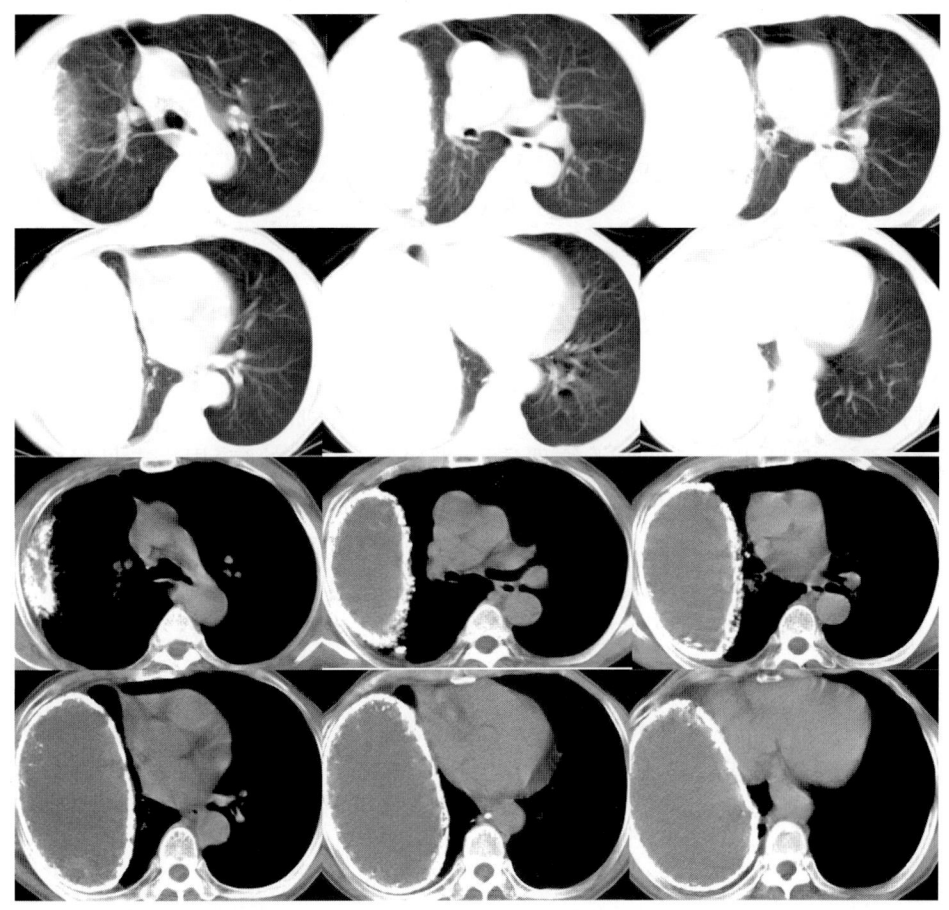

图1-10-2

性细胞35%，淋巴细胞65%。胸水生化示：LDH 106U/L，总蛋白53，白蛋白68，葡萄糖4.41mmol/L，ADA 53mg/dl。胸水细菌培养及抗酸杆菌均阴性。

主治医生：患者右侧胸膜增厚、钙化伴包裹性积液，胸液为渗出液，淋巴细胞占优势，需考虑以下疾病：①**慢性脓胸**：3个月以上不愈的化脓性胸膜炎称为慢性脓胸。形成的原因主要是：急性脓胸未能及时诊断，抗生素应用不当或不及时，剂量不充分，疗程不够长，或未适当地排净脓液，或原发感染病灶未能彻底清除和引流等。本症的病理特征是脓性炎症长期存在，胸膜纤维蛋白沉着及机化，并有广泛胸膜增厚。又由于胸膜增厚，影响抗生素进入胸腔，以及引流不畅，细菌在腔内生长，除脓液生成外，尚有肉芽组织增生，致使脓腔长期存在。广泛的胸膜增厚，晚期还可以出现胸膜钙化。②**慢性结核性脓胸**：多由于结核空洞或胸膜下干酪样病灶破裂感染胸膜而引起，间或可由胸膜腔附近的结核病灶如脊椎结核的椎旁脓肿直接蔓延所致。自从抗结核药物广泛应用以来，结核性脓胸的发病率已大为减少。该患者曾正规抗结核治疗一年，目前胸部CT肺野清晰，没有任何结核征象，似不支持此诊断。

主任医生：该患者诊断上应考虑为慢性脓胸，病变已严重影响肺功能，内科处理已难奏效，必须进行外科手术治疗。因肺内无病灶，估计肺能复张，建议做剖胸下胸膜剥脱术消除脓腔，使肺扩张。

住院医生：患者由于医保关系，要求转当地医院进行手术治疗。

> **提示**：
> 慢性脓胸，因广泛的胸膜增厚、钙化而严重影响肺功能，内科治疗已无效，应及时外科手术治疗。

病例11　咳嗽伴右侧胸痛2月[11]

放射科医生：图1-11-1右侧胸腔见大片密度增高影，右肺尖部尚可见无纹理透亮区影，右侧肋膈角及膈面不清，胸廓不对称，气管偏左，左肺未见明显异常。心影及左膈无殊。影像诊断：右侧大量积液伴气胸。

实习医生汇报病史：患者男性，56岁，因"咳嗽伴右侧胸痛2月"入院。患者于2月前无明显诱因下出现咳嗽、咳痰，咳嗽程度中等，痰黄量中，并感渐进性右侧胸痛。胸闷，活动后加重。曾于外院就诊，予"依替米星针"静滴治疗1周，未见好转，为进一步诊治而转入本院，门诊摄胸片示右侧大量胸腔积液、气胸。起病以来体重减轻约5kg。既往体健，吸烟20支／天×30年。体格检查：生命体征平稳，神清，精神差，全身皮肤、巩膜无黄染，浅表淋巴结无肿大。呼吸尚平，气管居中，右侧胸廓饱满，触觉语颤减弱，叩诊呈浊音，听诊呼吸音降低，未及干湿性啰音；左肺检查正常。心率90次

11　病例提供：315020 宁波大学医学院附属医院（周诚伟，马红映，邓在春）

肺部疾病临床读片 **第二篇**

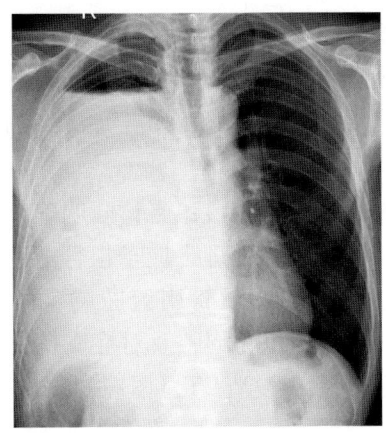

图1-11-1

/分，律齐，无杂音。腹软，无压痛、反跳痛，肝脾肋下未及，双下肢无水肿。门诊胸片示"右侧大量胸腔积液伴气胸"。

住院医生：该患者病史特点如下：中年男性，亚急性病程；咳嗽伴右侧胸痛2月；查体示右侧大量胸腔积液征；胸片示右侧大量积液伴气胸，但纵隔无明显移位。入院后查血常规示WBC $11.04 \times 10^9/L$，N 82%，红系及血小板正常，血生化仅示低蛋白血症（白蛋白23.2g/L）。

主治医生：这是1例典型大量胸腔积液伴纵隔矛盾移位的患者。理论上，当一侧胸腔出现大量积液、积气时，纵隔应该向对侧移位，纵隔不移位，则这种情况被称为纵隔矛盾移位或纵隔固定。临床上，纵隔矛盾移位多发生于肺癌胸腔内广泛转移。该患者为一重度吸烟者，有消瘦、痰中带血，但无发热，结合纵隔矛盾移位，诊断上首先应高度怀疑肺癌。

主任医生：该患者也有感染征象（咳黄痰，白细胞总数及中性粒细胞分类均增

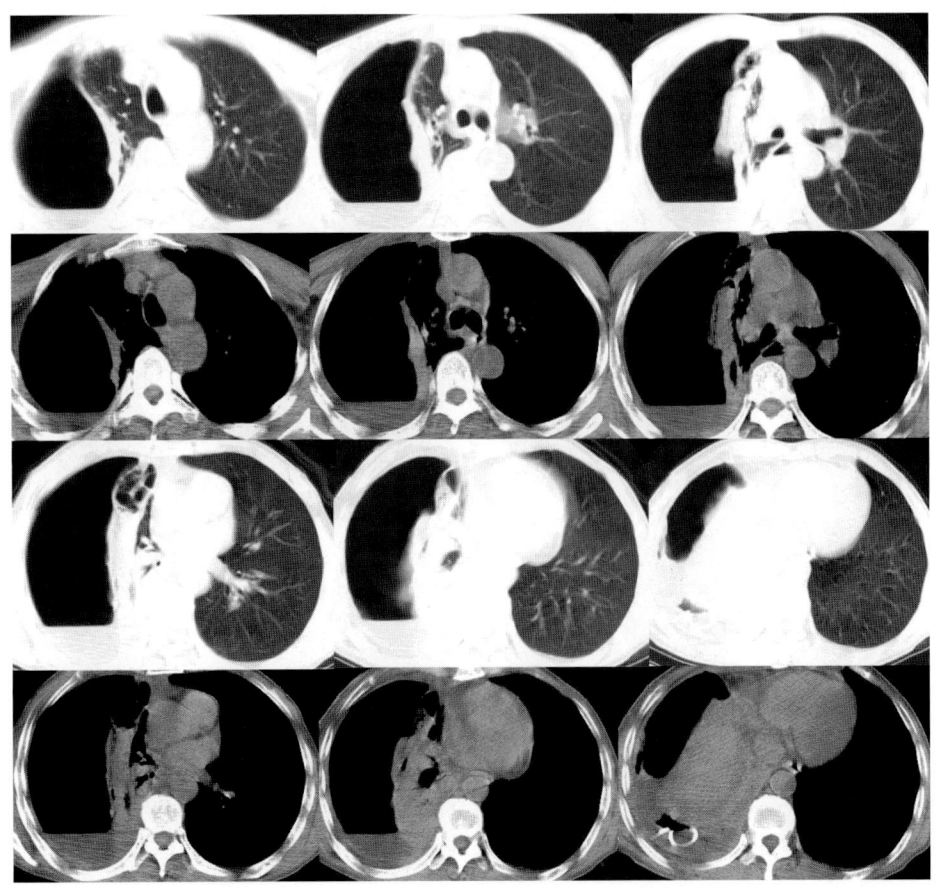

图1-11-2

高），诊断上也要考虑感染性疾病的可能，至于该感染是原发的还是继发的，有待于进一步检查。

住院医生： 患者入院后行细管胸腔闭式引流，胸水呈脓性，胸水常规示：灰黄色、混浊，WBC 10万/μl，中性89%，淋巴11%，李凡他试验（3+）。胸水生化示蛋白48.6g/L，ADA 138U/L，LDH 9550U/L，GLU 0.61mmol/L，胸水及血CEA均正常，多次胸水找病理细胞均阴性。引流出黄色混浊胸水5000ml后，复查CT（图1-11-2）。

CT室医生： 右侧胸腔内见大片无纹理透亮区，肺实质大部分被压缩，左肺野清晰，纹理走行规则，右侧胸腔内见液性密度影，并见气液平面，下野见引流管影，纵隔及心影形态可。CT诊断：右侧液气胸引流术后改变，建议随访复查！

主治医生： 根据患者胸水性质，要考虑脓胸的诊断。从引流后的CT来看，胸膜增厚明显且出现大量气胸，下一步应转胸外科处理。

胸外科医生： 该患者诊断明确，为脓胸合并大量气胸，处理上应予粗管前后引流，前管引流气胸，后管引流脓胸，并予尿激酶+生理盐水冲洗胸腔及对症支持处理。如此治疗2周后，复查CT（图1-11-3）。

CT室医生： 右侧胸腔内见片状无纹理透亮区，肺实质受压、缩小，右肺上叶前段及下叶后基底段见条絮状密度增高影边缘模糊，左肺野清晰，纹理走行规则，右侧胸腔内见液性密度影，并见气液平面，下野见引流管影，右侧脏层胸膜增厚，纵隔及心影形态可。CT诊断：右侧液气胸引流术后改变，右侧脏层胸膜增厚。

主治医生： 该患者肺基本复张后的胸部

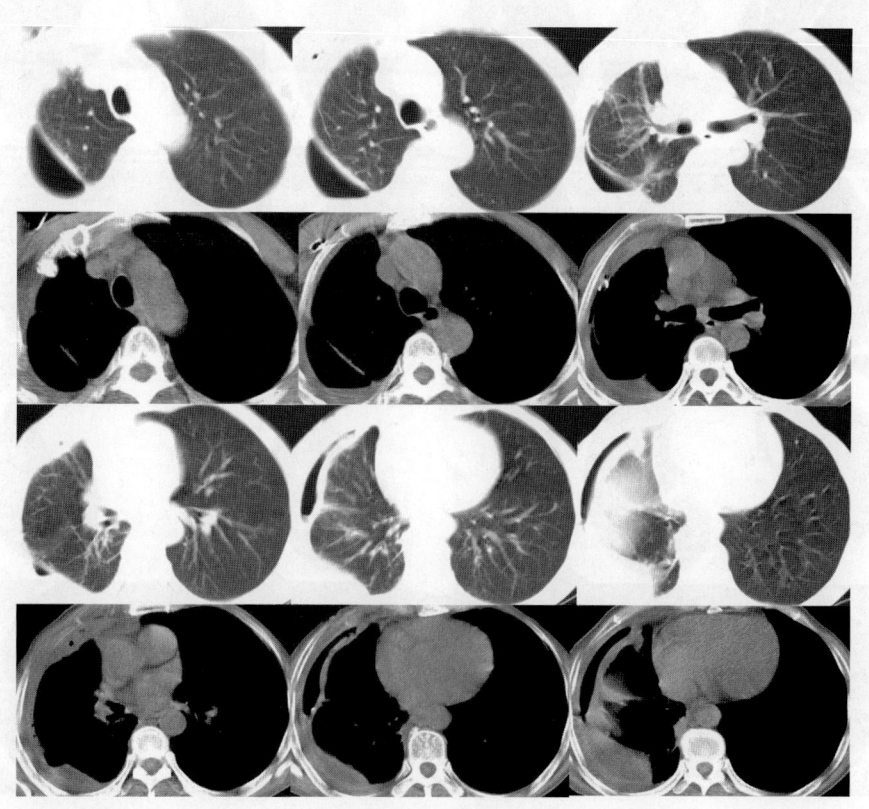

图1-11-3

CT未见明确的肺癌征象，结合胸水及血肿瘤标志物正常，胸水未找到癌细胞，故肺癌可除外，最后诊断为脓胸。

主任医生：该患者的纵隔矛盾移位是由脓胸导致的，其原因在于脓胸病程较长，已形成胸膜粘连和增厚。另外，该患者要随访，因CT上有纵隔淋巴结肿大。

> **提示：**
> 纵隔矛盾移位，虽多发生于胸腔内广泛转移的晚期肺癌，但也可发生于病程较长的脓胸！

病例12　消瘦5月伴咳嗽发热10天[12]

放射科医生：图1-12-1胸廓对称，气管居中；两肺纹理增粗、增浓，两下肺可见片状模糊影，心影大小、形态未见明显异常，两膈面光整，两侧肋膈角锐利。影像诊断：两肺炎症性病变。

实习医生汇报病史：患者男性，75岁，因"纳差、乏力、消瘦5月，咳嗽、发热10天"入院。患者近5月来出现纳差、乏力，明显消瘦，近5月来体重减少25kg，10天患者出现持续性发热，最高体温38.9℃，以晚间及上午发热明显，下午热退，发热前有畏寒寒战，伴咳嗽，无痰，以连续性干咳为主，自觉无明显气促，无胸痛，无胸闷、气急，无夜间阵发性呼吸困难及端坐呼吸，无咯血、痰血，无声音嘶哑、进食时呛咳等，6天前当地医院住院治疗，门诊胸片示"两肺炎症"而予"氯唑西林针"抗感染及其他营养支持对症等治疗，病情无好转，遂转入我院进一步治疗。平素身体健康，否认"糖尿病、冠心病"史，否认"肺结核"、"肝炎"病史，否认过敏史，嗜酒40年，无吸烟史。入院体查：T 37.5℃，P 104次/分，Bp 112/74mmHg，R 21次/分，神清，唇绀明显，全身浅表淋巴结无肿大，呼吸促，胸廓无畸形，两侧呼吸动度对称，触觉语颤对称，叩诊清音，上肺呼吸音粗，两下肺可闻及少量湿啰音，心腹等检查无异常，辅助检查：血常规示WBC 13.27×10^9/L，N 84.5%，Hb 110g/L，PLT 171×10^9/L，血气分析示pH 7.47，PCO_2 28mmHg，PO_2 53mmHg。

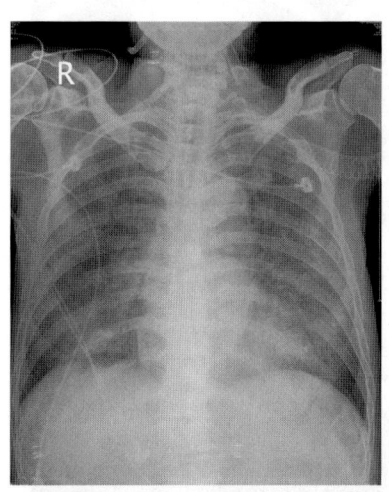

图1-12-1

---

[12] 病例提供：315020 宁波大学医学院附属医院（丁群力，马红映，舒丽华，邓在春）

住院医生：该患者病史特点如下：老年男性，慢性病程；纳差、乏力、消瘦5个月，咳嗽、发热10天；唇绀明显，两下肺可闻及少量湿啰音；辅检示I型呼吸衰竭，白细胞及中性分类均增高，胸片示两肺炎症性病变。患者入院后已行胸部CT检查（图1-12-2）。

CT室医生：图1-12-2两肺可见大片状毛玻璃样密度增高影，密度稍欠均匀，边缘模糊，以两肺内侧显著，两肺纹理欠清晰，走行分布无异常，纵隔窗显示两肺门无增大，气管支气管通畅，纵隔见多个肿大淋巴结，两侧胸腔后部见弧状液性密度影，心包周围可见弧形低密度影。影像诊断：两肺弥漫性间质性渗出性病变，肺水肿？纵隔淋巴结略肿大；两侧胸腔少量积液；少量心包积液。

住院医生：患者入院后，予吸氧及高级抗生素治疗，但进行性呼吸困难，氧饱和度波动于60%~70%，为此而转入ICU行机械通气治疗。呼吸机治疗期间行纤支镜检查，支气管黏膜除稍充血外，无其他异常，分泌物不多，同时行支气管肺泡灌洗，但灌洗液清亮，灌洗液培养无致病菌生长。

主治医生：该患者诊断上首先要考虑病毒性肺炎合并I型呼吸衰竭；因无基础心脏疾病，故不考虑心源性肺水肿；影像表现上需除外孢子虫肺炎，但该患者为老年人，无免疫抑制的基础，临床上不太支持。

住院医生：患者于ICU经机械通气、激素、泰能治疗后，氧合改善而转出ICU并复查胸部CT（图1-12-3），胸部CT示双肺大片状毛玻璃样密度增高影，两肺内侧为主，外带尚清。

副主任医生：根据患者高热、肺部弥漫性病变，血象升高，肺部感染性疾病首先考虑，但同时要考虑：肺泡蛋白沉积症合并感染、肺泡细胞癌合并感染、过敏性肺炎等。

主任医生：卡氏肺孢子虫肺炎（PCP）还是要考虑，虽患者为75岁老年患者，但根据患者明显消瘦，干咳，肺部CT示大片状浸润阴影，病变严重，但肺部体征仍正常，

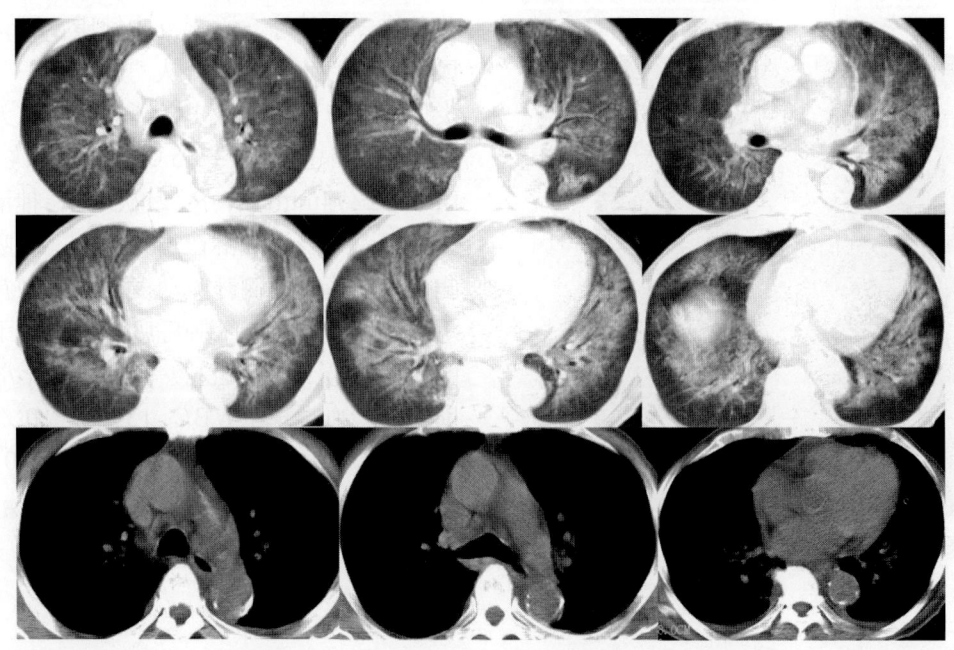

图1-12-2

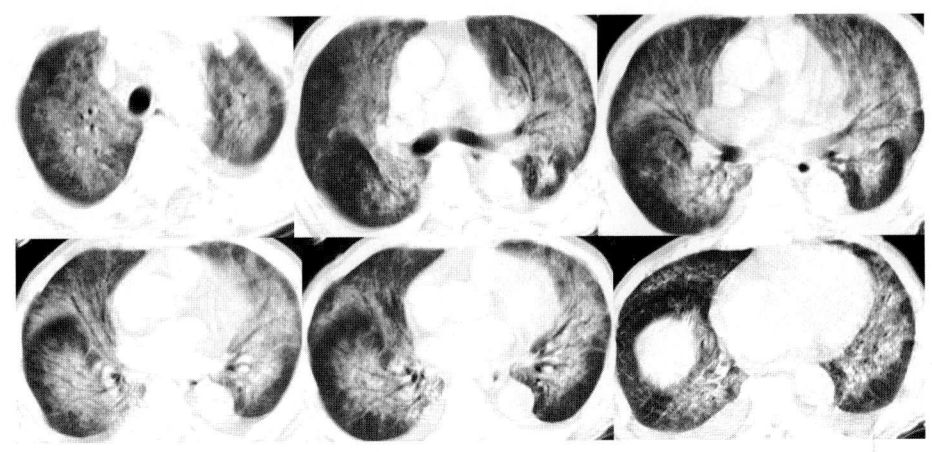

图1-12-3

与PCP相似，可予查HIV抗体、$CD4^+/CD8^+$计数及查痰找肺孢子虫以明确诊断。

住院医生： 患者入院第5天查HIV抗体，报告可疑阳性，追问病史，患者诉8年前在建筑工地时曾有冶游史，且近4月来有反复低热史经追问病史，后送血标本到市疾控中心查HIV抗体确诊试验，回报阳性，予高渗盐水诱导痰送检找到肺孢子虫，明确诊断为AIDS合并肺孢虫肺炎，转传染病医院进一步治疗。

> **提示：**
> 艾滋病绝对不只是年轻人的事！调查表明，近年来因性传播导致的老年人艾滋病感染病例并不少见！

病例13　咳嗽咳痰伴发热一周[13]

放射科医生： 图1-13-1两侧胸廓对称，气管居中；左下肺心缘旁见片状高密度影，边缘模糊，内密度不均匀，余肺纹理清晰，心影大小形态正常，两侧膈面光整，肋膈角锐利。印象：左下肺炎症，治疗后复查。

实习医生汇报病史： 患者女性，20岁，因"咳嗽咳痰伴发热1周"入院。患者1周前受凉后，出现咳嗽咳痰，痰黄黏，每日约20～30ml，无咳血，伴发热，38℃，门诊抗感染治疗无效而入院。平素身体一般，平时常易感冒而咳嗽咳痰，否认"肝炎、肺结核"等病史，无烟酒嗜好。入院查体：T38.3℃，P90次/分，R20次/分，Bp120/70mmHg，神清，消瘦外观，浅表淋巴结无肿大，头颅五官端正，二肺呼吸音清，左后下肺呼吸音稍减弱，可及少许湿性啰音，心、腹、脊柱、四肢等无异常。血常规示WBC $12.42×10^9/L$，N 88.5%，CRP

13　病例提供：315020 宁波大学医学院附属医院（孙士芳，邓在春）

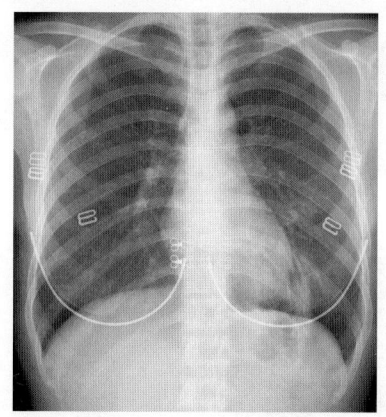

图1-13-1

22mg/L，肿瘤标志物、血生化等均正常。门诊胸片示"左下肺炎症"。

住院医生：该患者病史特点如下：年轻女性，急性病程；受凉后咳嗽咳痰伴发热1周，平时易感冒而咳嗽咳痰；查体发现左后下肺呼吸音稍减弱，可及少许湿性啰音；辅检提示白细胞总数及中性粒比例增高，门诊胸片报告"左下肺炎"。根据上述特点，该患者"肺炎"的诊断没有问题，但因患者常易感冒而咳嗽咳痰，故行胸部CT检查以除外其他疾病。

CT室医生：图1-13-2左下肺基底段后内侧见一空腔，内侧壁、外侧壁及前壁较薄、均匀，外缘规则、内缘毛糙，腔内见多个条状分隔影及气液平面，后部为液性密度影及少许软组织密度影，空腔周围见片状高密度影，边缘模糊，呈磨玻璃样，内见支气管透亮影，余肺纹理清晰，纵隔居中、内未见肿大淋巴结，胸腔内未见游离液性影。印象：左下肺囊肿伴感染，治疗后复查。

住院医生：该患者最后诊断为肺囊肿并感染，经抗感染和排痰等治疗后，热退，咳嗽咳痰等症状缓解而出院。

实习医生提问：该患者的肺囊肿是怎样形成的？是否需要手术治疗？

主治医生：肺囊肿全称为支气管肺囊

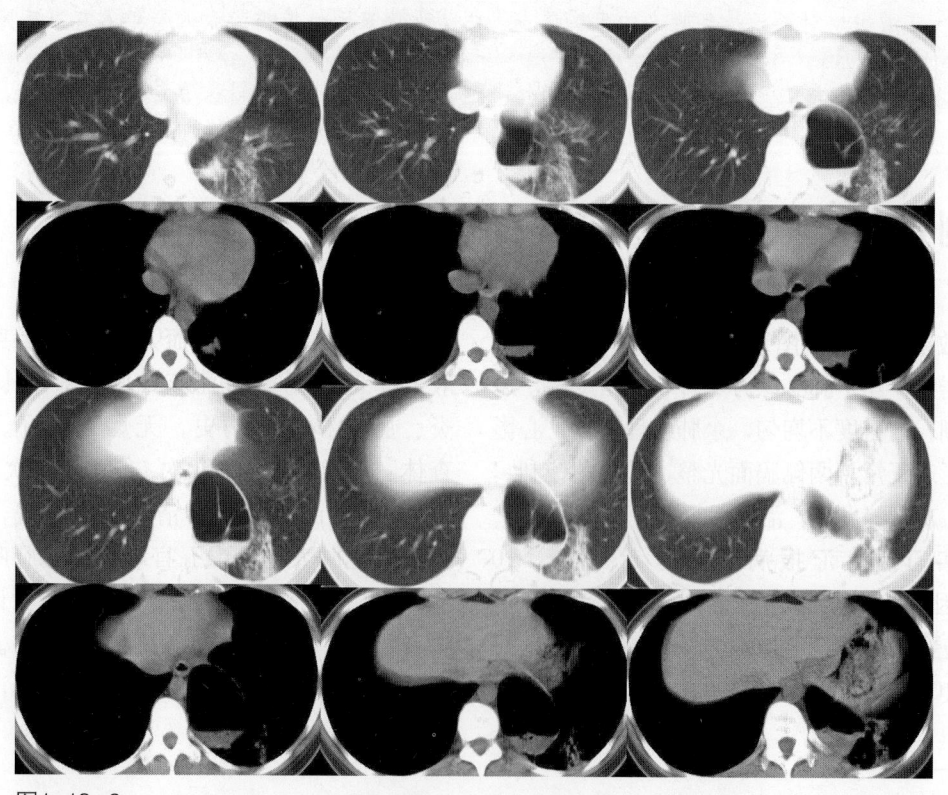

图1-13-2

肿，为先天性肺胚芽发育异常，部分支气管树停止发育，并与邻近正常气道组织分离。如该变异发生于胚胎发育早期阶段，肺组织尚未充分形成，则囊肿多位于肺外纵隔部位，成为纵隔支气管囊肿；如该变异发生于胚胎发育后期阶段，肺组织已充分发育，则囊肿多位于肺内，成为肺内支气管囊肿。肺囊肿呈孤立薄壁球形，囊肿内充满浆液，如囊肿与正常支气管相连通，则排出浆液后充满气体，并发感染后则可见黏液和气体。单纯肺囊肿可不做处理，如反复并发感染，则应手术切除。

> **提示：**
> 先天性肺囊肿是一种肺部先天性畸形，临床表现可甚悬殊，小的囊肿可无任何症状，仅在X线检查时才被发现，较大囊肿在继发感染或胀大压迫周围组织时才出现症状。本病应手术治疗，疗效良好。

病例14 咳嗽咳痰2周[14]

放射科医生：图1-14-1两侧胸廓对称，气管居中；左中肺野外带见类圆形高密度影，边缘光滑规则，边界清楚，内见钙化点，未见空洞、毛刺及卫星病灶，余肺野清晰，两侧膈面光整，肋膈角锐利。印象：左肺占位，建议CT检查。

实习医生汇报病史：患者女性，36岁，

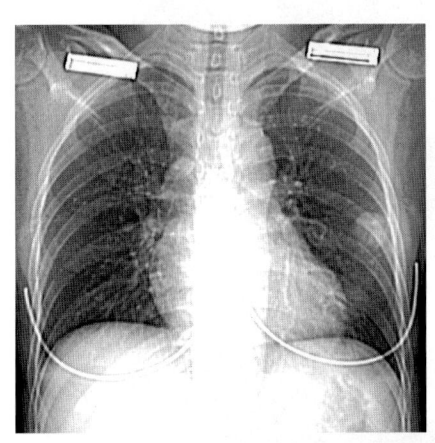

图1-14-1

因咳嗽、咳痰2周，门诊拍片发现"肺部占位"入院。患者自诉2周前受凉后出现咳嗽、咳痰，痰少，白黏状，无发热，无畏寒、寒战，无胸闷、胸痛，无心悸、气促等，起病后自行服抗感染类药治疗（具体药名及剂量不详），仍症状无缓解，门诊胸片示"肺部占位"，为进一步诊治而入院。平素身体健康，否认"肝炎、肺结核"等疾病史，无烟酒嗜好。入院查体：T 36.5 ℃，P 89次/分，R 20次/分，Bp 120/75mmHg，神清合作，皮肤黏膜无黄染，浅表淋巴结无肿大，头颅五官端正，颈软，气管居中，心、肺、腹、脊柱、四肢及神经系统检查无异常。辅助检查：血常规示WBC 6.5×10^9/L，N 78.2%，其余检查无异常。

呼吸科住院医生：这是一位中年女性患者，平素身体健康，急性病程，症状上主要为咳嗽咳痰2周，痰白黏，量少，查体无明显阳性体征，辅助检查仅门诊胸片报告"左

---

14 病例提供：315020 宁波大学医学院附属医院（马坚，舒丽华，邓在春）

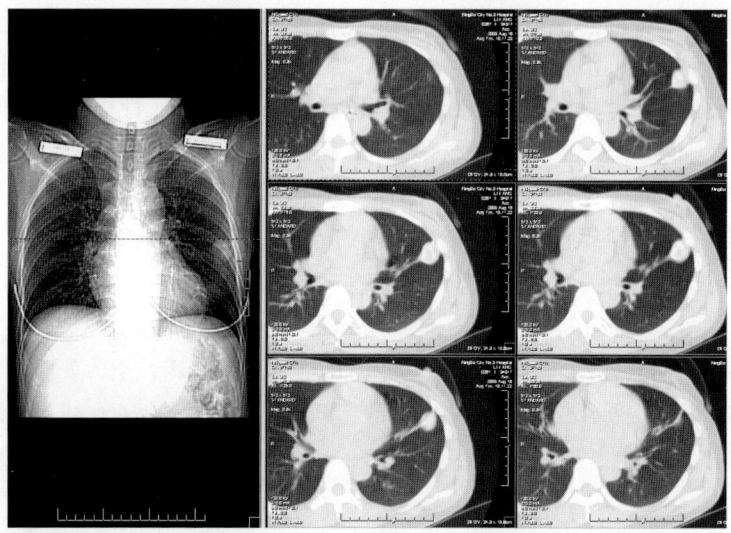

图1-14-2

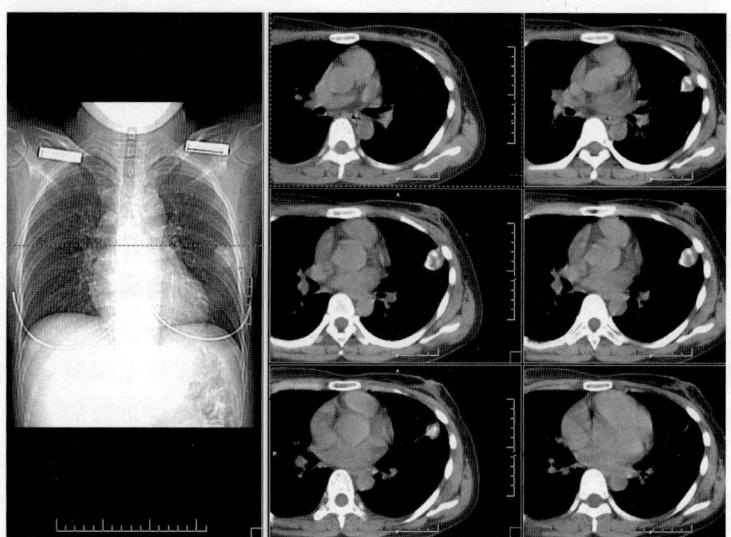

图1-14-3

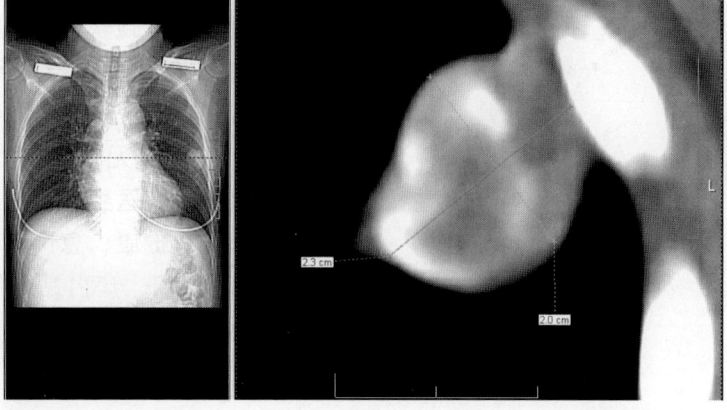

图1-14-4

肺占位"。患者入院后，三大常规、血沉、PPD、血生化全套、肿瘤全套、HIV抗体等检查均正常，胸部CT平扫如图1-14-2～图1-14-4。

CT室医生： 左肺下舌段胸膜下见类圆形软组织影，大小约2.3 cm×2.0 cm，浅分叶，边缘光滑清楚，邻近胸膜肥厚呈广基底相连，内侧缘为一长条索状影，结节呈"桃尖"的尖角样改变，周围肺纹理走行自然，肿块内及边缘见条状钙化灶，钙化范围大于结节大小的10%，无毛刺、空泡、空洞及卫星病灶，余肺纹理清晰，纵隔内未见肿大淋巴结，胸腔内未见游离液性影。印象：左肺良性占位，炎性假瘤考虑，建议穿刺活检。

放射科主治医生： 患者因呼吸道症状就诊检查而发现肺部孤立性结节（SPN）。肺部孤立性结节是指肺实质内局限性、圆形或卵圆形的直径≤3cm的单发结节状病灶，SPN一直是影像诊断与鉴别诊断难题之一，下面就常见SPN进行鉴别诊断：①肺癌，形态不规则，有1/3以上边缘清楚，当继发感染、肺不张及癌性浸润后边缘不清楚，分叶不规则而且多、深，毛刺多表现为短毛刺，而且出现棘状突起，病灶出现空泡征、支气管充气征、血管集束征、胸膜凹陷征等，周围型肺癌很少出现钙化，约占10%，钙化常为非中心性细小点状钙化，且钙化范围小于结节的10%，增强后CT值多增加20～60Hu。②错构瘤，边缘光滑清楚，可有浅分叶或无分叶，均无毛刺，内含脂肪组织，CT值范围为-40～-120Hu，钙化可为边缘点状，典型者呈爆米花样钙化，增强后CT值强化<20Hu，为边缘或包膜强化，少数完全强化。③结核瘤，多发生于上叶尖后段及下叶背段，边缘光滑清楚，有浅分叶或无分叶，可有弥漫性、点状、斑片状或同心圆状钙化及卫星灶，钙化多位于干酪性坏死组织内，可有空洞，特点是新月形或裂隙样、或小圆形，洞壁大多光滑，多为向心性，可以呈多发性，可有周围性肺气肿，主要是结核性纤维化所致，增强后CT值强化<20Hu，为边缘或包膜强化，中央干酪性坏死组织不强化。④炎性结节（炎性假瘤或肉芽肿炎性病变），边缘光滑锐利，可有浅分叶，部分边界清楚，部分模糊，部分肺窗清楚、纵隔窗消失，结节与胸膜广基粘连增厚，而且以弧形高密度影向病灶两侧延伸，于CT上形成胸膜尾征，部分结节与胸膜呈直角接触，由于假瘤包膜与周围组织粘连或受邻近结缔组织牵拉边缘可呈现桃尖征，病灶内可见支气管像，走行规则，可有毛刺，多为粗长毛刺，可有钙化，且钙化范围大于结节的10%，增强后CT值强化≥60Hu。

呼吸科主治医生： 该患者从影像形态分析，其SPN倾向于良性病变，因病变紧贴胸壁，可行经皮病灶活检以明确病变性质。

呼吸科住院医生： 患者入院后，于超声引导下行经皮病灶活检，取得病变组织3小块，送检病理。

病理科医生： （经皮肺活检）真菌性肉芽肿（彩图1-14-1）。

呼吸科主治医生： 该患者经病理确诊为真菌性肉芽肿，下一步处理有两种方法：手术切除病灶或动态随访观察，患者选择动态随访观察，经连续2年随访，患者无不适，病灶无变化。

提示：
影像学上，孤立性肺结节的病因很多，真菌性肉芽肿形成的孤立性肺结节具有边缘光滑、内部不均质钙化等特点。

病例15 反复咳嗽、咳痰10年，加剧2月[15]

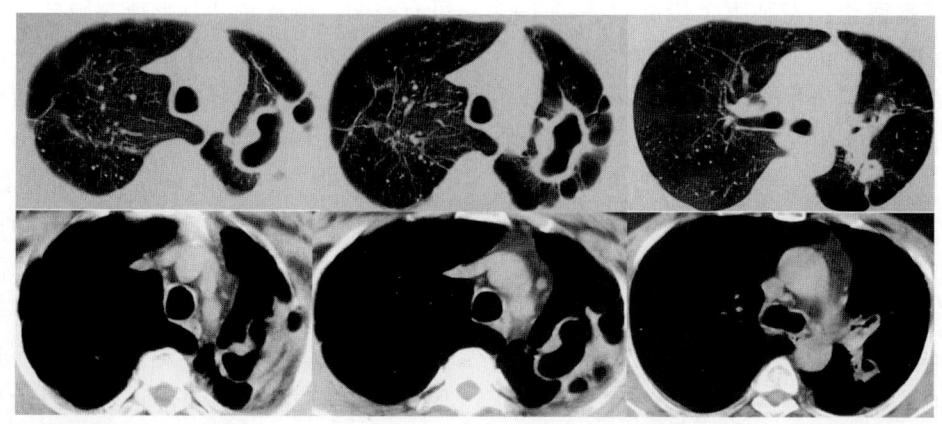

图1-15-1

CT室医生：图1-15-1双肺上叶及左肺下叶可见斑片状、点片状及条索状密度增高影，边缘模糊不清，密度不均匀，左肺上叶可见空洞影，左侧胸膜局限性增厚、粘连，两侧胸腔未见积液影，气管、支气管通畅，纵隔略左偏，其内未见肿大淋巴结影，心影无增大，双膈无升高。印象：两肺结核伴左肺空洞。

实习医生汇报病史：患者男性，40岁，民工。患者因"反复咳嗽、咳痰10年，加剧2月"入院。患者10年前在当地医院诊断为"肺结核"，不规范治疗。5年前曾于本院住院，诊断为"菌阳肺结核"，给予抗结核治疗，痰菌一直阳性。近2年按耐多药肺结核治疗18月，痰菌仍然阳性。2月前咳嗽、咳痰加重，有脓性痰，痰菌送上级肺科医院培养，现结果回报：结核分枝杆菌培养阳性，耐HRSE。感胸闷气促，无胸痛，无发热畏寒，无恶心呕吐等症状。患者体质一般，否认有其他疾病史。吸烟15年，每天1包，现戒烟5年。入院查体：T 36.5℃，P 68次/分，R 18次/分，Bp 111/75mmHg，两肺呼吸音粗，左上肺可闻及局限性干湿啰音。胸部CT（图1-15-1）提示：两上肺为主可见斑点、结节、条索状密度增高阴影，左上肺及下叶背段可见不规则空洞影，相邻胸膜局限性增厚。

住院医生：这是一位中年患者，因"反复咳嗽、咳痰10年，加剧2月"入院，有肺结核病史10年，近期痰培养提示结核分枝杆菌培养阳性，耐HRSE。平素身体一般，查体提示两肺呼吸音粗，左上肺可闻及局限性干湿啰音。胸部CT提示：两上肺为主可见斑点、结节、条索状密度增高阴影，左上肺及下叶背段可见不规则空洞影，相邻胸膜局限性增厚。三大常规、血生化全套、肿瘤全套等检查均无异常，血沉20mm/h，PPD阳性，C反应蛋白12.45mg/L，ADA18.6U/L。

---

15 病例提供：315031 浙江省宁波市保黎医院（高卫红，程庆山，雷涛）

主治医生：该患者诊断明确，下一步应尽快完成痰找抗酸杆菌及纤支镜等检查以排除支气管内膜结核，必要时请外科会诊。

住院医生：患者入院后痰找抗酸杆菌涂片连续3次阳性，PPD皮试强阳性，纤支镜检查示左上叶支气管开口明显狭窄，黏膜充血红肿，管壁凹凸不平，提示左上支气管结核，但刷检找抗酸杆菌及病理细胞均阴性。患者行支气管镜检查，耐受力差，术后高热、脓痰增多，给予抗感染治疗好转，不能接受支气管镜介入治疗。诊断为两肺继发性结核/涂阳/复治耐多药。请胸外科主任医师会诊后考虑耐多药肺结核，病史长，空洞周围粘连广泛，合并支气管结核，肺功能差，暂不予手术治疗。故给予3DKThMJ/18~21DKThM（D对氨基水杨酸异烟肼片0.5Bid；K克拉霉素0.5Qd；Th丙硫异烟胺0.2Tid；M莫西沙星0.4Qd；J卷曲霉素0.75Qd）方案抗结核治疗，同时护肝治疗。治疗3个月后复查胸部CT，示病灶未吸收，痰菌仍然阳性，见图1-15-2。

主治医生：这是1例典型的耐多药肺结核（MDR-TB）。MDR-TB指至少对INH和RFP两药产生耐药的结核病人，往往发生于经标准短化方案和复治方案反复治疗而失败的患者。MDR-TB是导致难治结核病的根源，治疗困难，费用昂贵，治愈率低，复发率及死亡率均高，5年生存率仅有50%。此为第三次全球结核病回升的一大原因，也是全球研究的热点与难点。

副主任医生：肺结核化疗失败的原因主要有以下几点：①化疗方案不合理，包括单用药、药物联合不适当、抗结核菌的敏感药物种类不够、药物剂量不足、未完成全疗程，失败率可达72%，是造成复治或耐药危机的关键；②化疗管理不善，未执行DOTS策略，造成不规律用药或中断治疗，也是化疗失败最常见而又最重要的原因；③因药物毒副反应处理不当或不能耐受而改变治疗方案或停药；④病人发现过迟，病变严重，菌量多，体质差，免疫功能低下或有并发症干扰，影响化疗效果；⑤初始耐药菌或L型菌的存在，是导致初治失败的重要原因之一。为避免肺结核化疗失败，临床上必须详细询问病史，按照病人的实际病情和药物敏感试验，制定合理化疗方案；全面贯彻DOTS策略或采取全程管理的方法，以确保病人坚持规律用药和完成疗程；结核病归口管理，及时处理毒副反应，提高机体免疫力。

主任医生：该患者予3DKThMJ/18~21DKThM治疗3个月后，痰菌仍阳性，内科治疗已非常困难，还是要考虑手术治疗，虽

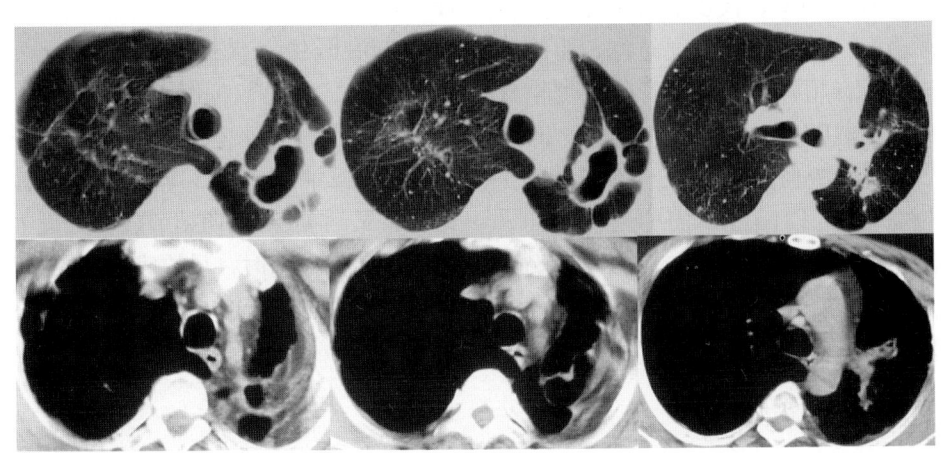

图1-15-2

然肺功能较差,但患者毕竟还年轻,如不彻底治疗,则肺功能将进行减退。当然,手术前后要做好康复锻炼,术中尽量保护好有功能的肺组织。

住院医生: 因患者为外地民工,有当地医疗保险,本人要求回当地手术治疗。

> **提示:**
> 耐多药肺结核(MDR-TB)指至少对INH和RFP两药产生耐药的结核病人,往往发生于经标准短化方案和复治方案反复治疗而失败的患者。

病例16 咳嗽、咳痰伴发热1周[16]

放射科医生: 图1-16-1胸廓对称,气管居中;两肺纹理清晰,右肺门区见大片高密度影,肺门结构不清;左肺门影不大,心影大小形态未见明显异常,两膈面光整,两侧肋膈角锐利。放射科意见:右肺门周围炎症,建议治疗后复查以除外占位性病变。

实习医生汇报病史: 患者女性,29岁,因"咳嗽、咳痰伴发热1周"入院。患者自诉1周前无明显诱因下出现咳嗽,阵发性,咳少量白泡痰,伴盗汗、发热,体温未测,无其他不适,今就诊本院,门诊拍片示"右肺门炎症",为进一步诊治收住入院。既往身体健康,无特殊嗜好。入院查体:T 38.1℃,P 92次/分,R 22次/分,Bp 120/80mmHg,神清,浅表淋巴结无肿大,头颅五官端正,两侧呼吸动度对称,叩诊清音,双肺呼吸音粗,右侧呼吸音较左侧稍减低,二肺无干湿啰音,心、腹、脊柱、四肢无异常。入院时查血示:WBC 11.2×10^9/L,N 79%,Hb 131g/L,BPC 220×10^9/L,血沉32mm/h,PPD阴性,门诊已拍胸片(如图1-16-1)。

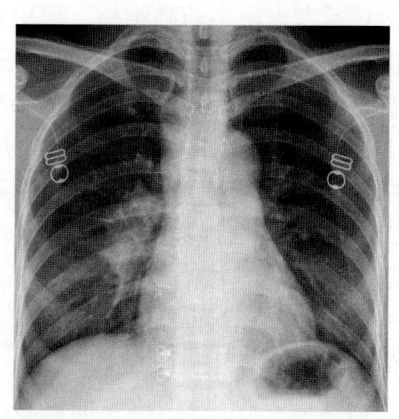

图1-16-1

住院医生: 该患者病史特点如下:青年女性,急性病程;咳嗽、咳痰伴发热、盗汗1周;查体无阳性体征;辅助检查示白细胞总数及中性粒细胞升高,胸片示"右肺门炎症"。

主治医生: 根据患者病史特点,诊断上可考虑"肺炎",但同时要注意除外其他疾病。从胸片上来看,该患者为单侧肺门增大,首先要除外肺癌;其次要除外肺门淋巴结核;最后要除外I期结节病。处理上,可在抗感染治疗的同时,尽快完成有关检查。

进修医生提问: 该患者是否有淋巴瘤的可能?

---

16 病例提供:315020 宁波大学附属医院(马坚,王治民,邓在春)

主治医生：淋巴瘤的可能性不大。首先，患者症状上以呼吸道症状为主，没有淋巴瘤的相应表现；其次，体征上既无浅表淋巴结肿大，又无肝脾肿大。临床上也有以肺门增大为首发表现的淋巴瘤，但概率非常小。

住院医生：患者入院后查大小便、血生化全套、肿瘤全套等均正常，PPD阴性，上腹部及后腹膜超声检查无异常，右侧颈部超声检查可见一0.5cm×1cm的淋巴结，但较深，位于血管后。已行胸部CT增强扫描检查，见图1-16-2。

CT室医生：平扫肺窗显示右肺门旁见团块状高密度影，边界可见毛刺影，右肺下叶背段可见小斑点状高密度影，余两肺纹理清晰，纵隔窗显示右肺门旁见团块状软组织影，CT值21.89Hu，相邻支气管受压略变扁，右肺中间支气管管壁增厚，右肺门显示不清，左肺门无增大；增强后右肺门旁软组织影呈不均匀强化，CT值49.69～73.32 Hu，纵隔内见多枚淋巴结，并相互融合。两侧胸腔内未见明显游离性积液征象。CT室意见：右肺门旁占位，纵隔及右肺门淋巴结肿大，淋巴瘤可能，右肺中央型肺癌待排，建议纤支镜检查。

住院医生：患者纤支镜检查发现右侧支气管外压性狭窄，未见新生物，少许分泌物，予刷检，但细胞学检查阴性。

进修医生提问：该患者是否有结节病的可能？能否行激素诊断性治疗？

主治医生：I期结节病一般为双侧肺门淋巴结对称性肿大，随着病情的发展，肺门淋巴结可缩小，但同时会出现肺实质的病变。该患者仅为单侧肺门增大，不符合结节病的表现。结节病在确诊前，绝不可轻易行激素

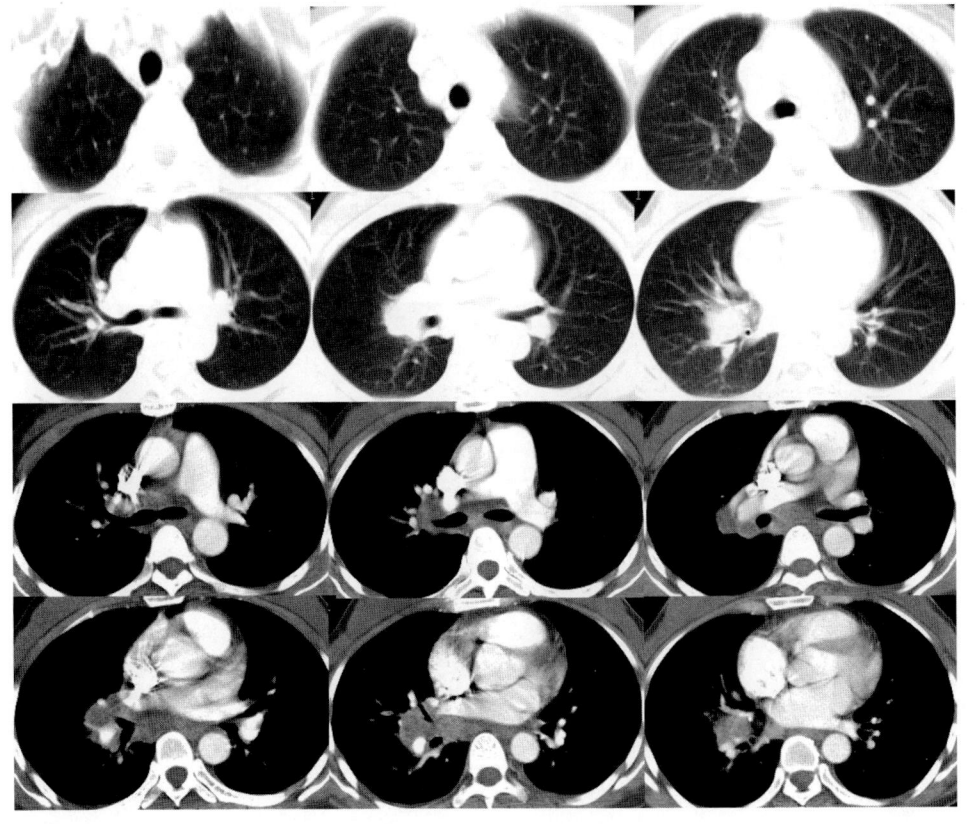

图1-16-2

诊断性治疗。

主任医生：结合患者CT及纤支镜检查所见，虽然肺实质及支气管腔内没有发现病灶，但仍不能除外肺癌的可能，要确诊唯有拿到组织进行病理学诊断，建议行纵隔镜检查以获得淋巴结进行活检。

住院医生：患者最后行纵隔镜检查，淋巴结活检病理报告为淋巴结核。

主治医生：该患者病史上有发热盗汗，血沉偏快，虽然PPD阴性，肺部无结核性病变，因有明显的肺门淋巴结肿大，临床上要首先考虑淋巴结核，当然最后的确诊有赖于淋巴结活检。

提示：
淋巴结核是单侧肺门淋巴结肿大的常见原因，结核中毒症状是重要的诊断线索，最后确诊有赖于淋巴结活检。

病例17 抗结核治疗2月，右下腹痛1月，加重2天[17]

放射科医生：图1-17-1胸部正位+腹部立位片：胸廓对称，两肺纹理增浓，内似可见广泛粟粒状密度增高阴影，心胸比例在正常范围内，双膈面光整，双侧肋膈角锐利。右中下腹部可见肠腔充气，并可见多个短小气液平面，两膈下未见游离气体。印象：①结合临床考虑血行播散型肺结核；②肠瘀滞，建议复查。

实习医生汇报病史：患者男性，20岁，因"抗结核治疗2月余，右下腹痛1月，加重2天"入院。半年前患者无明显诱因出现咳嗽、咳痰，咳嗽不规律，痰为白色泡沫样

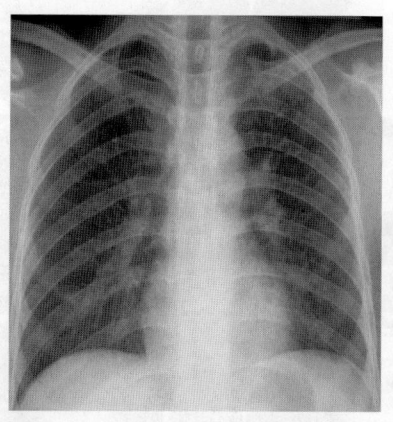
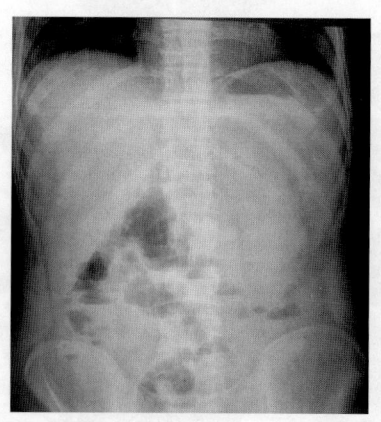

图1-17-1

---

17 病例提供：315031 浙江省宁波市保黎医院（高卫红，程庆山，雷涛）

痰。2个多月前上症加重，出现发热，体温最高38℃左右，有盗汗，入住当地结核病防治医院，拍胸片（图1-17-2-①），痰涂片抗酸杆菌阳性，诊断为血行播散型肺结核，给予HRZE(组合药物)治疗1月，出现肝功能损害，停服组合药物，给予护肝治疗及HE治疗。1个月前肝功能恢复给予HLE治疗，复查胸部平片CR（图1-17-2-②），提示两肺病灶无明显吸收，且左上肺病灶融合、出现空洞影，同时伴右下腹痛，不剧烈，时好时坏。2天前，右下腹痛加重，阵发性绞痛，恶心，呕吐，呕吐物为胃内物，解稀便，有肛门排气，当地医院X线考虑不完全肠梗阻，后因肺结核而转入本院。查体：生命体征平稳，两肺呼吸音清，未闻及明显干湿啰音，腹稍隆起，未见肠型及蠕动波，腹壁呈揉面感，全腹压痛，以右下腹为主，无反跳痛，双肾叩击痛阴性，移动性浊音阴性，肠鸣音存在。

放射科医生：（图1-17-2①、②）左肺上野见斑片状密度增高阴影，两肺均匀散布粟粒样致密影，纵隔无增宽，心影形态正常，两膈面光滑，两肋膈角锐利。印象：结合临床，考虑左上肺结核并血行播散型肺结核。

住院医生： 这是一位青年患者，因"抗结核治疗2月余，右下腹痛1月，加重2天"入院，平素身体健康，查体：无痛苦表情，两肺呼吸音清，未闻及明显干湿啰音，腹稍隆起，触及呈揉面感，全腹轻度触痛，无固定压痛点及反跳痛。入院时胸片提示两肺粟粒性病灶较前治疗有吸收。患者入院后，血常规白细胞$21.3×10^9$/L，中性粒细胞89.2%，血沉97mm/h，尿粪常规无异常，血生化全套、肿瘤全套等检查均无异常，C反应蛋白16.81mg/L，ADA 28.7U/L。

主治医生： 该患者肺结核诊断明确，且抗结核治疗后病灶明显吸收，但在治疗过程中出现右下腹痛，腹部查体触及呈揉面感，全腹轻度触痛，无固定压痛点及反跳痛，腹部立位片提示右中下腹部可见肠腔充气，并可见多个短小气液平面，两膈下未见游离气体。因此，诊断上要考虑并发肠结核、不完全性肠梗阻可能，下一步应尽快完成痰涂片找抗酸杆菌涂片及培养、复查腹部立位片等检查，并加强抗结核治疗和对症支持处理，维持水电解质平衡。

住院医生： 患者入院后痰找抗酸杆菌涂片连续3次阴性，腹部立位片提示肠腔充气及气液平面有好转。继续HRZE抗结核治

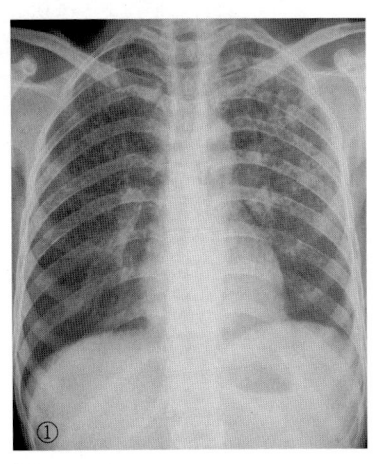
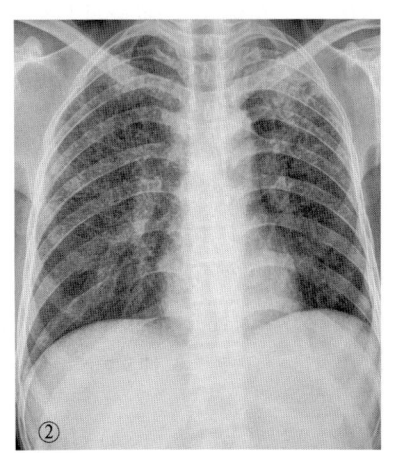

图1-17-2

疗，同时予激素、护肝及补液支持治疗。患者腹痛好转，无腹泻，大便通畅。复查腹部平片（图1-17-3）示右中下腹部肠腔充气明显好转。

主治医生：本例患者为一典型的左上肺结核、血行播散型肺结核并发肠结核、不完全性肠梗阻，从发病顺序上来看，肺结核在先，肠结核在后，但不易解释的是在抗结核治疗有效后出现肠结核、不完全性肠梗阻。

主任医生：肠结核在消化系统中最为常见，多继发于活动性肺结核。肠结核好发于回盲部。本例患者考虑病因为血源性，菌阳血行播散型肺结核通过血行扩散

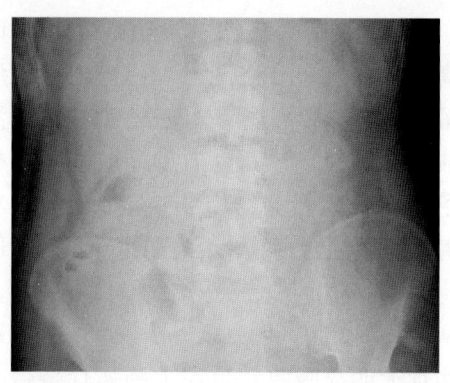

图1-17-3

侵犯肠道引起。考虑与起病后抗结核治疗出现肝功能损害、抗结核治疗不强、结核未控制有关。

> **提示：**
> 肠结核在X线上显示为肠管充气，肠管扩张，出现众多气液平面，肠管排列紊乱，粘连在一起，不易分开，好发回盲部，同时胸片一般有肺结核病灶。

病例18　咳嗽、咳脓痰伴发热1月[18]

放射科医生：图1-18-1胸廓对称，气管居中，右中上肺野见大片高密度影，边界模糊，左侧肺门影增大，左侧中下肺野见片状高密度影，边界亦模糊，右肺门影大小可，两肋膈角锐利。影像诊断：二肺炎症，占位性病变待排，建议CT进一步检查。

实习医生汇报病史：患者男性，55岁，因"咳嗽、咳脓痰伴发热1月"入院。患者半月前无明显诱因下出现咳嗽、咳脓痰，痰量较多，伴畏寒、发热，体温38℃左右，于当地医院就诊，拍胸片示"二肺炎症"而

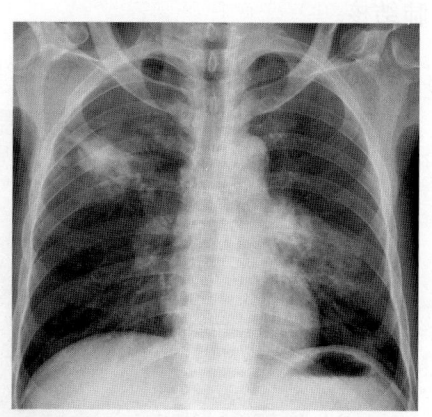

图1-18-1

18　病例提供：315700 浙江省象山县第一人民医院（陈保红）；315020 宁波大学医学院附属医院（邓在春）

予"头孢曲松、阿奇霉素",治疗2周后热退,仍咳嗽,痰较前明显减少,但复查胸片病灶无吸收,且近1周来感胸部隐痛,不剧,无放射痛,为进一步诊治而来本院就诊,胸部CT示"两肺炎症"而收入院。患者发病来,一般情况可,近1月来体重下降约8kg。平素身体一般,有"糖尿病"史8年,未规律服药,血糖控制不良,否认"肝炎、肺结核"病史。查体:生命体征平稳,神清合作,全身皮肤、巩膜无黄染,浅表淋巴结无肿大,触觉语颤左下增强,叩诊左下浊音,右侧清音,双肺呼吸音粗,两肺可闻及少量湿啰音,心、腹等无异常。辅检:WBC 8.7×10^9/L, N 69%, Hb 110g/L, ESR 67mm/L,肝肾功能正常,空腹血糖18.81mmol/L。

住院医生: 该患者病史特点如下:55岁男性糖尿病患者,急性病程;咳嗽、咳脓痰伴发热1月抗感染治疗无效;查体示左下肺实变体征,两肺可闻及少量湿啰音;辅检示血沉快,空腹血糖高,胸片示二肺炎症。入院后已行CT检查,见图1-18-2。

CT室医生: 肺窗显示两肺见散在斑片状模糊影,右肺上叶及左肺下叶病灶内可见小空洞样改变,病灶边界模糊,纵隔窗显示两肺门无增大,气管支气管通畅,纵隔未见肿大淋巴结,胸膜、肋骨及胸壁软组织未见异常。CT诊断:两肺炎症,建议治疗后复查,以除外结核。

主治医生: 该患者整个临床过程不支持肺炎的诊断:糖尿病患者,血糖控制欠佳,空腹血糖高达18.81mmol/L;肺部病灶多,但临床中毒症状轻;肺部病灶呈多部位多形态的空洞病变;正规抗感染治疗无效;血象不高,但血沉、血糖均较高。

主任医生: 该患者首先要考虑肺结核,理由已如前述。虽然患者胸部影像学上以渗出性病灶为主,缺少肺结核典型的渗出、纤维条索、钙化等多性质病变,但考虑到患者有糖尿病且血糖控制不理想,故诊断上要重

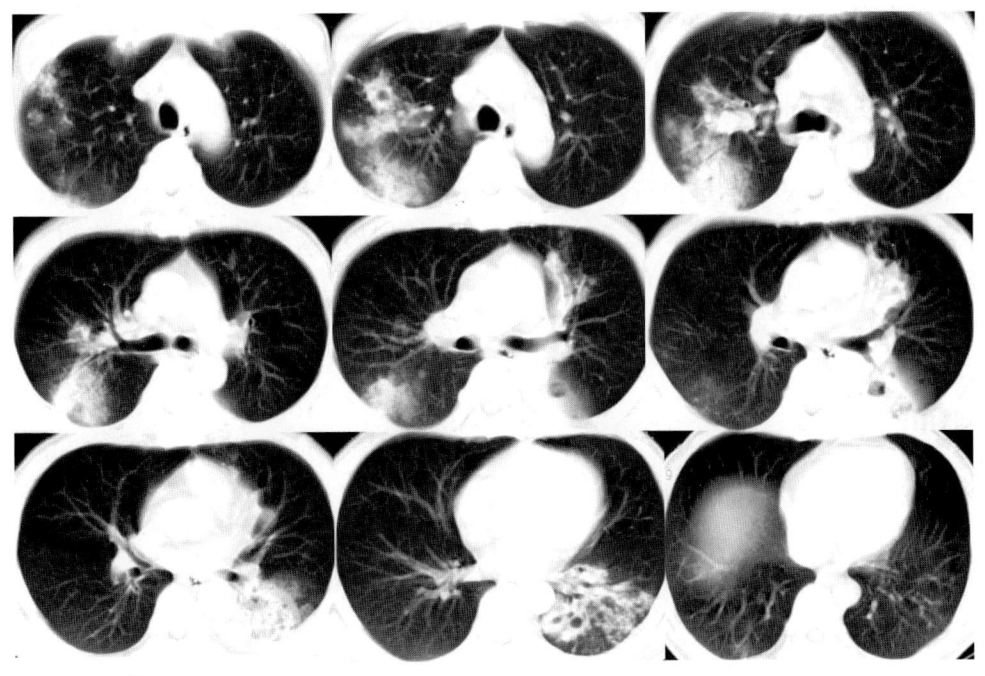

图1-18-2①

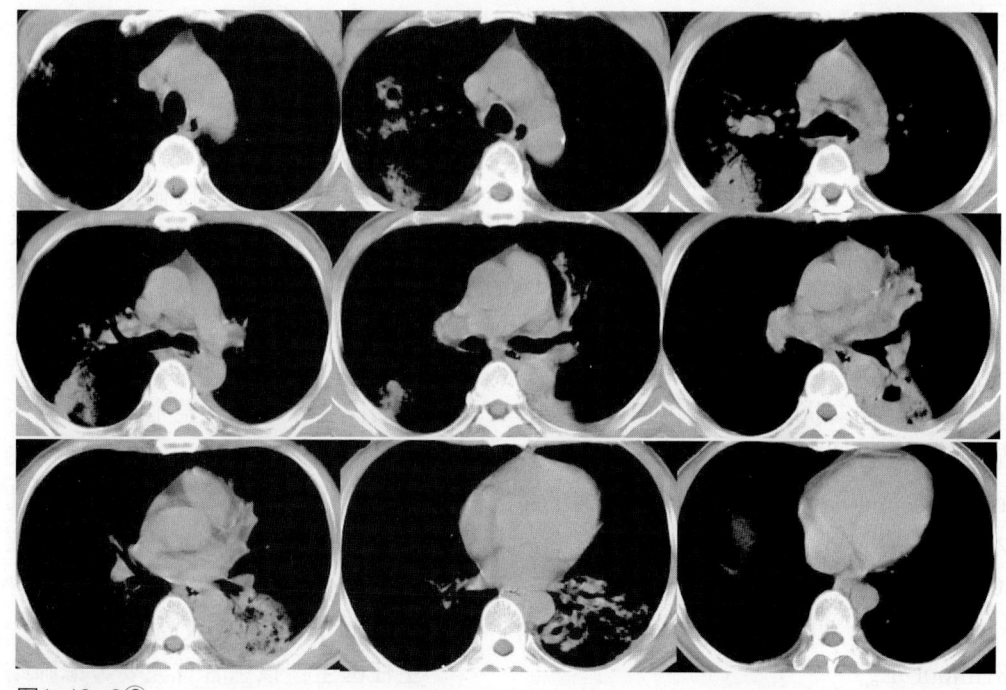

图1-18-2②

点考虑肺结核,建议尽快完成相关检查。

住院医生:患者入院后查PPD阴性,痰找抗酸杆菌阴性,复查血沉73mm/L,经胰岛素治疗后空腹血糖为10.2mmol/L。

主任医生:患者因有糖尿病,血糖控制欠佳,导致免疫力下降,因而可以解释PPD的阴性;痰找抗酸杆菌阴性,可能患者排菌量不多,在这种情况下应尽快行纤支镜检查,纤支镜刷检找抗酸菌阳性率高。

主治医生:患者纤支镜检查示各叶段支气管均通畅,左下支气管见少许白黏分泌物,分别于右上叶后段和左下叶后基底段刷检,两处抗酸杆菌均(+),患者最后确诊为糖尿病并二肺结核,转结核病院继续治疗。

放射科主任:与无糖尿病的肺结核患者相比,糖尿病患者的肺结核发生在下肺野的明显增多,渗出为主,可呈多形态表现,上下肺可同时受累,可波及多个肺野,且易形成空洞,下肺结核和空洞形成是其重要特征。

**提示**:

对糖尿病患者的肺部多部位炎症性病变,要高度警惕肺结核的可能!

病例19 咳嗽、胸闷伴发热1月[19]

实习医生汇报病史：患者女性，42岁，既往体健，因"咳嗽、胸闷伴发热1月"入院。查体：T 39.0℃，P 120次/分，R 24次/分，Bp 98/60mmHg，神清，无发绀，呼吸平稳，右锁骨上区可及1枚约绿豆大小淋巴结，质硬，边界清无粘连，活动度佳，无压痛，右侧腋窝可及1枚约0.5cm×0.5cm大淋巴结及2～3枚细小淋巴结，质硬，边界清无粘连，活动度佳，无压痛，颈静脉无怒张，胸廓无畸形，双侧呼吸动度尚对称，左下肺呼吸音明显减弱，叩诊浊音，语颤减弱，余肺呼吸音未及明显异常，心音无明显异常，腹平软，肝脾肋下未及，双下肢不肿。B超示脾脏多发结节，血常规WBC $9.50×10^9$/L，N 84.2%，ESR 75.0mm/h，CRP 37.6mg/L，PPD（+），胸部CT见图1-19-1。

CT室医生：胸部CT平扫表现：左肺门增大，左肺门下方见类圆形高密度影，其周围可见支气管聚集影。余肺叶内见多发结节状高密度影，大小不等。左侧胸腔内见片状液性低密度影。纵隔内及两侧腋窝见多结节状软组织密度影。考虑为左肺MT伴肺内、纵隔及两侧腋窝多发淋巴结转移。

住院医生：该患者病史特点如下：中年女性，既往体健，咳嗽、胸闷伴发热1月；查体示左侧胸腔积液体征伴浅表淋巴结肿大；辅检胸部CT左肺MT伴肺内、纵隔及两侧腋窝多发淋巴结转移，B超示脾脏多发结节。入院后查三大常规、血生化全套、

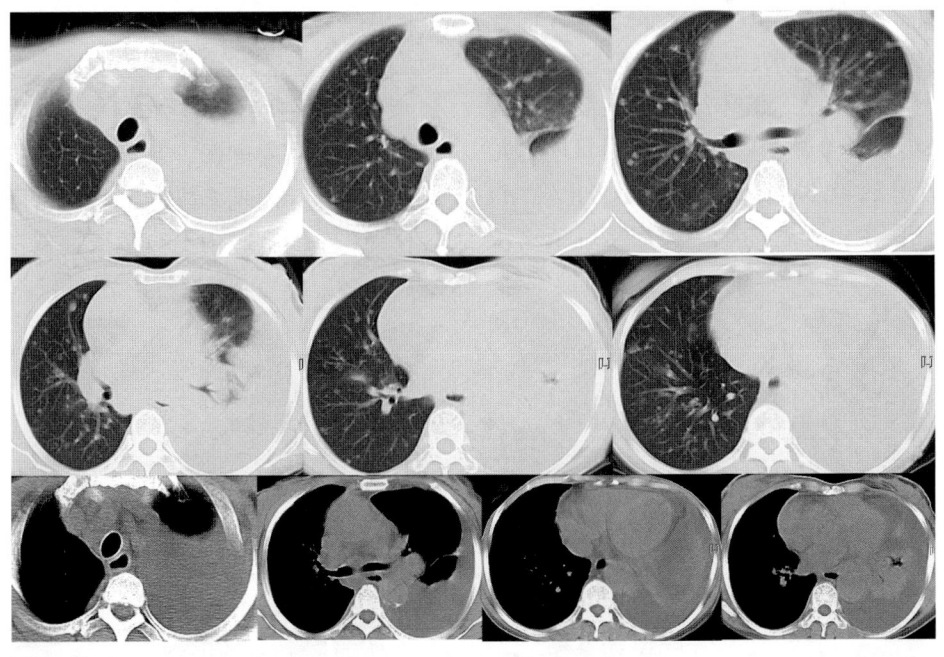

图1-19-1

---

[19] 病例提供：317500 浙江省温岭市第一人民医院（李相国，顾海艇）

肿瘤全套、胸水肿瘤标志物等均无异常，PPD（+），胸水常规示渗出液，胸水ADA 5.5U/L，胸水DNA二倍体分析示正常二倍体细胞。

主治医生：患者有咳嗽、胸闷呼吸道症状及高热全身表现，主要特征为两肺多发结节、左侧大量胸腔积液、右侧腋窝及纵隔多发淋巴结肿大，脾脏多发结节。目前诊断主要考虑两种疾病：血行播散型肺结核、淋巴瘤，同时要除外结节病。

副主任医生：患者女性，青壮年，胸腔积液无明确恶性依据，首先还是考虑良性，结核可能性大。鉴别良、恶性还是需病理依据，应尽早行淋巴结、胸膜活检病理及骨髓穿刺检查。

住院医生：右腋窝淋巴结活检，病理提示"坏死性淋巴结炎，结核首先考虑"（见图1-19-2）。

予INH、RFP、PZA、EMB四联抗结核，DXM5mg控制中毒症状，患者3日内仍反复高热，最高体温40.8℃，胸水复查报告回报示渗出液，胸水CEA正常范围，DNA二倍体分析示正常二倍体细胞，继续引流胸水。5日后患者体温逐步下降，10后日体温无诱因再次升到40.3℃。结核诊断是否正确？

主任医生：患者临床病理均支持结核，

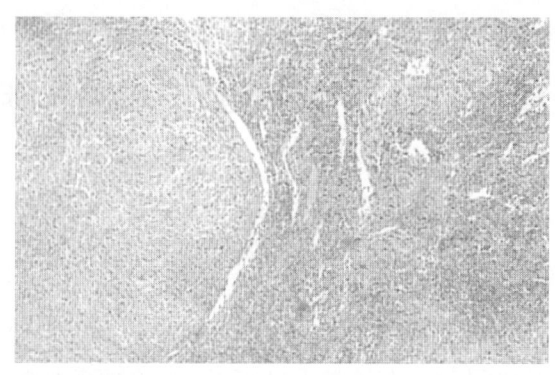

图1-19-2

全身结核可出现严重毒性症状，高热不退，总体病情趋于好转，体温呈下降趋势。继续四联抗结核治疗及激素应用。

主治医生：继续抗结核治疗3天热退，支气管镜检查示"气管、左右主支气管及各段支气管通畅，未见新生物，气管隆突圆钝，充血水肿明显，左肺下叶支气管黏膜充血水肿明显，内前基底段开口可见斑片状白色分泌物"，毛刷涂片未找到抗酸杆菌。患者一般情况可，无发热，抗结核治疗半月右腋窝淋巴结较前缩小，复查B超示左侧少量积液，已复查胸部CT（图1-19-3）。

CT室主任医生：左肺门增大，左肺门下方见类圆形高密度影，其周围可见支气管聚集影。余肺叶内见多发结节状高密度影，大小不等。左侧胸腔内见少量液性低密度影。

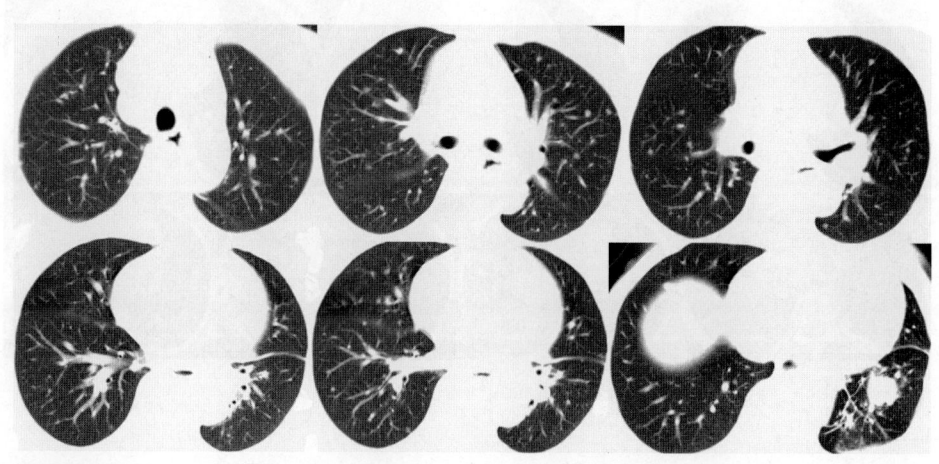

图1-19-3

纵隔内及两侧腋窝见多发结节状软组织密度影。与前次胸部CT比较两肺结节病灶明显吸收，胸腔积液减少，纵隔变小。

主治医生：该患者抗结核治疗有效，结合淋巴结活检病例报告，血行播散型肺结核、结核性胸膜炎诊断明确。急性血行播散型肺结核见肺尖至肺底有大小、密度、分布"三均匀"的1～3mm粟粒状结节阴影，亚急性或慢性则病变分布不均、大小不等，上中肺野为主，可有部分病灶融合。

影像学易与经血行转移的肺转移瘤相混淆。在肺部多灶性结节和肿块影像改变中以肺转移瘤最具代表性，恶性肿瘤晚期转移至肺部通过血行播散、淋巴转移或邻近直接

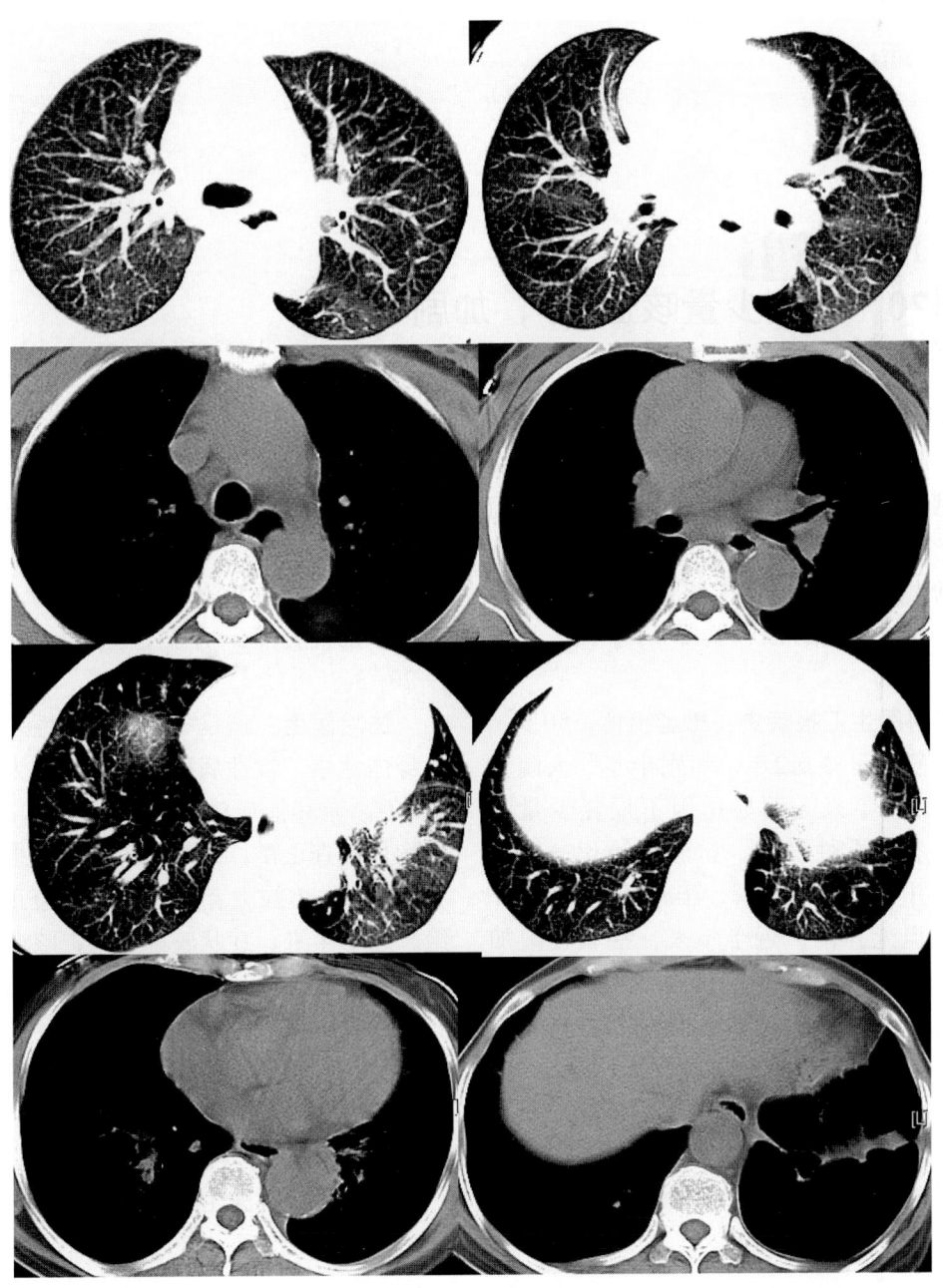

图1-19-4

侵犯，以血行性多见，表现为肺内血行转移灶，当纵隔淋巴结转移后，淋巴回流受阻产生胸腔积液。肺转移瘤变化快，短期内可见肿瘤增多、增大，极少情况下可自行消失，称为"肿瘤善化"。

主治医生：患者继续抗结核治疗，复查胸部CT示病灶进一步吸收，见图1-19-4。

主任医生：血行播散型肺结核易与血行转移的肺转移瘤相混淆！通过血行播散的结核杆菌或肿瘤细胞可以引起非常相近的肺部影像学表现，极易误诊，也就是影像诊断有局限性，所谓"同病异影，异病同影"。读片要结合临床，病理依据或细菌学依据非常关键！

提示：
血行播散型肺结核易与血行转移的肺转移瘤相混淆！读片要结合临床，病理依据或细菌学依据非常关键！

病例20　反复少量咳血2年，加剧半年[20]

CT室医生：图1-20-1胸部CT平扫肺窗示双肺纹理清晰，走行分布无异常，肺实质未见渗出或占位性病变；纵隔窗示两肺门不大，气管支气管开口通畅，纵隔居中、内未见肿大淋巴结，胸膜、肋骨及胸壁软组织未见异常。影像诊断：胸部CT平扫未见异常。

实习医生汇报病史：患者男性，50岁，因"反复少量咳血2年，加剧半年"入院。患者自诉2年来无明显诱因下反复少量咳血，症状间歇性发作，抗感染治疗一度有效，但并不能完全缓解，半年曾行胸部CT检查，但无异常。近半年来，症状较前加剧，咳血次数及量均较前增加，为进一步诊治而入院。平素身体健康，无"高血压及糖尿病"史，无"肝炎及伤寒"史，否认"肺结核"病史。吸烟30年，每天40支，无其他嗜好。入院查体：生命体征平稳，神清合作，皮肤黏膜无黄染，浅表淋巴结无肿大，头颅五官端正，颈软，气管居中，二肺呼吸音清，未闻及干湿性啰音，心、腹、脊柱、四肢及神经系统检查无异常。实验室辅助检查：血肿瘤全套、三大常规、血生化全套等无异常，血沉7mm/h，PPD(+)。患者入院后，已行胸部CT平扫，见图1-20-1～图1-20-3。

住院医生：这是一位中年男性患者，平素身体健康，慢性病程，主要症状为少量咳血2年，无其他症状，查体无特殊，门诊多次胸片检查正常，门诊医生曾要求患者行纤支镜检查，但被患者以胸部CT检查正常而拒绝。近半年来，症状较前加剧，咳血次数及量均较前增加，为进一步诊治而入院。

呼吸科主治医生：该患者主要症状为少量咳血2年，无其他不适，查体及实验室检查无特殊，胸部CT常规平扫未见异常，为此，首先应该除外五官科和口腔科的疾病。

呼吸科住院医生：患者入院后，先后请

---

[20]　病例提供：315020 宁波大学医学院附属医院（马坚，邓在春）

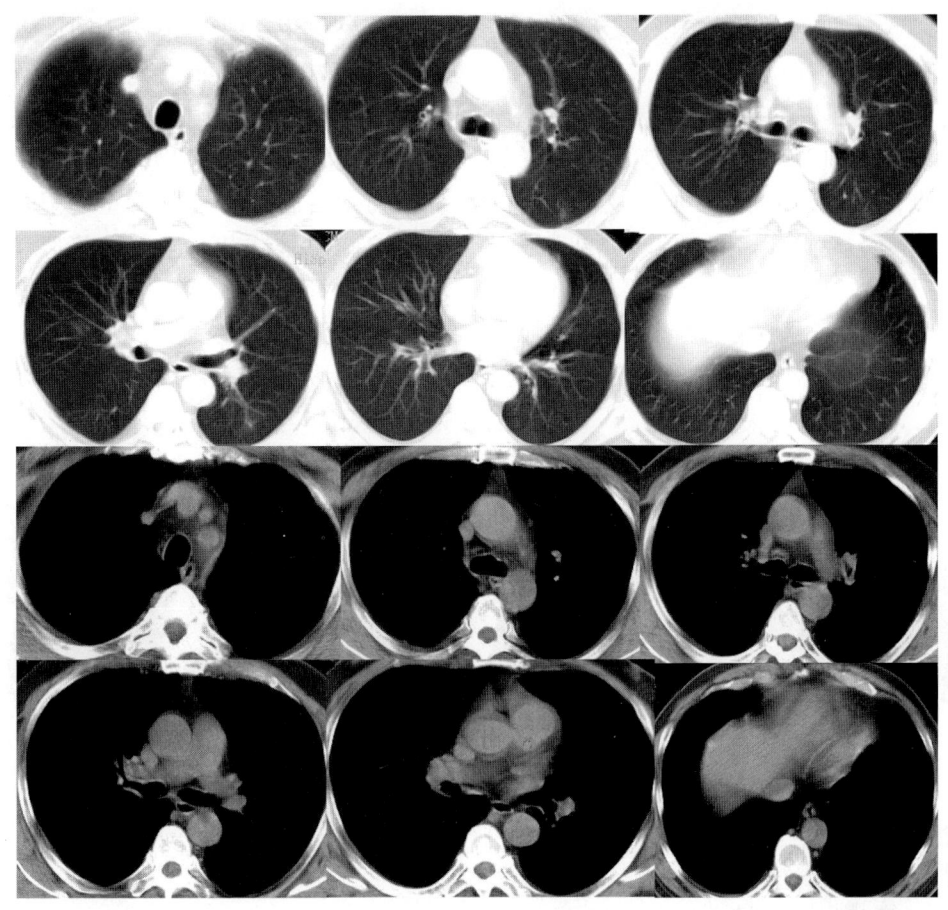

图1-20-1

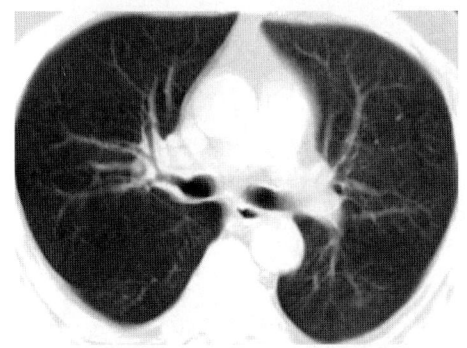

图1-20-2 10mm平扫

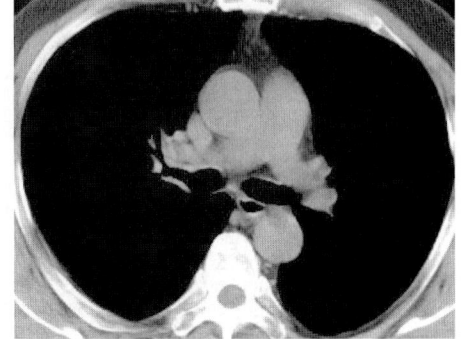

图1-20-3 10mm平扫

五官科和口腔科会诊，并拍鼻窦CT片，均未发现异常，予抗感染、止血治疗后，少量咳血时有时无，已动员患者行纤支镜检查，但被拒绝。该患者下一步如何处理？

呼吸科主治医生：咳血的常见原因不外乎肿瘤、结核、支气管扩张等，胸部CT常规平扫未发现异常，基本可除外肺癌和肺结核，但不能除外支气管内膜结核和支气管扩张，前者需纤支镜检查，后者需行支气管碘油造影或行高分辨CT

（HRCT），如患者拒绝行纤支镜检查，可先行HRCT检查。

主任医生： 该患者为重度吸烟者，主要症状为少量咳血2年，不符合支气管扩张的咳血特点，下一步处理上不必行支气管碘油造影而直接行增强CT扫描，但对中央气道行HRCT扫描。

呼吸科住院医生： 患者于次日行胸部HRCT增强扫描，见图1-20-4和图1-20-5。

CT室医生： 图1-20-4～图1-20-7胸部3mm HRCT增强示右侧肺门见不规则状软组织块影，明显强化，前段支气管受压狭窄，再行右上叶开口处1mm HRCT低剂量扫描示右肺上叶支气管壁明显不均匀增厚，向腔内呈结节状隆起，管腔狭窄，前段支气管管壁亦明显不规则增厚，向腔内外生长，管腔明显变窄，腔外形成不规则肿块，后段支气管开口受阻。诊断首先考虑为肺癌。

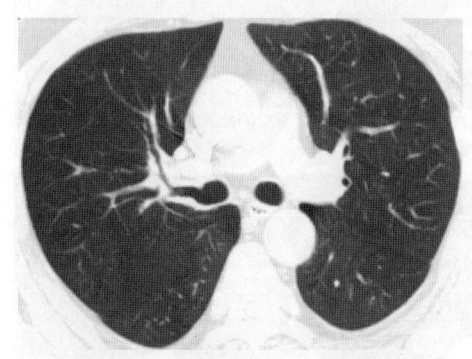

图1-20-4 3mm平扫

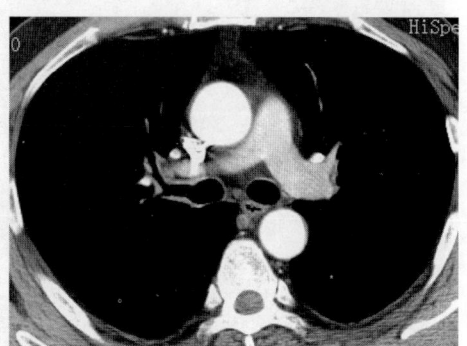

图1-20-5 3mm平扫

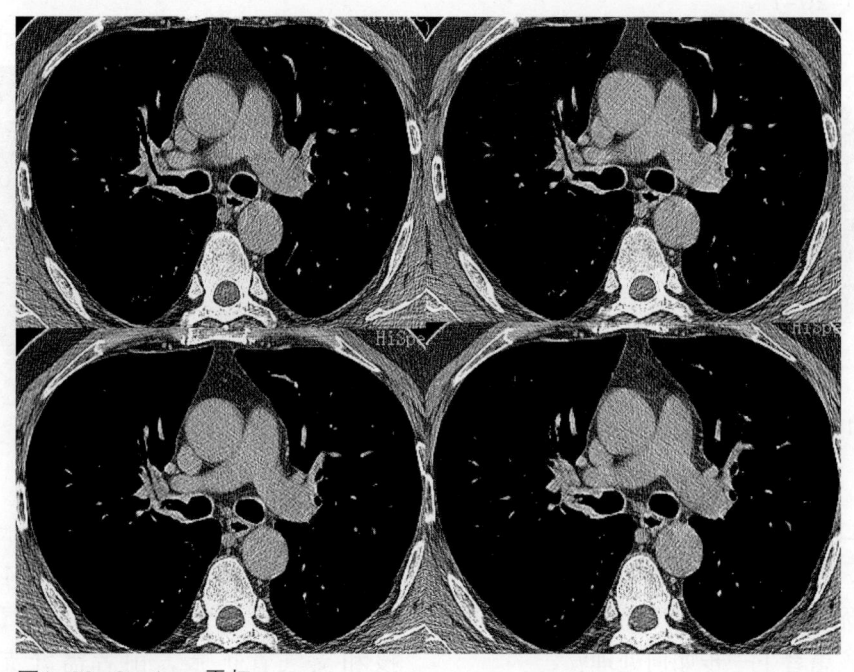

图1-20-6 1mm平扫

呼吸科住院医生：因胸部CT检查提示肺癌，患者当即接受纤支镜检查，纤支镜检查发现右肺上叶支气管开口处结节状新生物（图1-20-8），并窥见右上支气管壁内多发新生物致管腔狭窄，纤支镜不能通过，予新生物活检，病理报告中分化鳞癌（彩图1-20-1），转胸外科手术治疗。

呼吸科主治医生：该患者最后被确诊为肺癌，误诊时间长达2年，其原因与患者本人一直拒绝纤支镜检查有直接关系。

进修医生提问：该患者2年前的咳血就是由肺癌导致的吗？

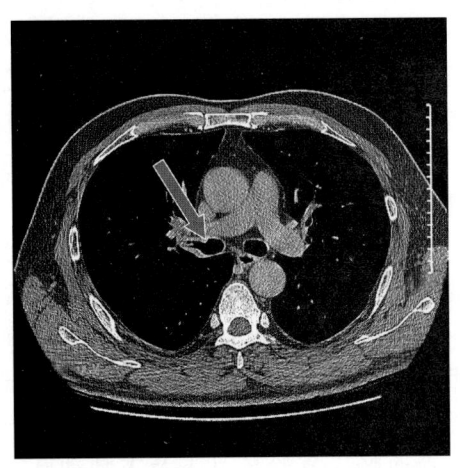

图1-20-7　1mm平扫

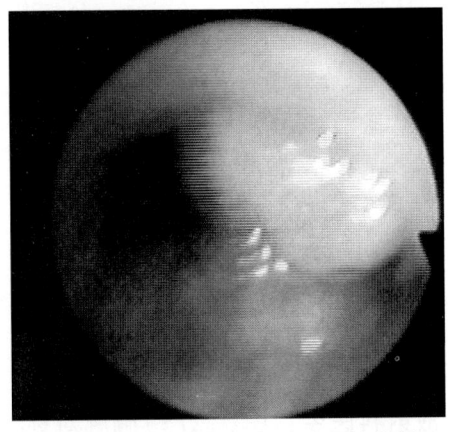

图1-20-8　纤支镜检查示右上支气管开口处结节状新生物，表面光滑

呼吸科主治医生：现在看来，这2年的少量咳血肯定是由肺癌导致的，但一开始可能是由癌前病变所致，因该患者为吸烟者，在癌前病变的基础上，致癌因素的持续存在导致病变缓慢进展，但非常幸运的是，该患者肺鳞癌的分化程度偏高，临床进展较慢。

放射科主任医生：这是1例由常规CT检查漏诊的肺癌，虽然有肺癌病灶早期、局限等原因。但回过头来看，在肺癌病灶的部位，无论是常规10mm CT平扫（图1-20-2和图1-20-3），还是3mm HRCT扫描（图1-20-4和图1-20-5），都可找到1mm HRCT扫描（图1-20-6和图1-20-7）显示的病灶痕迹。

呼吸科主任医生：这个病例给我们两个重要的经验教训：常规胸部CT扫描有可能漏诊肺癌！对不明原因咳血患者，一定要尽早行纤支镜检查！

> **提示：**
> 常规胸部CT扫描有可能漏诊肺癌！对不明原因咳血患者，一定要尽早行纤支镜检查！

病例21 发热、咳嗽咳痰2天

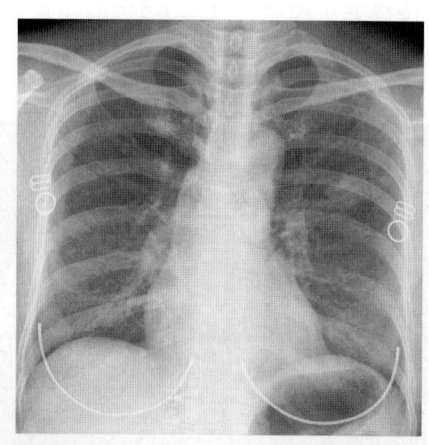

图1-21-1

放射科医生： 图1-21-1胸廓对称，气管居中，左肺中上野可见类圆形高密度影，边缘略呈分叶状改变，余肺纹理清晰，未见明显实质性病灶，双肺门影不大，心影大小形态未见明显异常，两膈面光整，两侧肋膈角锐利。影像诊断：左肺占位性病变首先考虑，建议CT进一步检查。

实习医生汇报病史： 患者女性，50岁，教师，因"咳嗽、咳痰伴发热2天"入院。患者2天前受凉后出现咳嗽、咳痰，痰色白黏，量少，可咳出，伴发热，体温最高39℃，无其他不适，门诊按"上感"治疗无效，拍胸片示"左肺占位"而收入院。平素身体健康，无"肝炎、肺结核"等疾病史，被动吸烟史25年。查体：T 38.0℃，P 96次/分，R 19次/分，Bp 110/70mmHg，神清合作，浅表淋巴结无肿大，两肺语颤对称，叩诊清音，呼吸音清，无干湿性啰音，心、腹、脊柱、四肢等检查无异常。门诊血常规示：WBC 10.2×10^9/L，NE 88%，余未见异常。

住院医生： 患者中年女性，急性病程，主诉咳嗽、咳痰伴发热2天，查体无特殊，入院后已行生化全套、肿瘤全套、血培养、痰培养、血沉、痰找脱落细胞、痰找抗酸杆菌、PPD试验等检查，均无异常，胸部CT片见图1-21-2。

CT室医生： 图1-21-2左肺上叶前段可见结节状密度影，边界模糊，其内密度不均，见多发小泡状低密度影，并可见毛刺、分叶及胸膜凹陷征影，余肺实质未见明显异常密度影，纵隔窗显示两肺门无增大，气管支气管通畅，气管分叉下及主肺动脉窗见淋巴结影，两侧胸腔内未见游离液性影。影像诊断：左肺上叶占位，周围性肺癌首先考虑，请结合临床。

主治医生： 该患者临床症状仅提示疾病为一急性呼吸道感染，可予抗感染治疗后复查胸部CT。

住院医生： 患者经抗感染治疗后，症状缓解明显，治疗期间行纤支镜检查无异常，治疗2周后复查胸部CT增强扫描，见图1-21-3。

CT室医生： 图1-21-3左肺上叶前段可见不规则软组织密度影，边界模糊，大小约2.3 cm×1.5 cm，CT值约26Hu，其内密度不均，见多发小泡状低密度影，并可见毛刺、分叶及胸膜凹陷征影，余肺实质未见明显异常密度影，增强后，左上肺结节灶强化明显，动脉期CT值达96Hu，主肺动脉窗及

---

21 病例提供：315020 宁波大学医学院附属医院（虞亦鸣，邓在春）

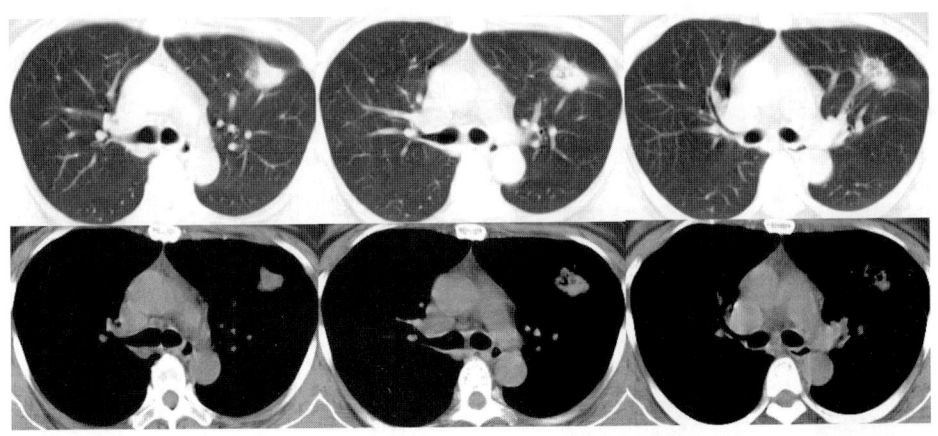

图1-21-2

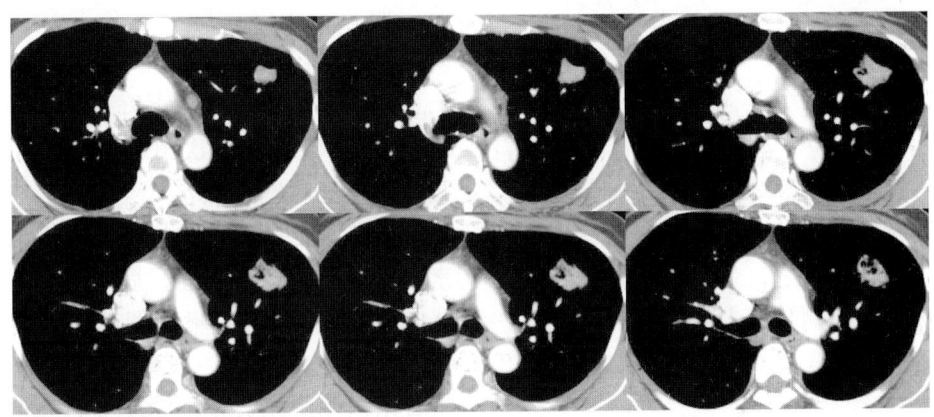

图1-21-3

气管分叉下见淋巴结影。影像诊断：左上肺占位，周围性肺癌首先考虑。

主治医生：该患者似乎不宜用疾病一元论解释，影像学上的病变不能解释患者的临床症状，经抗感染治疗后症状缓解，但病灶无任何变化，故应考虑为两种疾病（急性呼吸道感染和肺癌），下一步要考虑胸外科手术治疗。

住院医生：患者转胸外科手术治疗，术中快切病理报告"腺癌"，行左上叶肺切除，术后病理报告：左上肺腺癌，分化Ⅱ级，部分胸膜见癌累及，支气管切缘未见癌累及，支气管旁淋巴结、纵隔淋巴结等均未见癌细胞。

主治医生：该患者因发热、咳嗽就诊而发现肺部病灶，影像学检查高度提示病灶为肺癌，并为手术证实，结合术后病理结果，最后诊断为肺癌pT2N0M0，I_b期。

主任医生：该患者肺癌的发现有点偶然性，但就是这种偶然性才突显每年体检拍胸片的重要性。该患者本人不吸烟，但为长期被动吸烟者，因而也属于肺癌高发人群，如果不是因为这次咳嗽发热就诊，她的病完全有可能在更晚阶段才被发现。

> **提示**：
> 长期被动吸烟者也是肺癌的高发人群；每年1~2次的胸部影像学检查对肺癌高发人群来说非常重要！

病例22　咳嗽、咳痰伴发热9天

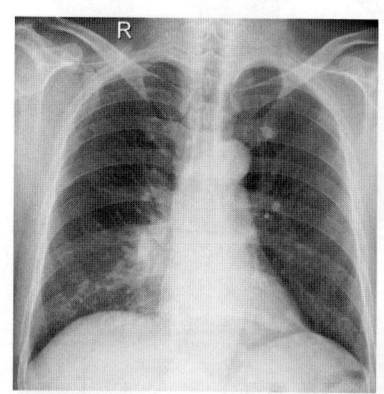

图1-22-1

放射科医生： 图1-22-1右下肺门增大、增浓，边缘模糊，其周围及下野内带见片状模糊影，右心缘清楚，余肺野清晰，心影大小形态正常，两侧膈面光整，肋膈角锐利。诊断：右下肺炎考虑，请结合临床并建议CT检查。

实习医生汇报病史： 患者男性，53岁，因"咳嗽、咳痰伴发热9天"入院。患者于9天前无明显诱因下出现咳嗽，咳少量白痰，量少，能咳出，有畏寒、发热，最高39.2℃，下午及晚上升高，晨起热退，发热时伴有头痛，无咽痛、咽下困难，无胸痛、胸闷、气促，无咯血、夜间盗汗等，无双下肢浮肿，曾在外院予"克林霉素、头孢西丁"治疗3天，病情无好转，遂来我院，查胸片（图1-22-1）示"右肺炎"，为进一步诊治收住入院。既往体健。入院查体：T 39.2℃，P 120次/分，R 20次/分，Bp 130/90mmHg，神志清，咽部充血，扁桃体Ⅱ度肿大，未见脓点，颈部及锁骨上浅表淋巴结未及肿大，呼吸平稳，气管居中。无桶状胸，触觉语颤对称，两肺叩诊清音，呼吸运动基本对称，右肺呼吸音粗，两肺未闻及干湿啰音。心率120次/分，律齐，未及明显病理性杂音。腹软，无压痛、反跳痛，肝脾肋下未及肿大。入院后查胸片如图1-22-1，血常规示白细胞$10.6×10^9$/L，N 81.3%，CRP 100mg/L，生化示ALB 33.7g/L，肝酶、胆色素正常，肿瘤全套正常。患者入院后予阿洛西林针8g/d＋左氧氟沙星针0.5g/d治疗，热峰渐下降，3天后体温正常，于第5天患者再次出现发热，为什么？我们要考虑哪些原因？

住院医生： 这是一位中年男性患者，平素身体健康，急性病程，症状上主要为发热伴咳嗽咳痰1周，咳嗽时偶感胸骨后疼痛，查体右肺呼吸音低，未闻及干湿啰音，辅助检查示白细胞总数及中性粒细胞分类升高，炎症指标CRP明显升高，胸片提示右肺炎症，因此诊为右肺炎可明确，主要予抗感染治疗，同时予支持对症等处理，一度病情控制，向好的方向发展，却在热退后2天再次出现发热，难道是诊断有误？

主治医生： 不应怀疑诊断，肺炎的诊断应是明确的，入院后经初始治疗，体温已正常，症状体征均较前好转后却再次出现发热，需要考虑：①抗生素针对性不强，细菌迅速产生耐药；②肺内有其他病灶阻塞，致使病灶部位引流不畅。可予检查胸部CT。

CT室主治医生： 图1-22-2两侧胸廓对称，气管居中；右肺下叶支气管开口处可见片团状高密度致密影，下叶支气管开口受阻，片团状致密影边缘模糊，周围示淡片状

22　病例提供：315020 宁波大学医学院附属医院（丁群力，邓在春）

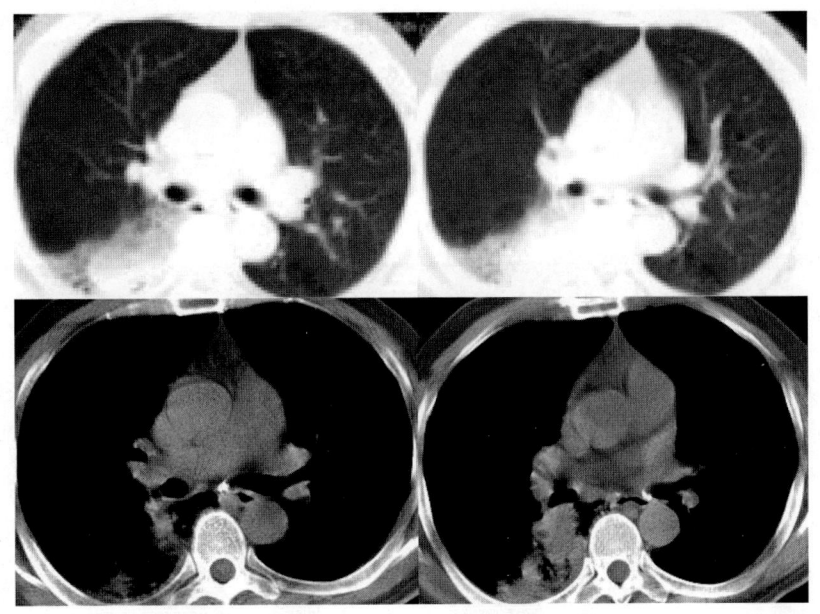

图1-22-2

模糊影，内可见充气支气管征，余肺野清晰，右侧胸腔内见弧形软组织增厚影，纵隔内未见肿大淋巴结。诊断：右下肺炎，下叶支气管开口处占位伴阻塞性炎症待排，建议纤支镜检查。

呼吸科主治医生：该患者肺炎治疗好转后又再次发热，而CT显示需排除肺部占位，因而可行纤支镜检查。检查结果（彩图1-22-1）示右下叶背段开口处菜花样物生长，堵塞开口，色红，触之易出血，取样病理活检示"鳞状细胞癌"，后转胸外科手术治疗。

**提示：**
肺炎如治疗效果不佳，需考虑肺部肿瘤所致阻塞性肺炎可能而及时行纤支镜检查。

病例23 咳嗽、咳痰伴胸痛4月[23]

CT室医生：图1-23-1平扫示右肺下叶见巨大肿块影，边界不清，其内密度欠均匀，病灶远端见散在斑片状模糊影，余肺实质未见明显活动性病灶；纵隔窗显示右肺门增大（箭头所示），右肺下叶支气管狭窄，部分闭塞，纵隔及右肺门见肿大淋巴结，右下胸腔积液改变。影像诊断：右下肺癌伴纵隔及右肺门淋巴结转移首先考虑，建议纤支镜

---

23 病例提供：315020 宁波大学医学院附属医院（马红映，虞亦鸣，邓在春）

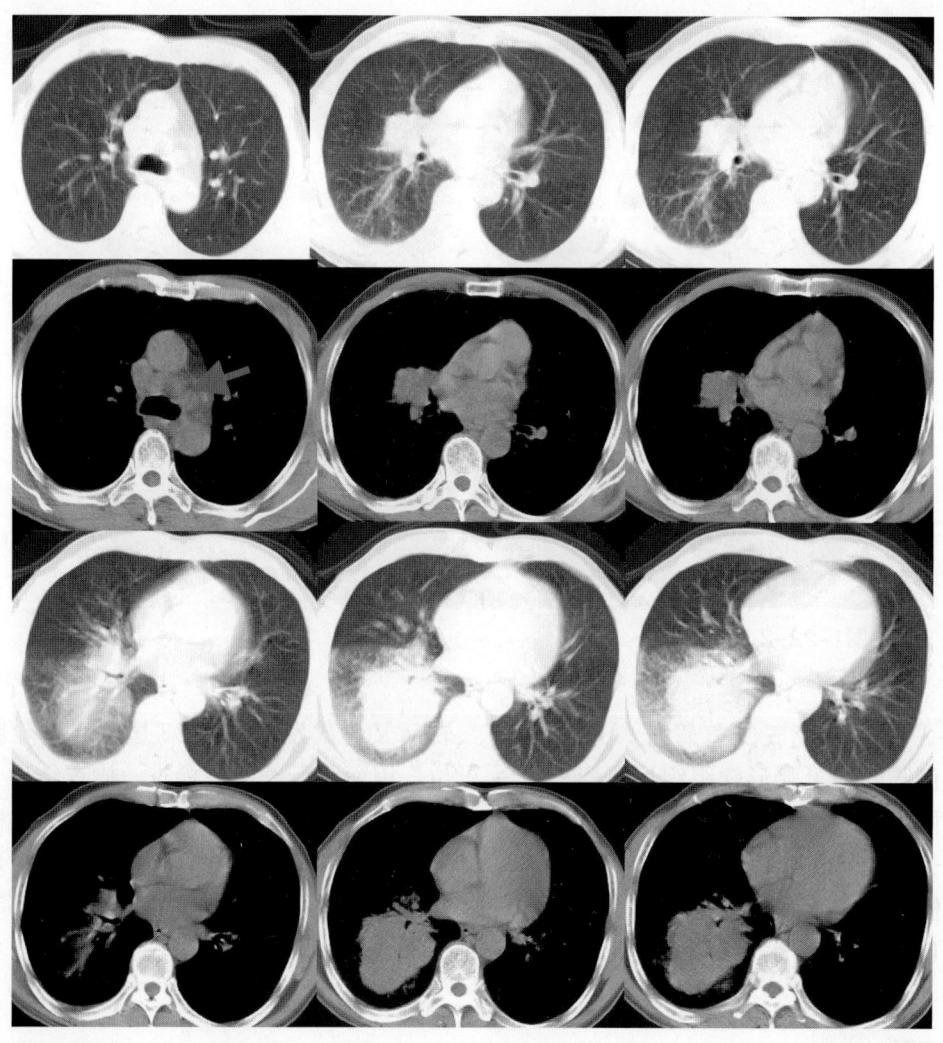

图1-23-1

检查并结合临床。

实习医生汇报病史：患者男性，85岁，因"咳嗽、咳痰伴胸痛4月"入院。患者4月前无明显诱因下出现咳嗽，呈阵发性，不剧，有痰能咳出，痰液以白色为主，量少，无特殊气味，晚上为剧；伴胸痛，为胸部隐痛，不剧，能忍，无他处放射痛，咳嗽时稍剧烈，静息状态下不明显；无胸闷、心悸、气促，无头痛、头晕，无恶心、呕吐，无腹泻、便秘。当时患者未予重视，未诊治。4天前，因右下胸痛加剧而至当地医院就诊，予口服止痛药治疗后无效而转来本院，门诊拍胸部CT示"右肺癌"而收入院。平素身体健康，否认"肝炎和肺结核"病史，吸烟30支／天×40年，无其他嗜好。入院查体：T 36.5℃，R 21次／分，P 92次／分，Bp 114/72 mmHg，神清合作，精神软，全身皮肤、巩膜无黄染，颈部、锁骨上淋巴结未及肿大。咽无充血，扁桃体无肿大，呼吸平稳，气管居中，桶状胸，两肺呼吸动度对称，触觉语颤分布未见明显异常，叩诊清音，右下肺呼吸音减弱，无明显干湿性啰音。心腹脊柱四肢无异常。门诊胸部CT示"右下肺癌伴纵隔及右肺淋巴结转移"，入院后三大常规、生化全套、肿瘤全套等均无异常。

住院医生： 该患者病史特点如下：老年男性，重度吸烟者；咳嗽、咳痰伴胸痛4月，加剧4天；查体仅示右下呼吸音减弱；辅助检查仅胸部CT示"右下肺癌伴纵隔及右肺淋巴结转移"。

主治医生： 该患者病史特点很明确，从临床角度上来说，不考虑其他疾病，肺癌的诊断可以肯定，而且这种重度吸烟者肺部的巨大肿块一般都是鳞癌，但因涉及下一步治疗方法的选择，故应该获得病理学诊断。

住院医生： 患者入院后纤支镜检查提示隆突增宽，右肺中叶、下叶背段和基底段开口外压性狭窄，未见管腔内新生物，于背段支气管内行毛刷盲检，刷检物涂片找到癌细胞（彩图1-23-1），但不能进行肿瘤分型。

主任医生： 肺癌治疗已进入个体化时代，个体化治疗的基础就是肿瘤的明确病理分型，这种病理分型对化疗药物的选择非常重要，有些药物对肺鳞癌效果好，而有些药物则对肺腺癌效果好，因此，该患者应尽可能获得组织病理学诊断。

主治医生： 为获得组织病理学诊断，该患者于CT引导下行右下肺经皮肺活检，活检病理报告为中分化鳞癌（彩图1-23-2和彩图1-23-3），确诊后拟行GP方案化疗，但患者本人拒绝化疗而自动出院。

> **提示：**
> 细胞学检查所找到的肿瘤细胞可作为诊断肺癌的病理依据，但不能对肺癌进行分型诊断；肺癌的分型诊断只能依靠组织病理学。

病例24 咳嗽、咳痰20天，发热1天[24]

放射科医生： 图1-24-1左侧肺野靠后胸壁处见大片状高密度影，边界欠清晰，余肺野未见明显活动性病灶，左侧肺门略增浓，心影呈主动脉型，升主动脉迂曲，主动脉结抬高，心影大小尚可，两侧膈面光整，肋膈角锐利，两侧胸廓不对称。

实习医生汇报病史： 患者女性，67岁，因"咳嗽、咳痰20天，发热1天"入院。患者自诉20天前因疲劳、受凉后出现咳嗽、咳痰，痰白，量不多，无胸痛、胸闷及咯血等，于当地医院就诊治疗，无效，且1天前出现发热，体温最高38.7℃，为进一步诊治而入院。平素身体一般，自幼胸廓畸形，

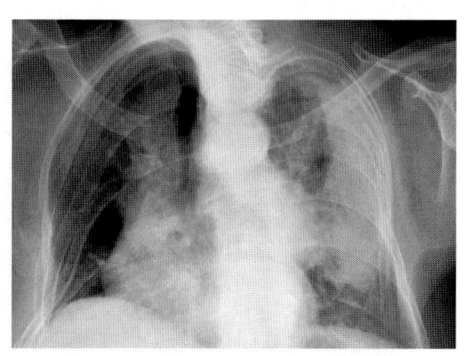

图1-24-1

否认"肝炎、肺结核"病史。入院查体：T 38.0℃，R 22次/分，P 90次/分，Bp 132/70mmHg，神志清，精神软，浅表淋巴

---

[24] 病例提供：315020 宁波大学医学院附属医院（赵汝霞，陈众博，邓在春）

结无肿大，胸廓畸形，前后径明显大于左右径，呼吸稍促，左肺触觉语颤减弱，叩诊呈浊音，呼吸音减弱，可闻及少量湿性啰音，余肺无殊。心、腹、脊柱、四肢等检查无异常。入院后查三大常规、血沉、血生化及肿瘤标志物正常，胸片（图1-24-1）示左侧后上胸壁大片状高密度影及左肺门影增浓。

住院医生：该患者病史特点如下：老年女性，急性病程；咳嗽、咳痰20天，发热1天，平素身体一般，自幼胸廓畸形；查体示胸廓畸形，前后径明显大于左右径，呼吸稍促，左肺触觉语颤减弱，叩诊呈浊音，呼吸音减弱，可闻及少量湿性啰音，余无异常；胸片示左侧后上胸壁大片状高密度影及左肺门影增浓。入院后已行胸部CT检查，图片如图1-24-2。

CT室医生：图1-24-2平扫肺窗显示左肺上、下叶可见大片状及斑片状高密度影，右肺纹理清晰，走行分布无异常。纵隔窗显示胸廓畸形改变，胸廓前后径增宽，左侧胸腔外周可见大片状密度增高影，边缘光滑，内部密度均匀，左肺门结构不清，HRCT示左上叶支气管内见密度增高影。两肺门无增大，气管支气管通畅，纵隔未见肿大淋巴结，肋骨及胸壁软组织未见异常，增强检查左肺上叶可见密度不均匀强化，胸壁周围病灶未见明显强化改变，左肺上叶舌段支气管内病灶无强化。

主治医生：根据患者胸部影像学结果，诊断上首先考虑肿瘤，该肿瘤来源肺或胸膜，前者为肺癌，后者为胸膜间皮瘤。可先行纤支镜检查，如阴性，则行经皮（胸壁）肿块活检。

实习医生提问：左侧肺部大片实变影能否考虑肺炎？

主治医生：肺炎的实变影一般是按肺叶、肺段的解剖形态分布的，而该患者的病灶完全没有肺叶、肺段的解剖形态，因而不考虑肺炎。

住院医生：患者纤支镜检查示左侧舌段开口、下叶支气管开口外压性狭窄，未见新生物，刷检细胞学阴性。于CT引导下，行经胸壁肿块穿刺，取得灰色长条形组织2块送检病理，病理报告（彩图1-24-1和彩图1-24-2）"（左上肺）鳞状细胞癌（中分化）"。患者确诊后，因无手术指征而回当地医院保守治疗。

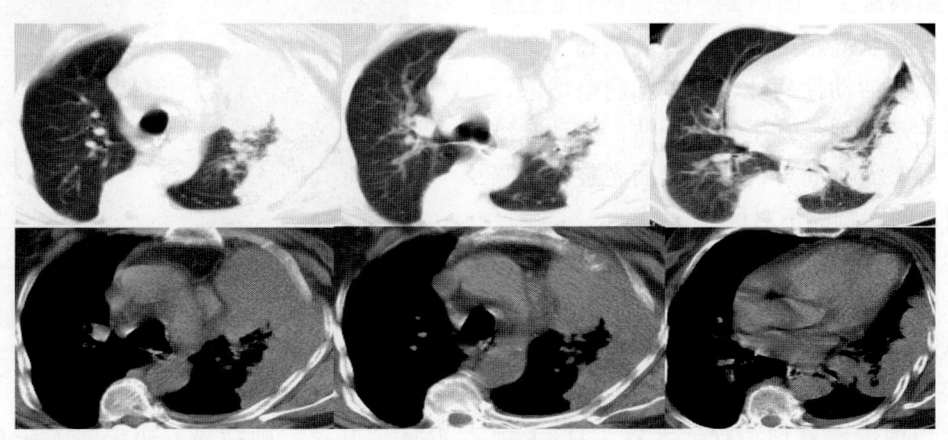

图1-24-2

🔊**提示**：
　　肺炎的实变影一般按肺叶、肺段的解剖形态而分布，而肺癌的病灶则可没有肺叶、肺段的解剖形态。

病例25　发热半月，咳嗽、咳痰1周[25]

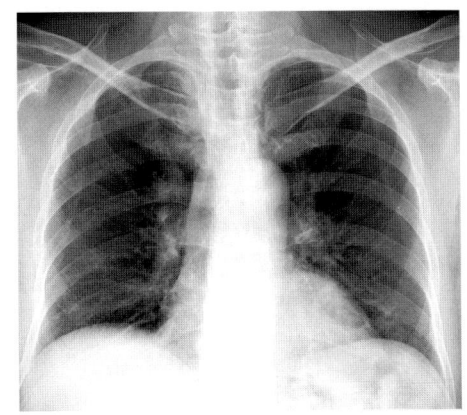

图1-25-1

放射科医生： 图1-25-1两侧胸廓对称，气管居中；双肺纹理清晰，心影大小形态正常，两侧膈面光整，肋膈角锐利。印象：心肺未见异常X线征。

实习医生汇报病史： 患者男性，53岁，因"发热半月，咳嗽、咳痰1周"入院。患者半月前劳累后自觉发热，当时未测体温，伴腰酸乏力，无胸闷、气促；1周前出现咳嗽，次数少，不剧烈，咳少量黄白痰，无咯血，无胸痛，于外院就诊，测体温37.5℃，予抗感染，无效而转来本院。平素身体健康，否认"糖尿病、高血压、肝炎、肺结核"病史，吸烟史2包/天×20年。查体：T 36.6℃，P 94次/分，R 20次/分，Bp 113/90mmHg，神清，浅表淋巴结无肿大，颈软，气管居中，呼吸平稳，二肺呼吸音粗，无干湿啰音，心、腹、脊柱、四肢等检查无异常。门诊血常规WBC 10.46×10^9/L，N 81%，CRP 27mg/L，已拍胸片，如图1-25-1。

住院医生： 患者为男性，53岁，急性病程，重度吸烟者，因发热半月伴咳嗽、咳痰1周入院，入院查体无特殊，入院后查三大常规、血生化全套、肿瘤全套、血沉、PPD等均无异常，已拍胸部CT（图1-25-2）。

CT室医生： 图1-25-2右上肺尖见不规则状软组织块影，紧贴胸椎旁，边缘凹凸不平，有短毛刺，尖段支气管偏移、受阻，外侧缘示阻塞性炎症表现，肿块内见

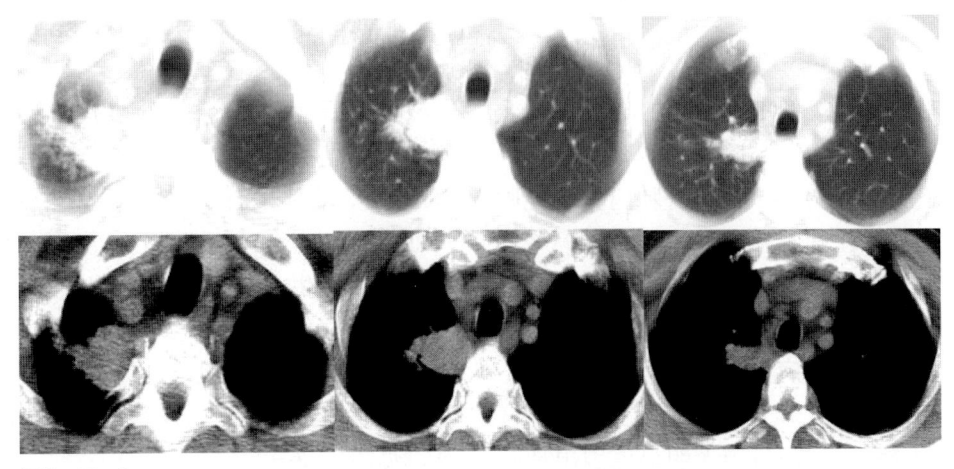

图1-25-2

---

[25] 病例提供：315020 宁波大学医学院附属医院（郑伟芳，邓在春）

多个点状稍低密度影，与纵隔胸膜缘成直角，余肺纹理清晰，未见结节病灶，纵隔居中、内未见明显肿大淋巴结，两侧胸腔内见少量弧形液性影。印象：右上肺占位伴尖段阻塞性炎症、两侧少量胸腔积液，肺癌首先考虑。

呼吸科主治医生：这是1例险被胸片漏诊的肺部占位性病变患者，患者CT检查后提示纵隔型肺癌，即行纤维支气管镜检查，但阴性，后转胸外科手术治疗，术后病理报告为中度分化鳞癌。

> **提示**：
> 胸片极易漏诊肺癌，临床上对重度吸烟者要保持高度的警惕，千万不要放过任何蛛丝马迹！

病例26　咳嗽、痰中带血3月，胸闷气急1月[26]

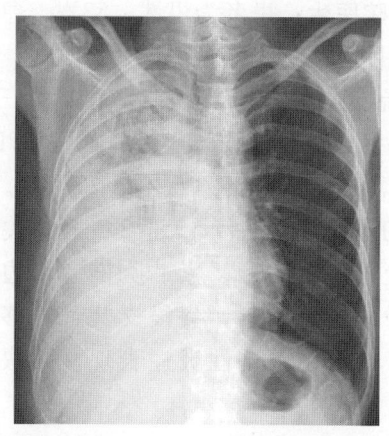

图1-26-1

放射科医生：图1-26-1右肺见大片状高密度致密影，中上肺野中内带密度不均，外带及下肺密度均匀一致，右肺门见不规则软组织块影，左肺野清晰，气管及纵隔略右移。印象：右肺占位伴阻塞性炎症、胸腔积液，肺癌考虑，建议CT检查。

实习医生汇报病史：患者男性，46岁，农民，因"咳嗽、痰中带血3月，胸闷、气急1月"入院。患者3月前无明显诱因出现咳嗽、痰中带血，近1月来出现胸闷，感气急，无其他不适，3月来体重减少5kg。平素身体健康，否认"高血压、糖尿病、肝炎、肺结核"等病史，吸烟30支/天×26年。入院查体：T 37.0℃，P 98次/分，R 26次/分，Bp 120/80mmHg，神清合作，浅表淋巴结无肿大，气管稍右偏，胸廓无畸形，右肺触觉语颤减低，叩诊浊音，呼吸音消失，左肺无异常，心、腹、脊柱、四肢等检查无异常。门诊血常规无异常，胸片示"右侧大量胸腔积液"。

住院医生：患者中年，男性，重度吸烟者，主要症状为咳嗽、痰中带血3月，胸闷、气急1月，查体示右侧大量胸腔积液，并为胸片证实。

主治医生：该患者胸片所见为一典型的纵隔矛盾移位，高度怀疑为肺癌所致，检查重点应围绕肺癌而展开。

住院医生：患者入院后，已行胸部CT检查，见图1-26-2。

26　病例提供：315020 宁波大学医学院附属医院（马红映，邓在春）

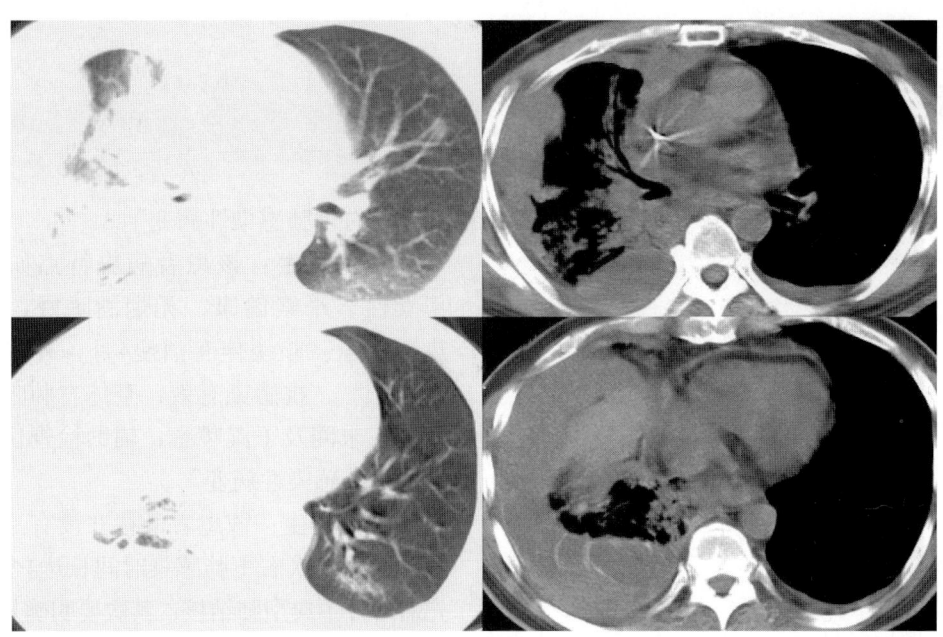

图1-26-2

CT室医生：右肺门见不规则软组织块影，中上叶及下叶支气管开口受阻，肺野大部分消失，呈大片状高密度影，内密度不均，可见支气管像，左上肺舌段见磨玻璃结节影，下叶见小片状高密度影，边缘模糊，纵隔大致居中、内见多发肿大淋巴结，两侧胸腔内见弧形液性影，右侧显著，内且见钙化影。印象：①右肺门占位伴右肺阻塞性炎症、两侧胸腔积液、纵隔淋巴结肿大，肺癌首先考虑。②左肺转移性结节考虑。

实习医生提问：什么是纵隔矛盾移位？

主治医生：纵隔矛盾移位是指一侧胸腔出现大量积液时，纵隔应该向另一侧胸腔移位，但由于肿瘤在纵隔内广泛转移，导致纵隔固定，从而出现纵隔不移位或移位很少的现象。这种现象主要发生于肺癌在胸腔内广泛转移的情况，少数情况下也可发生于纵隔炎症或胸腔手术后的粘连。

住院医生：患者入院后，拒行纤支镜检查，三大常规、生化全套等无异常，查血CEA轻度升高，23.80 ng/ml（正常低于9.7 ng/ml），胸水为血性，胸水癌胚抗原（CEA）>500 ng/ml，胸水涂片见成团的肿瘤细胞（彩图1-26-1），胸腔闭式引流时引流出一小块组织，送病理活检示鳞状细胞癌（彩图1-26-2）。

住院医生：患者确诊肺癌后，因家属拒行全身化疗，予胸腔局部化疗后自动出院，随访5月后死亡。

> **提示**：
> 纵隔矛盾移位是肺癌相对比较特异的影像征象，多提示肺癌在同侧胸腔内及纵隔的广泛转移。

病例27　发热、咳嗽4月[27]

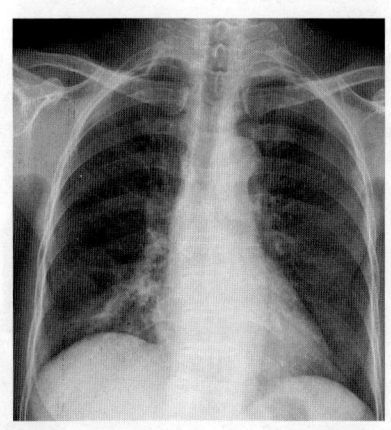

图1-27-1

放射科医生： 图1-27-1胸廓对称，气管居中；右下肺见条片状、小结节状密度增高影，边界欠清晰，两肺未见明显实质性病灶；双肺门影不大，心影大小形态未见明显异常，两膈面光整，两侧肋膈角锐利。诊断考虑右下肺感染性病变考虑，请结合临床并复查。

实习医生汇报病史： 患者女性，79岁，因"发热、咳嗽4月"入院。4个月前反复出现发热，体温波动于37.5～38℃，伴咳嗽、咳痰，痰白黏，偶黄，无胸闷、气促，无咯血，无胸痛，伴有消瘦，4个月体重减轻5kg。曾于外院就诊，纤维支气管镜检查示"支气管内膜炎症"，诊断为"支气管扩张伴感染"，经抗感染治疗后，症状能减轻。平素身体健康，无烟酒嗜好，否认"肝炎、肺结核及支气管扩张"病史。入院查体：生命体征平稳，神清，消瘦，浅表淋巴结无肿大，右肺呼吸音稍减弱，未闻及干湿啰音。心腹未见明显异常。三大常规、生化全套、肿瘤全套、血沉、PPD等均无异常。门诊胸片示"右下肺感染性病变"。

住院医生： 该患者病史特点如下：老年女性，平素健康，无烟酒嗜好；反复发热、咳嗽、咳痰伴有消瘦4月，外院曾诊为"支扩"，抗感染有效；查体右肺呼吸音稍减弱，未闻及干湿啰音；辅助检查仅胸片示"右下肺感染性病变"。

主治医生： 该患者既往并没有"支扩"病史，而本次右下肺感染时间长达4个月，首先需除外不典型肺结核；其次要明确是否有支扩，因支扩合并感染也可出现病变的迁延；最后要除外阻塞性肺炎的可能。因胸片提供的信息非常有限，应尽快行胸部CT检查。

CT室医生： （图1-27-2和图1-27-3）右肺中下叶内见大片不均匀高密度影，边界模糊，以中叶为主，内见蜂窝状低密度影。纵隔窗显示两肺门无增大，气管支气管通畅，纵隔内见增大淋巴结影，右侧胸膜增厚。诊断：①右肺炎症，支扩伴感染可能，请结合临床并复查；②右侧胸膜增厚。

主任医生： 胸部CT见右肺下叶前基底段厚壁、偏心空洞，内壁不光滑，凹凸不平，有壁性结节，右下肺多发小结节影，纵隔淋巴结肿大，因而需考虑癌性空洞伴肺内转移，应尽快行经皮肺活检。

主治医生： 患者在CT引导定位下行经皮右前下肺活检，穿刺4次，取得长条形肺组织2块，送检病理，病理报告细支气管肺泡癌，见彩图1-27-1～彩图1-27-4。

住院医生： 患者确诊肺癌后，因患者本人及家属拒绝进一步治疗而自动出院。

---

[27] 病例提供：315020 宁波大学医学院附属医院（马红映，丁群力，舒丽华，邓在春）

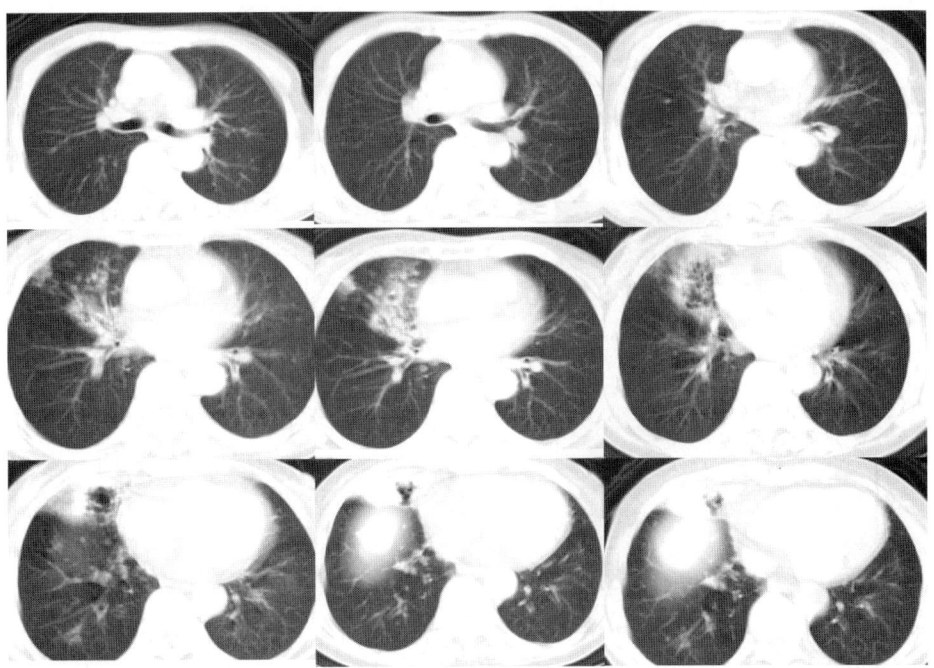

图1-27-2

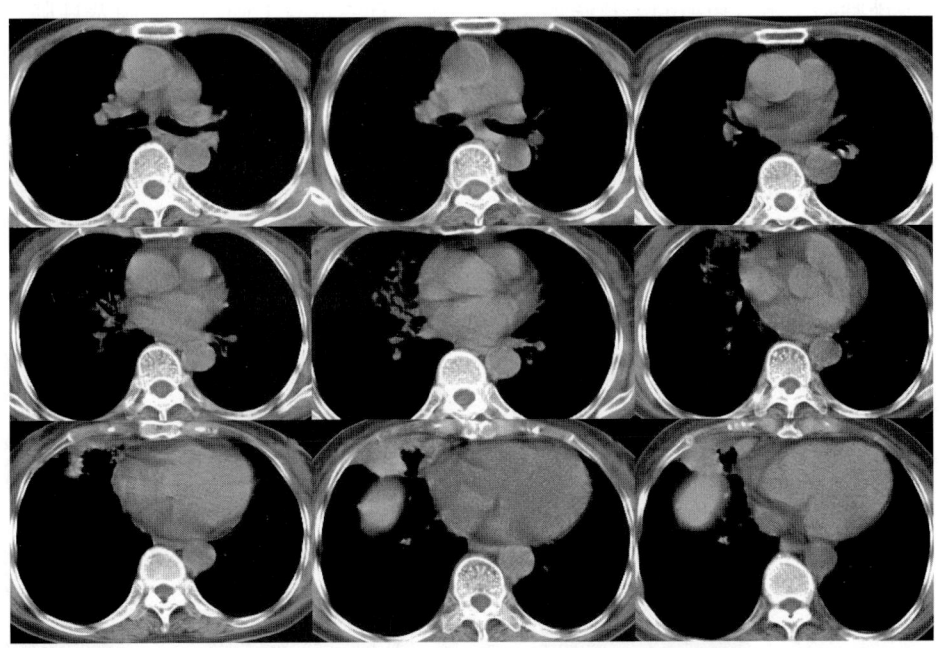

图1-27-3

提示:
　　肺部影像学表现为空洞性病变的疾病较多,肺结核、肺癌、肺脓疡等均可出现空洞性病变,但各有特点,癌性空洞多为厚壁、偏心空洞,内壁不光滑,凹凸不平,有壁性结节。

病例28　咳嗽伴痰血1月[28]

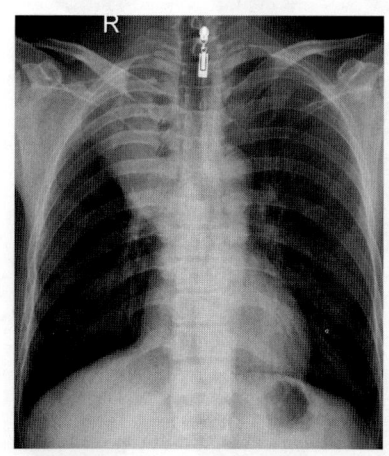

图1-28-1

实习医生汇报病史：患者男性，43岁，因"咳嗽、痰血伴活动后气急1月"入院。患者1月前无明显诱因下出现咳嗽，痰白黏，量不多，伴痰中带血，鲜红，无整口咯血，伴活动后气急，偶感右胸部隐痛，无其他不适。平素身体健康，否认"肝炎、肺结核"等病史，吸烟40支/天×20年。查体：神清合作，浅表淋巴结无肿大，右上肺语颤减弱，叩诊呈浊音，呼吸音消失，余肺检查异常，心、腹、脊柱、四肢等检查无异常。门诊已拍胸片，见图1-28-1。

放射科医生：图1-28-1胸廓对称，气管居中；右上中肺野示类三角形的大片状均匀密度增高影，其外下界清楚且略呈横"S"形改变，右上纵隔及肺门显示不清，右上肋间隙略示狭窄，左肺野清晰，心影大小形态未见明显异常，两侧横膈光整，肋膈角锐利。意见：右上肺占位伴阻塞性肺不张？建议CT检查。

住院医生：患者中年男性，重度吸烟者，因"咳嗽、痰血伴活动后气急1月"入院，查体示右上肺占位伴阻塞性肺不张，已行胸部CT检查，见图1-28-2。

CT室医生：图1-28-2平扫肺窗显示右肺上叶尖段、尖后段可见三角形软组织密度影，边缘光滑，余两肺纹理清晰，走行分布无异常，肺实质未见渗出或占位性病变。纵隔窗显示右肺门增大，病灶包绕

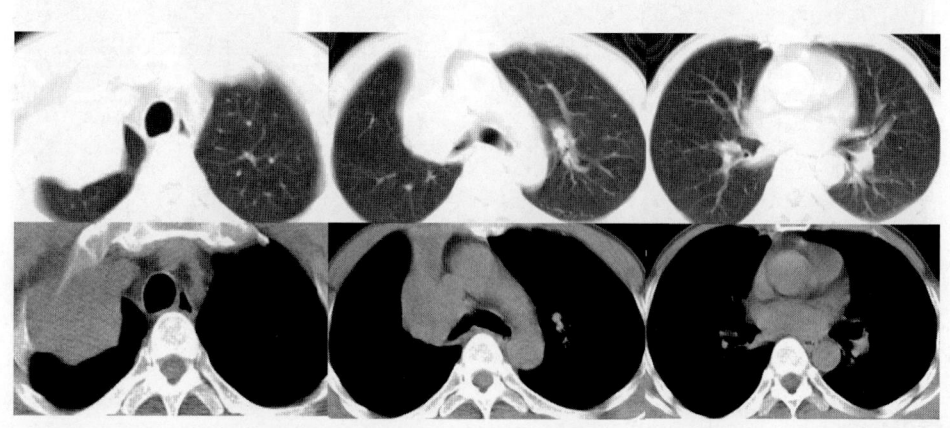

图1-28-2

---

[28] 病例提供：315020 宁波大学医学院附属医院呼吸科（陈众博，孙士芳，虞亦鸣，邓在春）

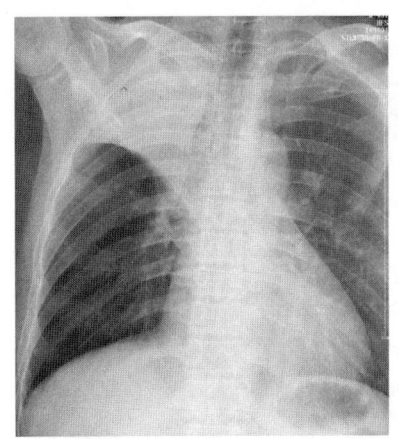

图1-28-3

左上肺支气管前壁大部分开口，病灶与纵隔及上腔静脉分界不清，余气管支气管通畅，纵隔无肿大淋巴结，胸膜、肋骨及胸壁软组织无异常。CT诊断：右肺上叶中央型占位并阻塞性不张，建议增强扫描或纤支镜检查。

主治医生：该患者胸片为一典型右上肺占位并阻塞性肺不张影像，结合CT检查所见，几乎可肯定为肺癌阻塞右肺上叶，因导致单纯上叶不张的疾病很少，支气管异物、血凝块、黏液栓等均不会导致单纯上叶不张。图1-28-3为另一患者的胸片，与本患者几乎完全一样，纤支镜病理证实为鳞癌。

住院医生：患者纤支镜检查发现右肺上叶开口处菜花状新生物，右上叶支气管被完全阻塞，病理活检示中分化鳞癌（彩图1-28-1）。因患者为外地民工，要求回当地治疗。

 **提示**：

单纯上叶肺不张是肺癌相对特异的间接征象，很少发生于其他疾病。

病例29　咳嗽、痰中带血1月[29]

CT室医生：图1-29-1平扫肺窗显示左肺背段可见斑片状高密度影，边缘模糊，余肺实质未见渗出或占位性病变。纵隔窗显示两肺门无增大，气管支气管通畅，纵隔未见肿大淋巴结，胸膜、肋骨及胸壁软组织未见异常。影像诊断：左下肺炎症考虑，请结合临床。

实习医生汇报病史：患者男性，72岁，退休工人，因"反复咳嗽咳痰20年，气急10年，加剧伴痰中带血1月"入院。患者20年来反复咳嗽咳痰，近10年来渐感气急，1月前无明显诱因下出现痰中带血丝，色鲜红，量少，无畏寒、发热及盗汗。平素身体健康，否认"肝炎、肺结核"病史，患"高血压"10年，曾吸烟30支/天×30余年，已戒烟5年。入院查体：生命体征平稳，神清合作，浅表淋巴结无肿大，气管居中，胸廓呈桶状，两侧呼吸动度对称，触觉语颤对称，叩诊呈过清音，两肺呼吸音弱，闻及散在少许干啰音。心腹脊

29　病例提供：315020 宁波大学医学院附属医院呼吸科（马红映，陈众博，邓在春）

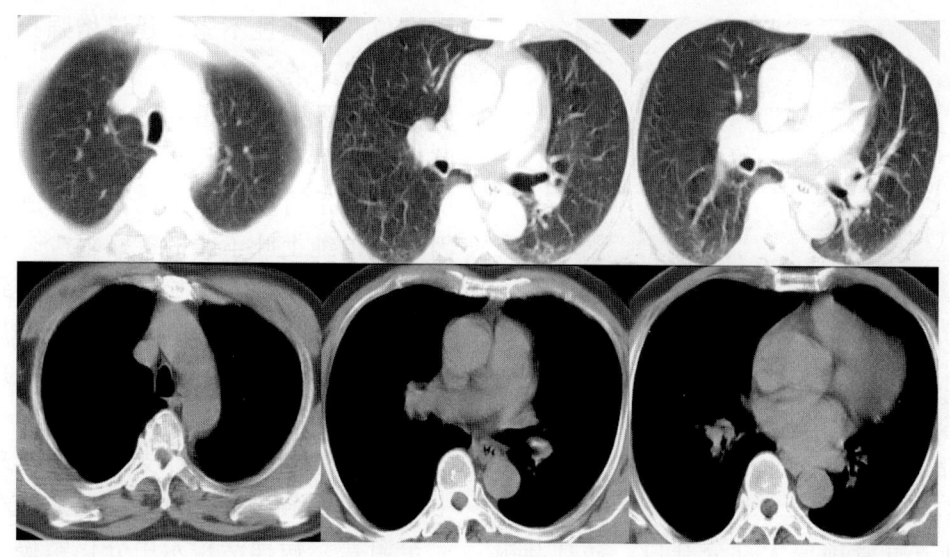

图1-29-1

柱四肢等检查无异常。辅助检查：三大常规、血沉、血生化全套、血肿瘤标志物等均正常，肺功能检查示重度阻塞性通气功能障碍(FEV_1占预计值38%)。

住院医生： 该患者病史特点如下：老年重度吸烟男性，反复咳嗽咳痰20年，气急10年，加剧伴痰中带血1月，查体示肺气肿征，CT示左下肺炎症，肺功能检查示重度阻塞性通气功能障碍。

主治医生： 该患者CT所示左下肺炎不能很好解释患者的临床症状，因患者为老年重度吸烟者，且出现咳嗽痰中带血1月，故应重点排除肺癌和支气管内膜结核，应尽快安排纤支镜检查以明确诊断。

实习医生提问： 该患者胸部CT检查没提示肺癌，还要考虑肺癌吗？

主治医生： 胸部CT检查也有可能漏诊肺癌，特别是早期的中央型肺癌。

住院医生： 纤支镜检查见左肺上叶尖段支气管开口处新生物（彩图1-29-1），完全堵塞管腔，纤支镜不能通过，触之易出血；右肺下叶基底段支气管开口见菜花样新生物（彩图1-29-2），质硬，完全阻塞管腔，纤支镜不能通过。两处病灶均予活检。

病理医生： （左肺上叶尖段新生物）中分化鳞癌（彩图1-29-3和彩图1-29-4），（右肺下叶基底段新生物）中分化鳞癌（彩图1-29-5和彩图1-29-6）。

住院医生： 该患者诊断为双侧原发性肺癌，但因基础肺功能太差而无手术治疗指征，只能行GP方案化疗。患者化疗后痰血消失，化疗3周期后复查纤支镜见肿瘤明显缩小（彩图1-29-7和彩图1-29-8）。

呼吸科主任： 双原发性肺癌（Double primary lung cancers, DPLC）是指一侧肺或两侧肺不同部位发生的原发癌，临床多采用以下策略：如同时或者相继发生的两个癌灶组织学类型不同，可以诊断为DPLC；如果两者的组织学类型相同，对于同时发生者，部位各异或者彼此孤立，共同的淋巴引流部位无癌肿，确立诊断时无肺外转移者可以诊断为DPLC。对于异时发生者，一般认为如果再发肿瘤距离第一个肿瘤间隔超过6个月，则通常认为是第二个原发性肿瘤。

病理科主任： DPLC的发生可能是区域性癌化的结果，其发生有一定的病理形态学基础，与肺上皮异型增生的程度及其范围有关，是在广泛的支气管肺泡上皮异型增生基础上发生的。

胸外科主任：文献报道双原发癌的5年生存率可以达到30.0%～57.0%，甚至高达70.0%，显著高于Ⅳ期肺癌和转移癌，因此对DPLC应持积极态度，无手术禁忌证的患者应尽可能手术治疗。

> **提示：**
> 胸部CT检查有可能漏诊肺癌，特别是早期的中央型肺癌；双原发性肺癌的预后显著高于Ⅳ期肺癌和转移癌，无手术禁忌证的患者应尽可能手术治疗。

病例30　咳嗽伴痰中带血半年余[30]

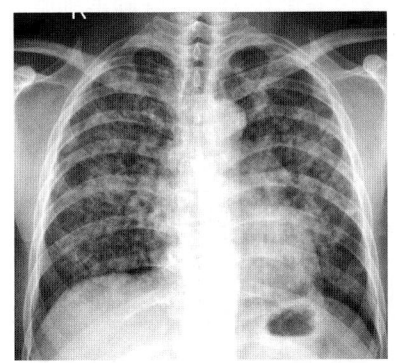

图1-30-1

放射科医生：图1-30-1两肺弥漫分布粟粒状、结节状高密度影及散在分布斑片状高密度影，边缘模糊，两上肺尖部病灶较少，两肺门不大，心影大小形态正常，纵隔、气管居中，两侧膈面光整，肋膈角锐利。影像诊断：双肺弥漫病灶，建议CT检查。

实习医生汇报病史：患者男性，45岁，民工，因"咳嗽伴痰中带血半年"入院。患者自诉半年前无明显诱因出现咳嗽，不剧，伴痰中带血丝，无发热、畏寒、无胸痛、气急，无咯血、盗汗，无呼吸困难，近半年来时有咳嗽及痰中带血丝出现，程度均较轻，偶有胸闷，无其他不适。反复在当地医院诊治，症状无明显好转。今来本院就诊，门诊拍片示"二肺弥漫性病变"，为进一步诊治而入院。平素身体健康，否认慢性疾病史，无烟酒嗜好。入院查体：生命体征平稳，神清，浅表淋巴结无肿大，气管居中，二肺呼吸音粗，未及干湿啰音，心、腹、脊柱、四肢无异常。门诊胸片（图1-30-1）示"双肺弥漫病变"。

住院医生：患者病史特点如下：中年男性，慢性病程；主要症状为咳嗽伴痰中带血半年，痰少，无低热及盗汗；查体无特殊阳性体征；门诊胸片提示二肺弥漫性病变。

主治医生：根据上述病史特点，该患者首先，要除外肺结核，因患者咳嗽伴痰中带血半年，虽然无结核中毒症状，但胸片显示二肺弥漫性斑片状阴影，这种情况可在重症肺结核中出现；其次，要注意除外特殊病原体如肺孢子虫、巨细胞病毒等的感染，虽然该患者并没有免疫受损的情况，但要注意除外早期HIV感染的可能；第三，要除外肺水肿

---

[30] 病例提供：315020 宁波大学医学院附属医院（周浩杰，邓在春）

（包括心源性和非心源性）的可能；第四，要除外过敏性肺炎；第五，如上述四种情况均能除外，则要考虑弥漫性肺泡细胞癌。

住院医生： 患者入院后查三大常规、血生化全套、肿瘤全套、多次痰找抗酸杆菌、痰培养、HIV抗体、巨细胞病毒抗体等均无异常，血沉28mm/h，1单位PPD试验阴性，已行胸部CT检查，见图1-30-2。

CT室医生： 图1-30-2两肺弥漫分布粟粒状、结节、网结节状及斑片状磨玻璃样影，小叶间隔及支气管血管束明显增厚，边缘亦见小结节影，右上肺后段及左下肺内前基底段见片状不规则高密度影，边缘模糊，内见多发透亮影，气管前腔静脉后、主肺动脉窗及气管分叉下见肿大淋巴结。影像诊断：双肺弥漫间实质病灶伴纵隔淋巴结肿大，肺泡细胞癌首先考虑，建议纤支镜或经皮肺活检。

住院医生： 患者纤支镜检查见各叶段支气管开口通畅，支气管黏膜稍充血，无明显分泌物，于右下肺行TBLB（经纤支镜肺活检），取得粟粒大肺组织2块，送检病理，见彩图1-30-1和彩图1-30-2。

病理医生： 送检肺泡组织中见少量核异质细胞，建议重新活检。

住院医生： 因首次TBLB病理并未诊断肺癌，遂1周后再次行TBLB，取得报告粟粒大肺组织3块，送检病理，见彩图1-30-3～彩图1-30-6。

病理科医生： 结合影像学检查和病理学所见，该患者确诊为弥漫性肺泡细胞癌。

住院医生： 该患者确诊肺癌后，因经济原因，放弃进一步治疗而出院。

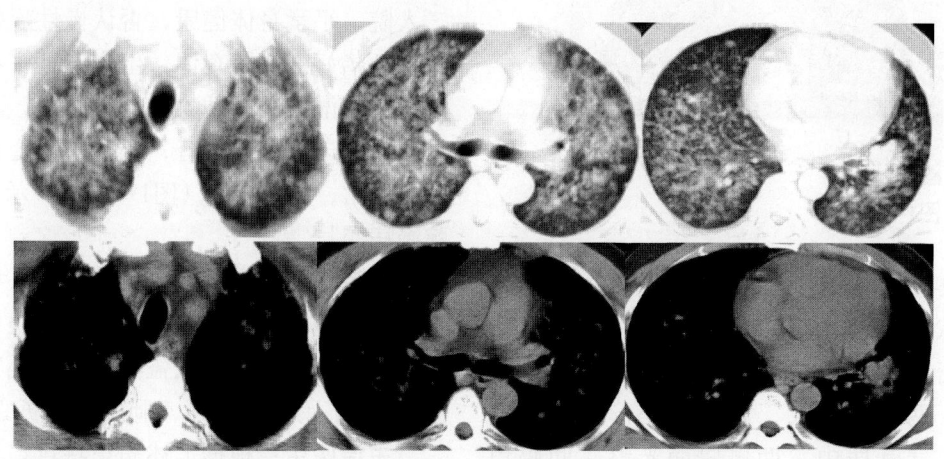

图1-30-2

提示：
弥漫性肺病的确诊有赖于肺活检病理诊断，而反复TBLB不失为弥漫性肺病患者获得病理活检组织的有效方法。

病例31　胸闷气急10月，加剧伴咳嗽1月[31]

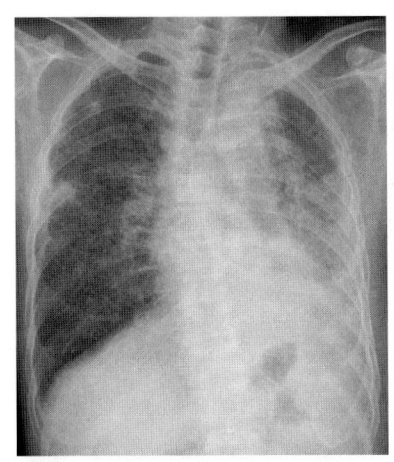

图1-31-1

放射科医生：图1-31-1胸椎向右侧弯，气管尚居中，两肺见网格状及小片状阴影，边界模糊，左心缘及左膈面上移、模糊，左侧心后区显示不清，右膈无殊。左侧肺野外带密度增高，肋间隙变窄。影像诊断：两肺间质性病变？左侧胸膜炎，增厚为主；胸椎侧弯；建议胸部CT检查。

实习医生汇报病史：患者男性，60岁，因"胸闷、气急10月，加剧伴咳嗽、咳痰1月"入院。患者10月前，无诱因下出现胸闷气急，活动后尤明显，无发热、盗汗、无咳嗽、咳痰，无头晕及端坐呼吸，8月前曾于当地医院就诊，诊为"左侧胸膜炎伴积液"，经抗感染及胸腔穿刺抽液等处理后，胸闷明显缓解而出院，因有一次胸水CEA轻度升高，但血CEA正常，故出院诊断"胸膜炎：恶性胸水可能"。出院后，偶有左侧胸闷不适，但无明显呼吸困难，多次复查B超仅示左侧少量胸腔积液而没复查胸水CEA。

1月前，胸闷气急加重，伴咳嗽咳痰，痰为白泡状，无咳血，为进一步诊治而转本院，本院门诊胸片示"两肺间质性炎症"而收入院。平素身体一般，否认"肝炎及肺结核"病史，无烟酒嗜好。查体：T 36.6℃，R 20次/分，P 94次/分，Bp 120/75mmHg，神清合作，精神软，全身皮肤、巩膜无黄染，颈部、锁骨上淋巴结未及肿大。气管尚居中，左侧胸廓稍凹陷，左下肺触觉语颤减弱，叩诊呈浊音，二肺呼吸音弱，闻及散在的少量湿性啰音。心率94次/分，律齐，未闻及病理性杂音。腹软，无压痛、反跳痛，肝脾肋下未及。双下肢无水肿。辅助检查：入院后查三大常规、血沉、PPD、血生化全套、肿瘤全套、风湿全套、免疫全套及腹部B超等检查均无异常，已拍胸部CT，见图1-31-2。

CT室医生：图1-31-2双肺纹理增多，呈广泛的网格状改变致肺野透亮度减低，其边缘略模糊不清，两侧肺野散在片条状的软组织密度影，边缘模糊，以左下肺部后侧为著，注射造影剂增强后示强化，CT值为83~99Hu，其边界不清，两胸后侧壁示弧形的液性密度影，以右侧为著，左肺容积缩小，纵隔轻度左移，气管支气管开口尚属良好，纵隔肺门区未示明显肿大的淋巴结。影像诊断：两肺广泛间质性病变，请结合临床并复查；两侧胸腔积液。

住院医生：该患者病史特点如下：老年男性，慢性病程；胸闷、气急10月，加剧伴咳嗽、咳痰1月；体检示左侧胸廓稍凹陷，左

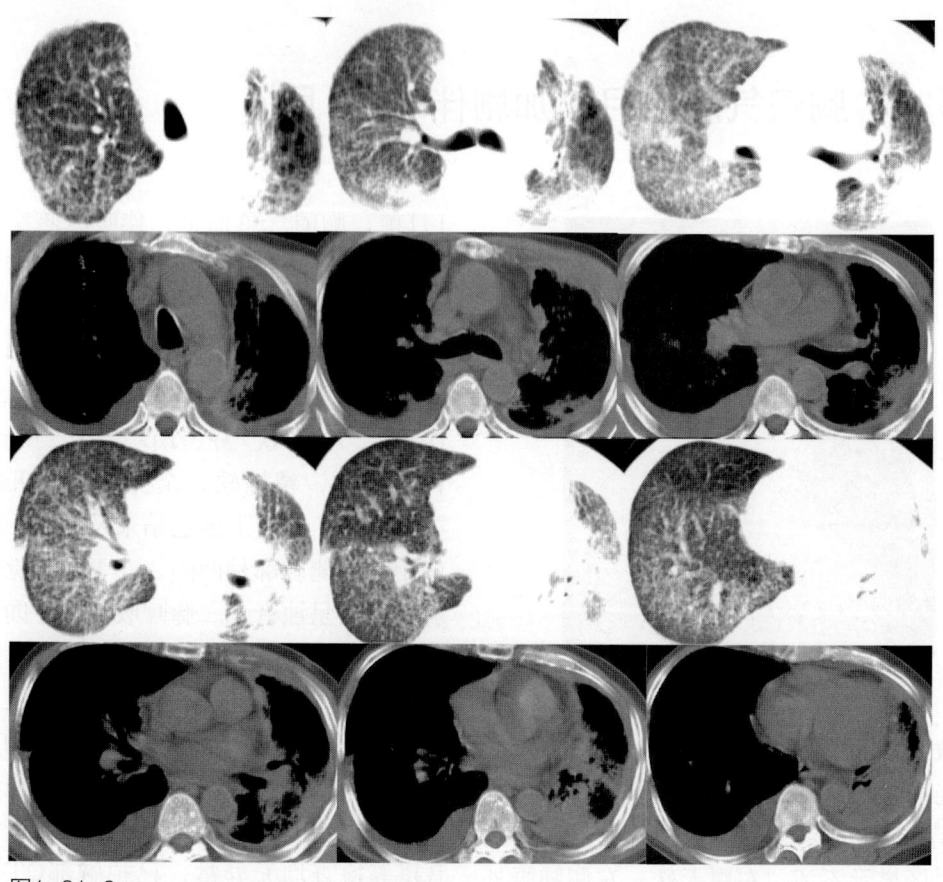

图1-31-2

下肺触觉语颤减弱,叩诊呈浊音,二肺呼吸音弱,闻及散在少量湿性啰音;胸部CT示两肺广泛间质性病变并胸腔积液。

主治医生:该患者从影像学来说,就是两肺广泛间质性病变并胸腔积液,可能要考虑的疾病有:①结缔组织疾病:该类疾病常有肺间质改变和胸腔积液,但多好发于中青年女性,风湿全套和免疫全套等检查应有相应改变,该患者病史特点与之不符,不考虑该类疾病;②结核性胸膜炎并血播型肺结核:该病应有明显的结核中毒症状,同时可有肺外结核的相应表现,血沉快,PPD阳性,但该患者病史特点与之也不符,故不考虑结核;③肺泡细胞癌:症状上以胸闷和咳白泡痰为主,病程可达数月,影像学上表现为二肺弥漫性间质性病变,因该患者病程中曾有胸水CEA升高,且同时有两肺广泛间质性病变,故要高度怀疑肺癌。该患者要围绕肺癌而开展进一步检查。

住院医生:患者入院后多次胸腔穿刺抽水送检CEA及找癌细胞,但均阴性,纤支镜检查于各叶段支气管开口未见新生物,于右肺下叶行TBLB,病理图片见彩图1-31-1和彩图1-31-2。

病理科医生:右下肺纤支镜肺活检中分化腺癌,倾向于肺泡细胞癌。

住院医院:患者确诊肺癌后,放弃进一步治疗而自动出院。出院2个月后复查CT(图1-31-3),病灶明显进展。随访4月后失访。

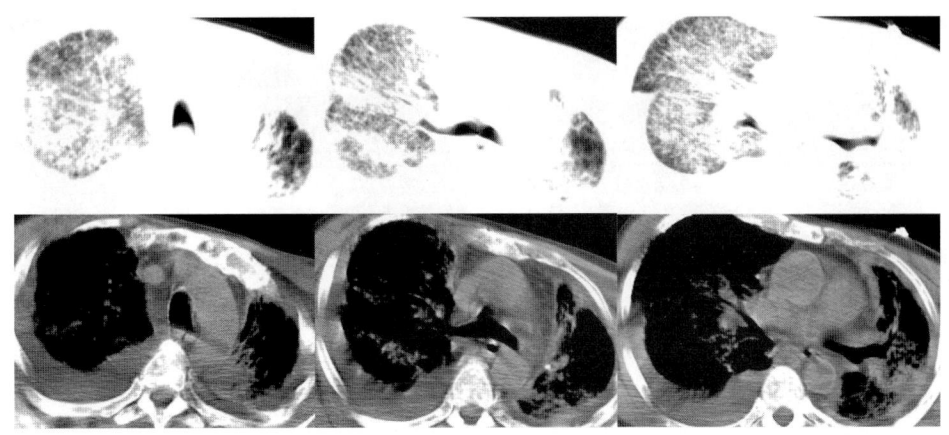

图1-31-3

> **提示：**
> CEA（癌胚抗原）是肺癌相对比较特异的肿瘤标志物，而胸水CEA升高，对肺癌而言特异性更高！

病例32 发热、胸痛、咳嗽伴痰中带血半月[32]

放射科医生：胸部后前位片分析（图1-32-1）：胸片上可见两肺多发性结节影伴左侧胸腔积液，肺容积无减少，纵隔不增宽。胸部CT分析（图1-32-2）：显示两肺多发粟粒状、结节状、棉球状阴影。病灶两侧不对称，下肺野可见边界不清的粟粒状微小结节影。左肺上叶、右肺中叶及下叶近胸膜处可见结节影，其中左肺上叶结节影融合成棉球状。图1-32-3示病灶明显进展，右肺下叶、左肺上叶有新的病灶出现，融合成团状、片状，无明显支气管充气征。

住院医生汇报病史：患者女性，25岁，因"发热、胸痛、咳嗽伴痰中带血半月余"于3月26日入院。患者于入院前半月无明显诱因出现左侧胸痛，胸痛为锐痛，以吸气及咳嗽时明显，有发热，体温最高达39℃，咳嗽，痰少而黏，痰中带血。当地诊断为"肺炎"，治疗后体温逐渐下降，但仍有低热，胸痛，咯血丝痰，3月24日外院胸片示"两肺多发性结节影伴左侧胸腔积液"（图1-32-1），尿常规示"潜血2+"。病程中患者纳差、乏力明显，鼻涕中混有血丝，无盗汗，无尿频、尿急、尿痛等现象，大便正常。2年前因早孕行药物流产，药流不全行清宫术，此后上环，月经不规则，每次行经长达10余天。1月前查尿绒毛膜促性腺激素（HCG）阳性，在当地行人工流产，未刮出任何组织。查体：体温38℃，精神差，体型较消瘦，面部潮红。全身浅表淋巴结未触及。左下肺语颤减弱，叩诊呈实音，无啰音。心

---

32 病例提供：330006 南昌大学第二附属医院（杨青，况九龙）

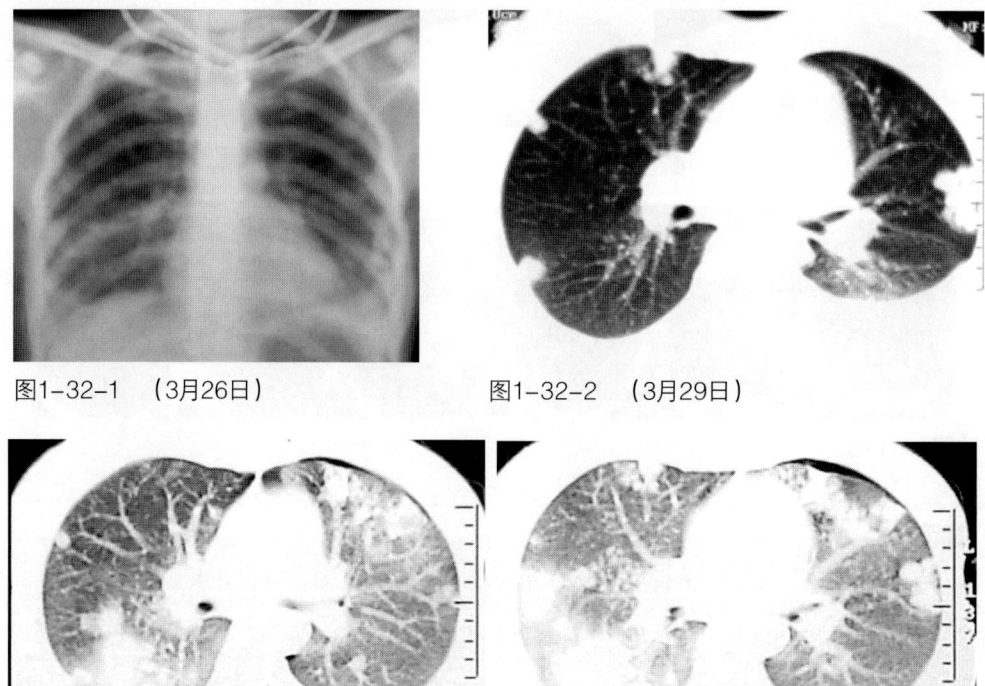

图1-32-1 （3月26日）　　图1-32-2 （3月29日）

图1-32-3 （4月16日）

率90次/分，心律齐，各瓣膜听诊区未闻及病理性杂音。腹软无压痛，肝脾未触及肿大。入院诊断：肺部阴影，性质待查。

放射科主任： 本例患者病变，就影像学的角度来看，是双肺多发斑片和结节阴影的鉴别诊断分析。肺部斑片状阴影常需与以下疾病鉴别：①各种肺炎，包括大叶性肺炎、支气管肺炎、阻塞性肺炎、吸入性肺炎等；②肺泡性肺水肿；③肺栓塞；④肺出血；⑤肺泡细胞癌；⑥肺泡蛋白沉积症。肺部结节阴影常规与以下疾病鉴别：①粟粒性肺结核；②肺结节病；③肺泡细胞癌；④转移癌；⑤胶原血管疾病的肺内表现。鉴于患者入院后肺部病灶的多发性和明显进展，该患者首先要考虑肺部转移性肿瘤。

呼吸科主任： 本例患者的临床特点：①患者为育龄期女性；②主要表现为发热、胸痛，咯血，两肺多发斑片和结节阴影；③近期查HCG阳性，行人工流产术。应根据患者临床特点和影像所见而进行诊断。

住院医生： 患者入院后实验室检查：白细胞$8.96×10^9$/L，中性粒细胞78.7%，红细胞$3.73×10^{12}$/L，血红蛋白113g/L，血小板$273×10^9$/L，血沉45mm/h，尿常规隐血2+～3+，尿红细胞形态检查示红细胞 0～4/Hp，白细胞4～6/Hp，血癌胚抗原2.68ng/ml，中性粒细胞胞浆抗体阴性，抗核抗体阴性。白带常规：上皮细胞3+，杆菌1+，白细胞1+。多次痰抗酸染色阴性，痰找癌细胞阴性，旧结核菌素试验弱阳性。B超示子宫、双侧附件未见明显异常，左侧胸膜腔少量积液。

入院后行胸腔穿刺抽液术，胸水常规为黄色，混浊，黏蛋白定性试验为阴性，白细胞3+/Hp，红细胞2+/Hp，胸水染色体及细胞学检查未见恶性诊断依据。入院后予诊断性抗结核治疗，并予阿奇霉素抗感染治疗，患者体温波动于37～38℃，仍有胸痛，咯血丝痰，鼻涕中有少量血丝，出现肺部湿啰音，部位不固定，性质多变。入院后于肺部高密度病灶处（图1-32-2）行经皮肺穿刺，病理示红染无结构物，其旁见少量的淡红色均质状物，呈带状，考虑为梗死灶组织并淀粉样变。4月15日行纤维支气管镜检查未见异常，于左下肺盲检及灌洗，灌洗液检查未见异常，病理镜下见肉芽组织。4月16日复查CT示病灶明显进展，有新的病灶出现（图1-32-3），4月20日再次经皮肺活检，镜下见肺组织部分区渗出、出血、纤维素样坏死。

主治医生：根据检查及治疗效果观察，已基本排除肺结核、肺癌、肺泡蛋白沉积症、肺水肿等疾病。4月21日查尿HCG阳性，血HCG＞20万U/L（正常值0～10），结合病理诊断为绒毛膜癌肺转移，转入妇产科，予5-氟脲嘧啶和更生霉素化疗后病灶明显吸收（图1-32-4，图1-32-5），胸痛、咯血症状消失，体温正常，7月血HCG降至正常值。

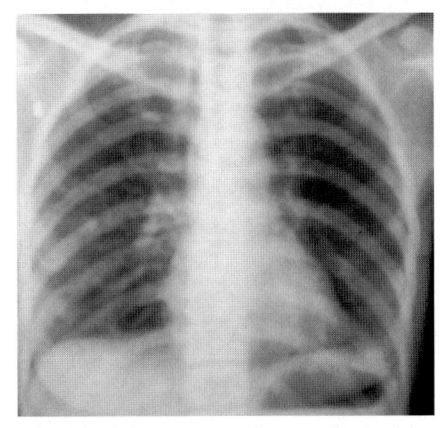

图1-32-4

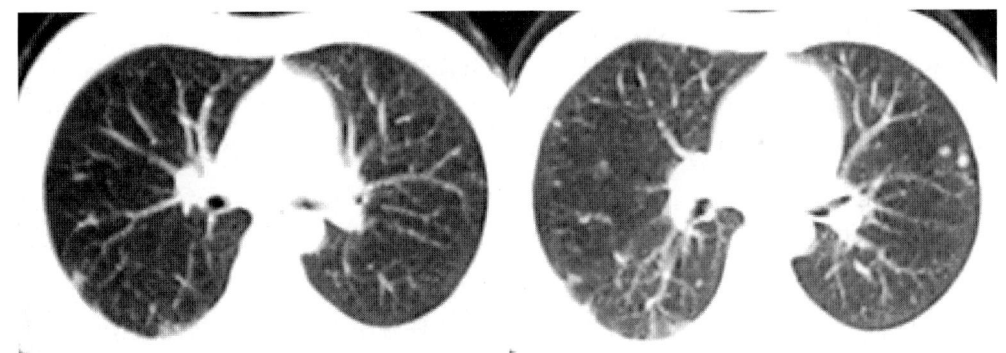

图1-32-5

提示：
    绒癌可以肺部转移为首发表现，且有多种形态改变，如片状阴影、圆形结节状阴影及胸腔积液等。

病例33　乳癌术后10年，左下肺结节性病灶2年[33]

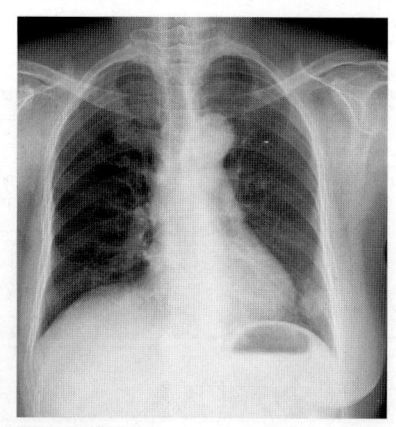

图1-33-1

放射科医生：图1-33-1胸廓对称，气管居中；左下肺可见团块状略高密度影，边缘光滑，余两肺纹理清晰，未见明显实质性病灶；双肺门影不大，心影大小形态未见明显异常，两膈面光整，两侧肋膈角锐利；右侧乳房软组织影缺如。影像诊断：右侧乳房影缺如，左下肺结节影，建议CT进一步检查。

实习医生汇报病史：患者女性，56岁，因"右侧乳腺癌术后10年，体检发现左下肺结节性病灶1周"入院。患者10年前因"右侧乳腺癌"而行手术治疗，术后一般情况好，并予化疗和内分泌治疗，于1周前体检时发现"左下肺结节性病灶"而入院。患者发病来，一般情况好，无发热、盗汗，无咳嗽、咳痰及胸痛。平素身体健康，有"高血压及冠心病"12年，否认"肝炎及肺结核"史，无特殊嗜好。查体：T 36.2℃，P 70次/分，R 18次/分，Bp 160/90mmHg，神清合作，浅表淋巴结无肿大，头颅五官端正，气管居中，胸廓无畸形，二肺呼吸音清，心腹脊柱四肢等检查无异常。入院后三大常规、血生化全套、肿瘤全套、PPD、血沉等均无异常。

住院医生：这是一位56岁女性患者，因"右侧乳腺癌术后10年，体检发现左下肺结节性病灶1周"入院，查体及辅检无异常，入院后已行CT检查，病灶图片如下。

CT室医生：图1-33-2平扫肺窗显示左肺下叶可见结节状密度增高影，边界尚清，CT值约为45Hu。纵隔窗显示两肺门无增大，气管支气管通畅，纵隔未见肿大淋巴结，左侧胸膜见局限性增厚影，胸膜、肋骨及胸壁软组织未见异常。右侧乳房影缺如。肝脏密度普遍减低。所示肝内见点状钙化影。影像诊断：右侧乳房影缺如，左下肺结节样软组织影，转移考虑。建议随访复查！

主治医生：该患者因有乳癌手术史，故肺部的结节性病灶首先要考虑肿瘤转移，但也不排除炎性病灶可能，可予经皮肺活检证实。

实习医生：患者本人及家属均拒绝经皮肺活检，要求抗感染治疗后复查。

住院医生：患者经抗感染治疗2周后，复查胸片，病灶无任何变化。

主任医生：该患者的肺部病灶还是要首先考虑肿瘤转移，应在活检确诊的基础上给予积极治疗。

住院医生：患者本人及家属拒绝活检及针对肿瘤的相关治疗，要求出院随访观察。

主治医生：准予出院，门诊定期随访。

住院医生：患者在随后2年的随访中，无任何不适，每3～6个月复查一次胸片，病灶无变化，但于最近一次胸片（图1-33-3）复查中发现病灶较前增大。

33　病例提供：330700 江西省奉新县人民医院（胡居根，胡俊）

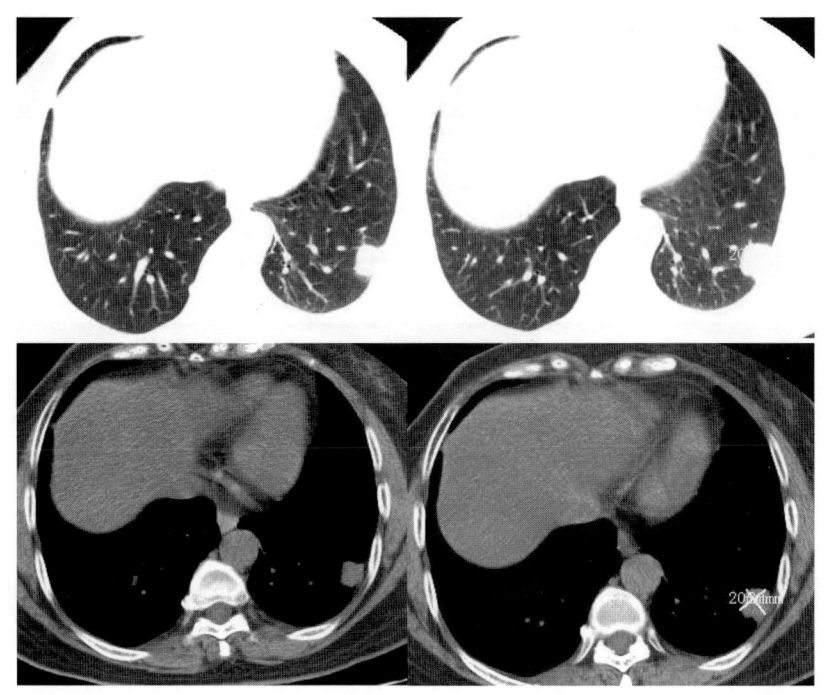

图1-33-2

放射科:图1-33-3胸廓对称,气管居中;左下肺疑见结节状略高密度影,边界较模糊,与两年前胸片比较,病灶似有增大,余两肺纹理清晰,未见明显实质性病灶;双肺门影不大,心影大小可,主动脉结内见钙化影,两膈面光整,两侧肋膈角锐利;右侧乳房软组织影缺如。影像诊断:右侧乳房影缺如,左下肺结节病灶较2年前增大,建议CT进一步检查。

住院医生:患者胸片提示原病灶较前增大后,立即行胸部CT检查,病灶图片见图1-33-4。

CT室医生:图1-33-4胸部CT平扫肺窗显示左肺下叶后基底段见类圆形软组织密度影,边缘见短细毛刺,大小约为2.1cm×2.2cm,CT值约为41Hu。纵隔窗显示两肺门无增大,气管支气管通畅,纵隔未见肿大淋巴结,右侧乳房影缺如。影像诊断:左下肺结节影,占位考虑,周围性肺癌?球形肺炎?建议穿刺活检!

主治医生:该患者在反复劝说下,同意进行确诊性活检,后在全麻下行胸腔镜下左下肺结节切除术,术后病理及免疫组化确诊为乳腺癌肺转移,术后予化疗。

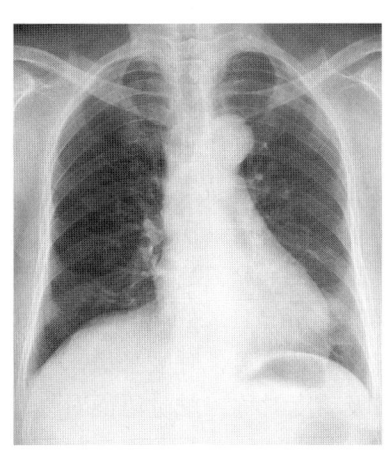

图1-33-3

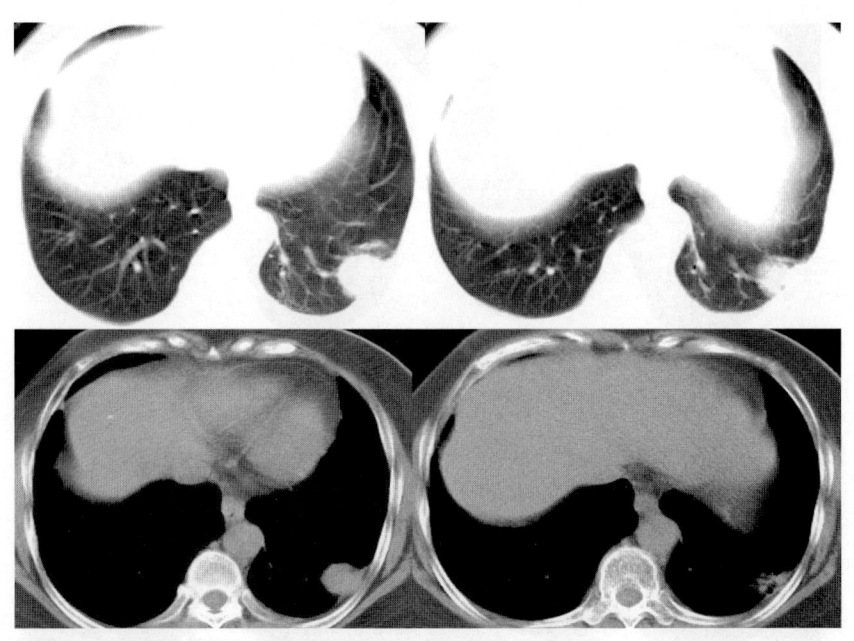

图1-33-4

> **提示：**
> 肺部孤立结节性的转移性肿瘤可蛰伏相当长的时间，但临床上并不能因此而否认其肿瘤的性质。

病例34　发热盗汗20天[34]

放射科医生： 图1-34-1胸廓对称，气管居中，左肺纹理清晰，右肺下野可见小片状阴影，边界模糊，余肺未见明显活动性病灶，心影大小、形态如常，两膈面光整，肋膈角锐利。影像诊断：右下肺炎症考虑，请结合临床及复查。

实习医生汇报病史： 患者男性，57岁，因"发热盗汗20天"入院。患者自诉20天前自觉发热，体温未测，伴有夜间出汗多，无其他不适，自服"消炎药"但无效，1周前至我院就诊，门诊胸片（图1-34-1）示"右下肺炎"而收住入院。平素身体健康，否认慢性疾病史，无烟酒嗜好，患者2月前因胸部挫伤而前后三次拍胸片均无异常。查体：T 37.0℃，P 72次/分，R 19次/分，Bp 140/80mmHg，神清，浅表淋巴结无肿大，胸廓无畸形，呼吸平稳，气管居中，两侧呼吸动度对称，触觉语颤对称，叩诊清

34　病例提供：315731 浙江省象山县石浦中心卫生院（王继东，康志浩），宁波大学医学院附属医院（邓在春）

肺部疾病临床读片 **第二篇**

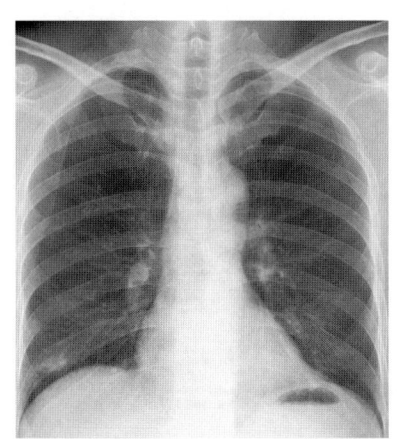

图1-34-1

音，两肺呼吸音清，未闻及干湿性啰音，心腹等检查无异常。入院后查三大常规、生化全套、肿瘤全套等无异常，血沉20mm/L，PPD阴性。

住院医生： 该患者病史特点如下：57岁男性，急性病程；发热盗汗20天；查体示无阳性体征；辅检无特殊，门诊胸片怀疑右下肺炎。患者入院后，已行CT检查，病灶图片如图1-34-2。

CT室医生： 图1-34-2平扫肺窗显示右下肺前基底段、外基底段见斑点状及斑片状高密度影，边缘模糊，余两肺纹理清晰，走行分布无异常，肺实质未见渗出或占位性病变；纵隔窗显示两肺门无增大，气管支气管通畅，纵隔未见肿大淋巴结，胸膜、肋骨及胸壁软组织未见异常。CT诊断：右下肺异常密度影，炎症考虑，建议治疗后复查除外其他病变。

主治医生： 患者病史中有感染中毒症状，胸部CT提示右下肺局限性的渗出性病灶，诊断上首先考虑肺炎，可予抗感染治疗并完善相关检查。

住院医生： 患者入院后即予抗感染治疗，并行纤支镜检查，但未发现异常，抗感染治疗半月后，复查胸部CT，原病灶部位图片见图1-34-3。

CT室医生： 图1-34-3平扫肺窗显示右下肺基底段见团片状高密度影，边缘尚清晰，周围可见分叶及长毛刺，内侧可见胸膜轻度凹陷，可见血管进入病灶内，余两肺纹理清晰，走行分布无异常，肺实质未见渗出或占位性病变；纵隔窗显示两肺门无增大，气管支气管通畅，纵隔未见肿大淋巴结，胸

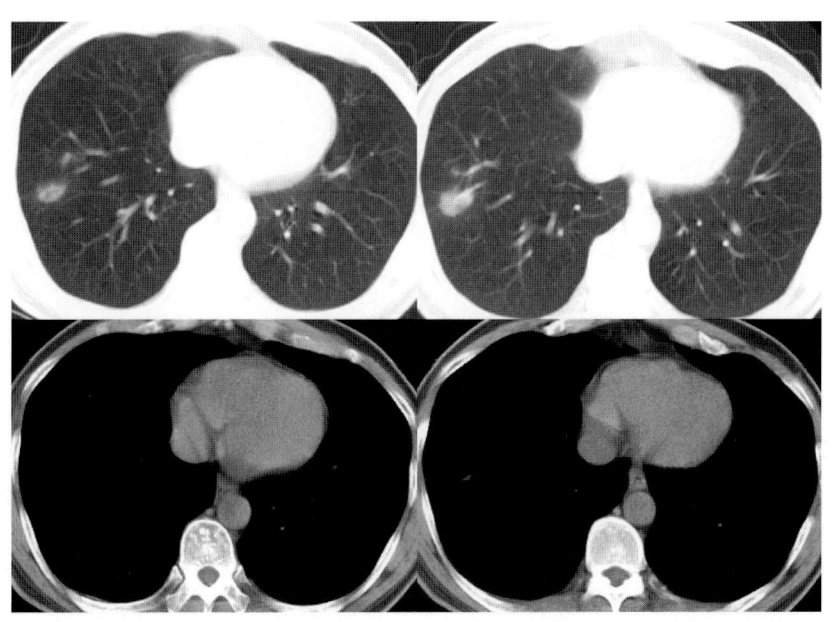

图1-34-2

膜、肋骨及胸壁软组织未见异常。CT诊断：右下肺团片状高密度影，占位性病灶可能性大；对照原CT片，病灶略有增大，建议进一步检查。

主治医生：患者治疗前后2次CT，仅肺窗显示右下肺基底段团片状高密度影，纵隔窗未见明确病变，建议行病灶处HRCT检查，了解病灶内部的详细情况。

住院医生：患者再次行CT检查，重点为病灶处HRCT+增强，见图1-34-4。

CT室医生：图1-34-4右下肺前基底段见结节状高密度影，边缘毛糙不整，有

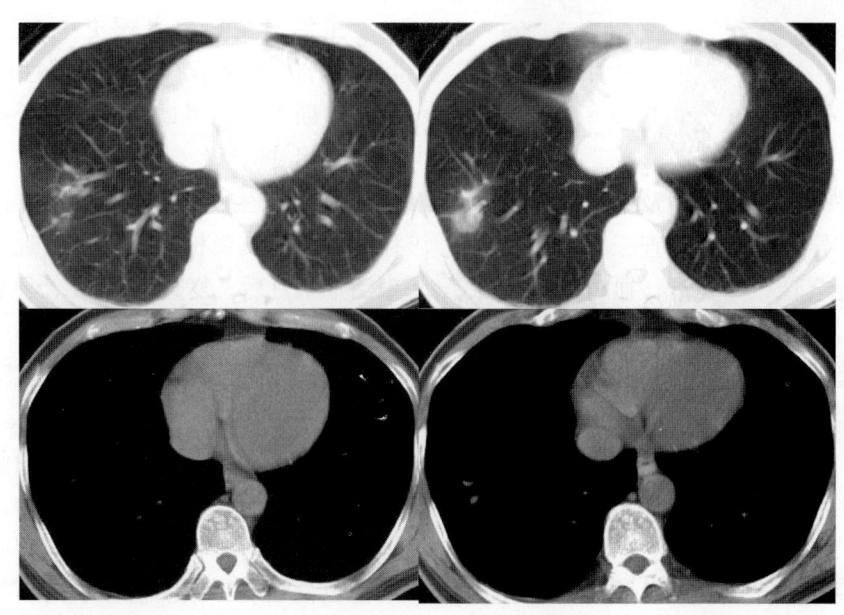

图1-34-3

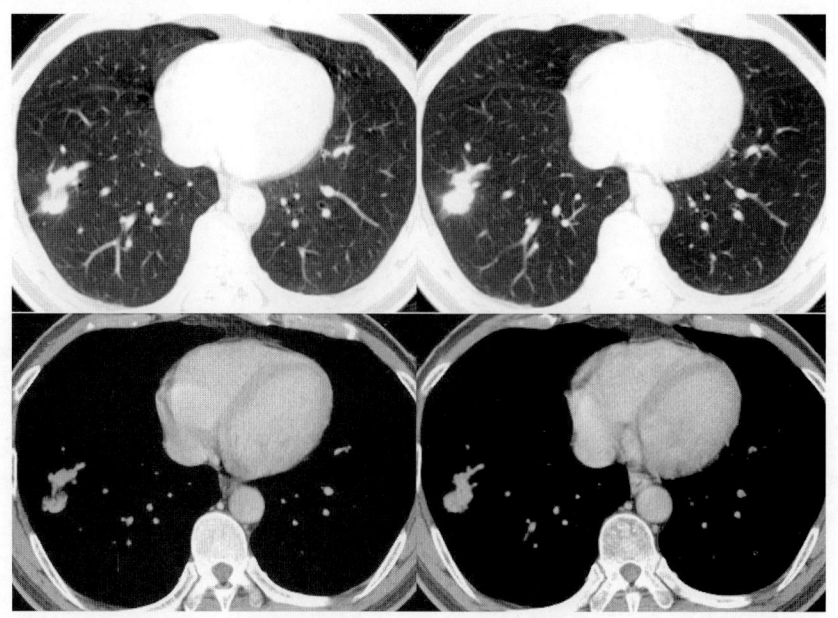

图1-34-4

分叶及毛刺，周围见晕征，胸膜轻度凹陷，注入造影剂后结节明显强化，动脉期CT值约41.21～46.50Hu，静脉期CT值约72.50～83.83Hu，且可见血管进入病灶内，余两肺纹理清晰，走行分布无异常，肺实质未见渗出或占位性病变，两肺门无增大，气管支气管通畅，纵隔未见肿大淋巴结，胸腔内未见游离液性影。CT诊断：右下肺占位，肺癌考虑。

主任医生：根据患者抗感染治疗效果及病灶处HRCT增强扫描结果，肺癌可能性比较大，但也有不支持点：患者2月前多次胸片均无异常！不管怎样，该患者有手术指征——剖胸探查。

住院医生：患者转胸外科手术治疗，术后病理报告炎性假瘤，术后完全康复出院。

主任医生：该患者术后病理报告与术前CT诊断不一致，这种情况临床上并不能完全避免，如果有条件的话，术前行PET-CT检查，则有可能避免这种情况。

> **提示：**
> 炎性假瘤为一种特发的非特异性慢性增殖性炎症，临床表现类似肿瘤，但实质上是炎症，故名炎性假瘤。

病例35　间断咳嗽3月，伴气短2月[35]

实习医生汇报病史：患者男性，52岁，因"咳嗽3月，伴气短2月"入院。患者3月前无明显诱因下出现咳嗽，为阵发性，先咳黄痰，后转为白稀痰，伴低热，无胸痛、咯血、关节痛、乏力，在当地诊所给予"甘草片"、"Vc银翘片"等药物口服，症状好转。2月前受凉后出现胸闷、气短，活动后加重，伴咳嗽，咳白色稀痰，无发热、胸痛，偶有2次痰中带血，予"罗红霉素胶囊"、"多索茶碱片"口服，症状无明显缓解，于当地医院拍胸部CT（图1-35-1）示"右下肺肺癌并肺内广泛血行转移"，为进一步诊治而转本院，门诊以"双肺阴影性质待查"收入院。3年前患"黄疸性肝炎"，已治愈，否认"肺结核"病史。"磺胺类"药物过敏，吸烟15支/天×20年。入院查体：T 36.2℃，P 88次/分，R 22次/分，Bp 140/80mmHg，神清合作，自主体位，全身皮肤黏膜无黄染及出血点，浅表淋巴结无肿大，颈软，气管居中，甲状腺不大，颈静脉无怒张，胸廓对称，双肺呼吸运动正常，双肺呼吸音清，未闻及干湿啰音。心腹脊柱四肢等检查无异常。辅助检查：血常规、生化全套、肿瘤全套、凝血全套、血沉等均正常。

CT室医生：胸部CT提示二肺弥漫性结

35　病例提供：450003 河南省人民医院（潘金兵），317500 浙江省温岭市第一人民医院（李相国）

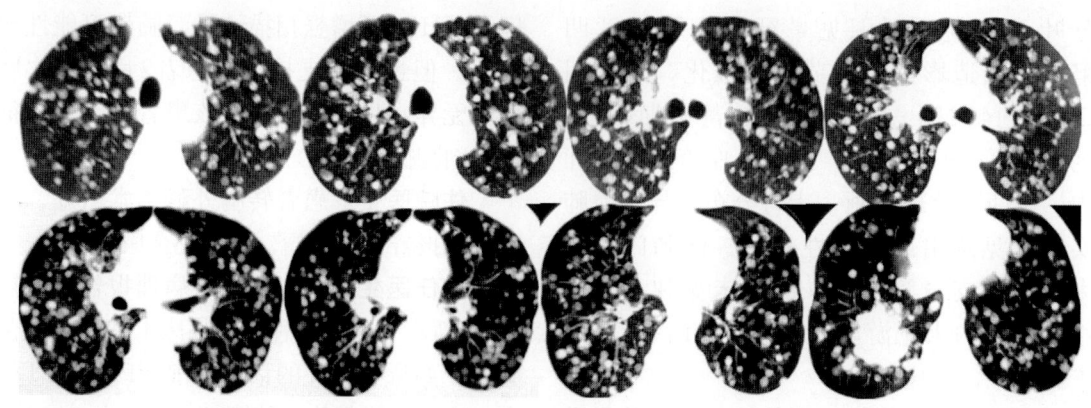

图1-35-1

节性病变,右下肺3.5 cm×3.6 cm肿块。CT诊断:右下肺癌伴肺内广泛血行转移可能,请临床进一步检查以除外转移性肿瘤。

住院医院: 该患者病史特点如下:52岁男性,中度吸烟者;咳嗽3月,伴气短2月,偶有痰中带血;查体无明显阳性体征;外院胸部CT示"右下肺肺癌并肺内广泛血行转移"。

主治医生: 该患者临床诊断为肿瘤而且为晚期肿瘤,应该没有任何问题,问题是肿瘤原发在哪儿?能否拿到病理学诊断依据?下一步的工作应主要围绕这两个方面而展开。

住院医生: 该患者入院后行腹部B超(肝胆脾胰肾上腺膀胱前列腺等)检查,但无异常;胃镜检查报告"浅表性胃炎"。入院后痰涂片发现癌细胞(考虑腺癌可能,建议活检分型),后行纤支镜检查,于右下肺行TBLB(经纤支镜肺活检),病理报告肺腺癌。

实习医生提问: 该患者确诊后,下一步如何治疗?

主治医生: 因该患者为非常晚期的肺癌,治疗方法有限,可以考虑的方法只有化疗和靶向治疗,因病灶太广泛,化疗效果未必好,而靶向治疗则可能产生奇迹。

住院医生: 该患者确诊后,患者本人及家属均放弃进一步治疗而自动出院。

提示:

随着医学科技的发展,对以腺癌为主的晚期肺癌,可以尝试分子靶向治疗,大约20%的患者可产生奇迹般的疗效。

病例36 右胸痛5天

CT室医生：（图1-36-1~图1-36-3）胸廓对称，气管纵隔居中，各叶段支气管开口通畅。右肺上叶见两处团块样高密度影，呈分叶状，边缘欠光滑，最大层面分别为 2.0 cm×2.8 cm，2.6 cm×4.1 cm，CT值为15~28Hu、36Hu，位于后侧的病变与上叶支气管后壁分界不清。邻近胸壁侧右肺上叶见小片状高密度影，边缘模糊。纵隔内未见明确肿大淋巴结影。CT诊断：右肺上叶多发占位病变，以多中心起源肺癌可能性大。

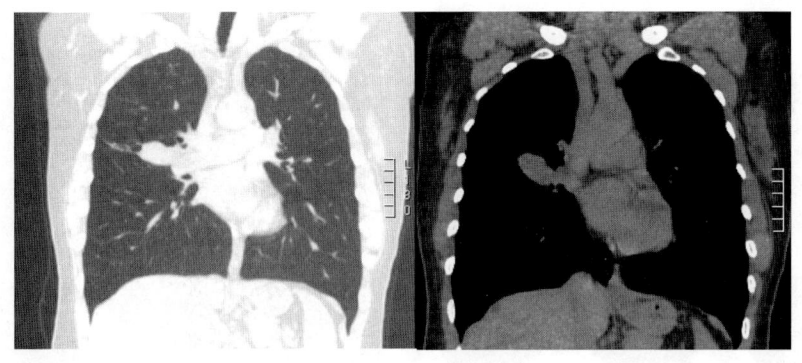

图1-36-1

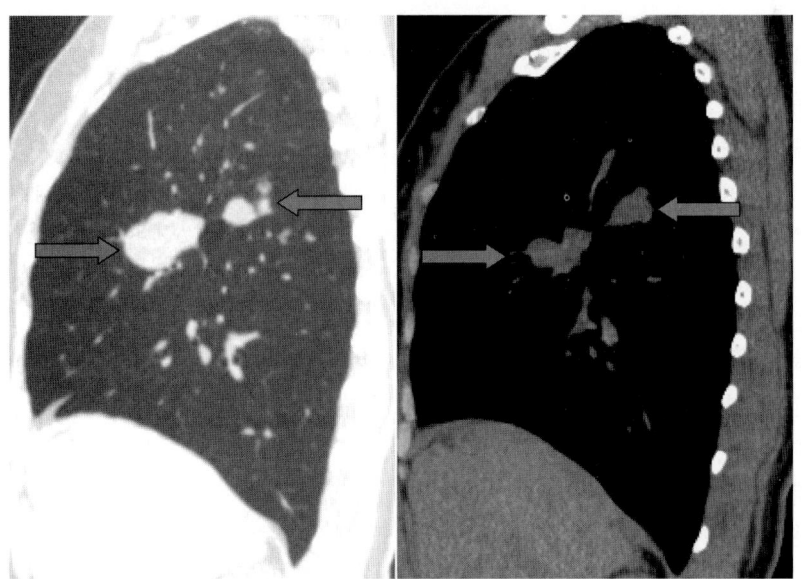

图1-36-2

---

36 病例提供：130021 吉林大学第一医院（曹殿波，王晓军，佟倩）

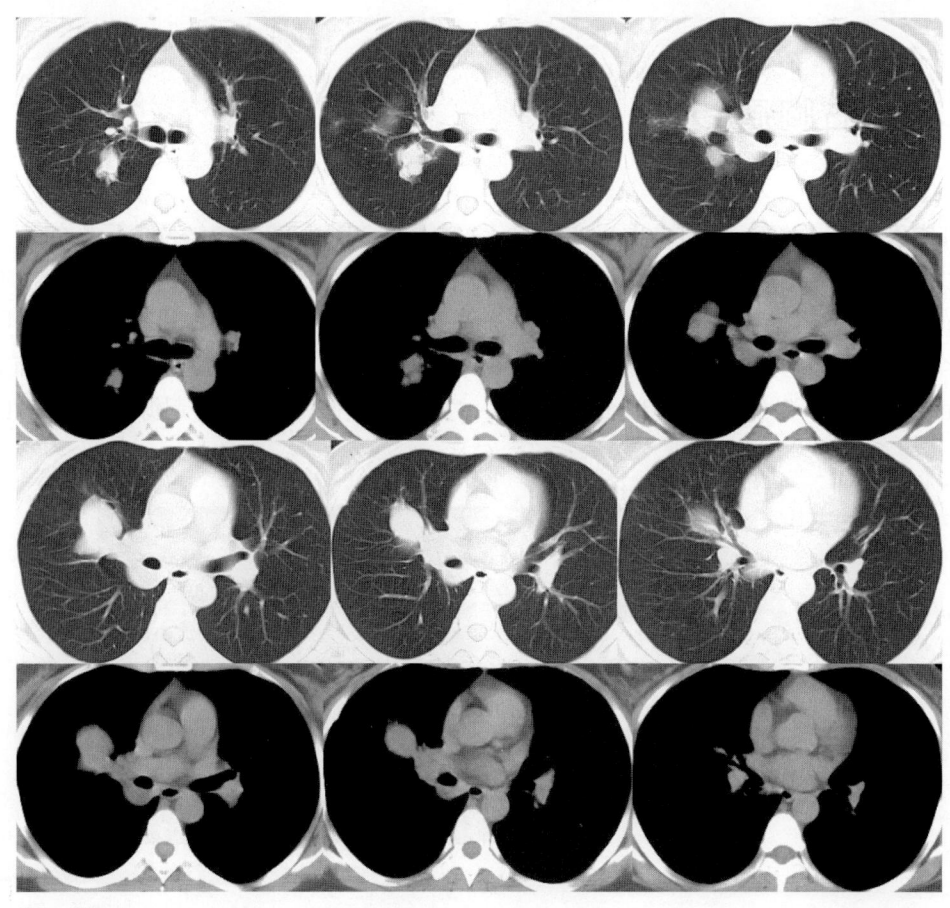

图1-36-3

住院医生汇报病史： 患者女性，41岁，因"右侧胸痛5天"入院。患者自诉5天前无明显诱因出现右侧胸痛，无咳嗽、咳痰，无低热、盗汗，于当地医院拍片发现"右肺占位病变"而入院。平素身体健康，否认"肝炎、肺结核"史，无烟酒嗜好。入院查体：生命体征平稳，神清合作，浅表淋巴结无肿大，胸廓无畸形，心肺腹及脊柱四肢等检查无异常。辅助检查：三大常规、血生化检查、血肿瘤标志物、血沉、PPD等检查均未见异常，胸部CT（图1-36-1～图1-36-3）示右肺上叶多发占位病变，以多中心起源肺癌可能性大。

主治医生： 该患者病史特点如下：中年女性，急性病程；右侧胸痛5天，无咳嗽咳痰及低热盗汗；查体无异常；实验室检查无异常，胸部CT示右肺上叶多发占位病变。入院后已行纤支镜检查，未见异常。

主任医生： 该患者胸部CT特点为右肺上叶多发形态不规则肿块，肺门纵隔淋巴结未见明显肿大。从胸部CT影像表现上看，需考虑如下疾病：①良性肿瘤：少见，以错构瘤最多，生长缓慢，影像学上表现为边缘光滑、无毛刺，大小通常小于4cm，爆米花样钙化和脂肪密度是特征表现。②肺囊肿：多位于肺野中内带，直径一般在3～5cm，多呈类圆形肿块、分支状或结节状阴影，边缘光滑，密度均匀，囊壁光整；其内液体可为水样密度或软组织密度，若与支气管相通可形成含气囊肿或液气囊肿（图1-36-4）；若反复出血感染可呈软组织密度，边缘仍多较光滑，增强扫描除囊壁外，囊内不会强化（图

1-36-5）。③结核球：多发生在上叶尖后段和下叶背段，病变呈圆形或类圆形，密度较高，内部可见斑点状或弧形钙化，病灶周围有卫星灶，可伴有肺门纵隔淋巴结钙化。④炎性假瘤：多发生在儿童和年轻人，可发生在两肺野的任何部位，可呈圆形或分叶状，直径一般在2～4cm，也可大于5cm，边缘光滑或有长毛刺，周围有时可见不规则条索状影，密度中等且较均匀，偶见钙化、小空洞。⑤周围型肺癌：肺内实质性肿块，多有分叶、毛刺及胸膜牵拉征，可出现空洞，增强扫描实质可有强化，常伴有肺门纵隔淋巴结肿大。⑥血管性病变：可为动静脉瘘、肺动脉瘤等，增强CT扫描可资鉴别，但本病例未行增强检查，不能完全排除。该患者因不能排除肺癌，故建议外科手术治疗。

胸外科医生：术中所见：右侧第5肋间后外侧开胸，胸腔无积液及粘连。于斜裂与水平裂之间见囊性肿物，且嵌入右肺上叶前段。针吸囊肿内容物，为黏稠胶冻状。经斜裂至水平裂、右肺上叶前段予以钝性及锐性解剖分离，将囊肿完全切除。送检为纤维囊壁，镜下见病变内有扩张细支气管和血管纤维组织增生，炎性细胞浸润和淋巴结反应性增生（彩图1-36-1）。最后诊断：支气管源性肺囊肿。

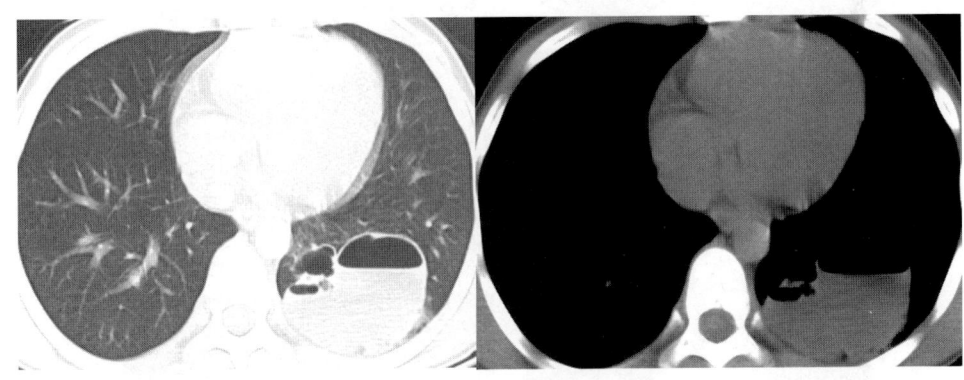

图1-36-4 典型液气平面的肺囊肿

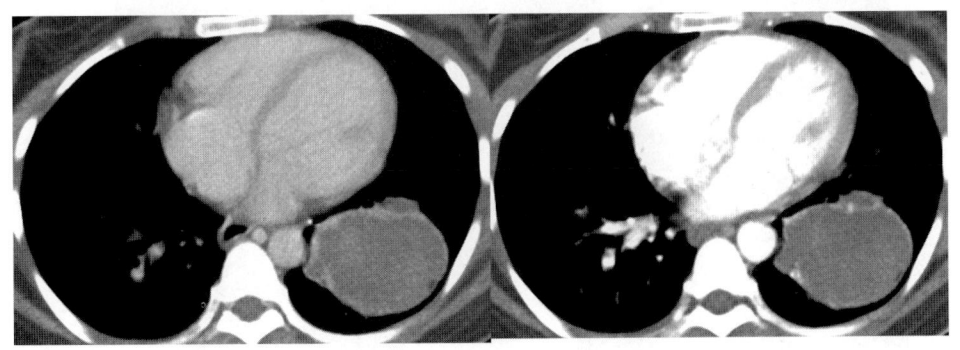

图1-36-5 单纯含液囊肿增强扫描仅有囊肿壁强化

提示：

不典型肺囊肿容易与肺内其他病变相混淆，特别是单纯含液囊肿，其形态、密度与肺内球形病变非常相似。对于肺囊肿治疗，内科仅改善其并发症，外科手术切除病灶才是唯一有效的根治疗法。

病例37 间断性咯血1月[37]

CT室医生：图1-37-1胸廓对称，气管纵隔居中；气管下段见凸向腔内结节影，基底部较宽，大小为1.0 cm×1.1 cm，CT值为22～25Hu，似与气管后壁和右侧壁相连；冠状位、矢状位及支气管气相重建见气管腔内肿物，与气管壁相接部位基底较宽，邻近气管壁未见增厚，气管壁周围脂肪间隙存在；两肺纹理走行自然，两肺内未见病变；

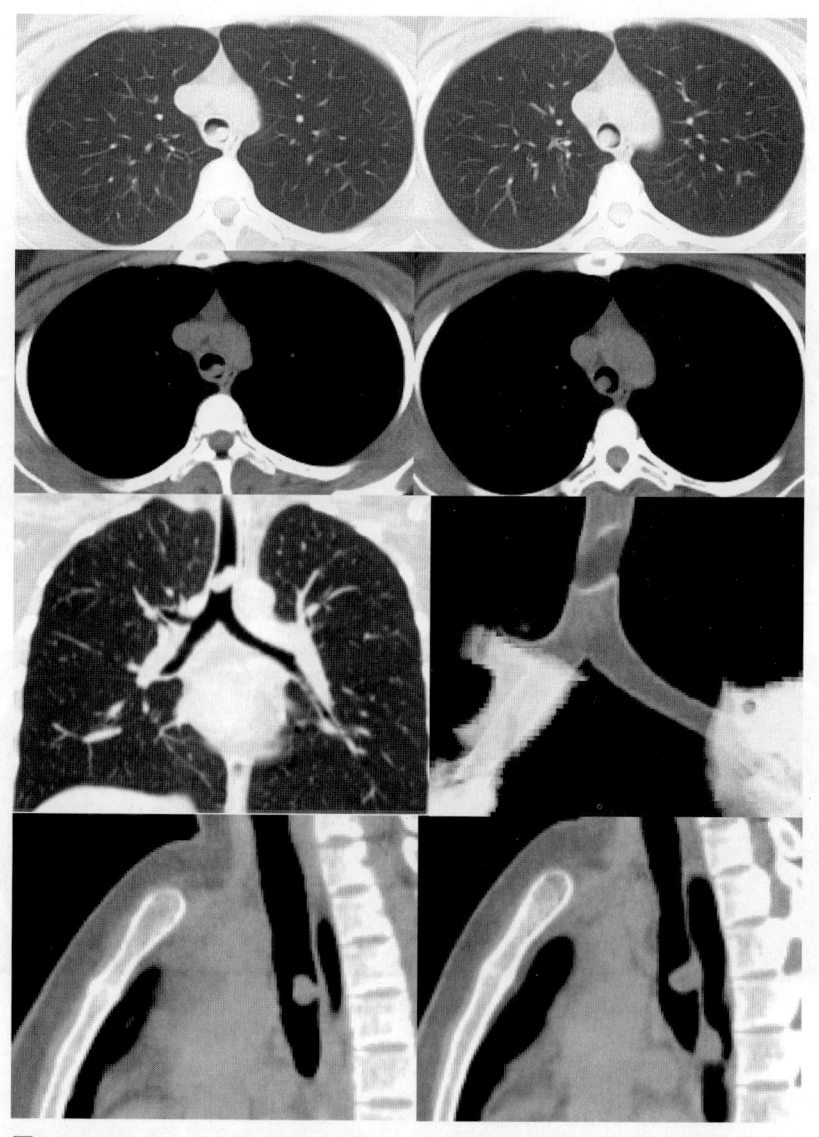

图1-37-1

---

[37] 病例提供：130021吉林大学第一医院（曹殿波，史东光，刘伟，曲亚罡）

两肺门及纵隔内均未见肿大淋巴结影，胸主动脉及食管均未见异常。CT诊断：气管下段肿瘤。

住院医生汇报病史：患者女性，24岁，因"间断性咯血1月"入院。该患者于1个月前"感冒"后出现咯血，血呈鲜红色，量少，约10ml，伴发热、咳嗽、咳痰，于外院就诊，给予抗感染对症治疗后咳嗽、咳痰症状消失，肺部CT检查示"气管肿物"，为求系统诊治而来我院。平素身体健康，否认慢性疾病史，无烟酒嗜好。查体：气管居中；胸廓对称无畸形，双侧肋间隙未见明显增宽或变窄，双侧呼吸运动度均等；触诊双侧触觉语颤未见明显增强及减弱；叩诊双肺呈清音；听诊双肺呼吸音增强，未闻及干湿啰音，心腹等检查无异常。实验室检查无异常，胸部CT检查示气管下段肿瘤。

主治医生：该患者病史特点如下：青年女性，急性病程；间断性咯血1月，伴发热、咳嗽、咳痰；查体无明显阳性体征；实验室检查无异常，胸部CT示气管下段肿瘤。

主任医生：本病例胸部CT主要表现为起自气管壁凸向腔内肿物，范围较局限，未见肿物沿气管壁匍匐浸润，未侵及气管周围结构，也未继发阻塞性肺气肿、阻塞性肺炎。双侧肺门及纵隔无淋巴结肿大。从胸部CT影像表现上看，需要考虑如下疾病：①气管内膜结核：发生在肺结核患者的10%~20%，最常累及气管下端和主、叶支气管，病变范围较长，管壁环形增厚伴管腔不规则狭窄，几乎所有病例都伴有肺内支气管感染灶，支气管镜检查有利于明确诊断。②气管良性肿瘤：临床较少见，多呈圆形、椭圆形或息肉状，边缘光滑，直径一般小于2cm，可带蒂，位于黏膜表面，不向管壁外延伸，管壁无明显增厚；瘤内钙化常提示软骨瘤或错构瘤，脂肪密度提示脂肪瘤或脂肪肉瘤，血管样强化提示血管瘤，但绝大多数气管肿瘤无特征性表现。③气管癌：最常见为鳞癌，其次为涎腺癌、类癌，典型表现为菜花状、息肉状或较扁平的不规则软组织肿块，直径一般为2~4cm，基底较宽，无蒂，常自气管后、外侧壁凸向管腔内，管腔不对称性狭窄或管壁局限性环形增厚，肿块常向管壁外浸润，直接侵入纵隔，常伴有纵隔淋巴结肿大。继发性恶性肿瘤：临床少见，主要为来自邻近器官肿瘤侵犯，如食管、甲状腺、纵隔或肺恶性肿瘤；其次为血行转移瘤，多来自乳腺癌、黑色素瘤和肾细胞癌等，CT上表现为气管壁增厚、有腔内或腔外肿块。④气管支气管淀粉样变性：可仅局限于气管和主支气管壁内，影像学表现为局限性或更常见的弥漫性气管壁厚、管腔狭窄或结节状肿块突入管腔内，有时可见弥漫性或结节性钙化。

主任医生：患者入院后即行支气管镜检查（彩图1-37-1）：气管隆突锐利，气管距隆突近3cm处见新生物生长，呈现类似驼峰状凸向管腔内，基底部较宽，表面光滑，局部气管管腔明显狭窄，取病理。

病理科医生：支气管镜活检标本量有限，病变良恶性无法确定。

主任医生：结合CT影像与支气管镜结果，仍无法对气管腔内肿物定性诊断，但总体印象以良性肿瘤可能性大，由于肿物基底较宽，不适合支气管镜下微创治疗，建议胸外科治疗。

胸外科医生：患者转科后即行开胸手术治疗，术中所见（彩图1-37-2）：右侧第5肋间入胸，胸腔无粘连及积液，游离奇静脉并常规结扎切断；切开纵隔胸膜游离气管、右主支气管及左主支气管；探查气管可触及肿物，位于隆突上缘约2.5cm处，长约1.5cm；切断肿瘤上下缘0.3cm处气管，见两环切缘光滑，然后行断端端-端吻合；剖开切除段气管见肿物有宽基底附着气管右侧壁及左后壁，表面光滑呈浅分叶状。

病理科医生： 彩图1-37-3镜下见肿物由大小不等腺管和透明基质构成，免疫组化：Ki-67（+≤5%），SMA（+），P63（+）；结合免疫组化，最后病理诊断为气管多形性腺瘤。

主任医生： 原发性气管肿瘤少见，约占呼吸系统肿瘤的2%，其中主要为鳞状上皮癌和腺样囊腺癌，约占气管肿瘤的80%。气管良性肿瘤较少见，有乳头状瘤、纤维瘤、平滑肌瘤、错构瘤、神经鞘瘤及多形性腺瘤等。气管肿瘤早期临床表现为间断性咯血，但常无任何症状。肿瘤增大后因阻塞气管而憋气、气喘、呼吸困难和继发肺内感染。

气管良性肿瘤为气管黏膜表面的结节状软组织密度病变，多为2cm以下，向气管腔内突出生长，引起气管腔局限性狭窄。气管壁一般无增厚，气管软骨不受侵。较大的肿瘤使气管腔明显狭窄，引起两肺肺气肿或阻塞性炎症。若肿瘤位于气管远端时可阻塞主支气管引起肺不张及炎症。与气管恶性肿瘤不同的是大多数良性肿瘤生长缓慢，通常经过数月甚至数年都未被发现，结果往往长期按阻塞性肺疾病或哮喘治疗。

多形性腺瘤是指肿瘤组织结构中上皮、肿瘤性肌上皮和黏液、软骨样结构混合存在，其组织发生来源目前尚不完全明确。瘤内除存在上皮成分外，还常见黏液样及软骨样组织。这些黏液软骨样组织在形态上与间叶组织颇为相似，故曾认为黏液软骨样组织来源于间叶组织。因而肿瘤并非来源于单个胚层，而是两个胚层混合，所以多形性腺瘤也被称为混合瘤。以后免疫组化标记和电镜观察发现，黏液软骨区的肿瘤细胞可不同程度地表达Keratin、Vitemin、Actin、S-100、Desmin、GFAP等。这些特点与肌上皮细胞相似，提示黏液软骨区中的肿瘤细胞为肌上皮来源可能。多形性腺瘤主要发生在涎腺，气管多形性腺瘤十分罕见，国内外文献大多为个案报道。由于肿瘤生长缓慢，并且临床表现缺乏特异性，容易误诊及漏诊。

常规胸片上很难识别气管良性肿瘤，而且其临床和影像表现与恶性肿瘤难以区别。多排螺旋CT扫描具有一定的优势：CT扫描无结构重叠，分辨率高，可显示小的肿瘤；若平扫与增强扫描相结合，观察肿瘤的强化方式和强化程度有利于肿瘤良恶性判定，明确肿瘤的周围是否侵及和侵及范围，纵隔、肺门有无肿大淋巴结等；三维重建技术可为治疗提供更有价值的信息。总之，早期发现和诊断这些良性肿瘤将有助于患者接受微创治疗并获得良好预后。气管多形性腺瘤属于交界性肿瘤，手术后可复发，因此术后应定期随访复查。

提示：
气管肿瘤早期临床表现为间断性咯血，但也可无任何症状。肿瘤增大后因阻塞气管而憋气、气喘、呼吸困难和继发肺内感染。

病例38　咳嗽、咳痰2月[38]

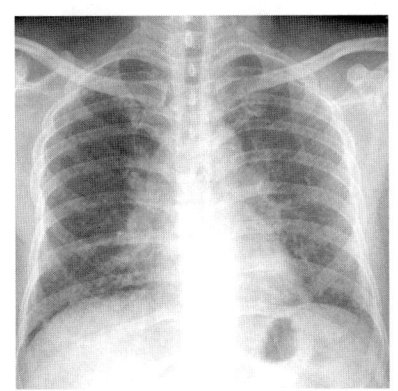

图1-38-1

放射科医生： 图1-38-1胸廓对称，气管居中；两肺纹理增多、增粗，未见明显实质性病灶；双肺门影增大，心影大小、形态未见明显异常，两膈面光整，两侧肋膈角锐利。意见：支气管病变？两肺门影增大，请结合临床，建议CT检查。

实习医生汇报病史： 患者男性，47岁，因"咳嗽、咳痰2月"入院。患者2月前无明显诱因下反复出现咳嗽、咳痰，痰白，量少，轻微活动后气促，无其他不适，曾于当地医院就诊，考虑"支气管炎"并予服药（具体不详）治疗，但无效而转来本院。平素身体一般，患"2型糖尿病"3年，血糖控制良好，否认"肝炎、肺结核"病史。入院查体：生命体征正常，神清，浅表淋巴结无肿大，两肺呼吸音粗，无干湿性啰音，心腹脊柱等检查无异常，右前臂内侧及左足背外踝处见皮下结节，大小分别为2 cm×1 cm、3 cm×5 cm。辅助检查：三大常规、血沉、PPD、肝肾功能、血脂、血糖、电解质、凝血全套、风湿全套及ANCA等均正常，已拍胸部CT，见图1-38-1。

CT室医生： 图1-38-2平扫肺窗示两肺可见散在粟粒状密度影，左肺舌叶见小斑片状密度影，边界模糊，余肺实质未见渗出或占位性病变。纵隔窗显示两肺门无增大，支气管略窄，纵隔内及两肺门见多发肿大淋巴结，胸膜、肋骨及胸壁软组织未见异常。CT诊断：两肺粟粒状阴影及纵隔、两肺门淋巴结肿大，请结合临床及实验室检查数据。

住院医生： 该患者病史特点如下：中年男性患者，反复咳嗽咳痰2月，伴轻微活动后气促，查体见右前臂内侧及左足背外踝处见皮下结节，其余无异常，胸片及CT示两肺弥漫粟粒性病变伴纵隔两肺门淋巴结肿大。

主治医生： 该患者为一典型的两肺弥漫粟粒性病变伴纵隔、两肺门淋巴结肿大，临床上无肺结核相应表现，结合皮肤的结节，诊断上首先考虑结节病，处理上可先行皮肤结节活检。

住院医生： 患者入院后已行皮肤结节活检，病理报告非干酪性肉芽肿（彩图1-38-1），结节病首先考虑。

主治医生： 患者皮肤活检结果为非干酪性肉芽肿，肺部病变应该也是如此，但为慎重起见，最好也要有肺部活检病理。

住院医生： 为除外肺部的其他病变，已行经纤支镜肺活检，病理报告为非干酪性肉芽肿（彩图1-38-2），结节病首先考虑。

住院医生： 该患者确诊结节病后，即

38　病例提供：315020 宁波大学医学院附属医院（陈众博，邓在春）

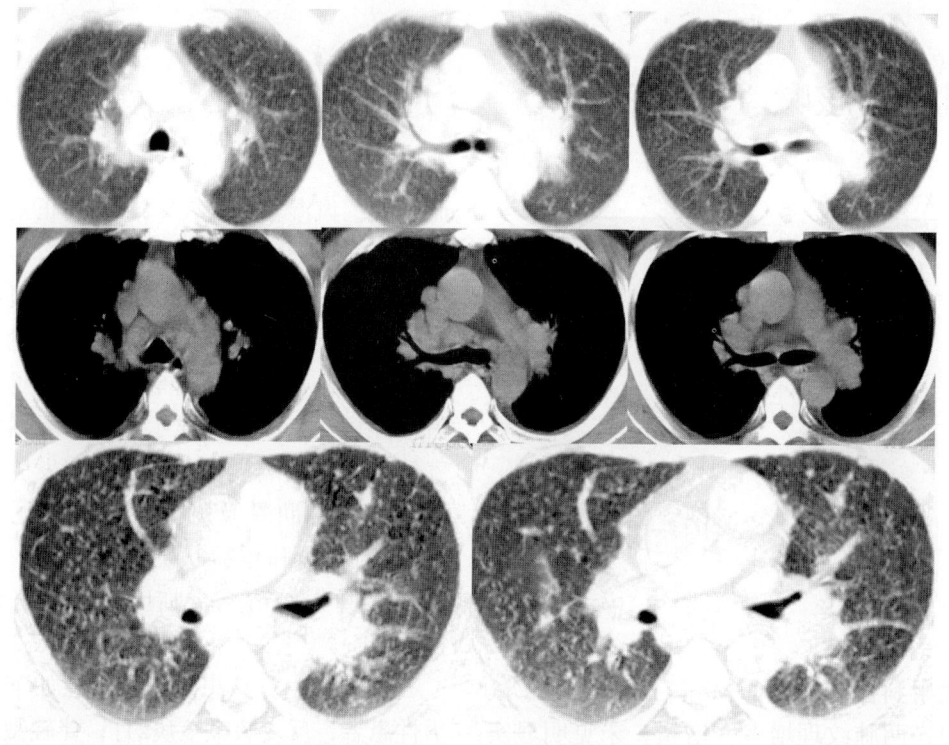

图1-38-2

开始激素治疗，治疗期间，皮肤结节逐步缩小并消失，半年后复查胸部CT，见图1-38-3。

CT室医生：图1-38-3平扫肺窗显示两肺纹理增多，走行分布无异常，可见散在细小粟粒状影。肺实质未见渗出或占位性病变。纵隔窗显示两肺门无增大，气管支气管通畅，纵隔未见肿大淋巴结，胸膜、肋骨及胸壁软组织未见异常。诊断意见：二肺散在少量细小粟粒状影，对照老片，肺部病灶明显减少，原纵隔肺门肿大淋巴结已完全吸收。

主任医生：该患者治疗效果非常好，但千万不要过早过快停药，因过早过快停药会引起疾病复发，激素治疗至少应持续12个月以上！

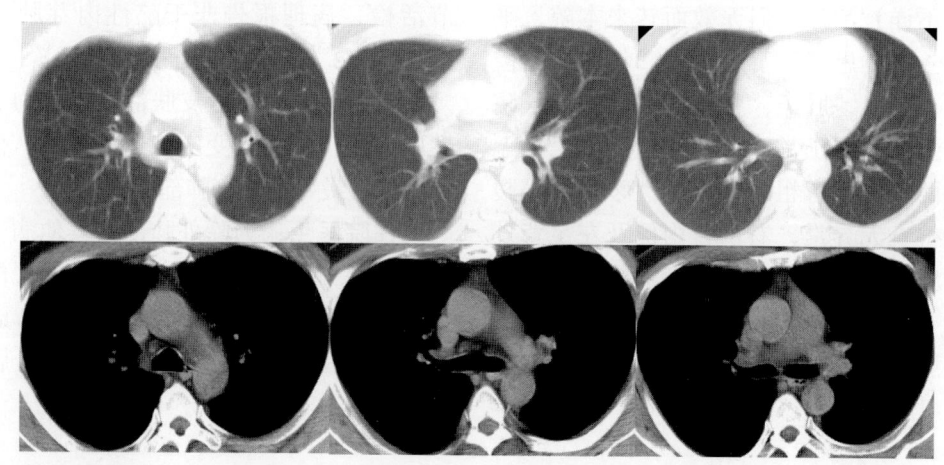

图1-38-3

> **提示：** 肺部弥漫性粟粒性结节并皮下结节性损害，应首先考虑结节病；结节病激素治疗不能过早过快停药，至少应持续12个月以上！

病例39　左侧季肋部疼痛7小时[39]

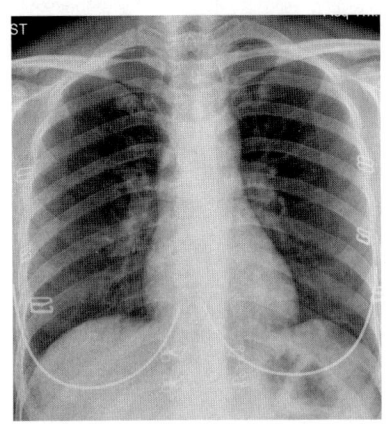

图1-39-1

放射科医生： 图1-39-1两侧胸廓对称，气管居中；双肺野清晰，未见明显实质性病灶；两肺门不大，心影大小形态正常；两侧膈面光整，肋膈角锐利。印象：心肺未见异常X线征。

实习医生汇报病史： 患者女性，27岁，7小时前无明显诱因下出现左侧季肋部疼痛，随之出现左中腹、左下腹疼痛，持续性、阵发性加剧，无其他不适。急诊胸片未见明显异常，因疼痛未缓解而入院。患者平素身体健康，有"卵巢囊肿"及"宫外孕"手术史，2年前曾患"左侧胸腔积液"，经抽胸液治疗后"痊愈"，否认"肺结核、肝炎"史，否认重大外伤史。查体：T 36.5℃，P 72次/分，R 20次/分，Bp 120/80mmHg，神清，呼吸略促，气管居中，胸廓对称，双肺语颤对称，叩诊清音，呼吸音略低，未及干湿啰音。心率72次/分，律齐，无杂音。腹平软，无肠型及蠕动波，肝脾无肿大，左中、下腹压痛阳性，无反跳痛，肠鸣音存在。余检查无异常。

住院医生： 患者为年轻女性，急性病程，因左侧季肋部疼痛7小时入院，查体仅左中、下腹压痛阳性，急诊胸片、三大常规、血尿淀粉酶、电解质、肾功能等均正常，已拍胸腹部CT，见图1-39-2。

CT室医生： 图1-39-2两侧胸廓对称，气管居中，双肺纹理清晰，未见渗出及占位性病变，两肺门不大，气管支气管开口通畅，纵隔居中、内未见肿大淋巴结，左侧胸腔内见弧形液性影。肝脏大小正常，形态规则，表面光整，各叶比例正常，肝裂不宽，肝内外胆管未见积气扩张，肝实质密度均匀；胆囊不大、壁不厚，腔内未见异常密度影；胰腺大小形态正常，密度均匀，周围脂肪间隙清晰；脾不大，边缘光滑锐利，内密度均匀；双肾大小形态正常，密度均匀，肾周筋膜未见增厚，肾周脂肪间隙清晰；后腹膜未见肿大淋巴结，腹腔内未见游离液性影。印象：①左侧少量胸腔积液，建议复查。②肝胆胰脾及双肾未见异常。

住院医生： 患者入院后，仍感左胸腹部疼痛，为持续性疼痛伴阵发性加剧，感恶

---
[39] 病例提供：330006 南昌大学第二附属医院（叶小群，齐协飞，况九龙）

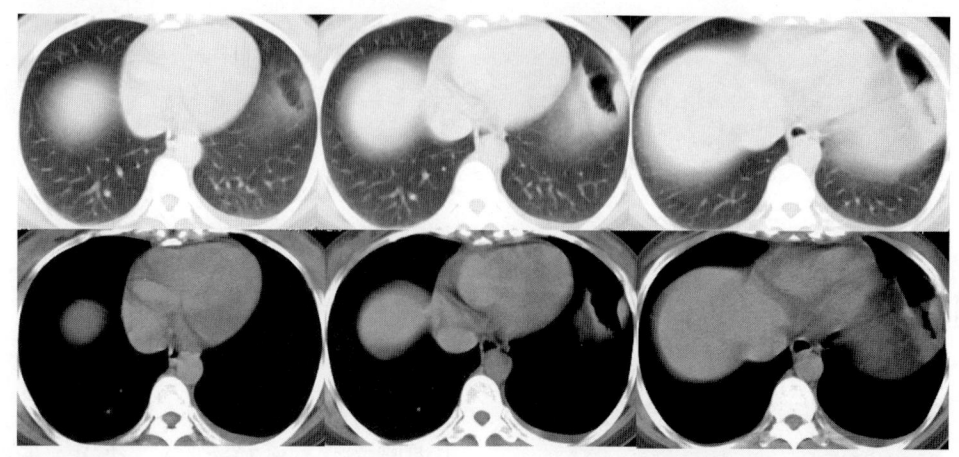

图1-39-2

心，入院后无排气排便，查体：体温正常，心肺检查无异常，腹平软，未见肠型，左侧上中下腹部压痛明显，肠鸣音活跃，但无亢进，查腹部超声及经阴道超声无特殊，已拍腹部平片，见图1-39-3。

放射科医生：图1-39-3左侧降结肠明显积气扩张，上部肠腔内隐约见一气液平面，且结肠脾曲上升至左侧膈下，致膈面抬高，下腹部部分小肠积气，两侧膈下未见游离气体影，两侧胁腹线存在。印象：不全性肠梗阻考虑，请结合临床，建议进一步检查。

主治医生：该患者病情比较复杂，呼吸系统本身没有大问题，因原有"宫外孕"手术史及"卵巢囊肿"病史，需请妇产科和普外科会诊以除外相关疾病。

住院医生：妇产科会诊并行后穹隆穿刺，无异常，考虑腹痛原因待查，但与妇产科疾病关系不大。患者入院第2天，仍诉腹痛，呈持续性，阵发性加剧，伴恶心，仍无排气排便，请普外科会诊，考虑不全性肠梗阻，估计肠功能紊乱所致可能性大，因该患者有腹部手术史，粘连性肠梗阻不能完全除外，盆腔炎？如排除妇科疾病，可转普外科进一步诊治。为此，请妇产科主任会诊，考虑腹痛原因待查，目前无妇产科情况，可除外妇产科疾病所导致腹痛的可能。患者于入院第2天转入普外科。

普外科医生：患者入普外科后，经抗感染解痉治疗后，腹痛消失，但于当晚6时出现左背疼痛，伴胸闷气急，查体发现左肺呼吸音减弱，左下肺部呼吸音消失，因入院时胸部CT示左侧少量胸腔积液，根据目前体征，分析胸腔有大量积液，立即予拍胸片，见图1-39-4和图1-39-5。

放射科医生：患者于入院第2天晚上12点床旁片，左侧胸腔内见大量外高内低的弧带状高密度影，内见胃泡影，纵隔、气管居中，右肺野清晰，所示腹部肠管积气扩张，上部见气液平面。印象：①左侧大量胸腔积

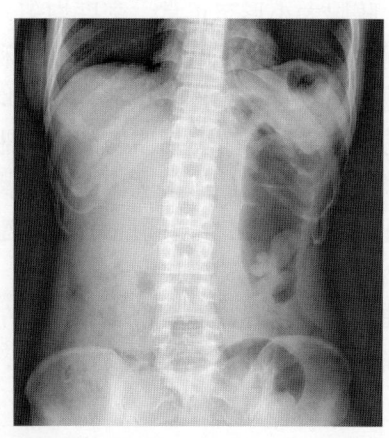

图1-39-3

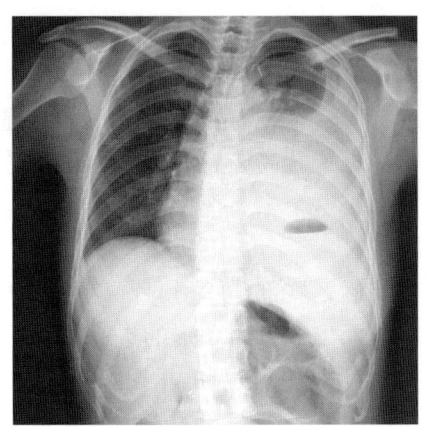 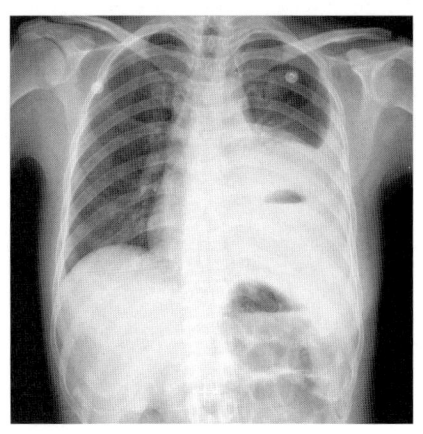

图1-39-4 胸穿抽液前　　　　　　　图1-39-5 胸穿抽液后

液伴左下肺不张，建议CT检查。②不全性肠梗阻。

普外科医生：患者入院第3天开始发热，仍诉左背疼痛，感胸闷气促，查体：体温38.9℃，心率140次/分，左肺呼吸音消失，急诊查血常规，WBC 15.5×10^9/L，N 83.6%，Hb 130g/L，先后2次胸腔穿刺，共抽出血性胸水1130ml，胸水化验示渗出液，WBC 21600/μl，N 78%，L 22%，ADA 7U/L。于晚11点行急诊胸部CT检查，见图1-39-6。

CT室医生：图1-39-6左侧胸腔内见大量弧形液性影，肺组织明显受压聚缩，内示充气支气管像，左侧胸腔内亦见降结肠影，纵隔略右偏，右肺纹理清晰。印象：①左侧膈疝考虑。②左侧大量胸腔积液伴左肺不张。

普外科医生：追问病史，患者3年前曾有左侧胸部利器外伤史，查体于左下侧胸部可见一陈旧疤痕，因患者认为本次疾病与3年前的外伤史无关，故特意隐瞒了该病史。经内外科联合会诊，确诊该患者为膈疝，转胸外科手术治疗。

胸外科医生：患者于入院第3天中午手术，以左外侧切口，从第6肋间进胸腔探查，发现约1500ml血性胸水，红黑色扩张肠管及成团大网膜（彩图1-39-1），结肠系膜嵌顿于左侧膈顶（膜部）破裂处，左膈破裂口长约

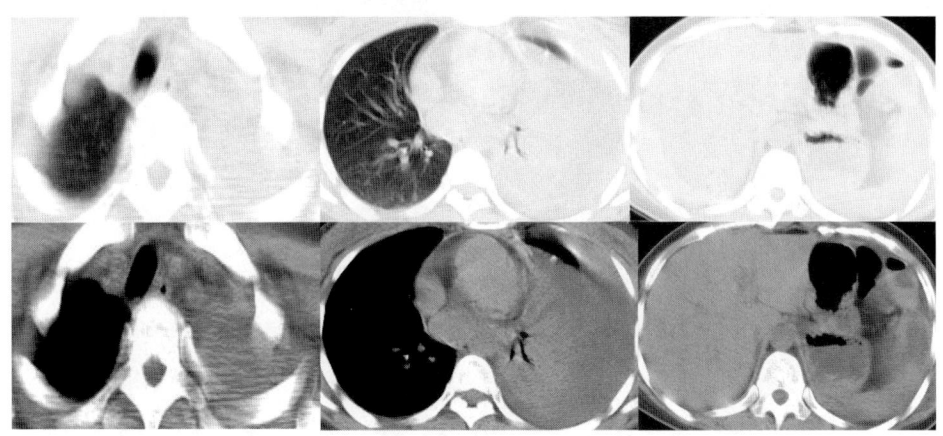

图1-39-6

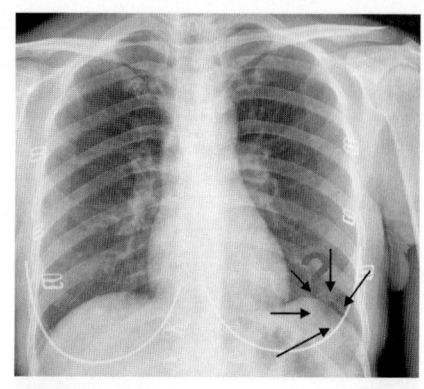

图1-39-7

3 cm。患者经疝内容物回纳及左膈破裂口修补后，安返病房，术后10天痊愈出院。

呼吸科主任医生：这是1例典型的膈疝病例，我们回头复习其影像学资料，可能对每个人都有帮助。

患者入院时的胸片（图1-39-7）提示左膈较正常位置升高，且膈面上出现一透亮的半弧形影，这个半弧形影就是结肠嵌顿的早期影像。

入院后，胸部CT平扫片（图1-39-8）提示左膈面出现一粗条形的透亮影，这就是胸片上提示的结肠嵌顿的早期影像。

左图是患者入院后的腹部平片，提示左侧降结肠明显积气扩张，与右侧的示意图完全相同（图1-39-9）。

患者入院第2天出现左侧大量胸腔积

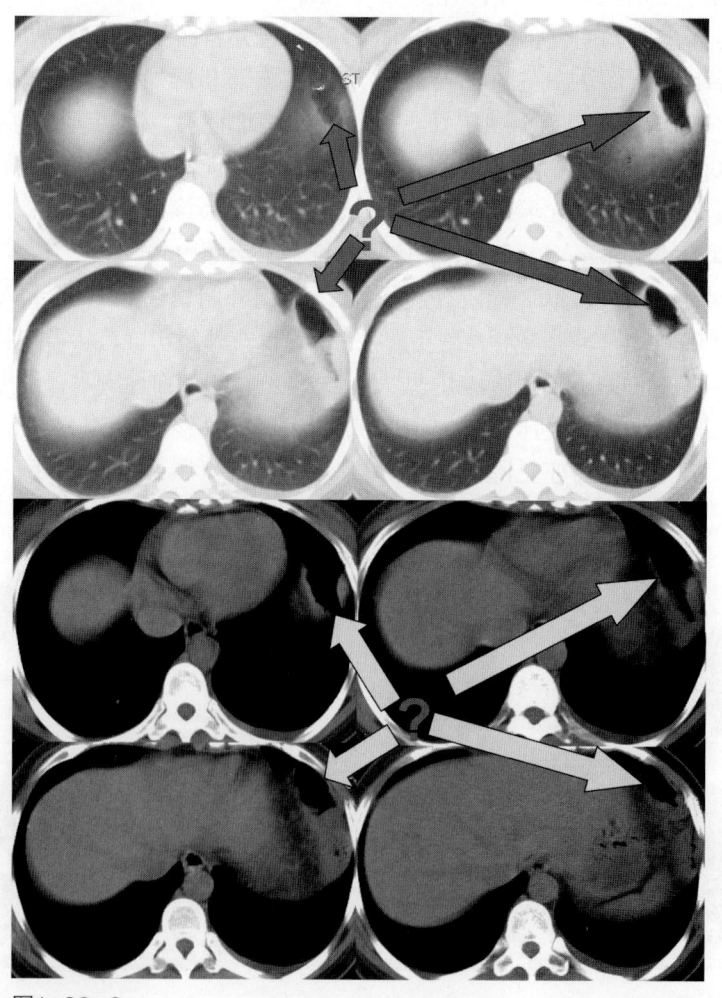

图1-39-8

液,这2张抽液前后的胸片均报告"胃泡影"上提(图1-39-10),但其实这是嵌顿的影像。

这是患者出现左侧大量胸腔积液时的胸部CT片(图1-39-11),左侧大量积液的胸腔前部见一长条形透亮影,这就是胸片上被误为"胃泡影"的嵌顿结肠的影像。

呼吸科主任医生: 该膈疝患者一度被误诊,误诊原因当然与患者有意隐瞒3年前的外伤史有直接关系。文献报道,被误诊膈疝的死亡率非常高,幸运的是,该患者由于临床各科的通力协作而被成功救治,而大家也可从该病例中积累相当多的经验和教训。

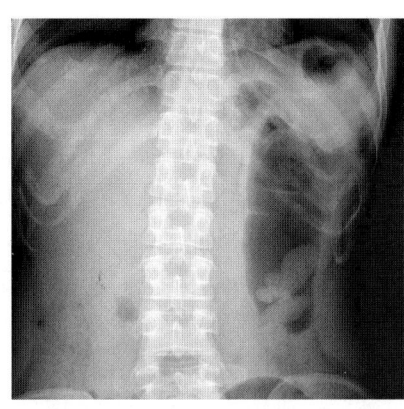
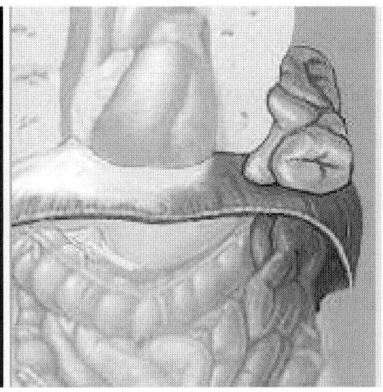

图1-39-9

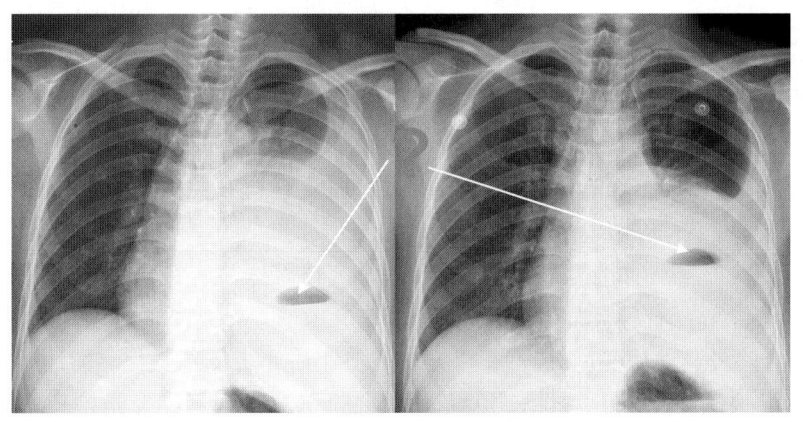

图1-39-10

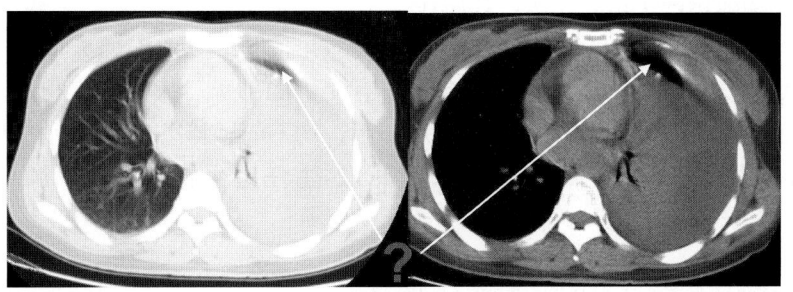

图1-39-11

> **提示：**
> 膈疝在临床并不多见，但多有误诊，并有致死病例报道。为此，对突然发生的左侧胸腔积液病例，应警惕膈疝的可能。

病例40 晕厥一次伴胸闷1小时

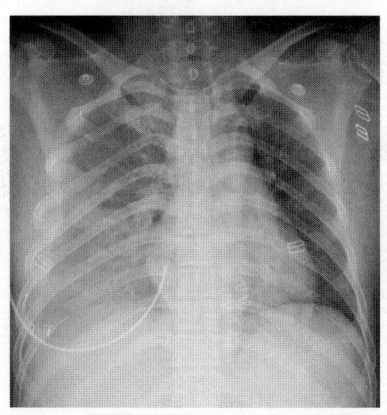

图1-40-1

放射科医生： 图1-40-1胸廓对侧，气管居中，右肺野透亮度明显减低，见大片高密度影，边界模糊，右肺野外带及右侧肋膈角处见弧形高密度影，右肋膈角消失，左下肺纹理增多，模糊，左侧膈面光整，心影大小及形态可。影像诊断：右肺炎症，右侧胸腔积液，建议复查除外其他病变。

实习医生汇报病史： 患者女性，40岁，农民，因"晕厥一次伴胸闷1小时"就诊。患者1小时前无明显诱因下晕厥一次，其后伴胸闷、气急，无咳嗽咳痰及咯血，就诊于本院急诊科，急拍片（图1-40-1）示"右肺炎症，右侧胸腔积液"。既往身体一般，否认慢性疾病史。查体：T 37.2，R 27次/分，P 120次/分，Bp 85/50mmHg，急性重病容，气促外观，唇绀，半卧位，头颅五官端正，颈软，气管稍左偏，右肺略饱满，语颤减弱，叩诊呈浊音，呼吸音弱，左肺检查无异常，心率120次/分，律齐，无杂音，腹及脊柱四肢无异常。心电监护示皮氧饱和度为85%，急诊胸片示"右肺炎症，右侧胸腔积液"，已拍胸部急诊CT（图1-40-2）。

CT室医生： 图1-40-2右侧胸腔内见大量液性密度影，右肺组织受压变小，肺野部分消失，肺内亦见斑片状及片状模糊影，左肺野清晰，两肺门不大，纵隔略左移，内未见肿大淋巴结。CT诊断：右肺炎性病变，治疗后复查；右侧大量胸腔积液伴右肺膨胀不全。

住院医生： 该患者病史特点如下：患者中年女性，农民，急性病程；晕厥一次伴胸闷1小时；查体示气促、唇绀，血压低，右侧胸腔积液；胸部影像学检查示右肺炎并大量胸腔积液。

主治医生： 根据上述病史特点，目前能做出的诊断仅为右侧大量胸腔积液，并没有明确的肺炎。大量胸腔积液，无论何种病因，均不能解释患者的休克和低氧血症。

主任医生： 临床上，肺炎患者可以出

---

40 病例提供：330700 江西省奉新县人民医院（胡俊，胡居根）

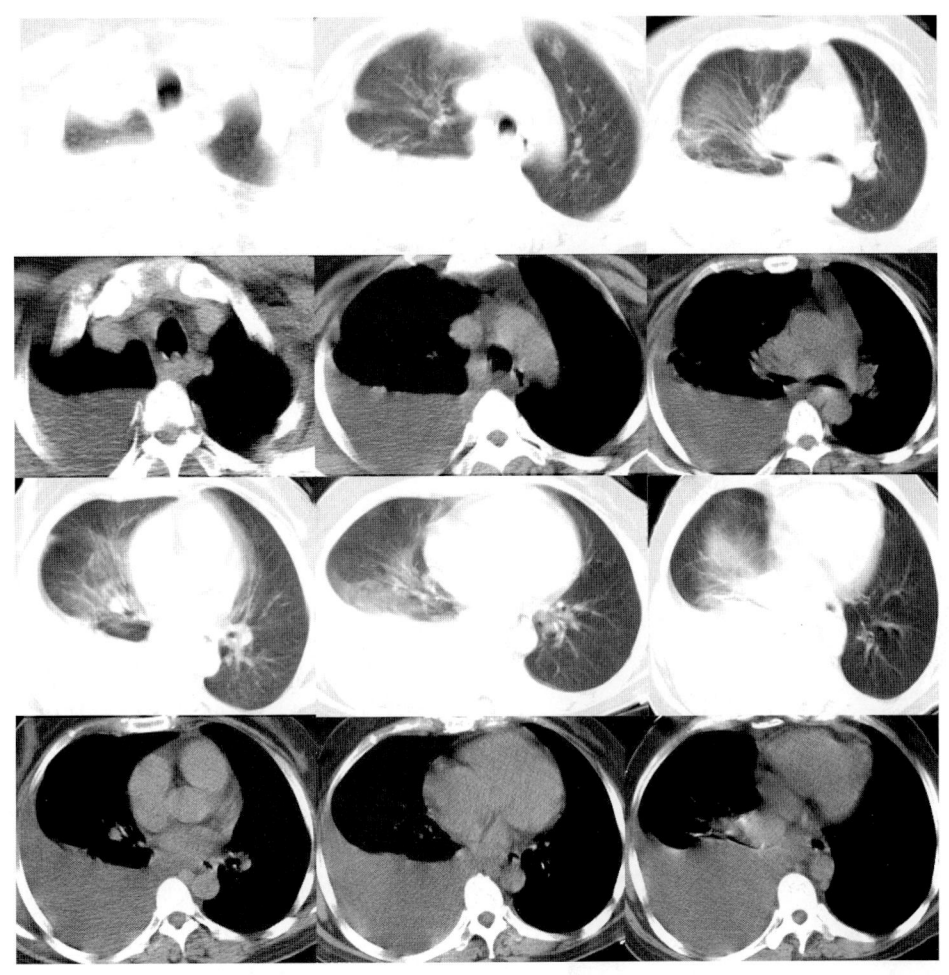

图 1-40-2

现肺炎旁胸腔积液,但积液的量一般较少,因此该患者的胸腔积液与肺炎没有关系;胸腔积液压迫肺组织,可以引起胸闷气急等症状,但因两侧肺组织具有强大的代偿功能,即使大量胸腔积液,一般不会引起低氧血症;胸腔积液,除非同时合并心包积液,不会引起血压下降。因此,该患者的临床表现不能以大量胸腔积液解释,要积极检查,查找相关疾病。

住院医生: 患者就诊后,呼吸困难进行加剧,血压一直偏低,使用升压药后勉强维持于90/60mmHg,在做心超检查时呼吸心跳突然停止,经抢救无效而死亡。

主治医生: 该患者就诊后,病情发展迅猛,3小时即死亡,结合患者的晕厥、休克、低氧等表现,死亡原因高度怀疑为大面积肺栓塞。

主任医生: 对该死亡病例,应努力做好家属的工作,争取尸体解剖以明确死亡原因。

住院医生: 患者死亡当晚即进行尸体解剖,尸解结果为:晚期肝癌,肺内广泛性癌栓,右肺动脉主干血栓栓塞。

主任医生: 这是1例急性肺栓塞引起的大量胸腔积液病例。对胸腔积液病例,诊断上不能仅局限于常见的病因,要想到一些少见病因。据文献报道，近40%的肺栓塞病例会并发胸腔积液，积液可单侧，也可双侧，但以右侧为多见，积液量可多也可少，但大量积液较少见。该患者的右侧大量积液可能同时与晚期肝癌也有关。

> **提示：** 肺栓塞是胸腔积液的常见病因之一，临床遇到不明原因的胸腔积液特别是右侧胸腔积液时，要考虑到肺栓塞的可能。

病例41 咳嗽、咳痰10天[41]

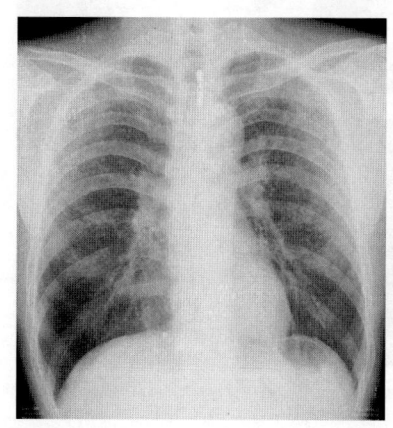

图1-41-1

放射科医生： 图1-41-1两肺弥漫分布粟粒状阴影，两上肺亦见多个结节影，边缘模糊，两肺门不大，气管居中，心影大小形态正常，两侧膈面光整，肋膈角锐利。诊断：两肺弥漫粟粒状及多发结节影，两肺急性血行播散型结核可能，请结合临床并建议CT检查。

实习医生汇报病史： 患者男性，41岁，因"受凉后咳嗽、咳痰10天"入院。患者自诉10天前受凉后出现咳嗽、咳痰，痰稍黄，量少，难咳出，无发热、畏寒、寒战，无胸闷、气促，无咯血、痰中带血，否认"肝炎及肺结核"史，无烟酒嗜好，从事水泥生产工作8年。入院查体：生命体征平稳，神清合作，全身浅表淋巴结未及肿大，双肺呼吸音清，未闻及明显干湿啰音，心、腹、脊柱及四肢等检查无异常。入院后查三大常规、生化全套、血沉、PPD等均无异常，胸片示两肺急性血行播散型结核可能。

住院医生： 该患者病史特点如下：中年男性，急性病程；受凉后咳嗽、咳痰10天，从事水泥生产工作8年；查体无阳性体征；胸片示两肺上部肺结核伴结核性播散可能。患者入院后，已行胸部CT检查，见图1-41-2。

CT室医生： 图1-41-2双肺弥漫性分布的粟粒状影，中内带为主，胸膜下散在分布小结节影及弧线样高密度影，右上肺尖亦见小斑块状高密度致密影，周围示多个小结节状密度较淡影，左上肺尖见点状高密度影及多个小结节状密度较淡影，两肺支气管血管

---

[41] 病例提供：315020 宁波大学医学院附属医院（马坚，邓在春）

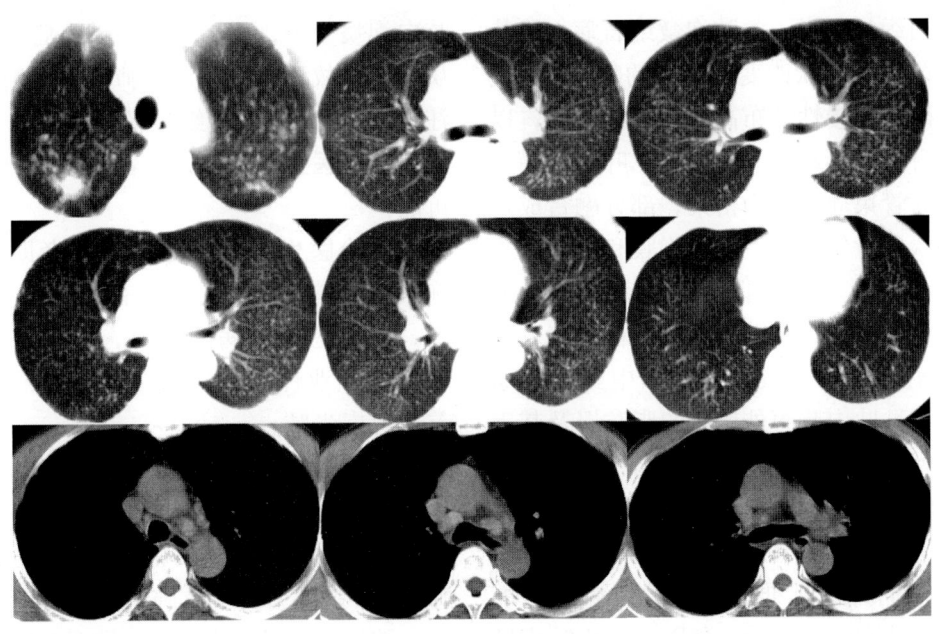

图1-41-2

束走行规则，未见明显增厚，气管、支气管开口通畅，两肺门不大，纵隔不宽、居中，气管前腔静脉后及主肺动脉窗可见肿大淋巴结，两侧胸膜未见增厚，胸腔内未见积液。诊断：两肺弥漫性粟粒及多发结节影。

影像学上表现为两肺弥漫性粟粒结节影的疾病较多，应进行如下鉴别诊断：①尘肺：粟粒结节双肺弥漫分布，优势分布在双肺上野，尤其是右肺上野后部，双肺下野及外带少见，早期往往呈小叶中心分布，但随病变进展结节可分布在小叶间隔、胸膜下和支气管血管束周围，而且双肺上下野均可见，以上野明显。肺门或纵隔淋巴结增大、钙化，蛋壳样钙化是尘肺的特征性表现。随着尘肺的进展，终致结节逐渐融合成片影、块影，多位于两肺上野偏后，并有从周边向肺门移动的趋势，广泛的肺间质纤维化、肺气肿及胸膜肥厚。②急性粟粒性肺结核：X线表现特点为分布、密度及大小均匀，伴毛玻璃样征。③细支气管肺泡癌：X线表现为早期见局限于中、下肺斑点状影，肺纹理呈网状蜂窝状改变，最后阴影较快扩大融合呈两肺弥漫性大小不等的结节状影及小片状影，边缘模糊，以肺门及中、下肺较多，可并发胸腔积液，短期复查见病灶迅速增大、增多。④肺结节病：X线表现两中下肺有斑点状或粟粒状影，边缘规则，密度中等，可合并双侧肺门或纵隔淋巴结肿大。病灶可自行消散，如不吸收可发展为间质病变和结节影同时存在，Kveim试验阳性及皮质激素治疗敏感是诊断的重要指征。⑤肺转移瘤：X线表现：血行性转移可见两肺中、下野有多发散在小结节阴影，淋巴道转移表现为两肺中、下野多发小结节或粟粒状及网状阴影；粟粒结节以双下肺和周边肺野分布为主，轮廓大多清楚，无毛玻璃样征，且有原发肿瘤，两者均见短期内病灶增大增多。⑥含铁血黄素沉着症：最常见的X线表现主要为弥漫性的小结节影、斑片状、絮状实变或磨玻璃状影，以小结节影为主，密度较淡，轮廓模糊，以肺门及中下肺部较密集，肺尖、肺外围、肋膈角及肺底部较少（多不受累），同时肺内还可见广泛的网织状阴影。⑦肺泡微结石症：胸片两肺"暴风砂"状改变是本病的特征性X线表现，两肺弥漫性分布高密度微结节影，以中下肺野近背侧和纵隔胸膜下、叶间胸膜、支气管血管束周围更为密集，部分融合成片状、块状，背侧胸膜、纵隔胸膜和叶间胸膜下微小结节聚集成"白线、白带样"火焰征，心脏、大血管周围外形呈毛糙不齐、向四周辐射的高密度改变，状如中药路路通果，还可见肋内胸膜外增厚的脂肪层及其下成串排列的小气泡，肺组织不同程度的纤维化。⑧肺泡蛋白沉着症：中央型：表现为肺内弥漫细小模糊结节或羽毛状浸润阴影，自两侧肺门向外围延伸分布，形成蝶翼状外貌，酷似肺泡性肺水肿；外围型：小叶模糊浸润病变分布于两肺外围，或一侧外围浸润，轮廓模糊。

主治医生： 该患者从事水泥生产工作8年，肺部出现弥漫性的粟粒性病变，诊断上首先要考虑尘肺的可能，但尘肺的诊断必须由职业病医生才能做出，非职业病医生无权诊断尘肺。患者既无结核病史，又无结核中毒症状，且血沉、PPD等均无异常，因此，诊断上目前不考虑肺结核。

实习医生提问： 该患者是否要考虑弥漫性肺泡细胞癌？

主治医生： 弥漫性肺泡细胞癌的病程要更短，多以月来计算，症状以胸闷、气急、咳白泡痰为主，而该患者仅受凉后咳嗽、咳痰10天，故不考虑弥漫性肺泡细胞癌，但要注意除外弥漫性肺泡细胞癌。

进修医生提问： 该患者是否有结节病的可能？

主治医生： 有可能。该患者既有二肺弥漫性粟粒性结节，又有纵隔淋巴结肿大，要考虑结节病的可能，但因该患者有明确的职业性粉尘接触史，故诊断上还是首先考虑尘肺。

住院医生： 为明确肺部粟粒性病变的性质，已行经纤支镜肺活检。

病理科医生： （右下肺）0.7~1.5mm肺组织4颗，见黏膜及肺组织，纤维组织增生，肺泡含气量减少，其中可见5~7个细胞性结节，伴胶原化，结节中见粉尘沉积及含吞噬粉尘的巨噬细胞（彩图1-41-1和彩图1-41-2）。结论：肺组织细胞性尘肺结节及弥漫性纤维化，病变符合尘肺。

病理科主任： 病理上，尘肺是由粗大、密集的胶原纤维形成的网架和充填其内的大量粉尘颗粒及尘细胞（即吞噬粉尘的巨噬细胞）组成，胶原纤维走行不规则，纤维与粉尘颗粒交织混杂，有的纤维呈漩涡状或编织状排列，含较多的尘粒、尘细胞。一般情况下，尘肺的病理诊断并不能代替临床诊断，而临床诊断仍须由职业病医生做出。

提示：
　　尘肺的诊断前提是职业性粉尘接触史，一般情况下，尘肺的病理诊断并不能代替临床诊断，而临床诊断须由职业病医生做出。

病例42　发热、盗汗1周

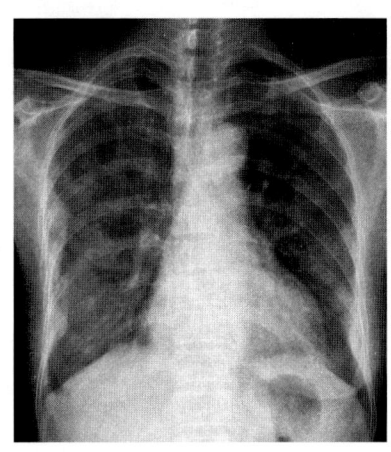

图1-42-1

放射科医生：图1-42-1两侧肺野弥漫分布团片状、结节状模糊影，两侧胸膜亦可见结节状、新月形密度增高影，边界欠清晰，双肺门影不大，心影大小形态未见明显异常，两膈面欠光整。诊断：两侧胸膜病变，建议胸部CT。

实习医生汇报病史：患者女性，60岁，因"发热1周"入院。患者1周前受凉后出现发热，37.8~38.5℃，午后明显，伴盗汗，无咳嗽、咳痰、气急，于当地医院就诊，予抗感染及退热、补液治疗后热退，但次日仍发热，伴乏力、纳差。为进一步诊治而入院。平素身体健康，否认"肝炎、肺结核"病史，从事石棉工作20年，10年前退休。入院查体：T 38.3℃，P 96次/分，R 22次/分，Bp 135/75mmHg，神清合作，右颈部可及一1.5cm×1.5cm淋巴结，质硬，边界清楚，其余浅表淋巴结无肿大，气管居中，胸廓无畸形，两侧呼吸动度对称，触觉语颤对称，叩诊清音，两肺呼吸音粗，无干湿啰音，心、腹及脊柱、四肢无异常。入院后查三大常规、血生化全套均正常，血沉38mm/h，PPD（++），胸片提示两侧胸膜病变，建议胸部CT。

住院医生：该患者病史特点如下：老年女性，急性病程；发热1周，午后明显，伴盗汗，无咳嗽；查体发现右颈部1.5cm×1.5cm淋巴结，质硬，边界清楚，无其他阳性体征；胸片示两侧胸膜病变，血沉38mm/h，PPD（++），已拍胸部CT，见图1-42-2。

CT室医生：图1-42-2两侧胸膜腔见散在多个结节样、梭形软组织密度影，纵隔内见多枚肿大淋巴结影，其中较大者大小约1.0cm×1.1cm，所示胸壁骨质结构目前未见明显异常，两肺部分纹理紊乱见絮状及线样密度增高影。纵隔窗显示两肺门无增大，气管支气管通畅，未见胸腔积液征象。诊断：两侧胸壁多发软组织密度病灶，结合职业史考虑胸膜间皮瘤可能，请结合临床。

主治医生：该患者首先考虑胸膜间皮瘤，支持点如下：有明确的20年石棉职业接触史，影像学提示两侧胸壁多发软组织密度病灶，纵隔及浅表淋巴结肿大。但也有不支持点：没有任何胸痛不适，有结核中毒症状，血沉38mm/h，PPD（++）。处理上可先行淋巴结活检。

住院医生：患者已行右颈淋巴结活检，病理报告淋巴结核（抗酸染色阳性），病理图片见彩图1-42-1和彩图1-42-2。

进修医生提问：该患者能否用疾病一元

42　病例提供：315020 宁波大学医学院附属医院（虞亦鸣，邓在春）

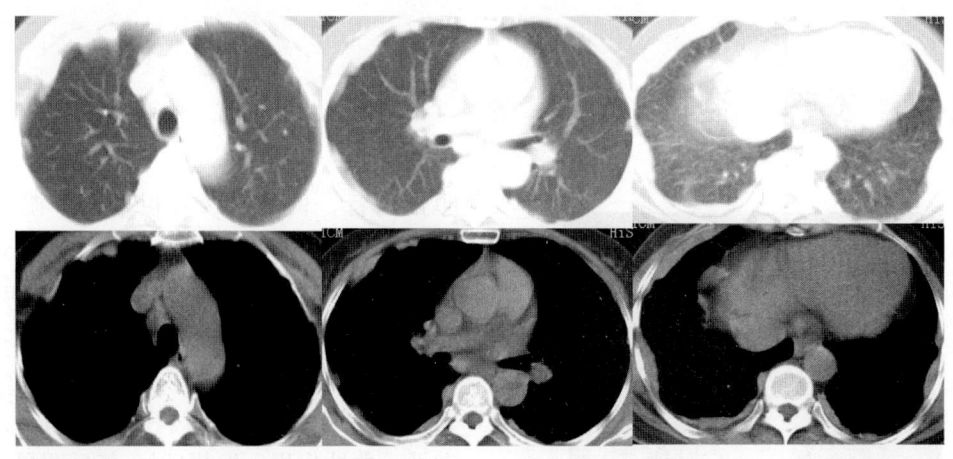

图1-42-2

论来解释胸膜的病变？

主治医生：该患者的胸膜病变不能用结核解释，结核性胸膜炎和结核性脓胸均不会出现或遗留两侧胸膜的弥漫性病变。该患者本次就诊的临床表现与淋巴结核的诊断非常符合，但可能与胸膜病变无关，可在抗结核治疗的基础上动态观察胸膜病变的变化，如患者同意也可行胸膜活检以明确胸膜病变的性质。

住院医生：患者于超声引导下行胸膜活检，病理报告（右第9肋间）胸膜纤维玻璃样变，病理图片见彩图1-42-3和彩图1-42-4。

主任医生：该患者的胸膜病变为一种典型的胸膜斑。胸膜斑由玻璃样变的纤维组织构成，是石棉接触者唯一的病变，与暴露的时间和强度密切相关，病变位于壁层胸膜，主要分布于胸壁的前侧、后侧和横膈的顶部。胸膜斑的潜伏期一般为10～20年，在石棉作业者中的发生率为40%。

> **提示：**
> 胸膜斑由玻璃样变的纤维组织构成，是石棉接触者唯一的病变，与暴露的时间和强度密切相关，病变位于壁层胸膜。

病例43 发热、皮疹3天，胸闷气促半天[43]

实习医生汇报病史：患者女性，78岁，因"发热、皮疹、咳嗽3天，胸闷气促半天"入院。3天前因"右小腿丹毒"输液后发热，体温38℃左右，皮疹，稍有痒感，未在意，半天前输液时畏寒寒战，患者及家属发现全身躯干、下肢大片皮疹，局部瘙痒，无昏厥黑蒙，轻咳无痰，稍胸闷、气促，无胸痛，无咯血，无双下肢浮肿。平素身体健

43　病例提供：317500 浙江省温岭市第一人民医院（李相国）

康，无"高血压及糖尿病"史，无"肝炎及伤寒"史，否认"肺结核"病史。患者10天前右小腿红肿热痛，外院诊为"右小腿丹毒"，予抗生素抗感染治疗后，病情明显好转。平素体健，否认"肝炎、肺结核"等病史。入院查体：生命体征平稳，神志清，精神萎靡，全身躯干、下肢多发片状皮疹，右小腿浅表轻度肿胀无溃烂，浅表淋巴结不大，唇不绀，气管居中，颈静脉无充盈。胸廓无畸形，呼吸运动稍促，双肺触觉语颤正常，叩诊清音，听诊双肺呼吸音清，未闻及明显干湿啰音。心律齐，未及杂音，腹平软，肝脾不大，双下肢无浮肿，神经系统检查无异常。患者入院后已拍胸部CT，血常规WBC6.9×10^9/L，N74.60%肝功能检查示转氨酶轻度升高，血沉13.0mm/h，结核抗体阴性，其余检查无异常。

CT室医生：图1-43-1二下肺见有斑片

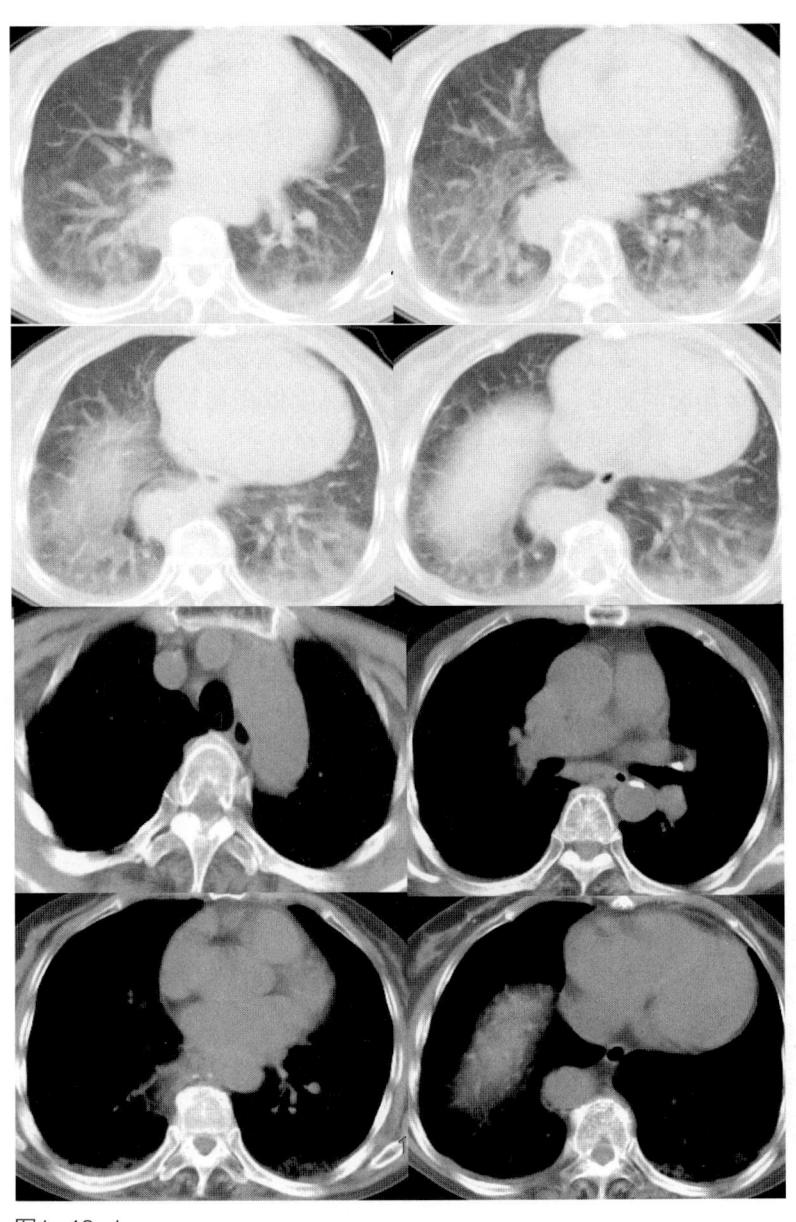

图1-43-1

状高密度影，余双肺纹理走行、分布未见异常，双肺野清晰，双肺门不大，大支气管分支通畅。心、大血管影清晰，未见纵隔淋巴结肿大，未见胸腔积液征象。

住院医生： 该患者病史特点如下：老年女性，急性病程，平素体健；因"右小腿丹毒"用抗生素抗感染治疗后发热、皮疹、咳嗽3天，胸闷气促半天；查体发现全身躯干、下肢多发片状皮疹，右小腿浅表轻度肿胀无溃烂，浅表淋巴结不大为主要表现，心肺腹等检查无异常；胸部CT示二下肺斑片状影。

主治医师： 患者有明确用药史，全身多发皮疹，呼吸道症状及发热临床表现，药物过敏反应首先考虑，该患者可诊断为药物热、药疹、药源性肺病。

实习医生甲提问： 该患者诊断上能否考虑金葡菌肺炎？

主治医师： 有这种可能，因"右小腿丹毒"可以是皮肤金葡菌的感染。但临床上不支持："右小腿丹毒"经抗感染治疗后已基本痊愈，在治疗过程中出现痒感皮疹，查体无浅表淋巴结肿大，外周血白细胞及中性分类均不高。

实习医生乙提问： 原抗生素已停用，是否还需要使用抗生素？如何选用？

副主任医师： 患者"右小腿丹毒"已基本痊愈，不再需要使用全身性抗生素。因该患者已诊断为药物源性疾病，应立即停用原使用药物，并避免使用容易导致过敏的药物；同时给予抗过敏治疗。

住院医师： 患者予甲泼尼龙琥珀酸钠、葡萄糖酸钙等抗过敏及补液等治疗，第2天起无畏寒发热，无咳嗽咳痰，无明显胸闷气促，皮疹较前消退。治疗5天均无发热，皮疹基本消退，无咳嗽咳痰，无胸闷气促，支原体抗体阴性，复查肝功能已正常，复查胸部CT示肺部病灶大部吸收，见图1-43-2。

CT室医师： 图1-43-2原二下肺片状高密度模糊影，双肺门不大，大支气管分支通畅；心、大血管影清晰，未见纵隔淋

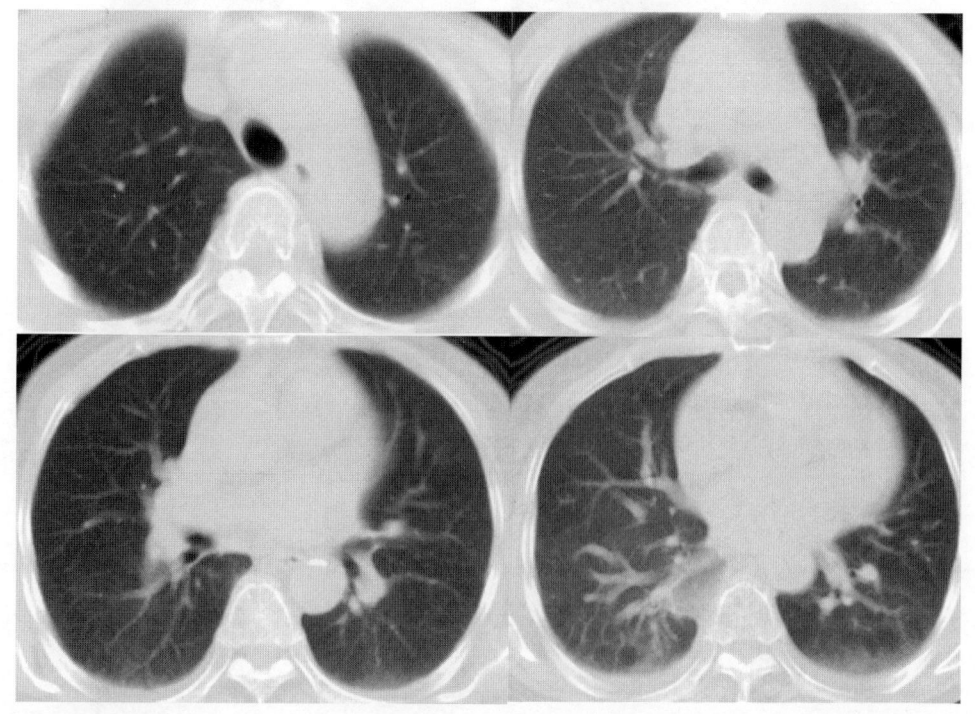

图1-43-2

巴结肿大；两侧胸腔见少量弧形水样密度影。

住院医生： 患者经治疗后，肺部病灶已吸收，已痊愈出院。出院诊断：药物热、药疹、药源性肺病。

实习医生提问： 何谓药源性肺病？有何表现？哪些药物可以引起？

主任医生： 药源性肺部疾病是药物不良反应的一种，指在正常使用药物进行诊断、治疗、预防疾病时，由所用药物直接或间接引起的肺部疾病。药物性肺损害呈多样性，可导致药物性肺炎、肺纤维化、哮喘、肺水肿、肺栓塞、肺出血、肺动脉高压、肺血管炎等疾病，其病理基础为肺间质改变、肺水肿、气道疾病（支气管痉挛、咳嗽）、胸膜疾病、肺出血、纵隔改变等，以肺间质改变常见。引起肺损害的药物，包括细胞毒性药物、抗菌药、心血管药物、中枢神经系统药物、神经节阻滞剂、非甾体类抗炎药、口服降糖药及其他类药物等。

药源性肺部疾病发病方式差异大，可表现为用药数天、数周后即有明显临床表现的急性或亚急性发病，也可以慢性隐匿发病，发现时已是不可逆转阶段，逐步进展至呼吸衰竭。

药源性肺疾病可以是全身反应的局部表现，最有效的治疗手段是停药，早期使用激素有效，经一定时间治疗可痊愈。

**提示：** 抗生素可引起药源性肺病！及早识别、及时停药是关键，激素治疗有效！

病例44　间断性咯血4年[44]

放射科医生： 图1-44-1双侧肺野透光度不一致，右肺野透光度低、左肺野透光度高。右中下肺野心缘旁见片状增浓影，与右心缘界限模糊。左肺内未见活动性病变。左肺门上方见限局性突出影。心脏纵隔居中，心胸比率不大，心缘各弓界未见异常。

住院医生汇报病史： 患者男性，23岁，因"间断性咯血4年，加重2周"为行"支气管动脉栓塞治疗"而入院。患者4年前于着凉后出现干咳，咯新鲜血丝，给予止血及抗炎治疗后好转，此后曾多次复发。2周前无明显诱因再次出现间断咳嗽、咯血伴有轻度

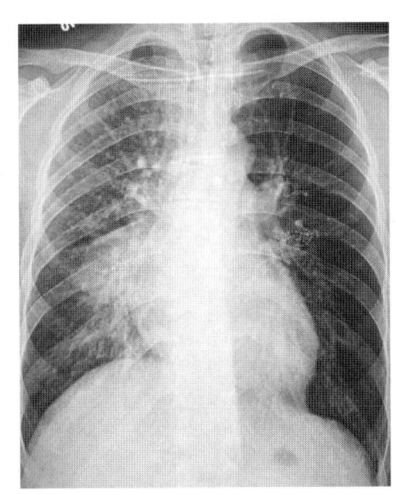

图1-44-1

---

[44] 病例提供：130021 吉林大学第一医院（陈培民*，曹殿波，孙明莉，杨思睿）；(*现工作于吉林省电力医院 130022)

胸闷,起初多为鲜红色血,随后出现少量暗红色陈旧性血块。既往曾住院行骨髓穿刺及内镜检查,具体诊断不详,但一度给予放血治疗。查体:一般状态尚好,颜面微红,口唇暗红,结膜充血。二肺查体无特殊,心脏不大,$P_2 > A_2$。心电图:右室肥厚。心彩超提示右房、右室增大,右室壁增厚,可疑肺动脉高压。化验检查:WBC $5.5 \times 10^9/L$,RBC $7.5 \times 10^{12}/L$,PLT $140 \times 10^9/L$,Hb $214g/L$。

主治医生:该患者病史特点如下:青年男性,慢性病程;间断性咯血4年,加重2周,曾住院行骨髓穿刺,具体诊断不详,但一度给予放血治疗;查体无特殊;辅检:心电图示右室肥厚,心超示右房、右室增大,右室壁增厚,可疑肺动脉高压,血常规示继发性红细胞增多。患者入院后急诊纤支镜检查示右肺下叶B_8开口有较多血液流出。

主任医生:结合患者病史特点及急诊纤支镜检查所见,右侧肺野透光度低可用肺泡腔内积血来解释。目前临床需要紧急处理的是迅速止血、防止大咯血堵塞支气管而引发窒息死亡。对于大咯血的治疗,基于绝大多数咯血来源支气管动脉原理,可采取经导管栓塞支气管动脉或行外科开胸手术切除病变肺叶或肺段。鉴于患者年龄较小、病因尚不完全明确,首选止血方案应急诊行支气管动脉造影术及出血血管栓塞术。

主治医生:患者入院后第3天急诊行支气管动脉造影术及栓塞术,图像见图1-44-2:

住院医生:支气管动脉造影发现右侧支气管动脉两支,走行迂曲,末梢血管紊乱,左侧支气管动脉未发现异常。遂行应用明胶海绵碎粒栓塞,栓塞后再次造影见末梢迂曲紊乱血管网消失,仅残留部分支气管动脉主干。支气管动脉栓塞3天后,咯血症状基本消失。

主任医生:患者面部、手、口唇暗红及结膜充血,血象中红细胞明显升高。在

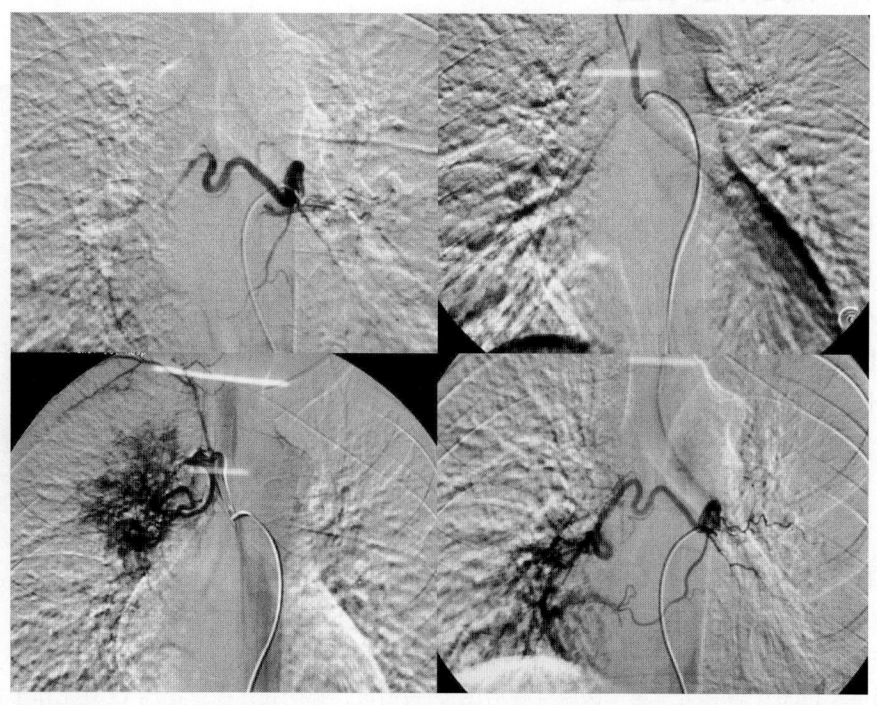

图1-44-2

临床上如果红细胞≥RBC $6.5×10^{12}/L$，Hb≥180g/L，则"红细胞增多症"诊断成立，但要区别是真性红细胞增多症还是继发性红细胞增多。真性红细胞增多症是一种原因未明的造血干细胞克隆性疾病，中年以上患者多见，临床上以红细胞数量及容量显著增多为特点，出现多血质及高粘滞血症之临床表现，常伴有脾脏肿大，晚期可发生各种转化。而继发性红细胞增多症可由如下因素导致：（1）组织缺氧引起促红细胞生成素增加，如高原居住史、右至左分流的先天性心脏病、慢性肺部疾患、高铁血红蛋白血症等；（2）促红细胞生成素或红细胞生成素样物质异常增多引起红细胞增多症，如肾母细胞瘤、肝癌等。真性红细胞增多症及继发性红细胞增多各自又有不同的特点，如通常真性红细胞增多时动脉血氧饱和度正常，粒、红、巨核系三系增生，白细胞及血小板增高，脾脏大，血清维生素B_{12}升高；而继发性红细胞增多时动脉血氧饱和度降低或正常，只有红系增生，白细胞及血小板正常，脾脏不大，血清维生素B_{12}正常。因此需进一步提检骨髓穿刺活检、动脉血氧饱和度、腹部彩超、血清维生素B_{12}等相关检查，必要时复查心脏彩超。

住院医生：患者血气分析示血氧分压72mmHg，血氧饱和度95%；血清维生素B_{12}水平正常；腹部彩超未发现异常；心脏彩超结果仍然同前：右房、右室增大，右室间隔增厚，可疑肺动脉高压；骨穿检查：红细胞系增生活跃，占43.5%，以中晚红为主，有核红细胞、成熟红细胞形态无明确异常，骨髓病理红系比例增高，骨穿结果提示继发性红细胞增多症，而其来源于胸部疾病所致可能性最大。已复查胸部平片（图1-44-3）及胸部CT（图1-44-4）。

放射科医生：胸部平片示：两肺野透光度不一致，右肺透光度低，右肺纹理紊乱，

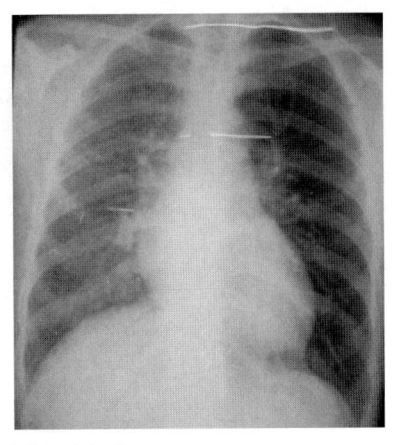

图1-44-3

肺内未见实变影。心脏及大血管未见异常。两侧膈角清晰锐利，与入院时胸部平片比较右下肺模糊增浓影已消失、左右肺野透光度不一致无变化。胸部CT平扫示：胸廓对称，气管纵隔居中。各叶段支气管开口通畅，纵隔内未见肿大淋巴结影。右肺支气管血管束增多、紊乱，两肺内未见明确病变。右肺门略小，右肺动脉略细。

主任医生：从已有的临床资料来看，不能很好地解释患者继发性红细胞增多症的原因。胸部影像学提示右肺密度明显高于左肺，且其纹理增多、紊乱，复查胸部平片与CT检查提示两肺内并未见炎变，相比而言入院时胸片可考虑为炎症或肺内积血。但即使右肺存在炎症，也不致于造成缺氧而引发红细胞增多。支气管动脉造影示右支气管动脉增粗、迂曲，其内能否存在肺血管畸形也是一个值得怀疑的问题。肺动脉循环短路亦可造成通气血流比下降而导致缺氧。此外，如右肺血管的弥漫性细小病变也可能造成通气血流比例失调及氧的弥散障碍引发缺氧。因此，建议心血管造影、肺动脉造影并测定肺动脉楔压。

心内科医生：右心室造影：导管进入右心房内，测压为75cmH$_2$O。导管进入肺动脉主干测压为115cmH$_2$O。随即导管进入右心室进行造影；然后又从右侧股动脉逆行插管

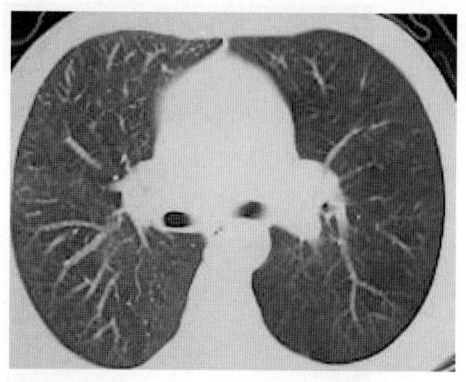 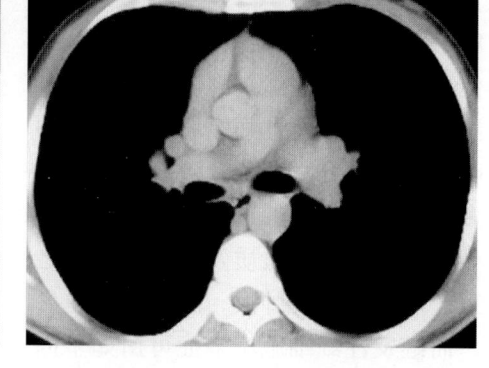

图 1-44-4

于主动脉根部造影。心脏及大血管造影图像见图1-44-5。

右心室造影见左肺动脉显示良好，与此同时右肺动脉缺如，未见显影。随时间延迟主动脉弓及其三大分支均显影，之后升主动脉及右肺动脉亦显影。将导管置放于肺动脉流出道造影，见对比剂通过未闭的动脉导管进入主动脉弓内。再经股动脉穿刺将导管放置主动脉根部水平造影见升主动脉与肺动脉同时显影，同时左右冠状动脉亦见显影。心血管造影明确了右肺动脉起源异常、动脉导管未闭及肺动脉高压等解剖结构与血流动力学改变。

主治医生：对照心导管造影结果，再次复查心彩超及声学造影见距离主动脉根部2cm处有一管道回声自主动脉后壁发出，大动脉短轴切面见主动脉根部圆形无回声，4~5点钟位置见右肺动脉起自主动脉，内径6.6mm。多普勒检测该处血流速度210cm/s，压差18mmHg。声学造影见右房、右室、主肺动脉、左肺动脉顺序显影，右肺动脉正常结构未显示。观察30秒左右，主动脉及右肺动脉内可见稀疏造影剂点状回声。

主任医生：结合临床及综合影像检查结果，最后诊断为右肺动脉起源异常并动脉导管未闭、肺动脉高压、继发性红细胞增多症。右心室造影结果已表明该患者目前已有严重的肺动脉高压，并且出现右向左分流，失去了手术最佳时机。

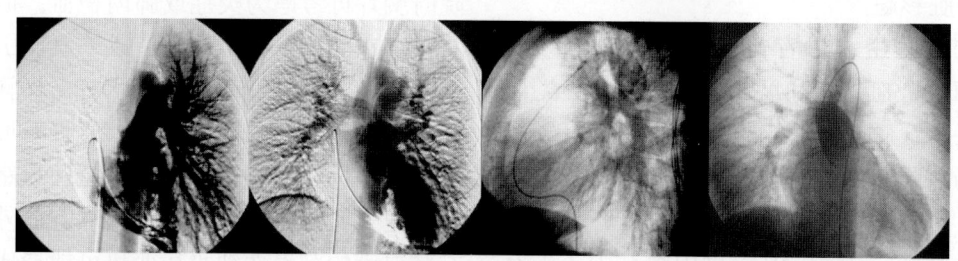

图 1-44-5

提示：

一侧肺动脉起源于升主动脉是一种极为罕见的先天性心脏病，分为右或左肺动脉异常起源于升主动脉，占所有肺动脉异常起源的90%，常常合并其他心血管畸形，如动脉导管未闭、卵圆孔未闭、法洛四联症、室间隔缺损等。

病例45　溺水的CT表现

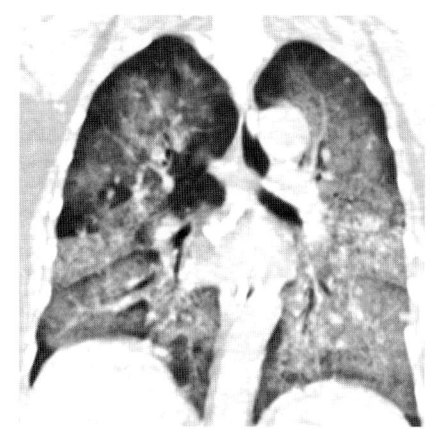

图1-45-1

CT室医生：急检CT平扫（图1-45-1～图1-45-5）示：两肺弥漫性分布磨玻璃样、淡片状密度增浓影，其内可见含气支气管影，病变以肺门周围及背侧为明显；纵隔肺门淋巴结无肿大，可见气管插管影及胃肠减压管影。CT诊断：溺水后肺水肿、吸入性肺炎。

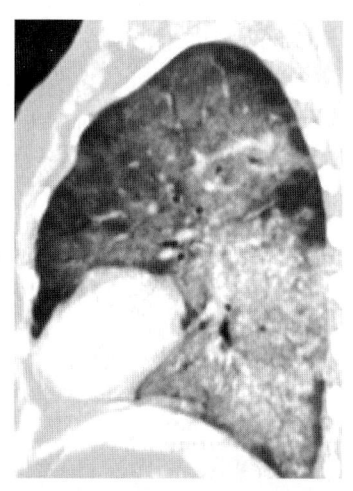

图1-45-2

住院医生汇报病史：患者因10天前无明显诱因出现右上腹间断性腹部绞痛，每次持续10分，伴有右侧肩背部放射性疼痛，无腹胀、发热，无恶心及呕吐，无心前区不适。近日疼痛加重，发作时持续不缓解，当地医院诊断为"神经痛"，给予止痛对症处理，但症状改善不明显。入院前10小时因无法忍受疼痛而跳入蓄水池中，约15分左右被路人救起，当时患者神志不清，经按压腹部等处置10分左右神志才恢复正常，自行吐少量脏水后而于当地医院住院，住院治疗后呼吸困难进行性加剧而由120急诊送来本院。平素身体一般，有"糖尿病、冠心病"5年，否认"肝炎、肺结核"病史。查体：T 36℃，R38次/分，P130次/分，Bp 139/90mmHg，一般状态差，口唇发绀，胸部双肺底闻及广泛性湿啰音，心率130次/分，余无特殊。入院时血气分析示PaO_2 45mmHg，$PaCO_2$ 35mmHg，SaO_2 68%，急检CT平扫示溺水后肺水肿、吸入性肺炎。

主治医生：该患者病史特点如下：53岁女性，原有"糖尿病、冠心病"5年；右上腹间断性腹部绞痛10天，溺水15分后呼吸困难10小时；查体发绀明显，双肺闻及广泛性湿啰音，心率130次/分；血气分析示Ⅰ型呼吸衰竭，急检CT平扫示溺水后肺水肿、吸入性肺炎。患者入住ICU后行呼吸机机械通气治疗。

主任医生：本病例主要表现为两肺弥

45　病例提供：130021 吉林大学第一医院（曹殿波，杜继民，潘润铎）

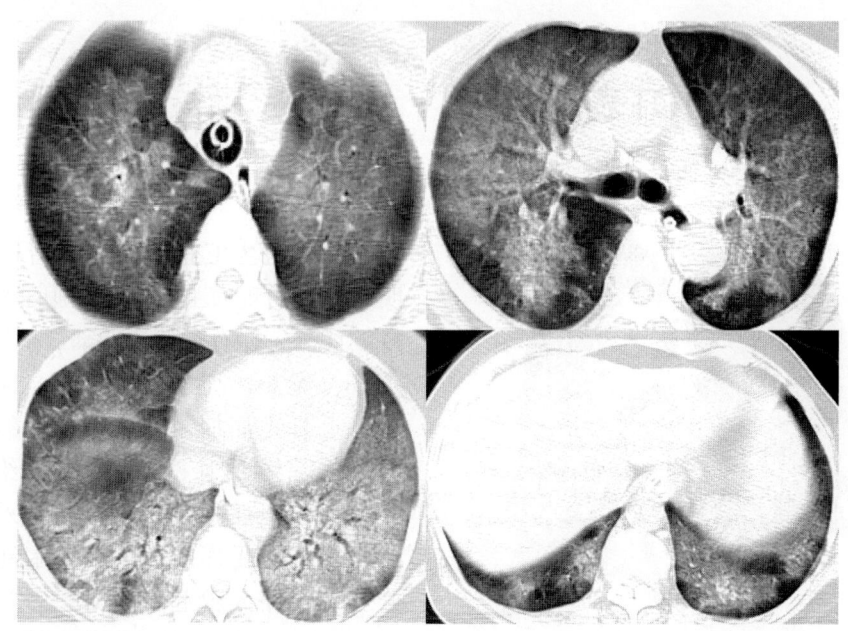

图1-45-3

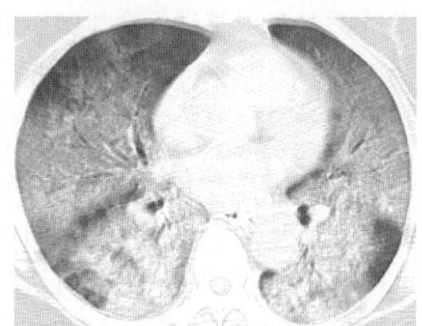

图1-45-4

漫分布云雾状、磨玻璃样高密度影,边界不清,以肺门区及背侧重的影像学表现为特征。因为该患者有明确的溺水病史,所以首先考虑溺水后引起的急性非心源性肺水肿,从胸部CT影像特征上看,下列疾病亦可出现类似表现:①感染、中毒等引起的急性呼吸窘迫综合征:影像学特征为渗透性肺水肿,表现为片状或相互融合的双肺实变区,倾向于双侧对称,并以肺门周围及下肺受累为主,20%~30%的病人可见支气管气相。②过敏性肺炎:急性期主要表现为肺野密度增加,呈两肺弥漫的毛玻璃密度阴影或片状实变影,亚急性期以两肺散在的结节或网状影为特征,慢性期则表现为线样或网状阴影;病变主要分布于两肺中部,肺尖、肺底、肋膈角稀少,横断面上以随机分布为主;结合病史有助于该病诊断。③肺泡出血或肺泡积血:表现为两肺散在分布淡片状、云雾状密度增浓影,与肺叶、肺段解剖位置无关,病变变化快,2~3天内可吸收消散,常可发现咯血的基础性病变如支气管扩张等,临床上常有咯血的病史。④非特异性间质性肺炎:主要表现为间质性炎症与间质纤维化,两下肺的磨砂玻璃影

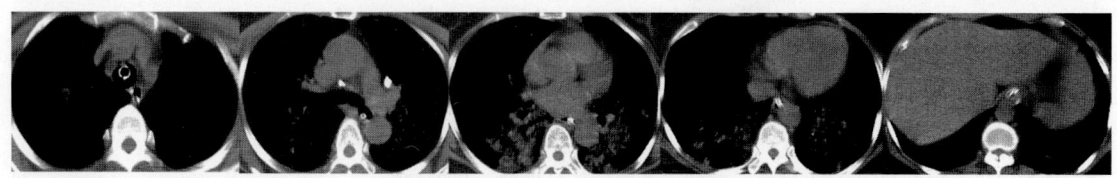

图1-45-5

或实变，其他表现还包括网状影或同时出现间质与肺实质改变的影像，高分辨率CT表现为片状或相互融合的磨砂玻璃样密度区。

住院医生：患者于ICU抢救治疗10天后，终因心肺功能衰竭而死亡。

CT室主任：溺水肺的CT表现可呈多样化，典型表现有弥漫性絮状磨玻璃影，两肺对称或不对称分布小斑片状影，病变多集中于肺门周围，而肺的外围部分包括肺尖、肺底及外带肺野较轻；其中肺纹理增粗、增多，伴有不同程度肺气肿也很常见，部分伴有肺段性肺不张或伴有异物沉积现象；病灶分布两侧可对称或不对称。病灶吸收时间24小时～30天不等，病灶吸收后留有肺纹理增多，弥漫性病灶呈向心性吸收过程。

> **提示**：
> 溺水肺的CT主要表现弥漫性絮状磨玻璃影，两肺对称或不对称分布小斑片状影，病变多集中于肺门周围，而肺的外围部分包括肺尖、肺底及外带肺野较轻。

病例46　发热、咳嗽、乏力、消瘦40天[46]

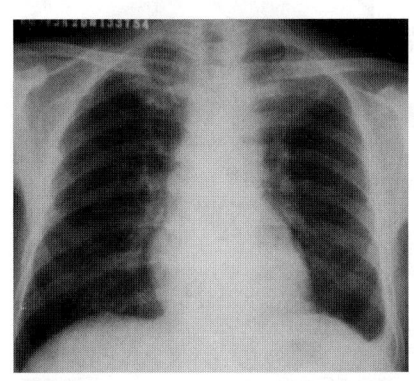

图1-46-1

放射科医生：图1-46-1患者左上肺片状模糊阴影，左侧肋膈角变钝，两肺纹理增粗、模糊，侧位片示病灶位于上叶尖后段，前后肋膈角变钝，放射科意见：左上肺继发性肺结核，左下结核性胸膜炎。

住院医生汇报病史：患者男性，39岁，因"发热、咳嗽、乏力、消瘦40天"入院。患者自诉40天来反复发热，以午后为主，低热，无规律性，伴阵发性咳嗽，咳少许白黏痰，易咳出，无脓血痰，无胸痛及恶心呕吐。于当地就诊，拍胸片（图1-46-1）考虑"左上肺癌并纵隔淋巴结转移，左胸腔积液"并行"吉西他滨＋顺铂"方案化疗一次，因出现Ⅳ度骨髓抑制且筛查HIV阳性而转我院进一步诊治。病后精神差，食欲减退，体重下降5kg左右。平素身体健康，否认肝炎及结核病史，无吸烟史及吸毒史，有冶游史。查体：T 36.5℃，P 80次/分，R 22次/分，Bp 120/80mmHg，体重50kg，一般情况欠佳，面色晦暗，皮肤无皮疹，黏膜无异常，全身浅表淋巴结未触及，两肺听诊两肺呼吸音正常，未闻干湿性啰音，心率80次/分，节律整齐，肝脾未触及。外周血WBC $3.1×10^9$/L，RBC $2.4×10^{12}$/L，Hb 64 g/L，A/G＝20.2/24.7，抗结核抗体阴性，患者入院后已行胸部CT检查，病灶CT片如图

46　病例提供：545005 广西壮族自治区龙潭医院（蒙志好，李勇，伍国伟）

1-46-2。

CT室医生： 图1-46-2胸部CT左肺上叶尖后段紧贴纵隔旁见一约3cm×4cm×4cm大小团块状软组织影，CT值32～49Hu，两肺散在点状、结节状高密度影，边缘尚清，左侧胸腔见带状小样密度影。气管前间隙及主动脉窗下见肿大的淋巴结。考虑左上叶肺癌并两肺转移、纵隔淋巴结转移可能性大。

主治医生： 患者入院抗感染治疗，但体温未退，查HIV确认试验阳性，HCV、HBV阴性，$CD4^+$ T淋巴细胞$18×10^6$/L，$CD8^+$ $240×10^6$/L，$CD3^+$ $259×10^6$/L，$CD4^+/CD8^+$为0.08，癌胚抗原0.9 ng/L，血培养马尔尼菲青霉菌阳性，改用两性霉素B治疗后体温逐渐下降至正常，无其他自觉症状。治疗2周后，复查血常规：白细胞$3.1×10^9$/L，红细胞$1.02×10^{12}$/L，血红蛋白28 g/L，血小板$246×10^9$/L，血Cr318 mmol/L，BUN 20.5 mmol/L，立即停用两性霉素B，并给予输血等治疗，1月后血肌酐及尿素氮恢复正常，改伊曲康唑胶囊0.2g口服，2次/日，复查胸片（图1-46-3）示原病灶吸收而出院，出院后1月复查胸片（图1-46-4）示右肺中野结节性病变。

住院医生： 患者出院2月后因"咳嗽、发热1周，腹泻2天"而再次入院。患者1周来发热，体温39℃左右，无规律性，无畏寒、寒战，下午及夜间加重，伴阵发性咳嗽，轻咳，夜间明显，痰少不易咳出，无气促、胸痛等，近2天解稀便，每天3次，无脓血便及里急后重，无恶心呕吐。上次出院后一直口服伊曲康唑胶囊至今。

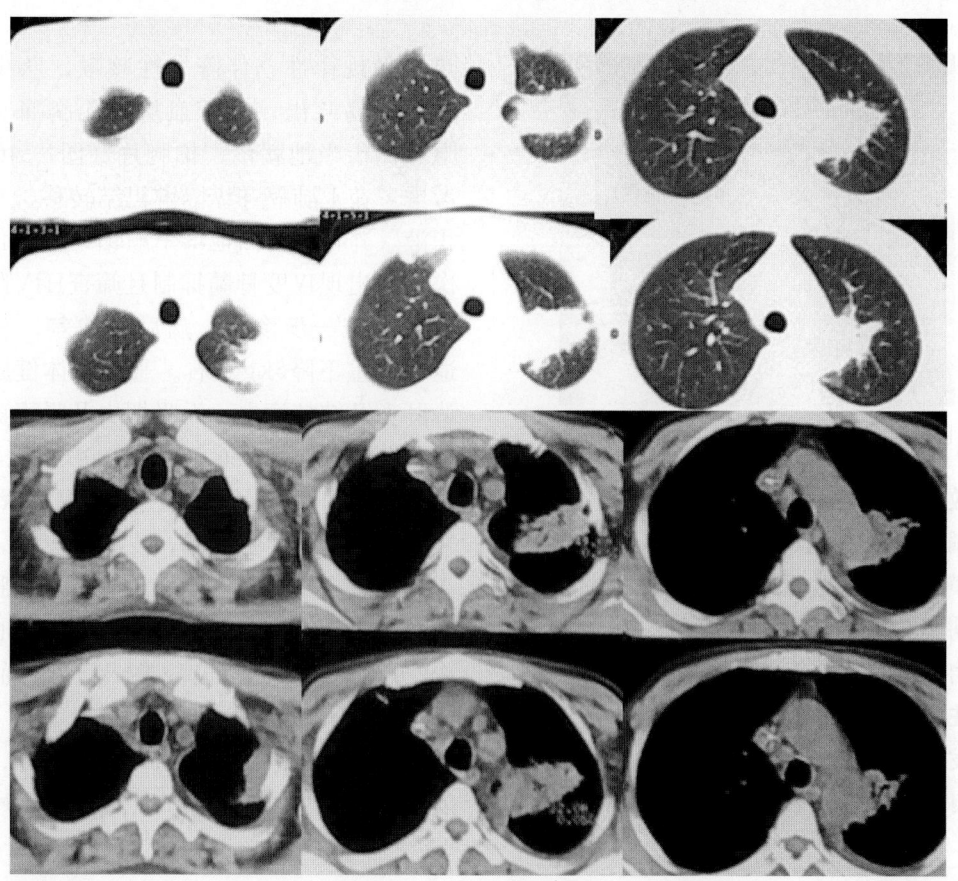

图1-46-2

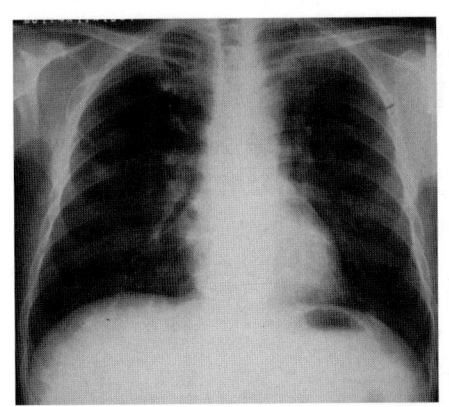

图1-46-3

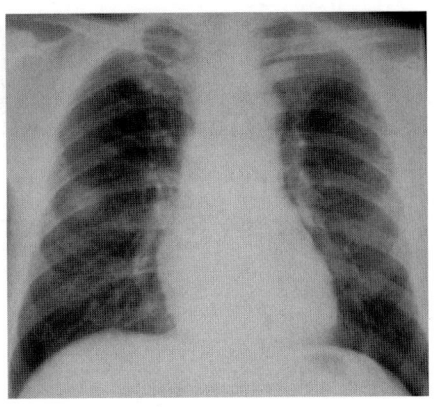

图1-46-4

查体：T 38.5℃，P 90次/分，R 22次/分，Bp 120/80mmHg，体重45kg，慢性病容，无力体型，贫血貌。皮肤无皮疹，黏膜无异常，全身浅表淋巴结未触及，右中肺叩诊稍浊，两肺听诊未闻干、湿性啰音，心率90次/分，节律整齐，各瓣膜区未及杂音，肝脾未触及。血常规：WBC $7.2×10^9$/L，RBC $2.31×10^{12}$/L，Hb 64g/L，BUN 8.1mmol/L，Cr 124 mmol/L，血气分析：pH 7.432，PO_2 74.8mmHg，PCO_2 30.2 mmHg，BE -4.6，CEA 0.1μg/ml，肝功能正常，巨细胞病毒抗体IgG阳性、IgM阴性，痰普通菌培养阴性，血培养普通菌、马尔尼菲青霉菌2次均阴性。门诊胸片（图1-46-5）示"右肺炎"。患者入院后予舒普深左氧氟沙星联合抗感染治疗2周，无效，仍发热，并行试验性抗结核治疗20天，仍发热，复查胸片（图1-46-6）示病灶扩大，查CT（图1-46-7和图1-46-8）示右下肺实变伴空洞形成。

主治医生：为明确诊断，在CT引导下行经皮肺活检，并抽出少量血性液体行真菌、细菌培养，肺活检病理报告为炎症，抗酸染色阴性，真菌培养阴性，但细菌培养生长马红球菌，根据药敏结果用药2周后体温降至正常，并加用抗HIV治疗后，肺部病灶逐渐吸收（图1-46-9～图1-46-11）。

主治医生：文献显示，国内马红球菌感染病例多呈散发状态，报告地区涉及20多个省、市、自治区，主要是重庆、浙江、山东、江苏、湖北等省市，其他地区病例较少。患病年龄平均为38岁，原发疾病有白

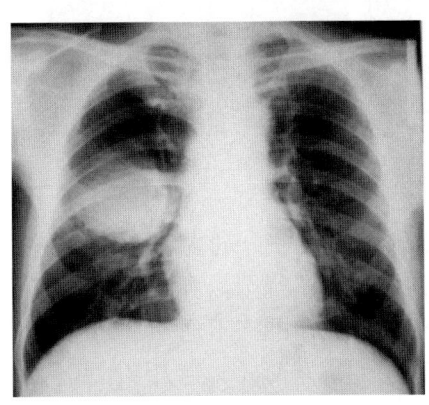

图1-46-5

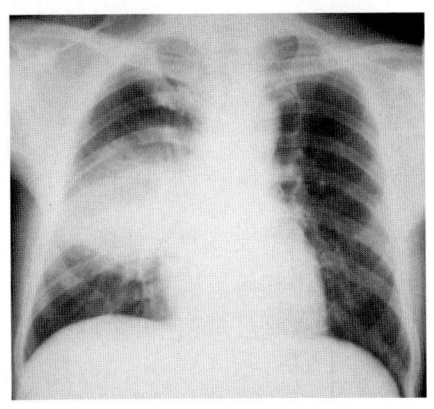

图1-46-6

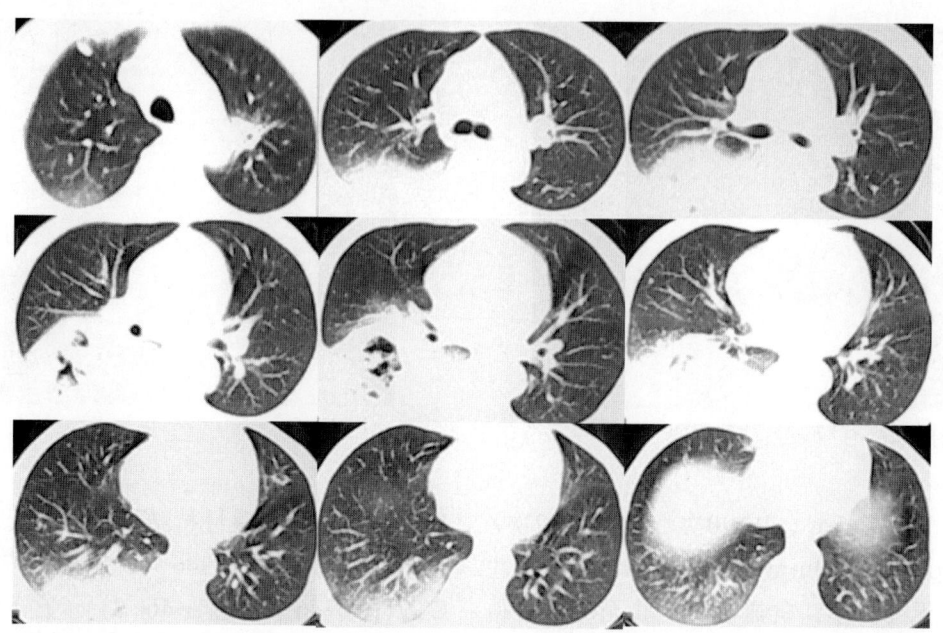

图1-46-7

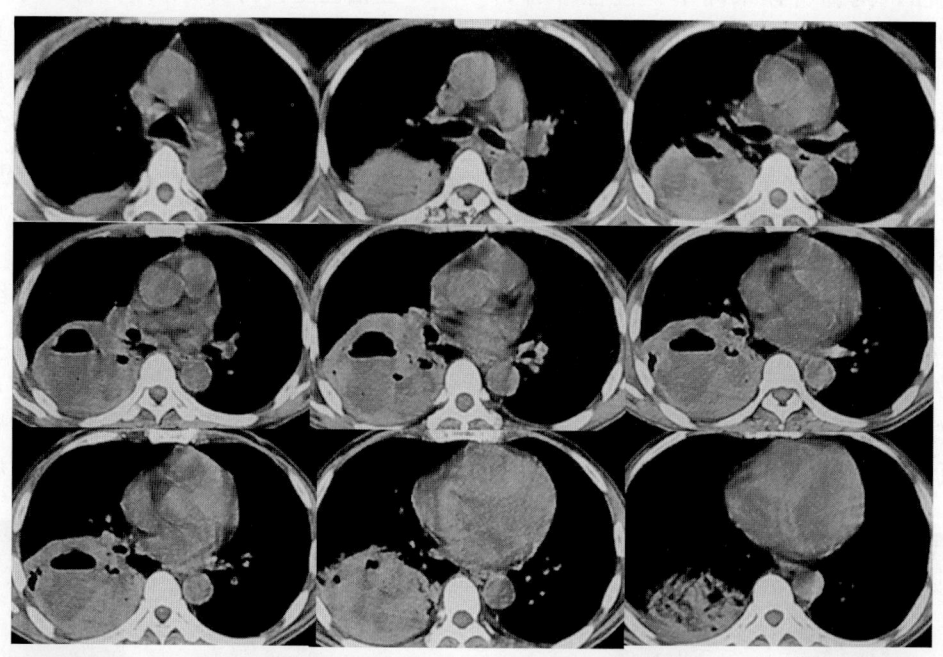

图1-46-8

血病、肿瘤、慢性支气管炎伴肺心病、肝硬化、胆结石及外伤等。国外资料有报告发生于HIV阳性者。马红球菌引起的主要疾病有败血症、化脓性感染、肺炎、前列腺炎、脑膜炎、脑炎、胸膜炎、结膜炎、扁桃体炎、心内膜炎、阴道炎、肾盂肾炎等，主要症状为发热，热型不规则，可伴有畏寒、乏力、头痛及全身肌肉酸痛不适等，其他症状根据感染部位的不同而异，绝大多数病例经用敏感抗生素治疗后很快痊愈。

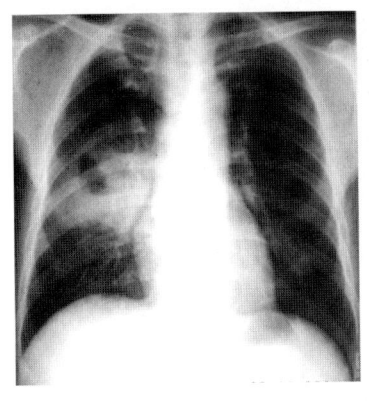 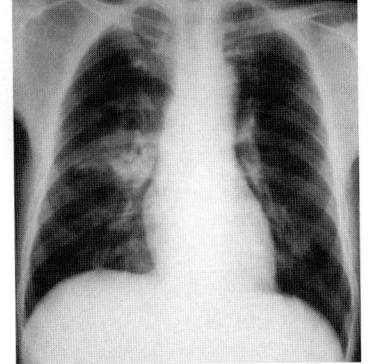 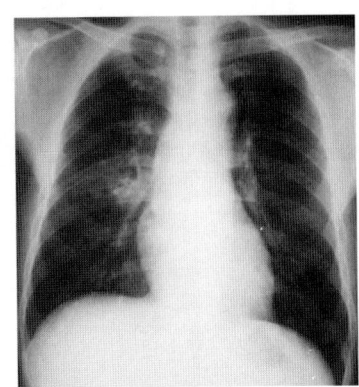

图1-46-9　　　　　　　　图1-46-10　　　　　　　　图1-46-11

主任医生：马红球菌首次发现于1923年并命名为马棒状杆菌，后经细胞壁结构分析发现本菌与棒状杆菌属有较大差异，因此将其归属为红球菌属即马红球菌。其特征为：生长缓慢，产生橙红、橘红色色素，菌落呈黏液状，菌形以短杆状、球杆状为主，常呈多形态性，触酶阳性，生化反应活泼，不分解任何糖、醇类。马红球菌原是幼龄马驹最重要的疾病之一，染病马驹一般呈慢性或亚急性支气管肺炎，猪和山羊偶有感染此菌，可在疫区土壤中分离到。1970年始由人类疾病中分离出该菌。

一般认为马红球菌可致人类少见的机会性感染，特别是免疫功能低下者，如器官移植、恶性肿瘤、结核病患者等。

本例患者为艾滋病晚期，$CD4^+T$淋巴细胞只有$21\times10^6/L$，曾合并马尔尼菲青霉菌、巨细胞病毒等病原体感染，并在院外错误地化疗了一次，免疫力极度低下，本次入院后用过几种抗生素，效果差。患者以发热为主要表现，咳嗽咳痰少，经使用敏感抗生素后体温很快下降，但肺部病灶吸收非常缓慢。

> **提示**：马红球菌肺炎好发于免疫功能低下者，随着艾滋病的流行，本病将逐渐增多；马红球菌肺炎的特点是肺部慢性炎症或脓肿，全身中毒症状不明显或者长期没有症状；血、痰、纤维支气管镜肺泡灌洗液或活检的肺组织培养可以做出诊断；根据药物敏感试验选择敏感的抗生素，艾滋病合并马红球菌肺炎抗生素最少要用3个月；预后良好，但病灶吸收很缓慢。

病例47　右下肺肿块[47]

放射科医生：图1-47-1胸廓对称，气管居中；右下肺心膈角处见团块状高密度影，上界清，右心缘部分显示不清；双肺门影不大，心影大小形态未见明显异常，两膈面光整，两侧肋膈角锐利。影像诊断：右下肺团块状高密度影，占位？建议CT进一步

---

[47] 病例提供：315020 宁波大学医学院附属医院（王海涛，张霞萍，邓在春）

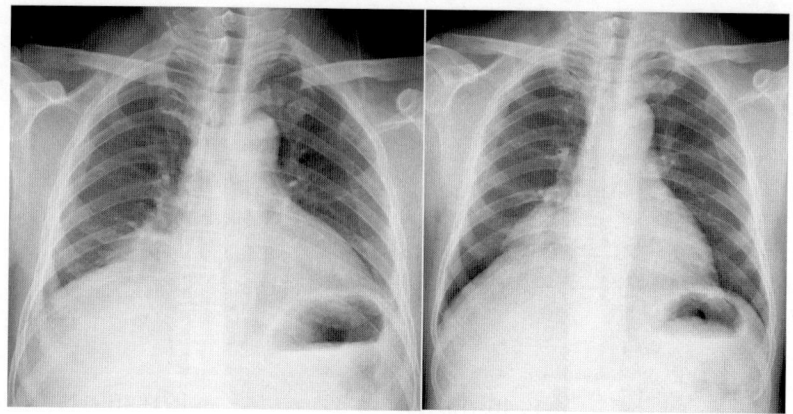

图1-47-1　胸片示右下肺团块影（左图为呼气相，右图为吸气相）

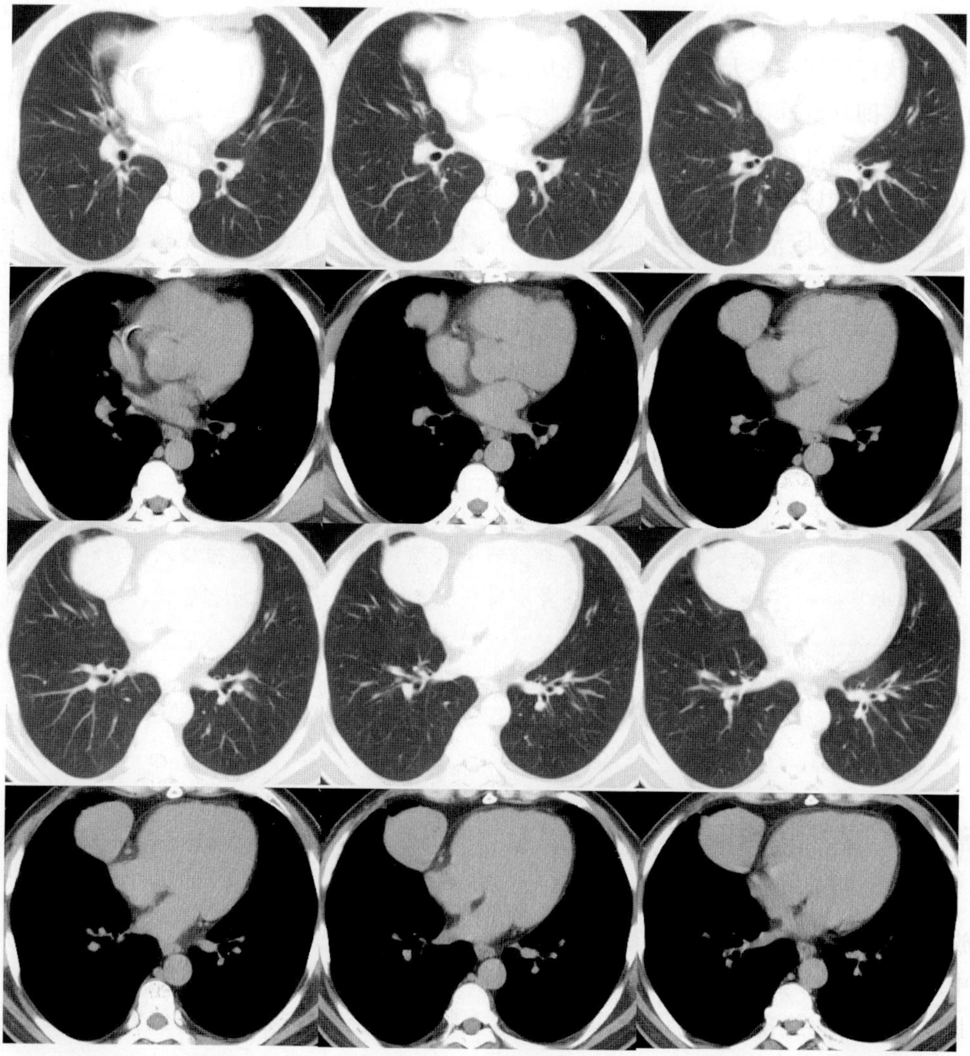

图1-47-2　胸部CT

检查。

实习医生汇报病史： 患者男性，48岁，因"体检发现右肺肿块"入院。患者1周前因体检拍片（图1-47-1）发现"右下肺团块影"，为进一步诊治而入院。患者现无不适，否认胸闷、气急，无明显咳嗽、咳痰，无发热、盗汗。平素身体健康，3年前曾拍胸部CT检查，未发现异常，4年前因"胸腹部多发刀伤"而住院，经抢救痊愈出院。查体：生命体征正常，神清，浅表淋巴结无肿大，气管居中，胸廓无畸形，两肺呼吸动度对称，触觉语颤未及明显异常，两肺呼吸音清，未闻及明显干湿性啰音；心律齐，未闻及病理性杂音，腹软，无压痛，无反跳痛，肝肾肋下未及，双下肢无水肿。入院后三大常规、生化全套、肿瘤全套等检查无异常。入院后已拍胸部CT，见图1-47-2和图1-47-3。

CT室医生： 图1-47-2和图1-47-3平扫肺窗显示右肺中叶心影旁见团块状密度增高影，CT值为26Hu，大小约66mm×50mm，边界尚清晰，其内密度均匀，余肺实质未见渗出或占位性病变。纵隔窗显示两肺门未见增大，气管及主支气管通畅，纵隔未见肿大淋巴结，未见明显胸腔积液及胸膜增厚影。CT诊断：右肺中叶区占位，良性考虑，肺外

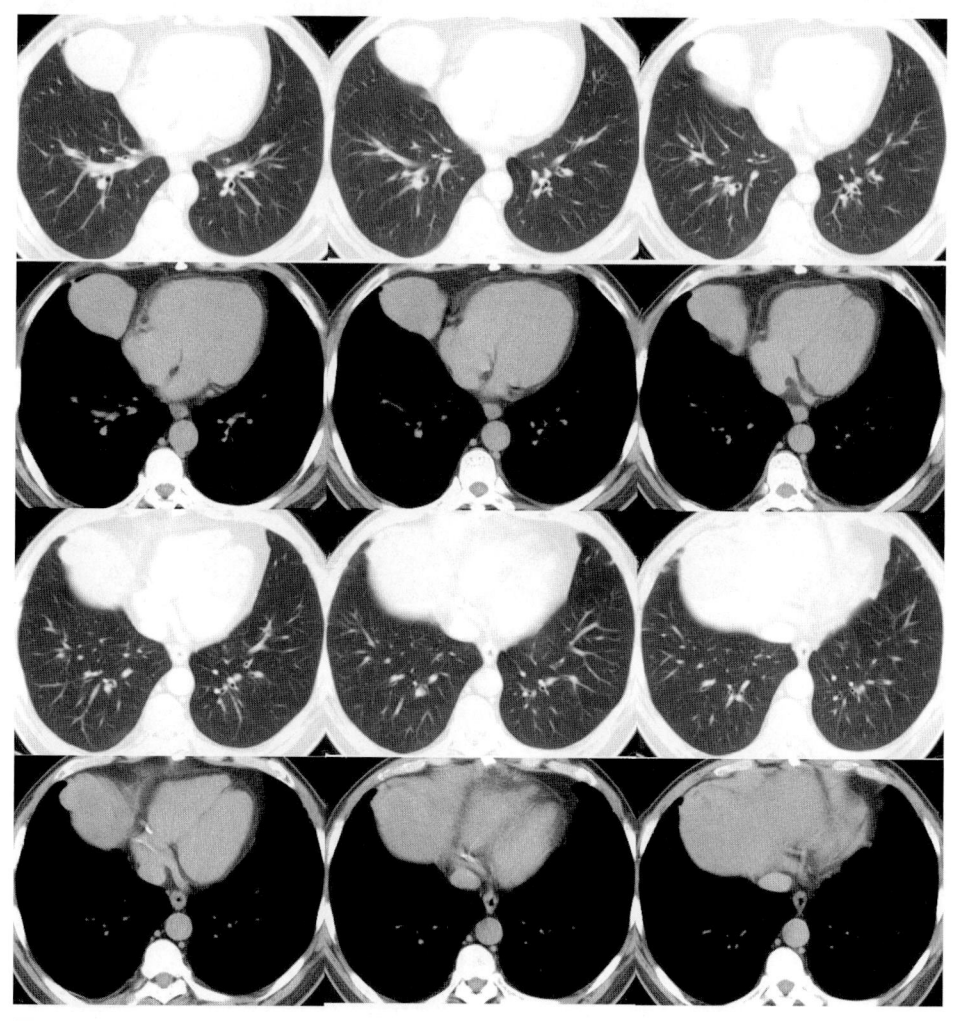

图1-47-3

来源？建议增强扫描。

住院医生：该患者病史特点如下：患者中年男性，4年前有"胸腹部多发刀伤"史；患者现无不适，否认胸闷、气急，无明显咳嗽、咳痰，无发热、盗汗；查体无阳性体征；入院后三大常规、生化全套、肿瘤全套等检查无异常。

主治医生：该患者仅胸片提示"右下肺团块状高密度影"，胸部CT检查报告"右肺中叶区占位，良性考虑，肺外来源？"，结合患者4年前"胸腹部刀伤"史，要考虑膈下来源，建议增强薄层CT扫描以明确诊断。

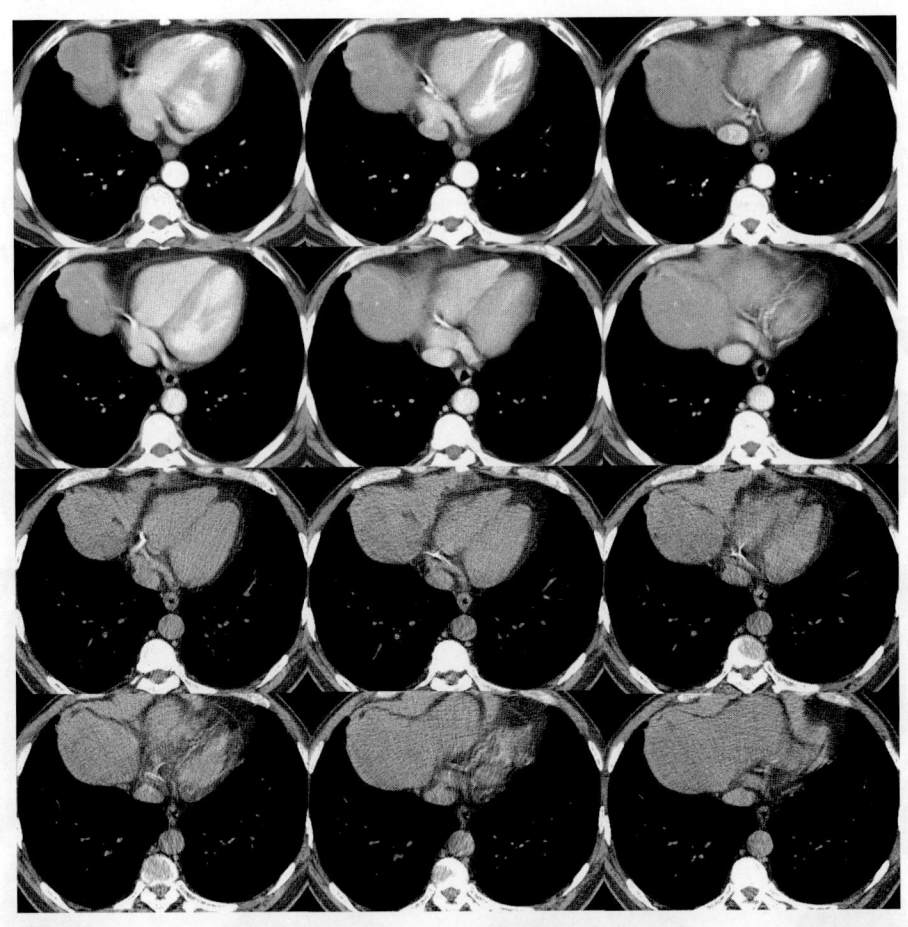

图1-47-4

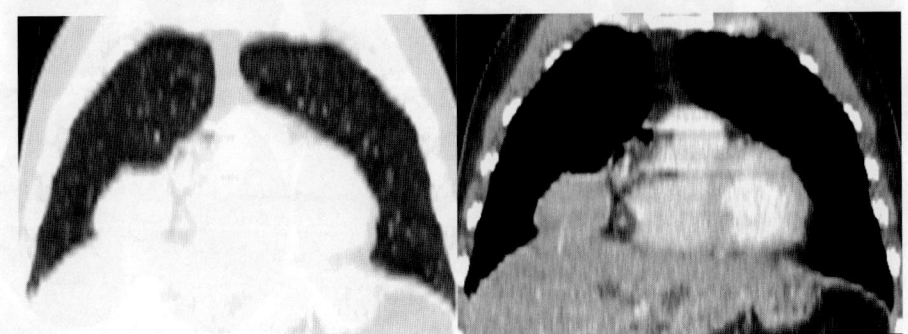

图1-47-5

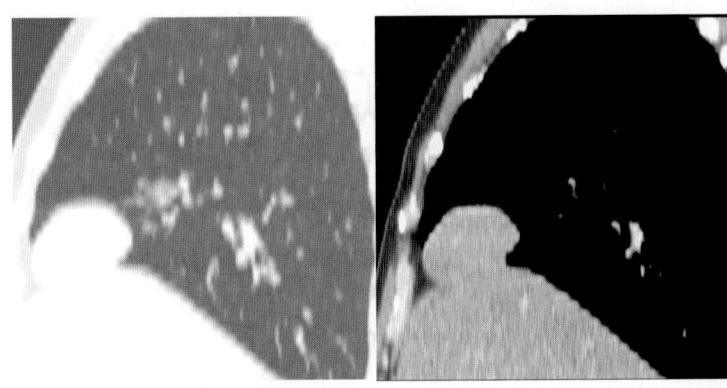

图1-47-6

CT室医生：图1-47-4～图1-47-6平扫肺窗显示两肺纹理清晰，走行分布无异常，肺实质未见渗出或占位性病变。纵隔窗显示两肺门未见增大，气管及主支气管通畅，纵隔未见肿大淋巴结，未见明显胸腔积液及胸膜增厚影。肝脏局部向膈上膨出，肝脏内可见多发小类圆形低密度影，增强后未见强化，余未见明显异常强化影。影像诊断：胸部CT扫描未见明显异常；结合临床病史，考虑膈疝，局限性膈膨升。

主治医生：该患者诊断明确，右下肺肿块为向膈上局部膨出的肝脏，治疗上可行膈肌修补治疗，但因患者无症状，也可动态观察。

实习医生提问：该患者的膈疝与4年前的胸腹部外伤有关系吗？

主治医生：肯定有关系，而且有直接关系，因患者4年前为胸腹部多发刀伤，当时胸部CT（图1-47-7）提示"双肺挫伤并双侧液气胸"，腹部则为肝脾破裂，经胸腔闭式引流及剖腹手术治疗（脾切除及肝修补）而痊愈，患者3年前胸部CT（图1-47-8）检查已能发现膈肌受伤病变（箭头所指）。

主任医生：该患者可出院动态观察，但如一旦发现膈疝增大，则要及时手术修补治疗。

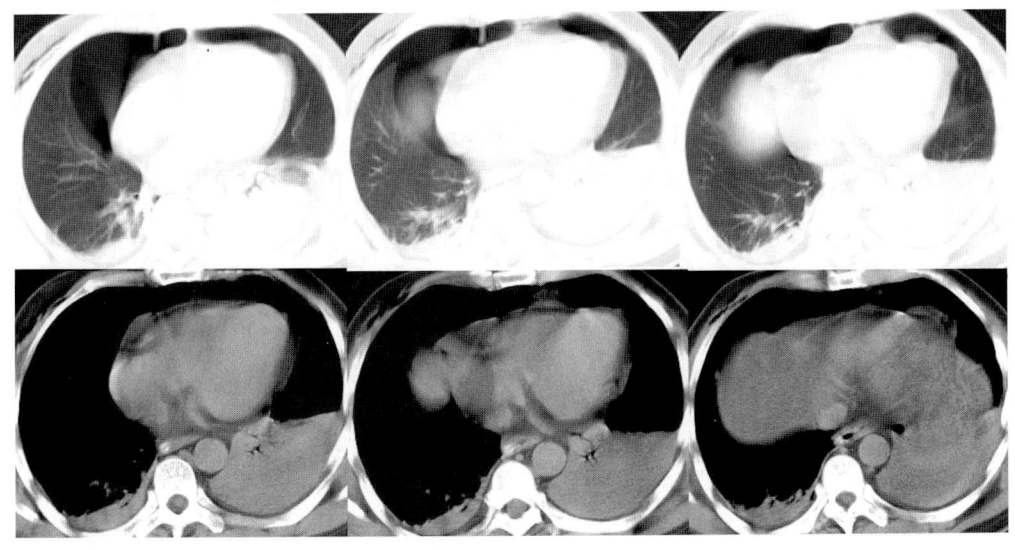

图1-47-7

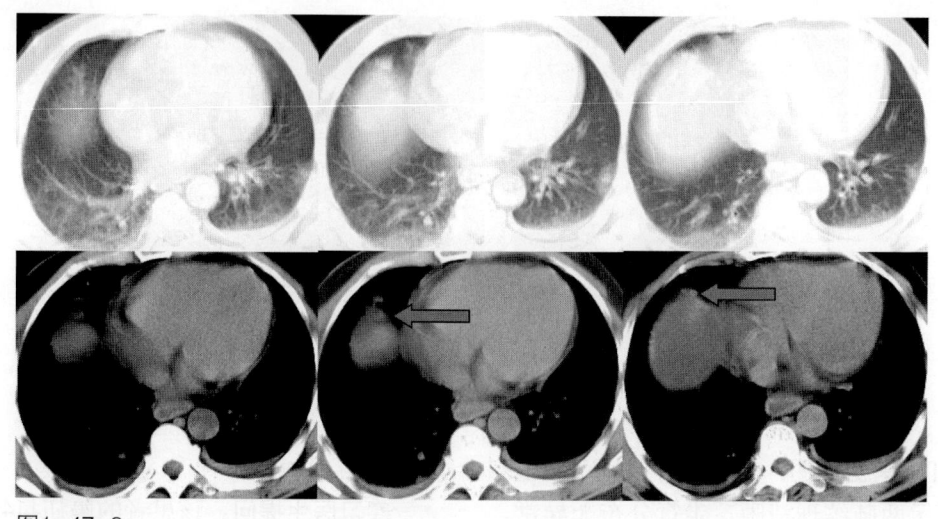

图1-47-8

> **提示：**
> 外伤性膈疝极易被漏诊误诊，据报道，胸腹联合损伤中5%累及膈，但由此导致的膈疝漏诊率高达94%，其原因多与膈疝临床表现无特异性有关。本例特殊的是，在外伤1年后没有膈疝，到4年后才发现膈疝。

病例48 咳嗽伴胸背部疼痛2月余[48]

实习医生汇报病史： 患者男性，67岁，因"咳嗽伴胸背部疼痛2月余"入院。患者2月前无明显诱因下出现咳嗽，干咳为主，偶有白色泡沫痰，伴胸背部疼痛，左侧为主，无畏寒、发热。自觉近期消瘦，体重未测。于当地卫生院拍胸片（图1-48-1）示"右肺炎症"，经抗感染治疗10天，症状无缓解，复查胸片（图1-48-2）示"右肺炎症，病灶较前有所进展"，为进一步诊治而收入院。平素身体一般，吸烟20支/天×40年，无粉尘接触史，否认药物、食物过敏史，否认"高血压病、糖尿病"史。体格检查：T 35.8℃，P 88次/分，Bp 120/80mmHg，R 20次/分。神志清，精神可，全身皮肤、巩膜无黄染，颈部、锁骨上淋巴结未及明显肿大。咽红充血，扁桃体无肿大，呼吸平稳，气管居中，胸廓无畸形，两肺呼吸动度对称，触觉语颤分布未及明显异常，叩诊清音，双肺呼吸音稍粗，未及明显干湿啰音。心界无扩大，心率88次/分，律齐，未闻及病理性杂音。腹软，无压痛、反跳痛，肝脾肋下未及。双下肢无水肿。辅助检查：三大常规、生化全套、肿瘤标志物全套等检查均无异常，ESR 33mm/h，PPD阴性；当地医院胸片报告"右肺炎"。

住院医生： 该患者病史特点如下：患者

---

[48] 病例提供：315020 浙江省宁波市北仑宗瑞医院（陈磊），宁波大学医学院附属医院（邓在春）

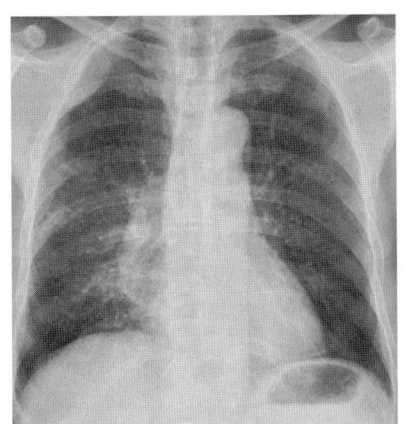

图1-48-1

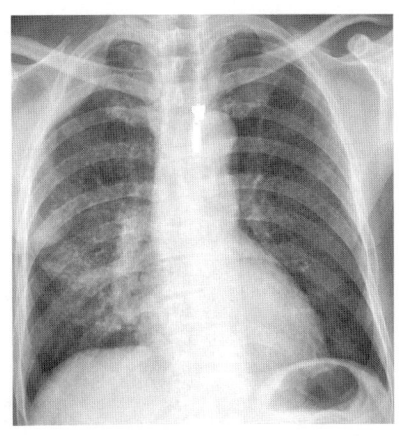

图1-48-2

老年男性,重度吸烟者;咳嗽伴胸背部疼痛2月余,无畏寒、发热,抗感染治疗无效;查体无阳性体征;辅检示血沉33mm/h,当地医院胸片报告"右肺炎"。

主治医生:该患者胸片提示右肺门密度增高,同时二肺可见粟粒样小结节影。我们请放射科医生详细分析一下该患者的胸片。

放射科医生:图1-48-1和图1-48-2胸廓对称,气管居中,两肺纹理增多,可见满布肺野粟粒状结节影,右肺下野近右心缘处可见片状阴影,边界模糊,右心缘模糊,右肺门结构不清,右胸壁胸膜可见弧形增厚,心影大小、形态如常,两膈面光整,肋膈角锐利。影像诊断:右肺门影增大,两肺多发粟粒状结节影,请结合临床,建议进一步CT检查。

住院医生:患者入院后,已行胸部CT检查,图片(图1-48-3和图1-48-4)如下。

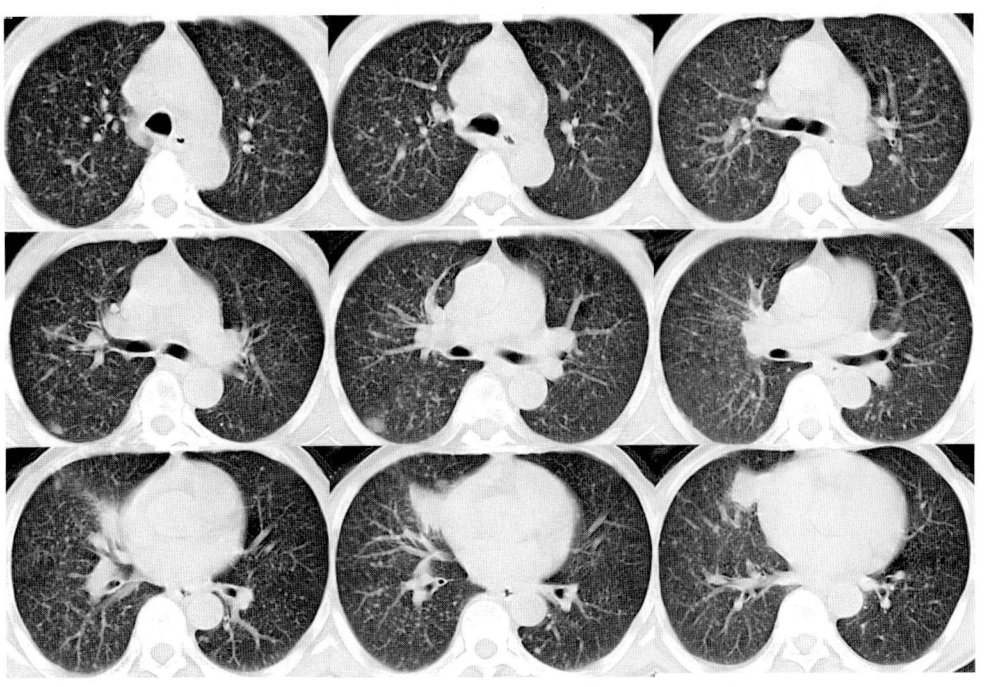

图1-48-3

CT室医生：两肺透亮度减低，内见弥漫性粟粒状影，边界模糊，以中上肺野较显著，并右肺中叶内侧段内见团块状高密度影，边界模糊，右肺下叶内见片状高密度影，边界模糊不清，右下肺门影增大，纵隔内见增大淋巴结影，气管及主支气管尚通畅。CT诊断：结合病史，右肺癌伴两肺转移考虑。

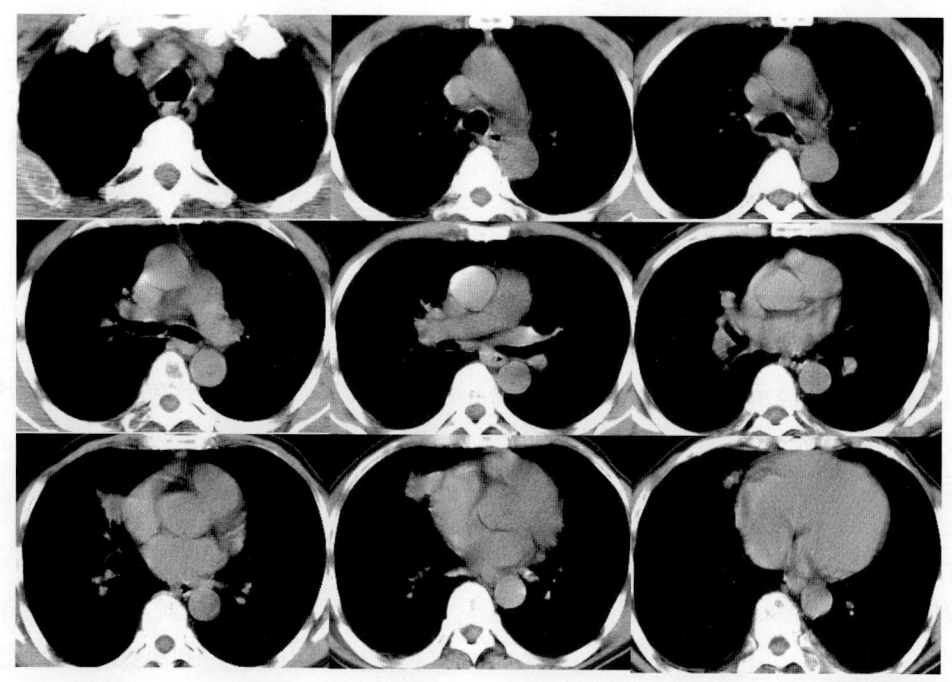

图1-48-4

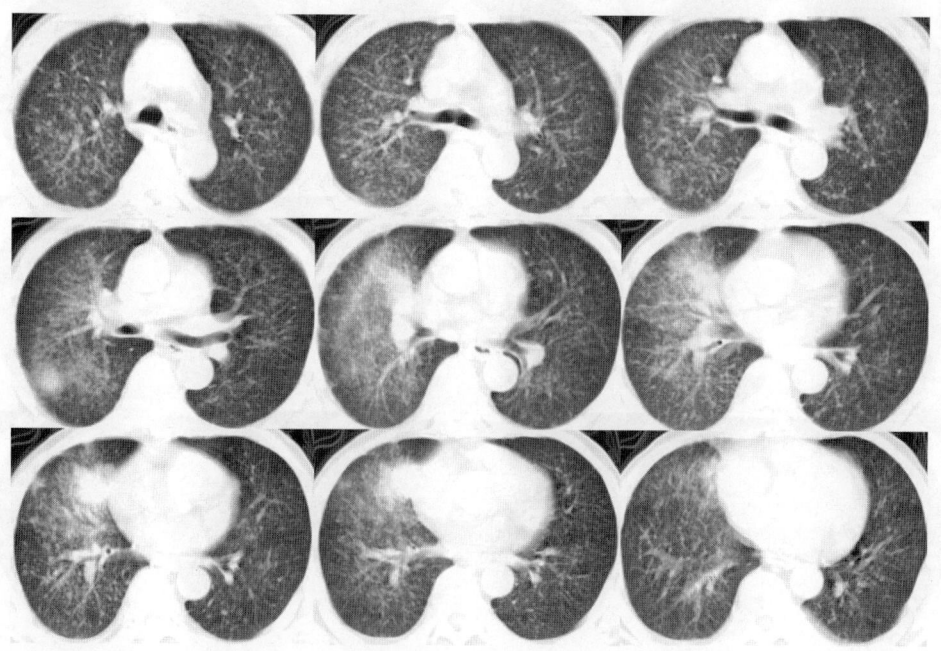

图1-48-5

主治医生： 该患者胸部CT示"右肺中叶周围型肺癌伴两肺转移"，为明确诊断，可考虑行纤支镜检查并行经纤支镜肺活检（TBLB）。

住院医生： 患者纤支镜检查示：各叶段支气管通畅，未见新生物，右肺中叶内侧段支气管内刷检阴性，行下叶基底段经纤支镜肺活检，病理报告（彩图1-48-1和彩图1-48-2）"肺腺癌肺内转移（箭头示肺内转移的成团癌细胞）"，予"培美曲塞+顺铂"化疗2周期，复查胸部CT（图1-48-5）示病灶较前进展。

主任医生： "培美曲塞+顺铂"方案是目前国际上治疗肺腺癌最佳的化疗方案，如该方案化疗失败，可考虑尝试分子靶向治疗。

住院医生： 该患者化疗失败后，由于经济原因，放弃进一步治疗而出院。

放射科主任： 肺癌肺内弥漫性转移结节多以均匀或中下肺野为主分布，胸片上往往能见到原发肿瘤的直接或间接征象，如块影、球形影、肺不张、阻塞性肺炎等，结节影以外的征象是提示本病的有力证据。

> **提示：**
> 肺癌肺内弥漫性转移结节多以均匀或中下肺野为主分布，胸片上往往能见到原发肿瘤的直接或间接征象，结节影以外的征象是提示本病的有力证据。

病例49　肺癌术后1月[49]

实习医生汇报病史： 患者男性，82岁，因"肺癌术后1月化疗"入院。患者1月前因"痰中带血并左上肺占位1年"，于本院胸外科行"胸腔镜下左上肺叶楔形切除"，术中冰冻切片及术后常规切片均报"中分化鳞癌"，术后痊愈出院。近1月来患者偶有左胸部隐痛，无咯血，今为行第1周期化疗而入院。既往体健，吸烟30支/天×40年，已戒烟15年，否认"肺结核及肝炎"病史，患"前列腺肥大、2型糖尿病、高血压病"多年。入院查体：T 37.3℃，P 90次/分，R 21次/分，Bp 150/80mmHg，神清合作，浅表淋巴结无肿大，呼吸平稳，气管居中，胸廓无畸形，双侧呼吸运动对称，触觉语颤对称，两肺叩诊清音，左上肺呼吸音稍低，两肺未闻及明显干湿性啰音。心、腹、脊柱、四肢等检查无异常。辅助检查：三大常规及生化全套等检查无异常。

CT室医生： 平扫肺窗显示左肺术后：左侧胸腔缩小，纵隔气管左移，右肺下叶可见片状模糊影，纵隔窗显示两肺门未见增大，气管及主支气管通畅，纵隔未见肿大淋巴结，未见明显胸腔积液。CT诊断：左肺术后改变，右肺炎症，请随访观察。

住院医生： 患者入院完成常规检查后开始化疗，因考虑到患者高龄，给予"健择"化疗，完成第1天化疗后，患者第4天出现发热，38℃左右，急诊查胸部CT（图1-49-1）示"右下肺后基底段局病灶性渗出性病变"，血常规示WBC1.8×10^9/L，

---

[49] 病例提供：315020 宁波大学医学院附属医院（虞亦鸣，陈众博，邓在春）

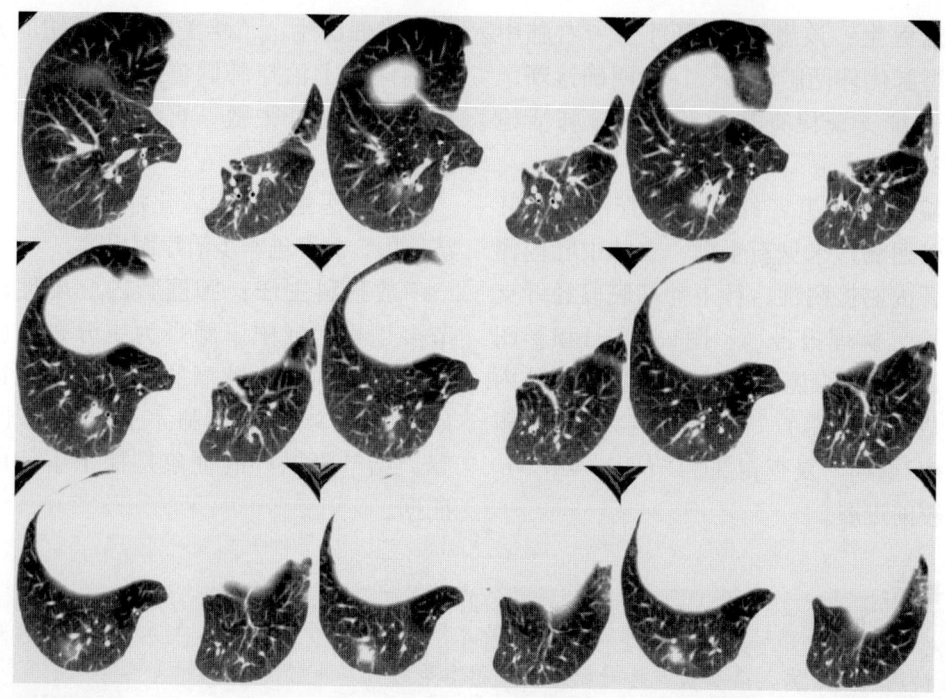

图1-49-1

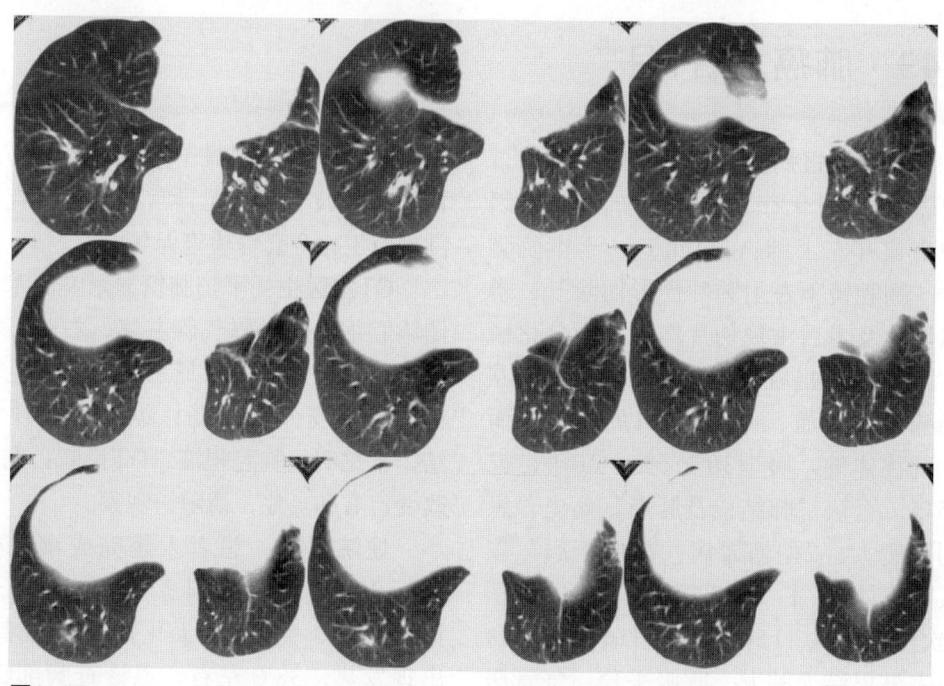

图1-49-2

N 40.5%，考虑"肺炎"而给予强力有效抗生素治疗，但治疗3天后，病情无好转，仍发热，38.2~38.5℃，血培养阴性。

主治医生： 该患者为肺癌术后化疗病人，化疗期间出现粒细胞缺乏和发热，强力抗生素治疗无效，胸部CT提示"局病灶性渗出性病变",虽无任何病原微生物学证据,要考虑"侵袭性肺曲菌病"的可能而尽快给予经验性抗真菌治疗。

主任医生:根据患者病史特点,肺部病灶要高度怀疑"侵袭性肺曲菌病",鉴于该病的高危性,建议立即开始经验性抗真菌治疗。

住院医生:患者予"卡泊芬净"抗真菌治疗2天后,热退,治疗8天后复查胸部CT示病灶明显吸收(图1-49-2),出院后予口服伏立康唑治疗,1月后复查胸部CT(图1-49-3)示病灶稳定。

进修医生提问:该患者口服抗真菌治疗要维持多长时间?

主任医生:侵袭性肺曲菌病的最佳疗程尚未统一。对无基础疾病、免疫功能正常的患者,应治疗至临床和影像学表现消退;对有基础疾病、免疫功能低下的患者,治疗时间应不低于4个月。

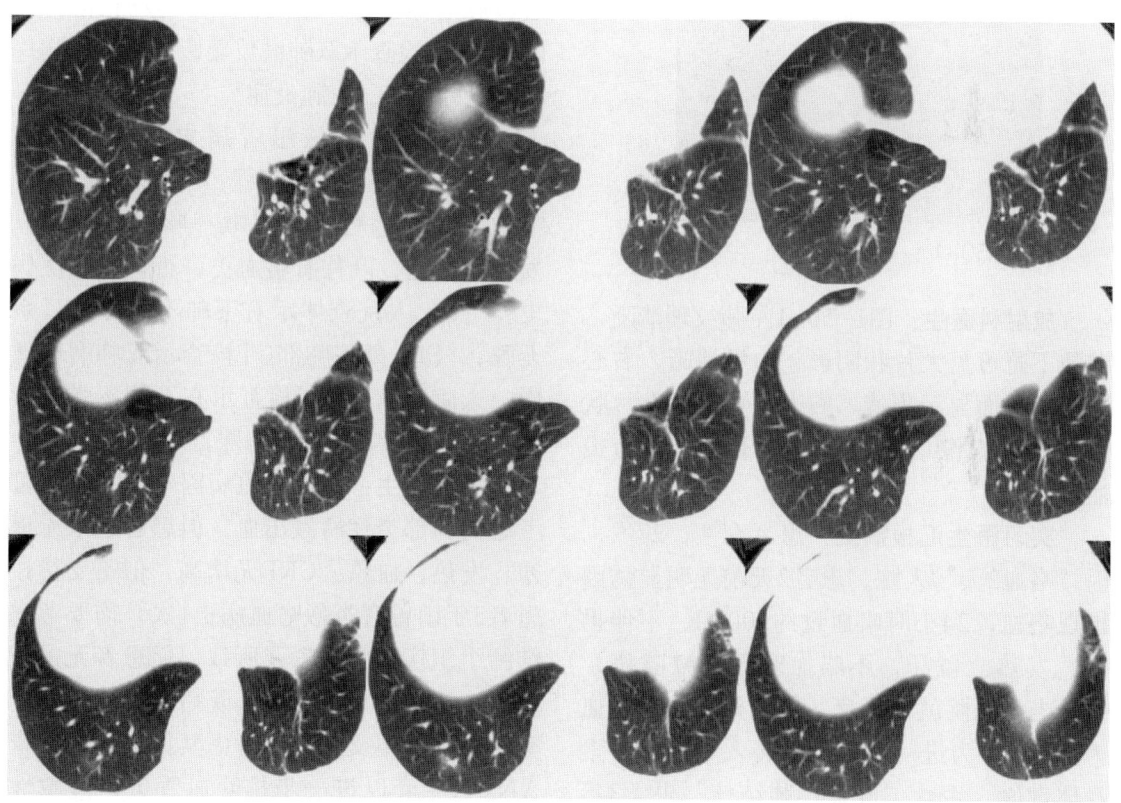

图1-49-3

提示:对免疫受损宿主的肺炎,强力抗生素治疗无效,应考虑侵袭性肺曲菌病的可能,即使无病原微生物学依据,也应尽早开始经验性抗真菌治疗。

病例50　咯血2天[50]

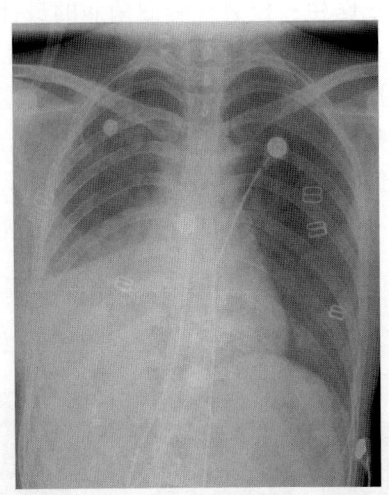

图1-50-1

放射科医生：图1-50-1左肺纹理清晰，右肺下野可见大片状阴影，边界清晰，右心缘及右膈面显示不清，右上肺可见多发片状模糊影。影像诊断：右下肺不张，右肺炎症。

实习医生汇报病史：患者女性，27岁，因"咯血2天"入院。患者2天前无明显诱因出现咯血，24小时咯血量约500ml，不伴畏寒、发热、盗汗，不咯血时无咳嗽咳痰，曾于当地医院就诊治疗，但无效，昨再咯血为100ml，为进一步诊治而转入本院。平素身体健康，否认"肝炎、肺结核"史，3年前曾类似咯血一次，无其他病史。入院查体：T 37.1℃，P 116次/分，R 20次/分，Bp 120/80mmHg，神清合作，口唇无发绀，浅表淋巴结无肿大。静息状态下呼吸平顺，气管尚居中，两侧呼吸动度对称，右下肺语颤减弱，叩诊实音，呼吸音低，可闻及少量湿性罗音，余肺检查无异常。心率116次/分，律齐，未闻及病理性杂音。入院拟诊：咯血原因待查；肺炎？支气管扩张症？患者入院后予完善各项检查：血常规仅示轻度贫血Hb 99.0 g/L；动脉血血气分析pH7.43，$PaCO_2$ 36mmHg，PaO_2 78mmHg；血风湿免疫全套、肿瘤标志物、血沉、PPD等均正常；外院胸部CT检查示双肺磨玻璃影，入院时胸片示右下肺不张、右肺炎症。

住院医生：该患者病史特点如下：（1）青年女性，急性病程；（2）咯血2天，咯血量大，病程中无咳嗽、咳痰、胸痛、发热等不适，既往有咯血史，否认其他疾病史；（3）入院查体示右下肺不张体征，余无殊；（4）外院胸部CT检查示双肺磨玻璃影，入院时胸部X线检查示右下肺不张、右肺炎症，实验室检查无特殊。

主治医生：患者咯血病因不清，目前可考虑为肺部炎症所致出血，但患者近来无畏寒、发热、血象、CRP无增高，似不支持；患者3年前曾有类似咯血病史1次，需要考虑结缔组织疾病肺部累及所致，但患者无关节痛、皮疹等肺外表现，入院后血风湿免疫全套均阴性，不支持，需考虑其他疾病，已查ANCA全套以进一步排除血管炎；过敏性肺炎胸CT也可表现为磨玻璃样影，需要考虑。

主任医生：根据上述病史特点，可考虑的疾病有：（1）肺炎：患者为青年女性，急性起病，右下肺闻及少量湿性啰音，胸部CT见双肺磨玻璃影，似乎支持肺炎，但患者无咳嗽、咳痰、发热等症状,血象不高,这些证据不支持肺炎诊断,需待治疗2周后复查胸部CT,明确疗效后才能诊断。(2)支气管扩张症:患者既往有咯血病史,此次急性起病,咯血量大,需考虑该病,确诊需行支气管碘油造影或行高分辨CT(HRCT)。(3)肺结核:患者无低热、盗汗、消瘦等结核中毒症状,胸部影像学病灶不典型,可排除该诊断。(4)支气管内膜结核,影像学上可无典型病灶,行纤维支气管镜检查以鉴别。(5)肺癌:青年女性,否认嗜烟史,胸部影像学未见占位病灶,血肿瘤标志物阴性,不支持诊断,可行痰找脱落细胞或纤维支气管镜检查以鉴别。

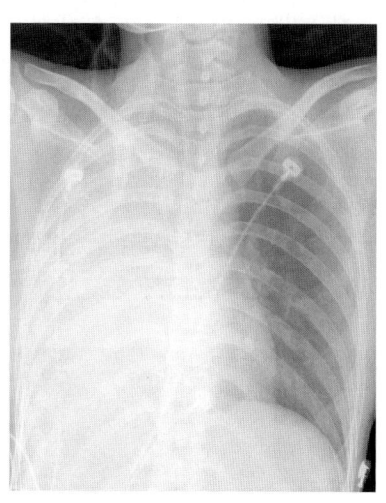

图1-50-2

住院医生:经保守治疗后,10小时内仍反复咯血约200ml,胸闷气急明显,面罩吸氧(氧浓度50%)下,血氧饱和度仍持续降低,复查动脉血血气分析:pH 7.40,$PaCO_2$ 35mmHg,PaO_2 45mmHg,为此而转入ICU治疗。入院第2天诉右侧胸痛剧烈,急查胸片(图1-50-2)。

放射科医生:气管右偏,右肺野见大片密度增高影,右侧肋间隙较左侧略窄,右纵隔缘及右膈面显示不清,心影未见移位,左肺纹理清晰,左膈面光整,左侧肋膈角锐利。影像提示:右肺不张。

住院医生:患者入院第5天行纤支镜检查,术中见右侧支气管腔内有大量暗红色血块堵塞管口,经多次抽吸后,仍有大量血凝块阻塞右侧支气管腔,不易吸出。余各叶段支气管黏膜无殊,管腔通畅,未见新生物生长。第6天动脉血血气分析示:pH值7.44,$PaCO_2$ 37mmHg,PaO_2 71mmHg。呼吸衰竭纠正,转回呼吸科。患者行胸部CT(图1-50-3)检查,结合纤支镜下所见,患者右肺全叶不张考虑为大咯血后,大量血凝块堵塞右侧支气管腔,造成气体无法通过右侧支气管所致。治疗可在抗感染同时积极予肺叩,促进血凝块的排出。

主治医生:根据患者纤支镜下所见"右支气管内有血凝块,并未发现新生物及支气管内膜病变",可排除支气管内膜结核及肺癌诊断。患者大咯血原因需高度怀疑肺内血

 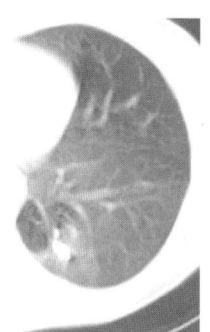 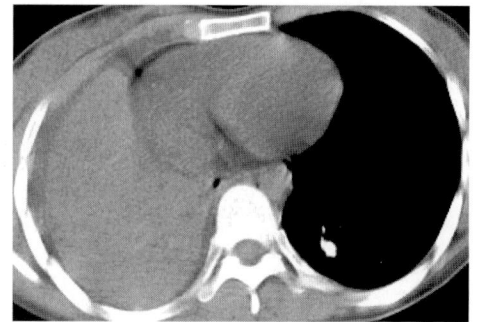

图1-50-3

管畸形。对于发病年龄轻，反复大咯血，临床、影像学、纤支镜检查均不能明确病因，需考虑该疾病，诊断需行肺血管造影，并可行肺动脉栓塞治疗。

住院医生：患者经治疗11天后，咯血、胸闷等症状缓解，复查胸片示右肺已复张（图1-50-4），再次行纤支镜检查未发现异常，为明确出血原因而行支气管动脉造影。

影像科医生：支气管动脉造影示：右侧支气管动脉明显扭曲，并呈局限性团块状改变（图1-50-5），考虑右下支气管血管畸形，术中超选至右支气管动脉主干，用明胶海绵碎块栓塞右侧支气管动脉，复造影见右侧支气管动脉血流明显缓慢（图1-50-6）。

住院医生：患者经右侧支气管动脉栓塞治疗后，未再出现咯血而痊愈出院，随访1年无异常。

主任医生：支气管动脉畸形是大咯血少见原因之一，是由于肺血管先天发育障碍所致，临床上常在造影检查时发现，文献报道较少。本病由于发病率低，常被误诊为支气管扩张、肺炎、肺结核、肺癌等，因此，临床上对不明原因大咯血的患者应考虑此病而积极行支气管动脉造影检查，既可帮助明确诊断，又可进行支气管动脉栓塞治疗。

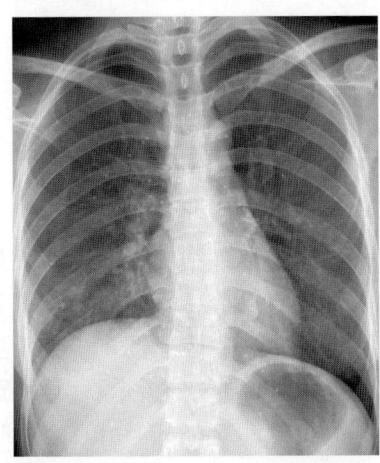

图1-50-4

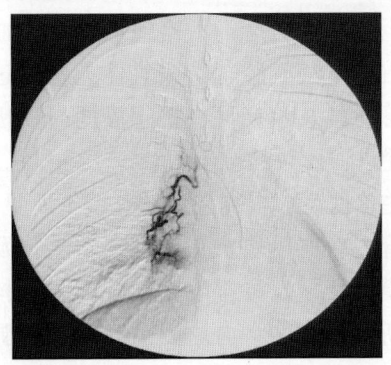

图1-50-5

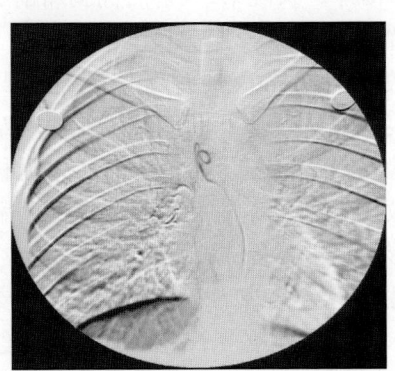

图1-50-6

提示：
临床上对不明原因大咯血的患者，应考虑到"支气管动脉畸形"可能；支气管动脉造影既可帮助明确诊断，又可进行支气管动脉栓塞治疗。

病例51　刺激性咳嗽1月

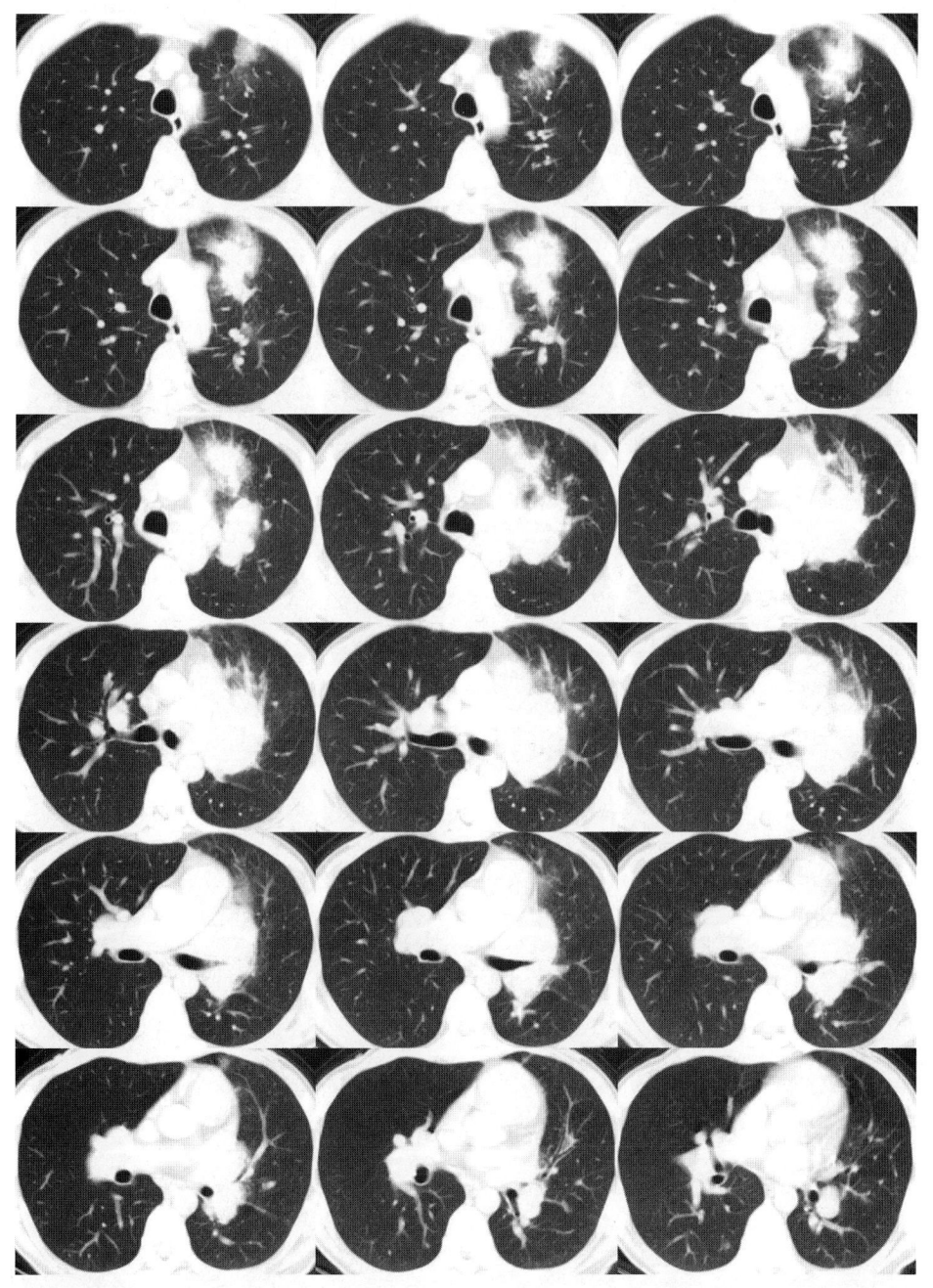

图1-51-1

实习医生汇报病史： 患者男性，46岁，因"刺激性咳嗽1月"入院。患者自诉1月前无明显诱因下出现咳嗽，为呛咳，无咳痰，无发热，于当地医院就诊，胸透示"左肺炎"而予抗感染治疗2周，但无效，仍咳嗽，呈刺激性干咳，无咯血，无盗汗，今为进一步诊治而转本院就诊，门诊胸部CT示"左肺占位"而入院。既往身体健康，吸烟25年，每天30支，无其他嗜好。入院查体：T 37℃，P 87次/分，R 20次/分，Bp 140/80mmHg，神清，浅表淋巴结无肿大，气管居中，两侧胸廓运动对称，两侧呼吸动

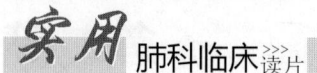

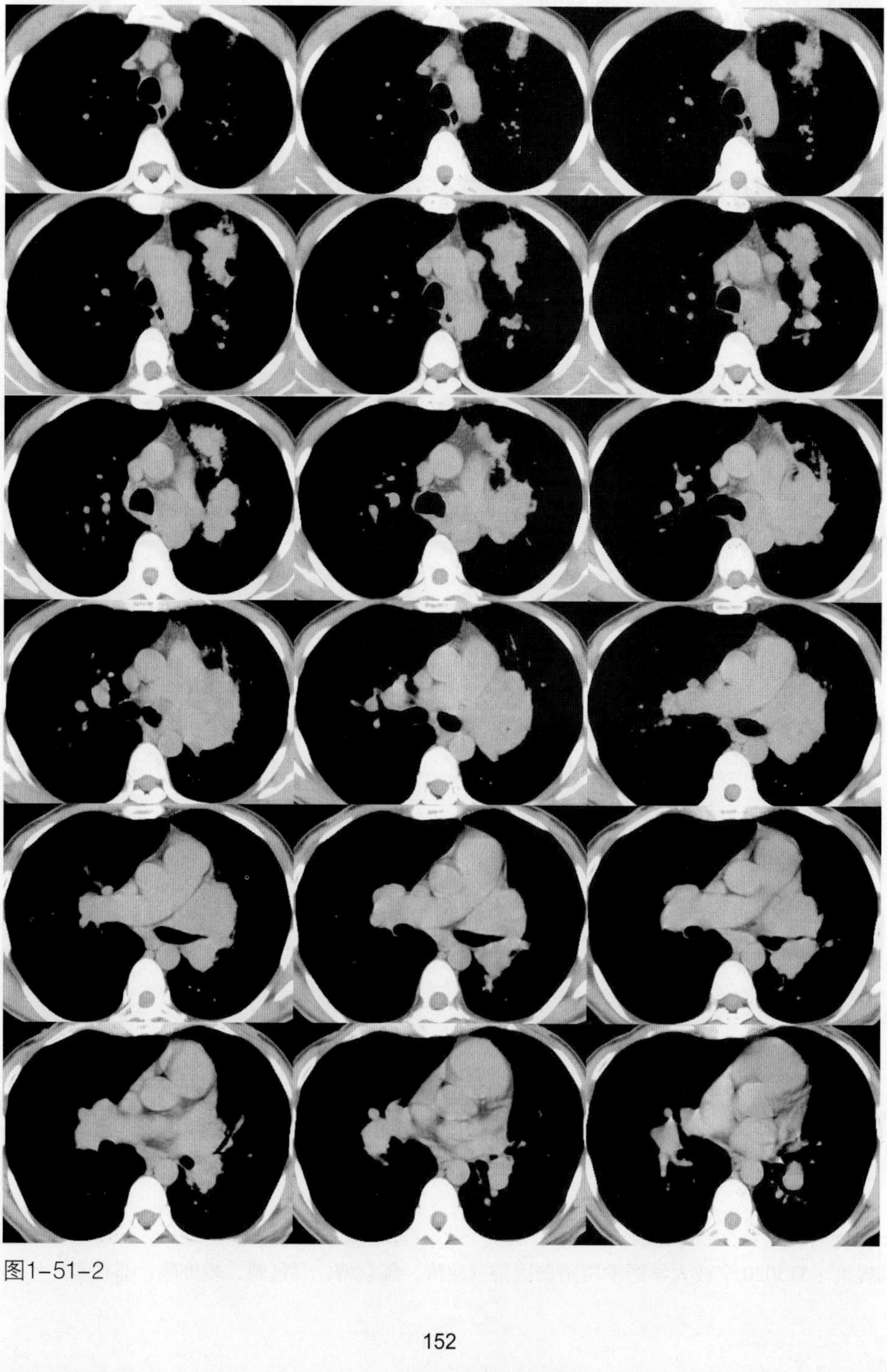

图1-51-2

度对称，两侧触觉语颤基本对称，左肺叩诊音稍浊，呼吸音弱，无干湿性啰音，右肺检查无异常，心率87次/分，律齐，未闻及明显病理性杂音，腹软，无压痛、反跳痛，肝脾肋下未及，双下肢轻度水肿。入院后三大常规、生化全套、肿瘤全套、血沉、PPD、大小便常规等无异常。患者门诊已拍胸部CT，病灶图片见图1-51-1～图1-51-3。

CT室医生： 平扫肺窗显示左肺上叶前段见团块状高密度影，边缘毛糙，呈分叶状改变，并可见多发毛刺影，大小约49mm×36mm，CT值约42Hu，左肺门

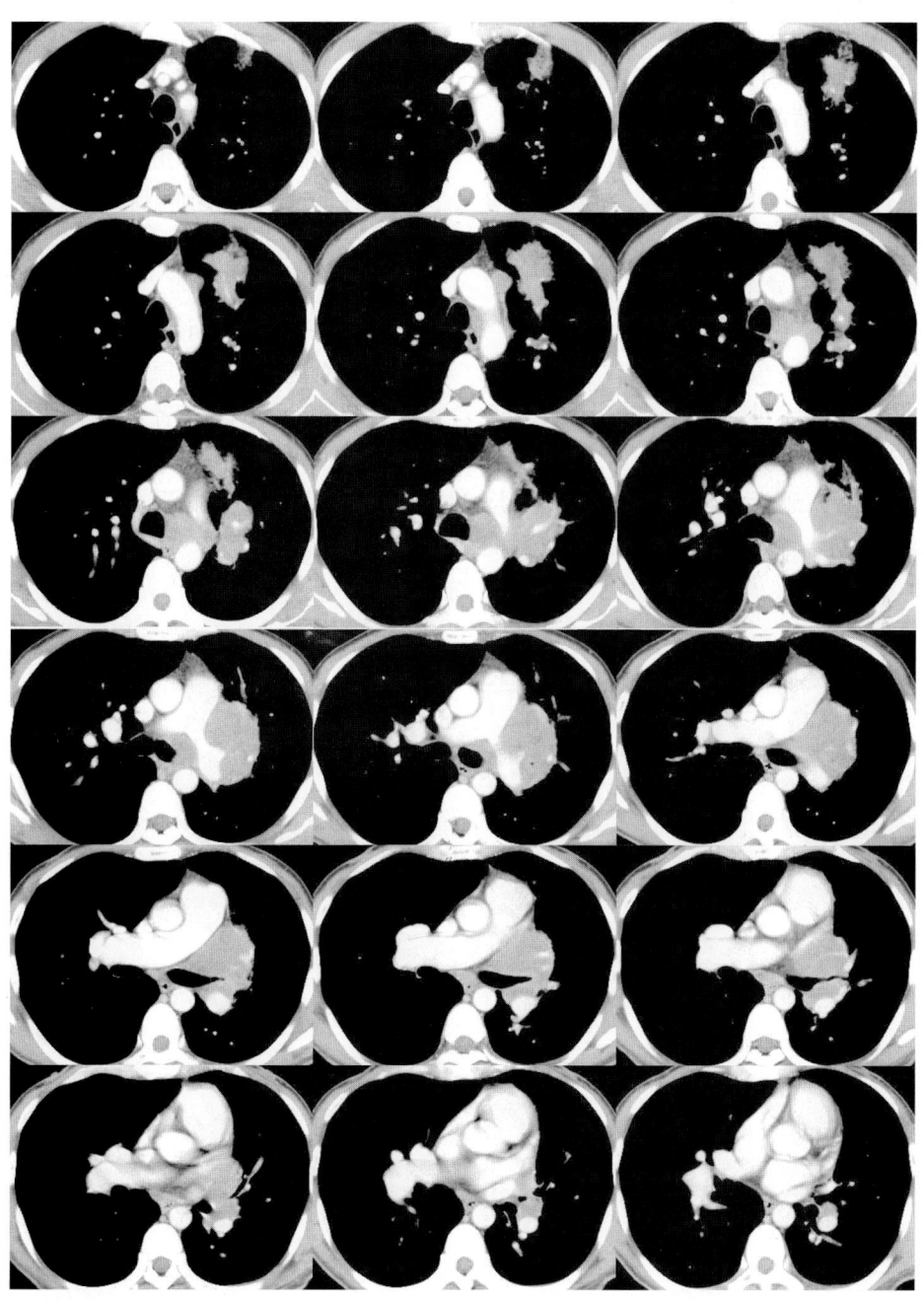

图1-51-3

影增大，可见团块状高密度影，大小约63mm×52mm，密度欠均，左肺上叶舌段及下叶可见索条状高密度影，余两肺纹理清晰，走行分布无异常，肺实质未见渗出或占位性病变。纵隔窗显示气管及主支气管通畅，纵隔见肿大淋巴结，未见明显胸腔积液及胸膜增厚影。增强后左肺软组织密度灶可见强化，左肺门部分血管被包绕。CT诊断：左上肺占位，并肺门、纵隔淋巴结肿大，肺癌首先考虑，请结合临床！

住院医生：该患者病史特点如下：中年男性；急性病程，重度吸烟者；刺激性干咳1月，抗感染治疗无效；查体无明显阳性体征，实验室检查无异常，胸部CT检查提示左上肺占位并肺门、纵隔淋巴结肿大。

主治医生：该患者诊断上首先考虑肺癌，且已晚期，不能手术治疗。为明确诊断，应尽快行纤支镜检查。

住院医生：患者入院后已行纤支镜检查，报告如下：左上叶支气管黏膜肿胀粗糙隆起，见菜花样新生物生长，固有上叶完全闭塞，舌段管口明显狭窄，上下叶尖嵴肿胀，病变向外累及左主支气管下端。病理报告：（左肺）小细胞恶性肿瘤，结合免疫组化检查Syn(+)、CHG(+)、CD56(+)、CKF(+)、TTF-1(+)、LCA(-)、SPA(-)，诊断为左肺小细胞癌。

主任医生：该患者诊断已明确，尽快开始化疗！

实习医生提问：该患者是因为已有纵隔淋巴结转移而没有手术指征吗？

主任医生：因小细胞肺癌恶性程度高，极易发生转移，故其治疗原则是以化疗和放疗为主，手术治疗为辅。部分病例因肺部占位而剖胸探查后才确诊为小细胞肺癌，但并不能因此而混淆其治疗原则。

住院医生：该患者经表阿霉素60mg d1+DDP60mg d1-2+VP-16 100mg d1-4治疗3周期后复查胸部CT，见图1-51-4和图1-51-5。

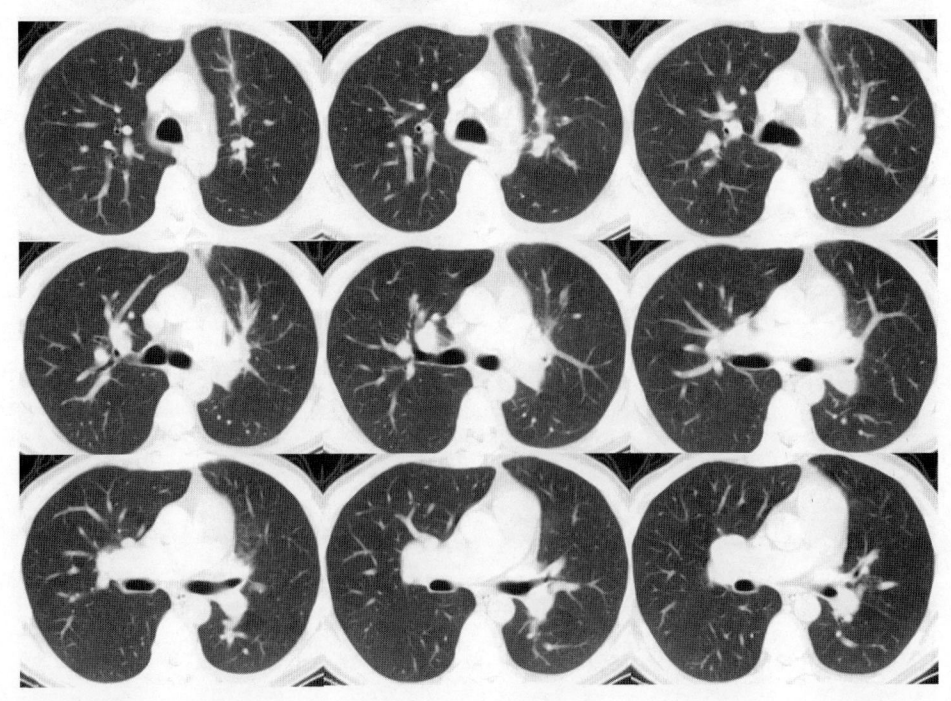

图1-51-4

CT室医生： 平扫肺窗显示左肺上叶前段见条片状高密度影，部分边界略模糊，左侧肺门处见不规则形态软组织密度影，未见明显胸腔积液，左侧胸膜局部增厚。CT诊断：左肺癌化疗后改变，对比前片病灶明显缩小，请结合临床。

主任医师： 小细胞肺癌短期化疗效果不错，但较难维持，如继续化疗后病灶不再缩小或进展，则要及时行放射治疗。如有条件，也可行同步放化疗。

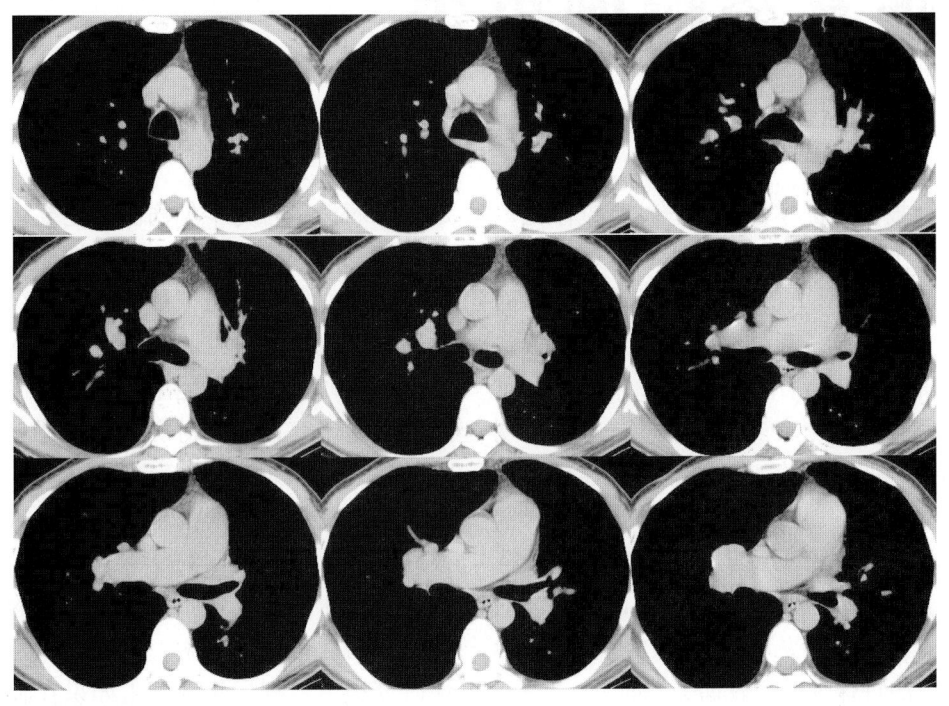

图1-51-5

提示：
小细胞肺癌恶性程度高，极易发生转移，其治疗应以化疗和放疗为主，手术治疗为辅。如有条件，也可行同步放化疗。

第二章
呼吸系统病例报告

病例报告是医学论文的一种常见体裁，是通过对个案的病例进行记录和描述，并试图在疾病的表现、机理以及诊断治疗等方面提供第一手感性资料的医学报告。病例报告同时也是医学期刊中常见的一个栏目。过去，病例报告类论文多是报告一些首次发现的新病例，如艾滋病、军团病都是通过病例报告被人发现的。但随着时间的推移，病例报告类论文目前已主要集中在已知疾病的特殊临床表现、影像学及检验学等诊断手段的新发现、疾病的特殊临床转归、临床诊断治疗过程中的特殊经验和教训等方面。

临床医生在平时的诊疗工作中，有时会遇到一些病人的临床表现超出了自己的知识范畴，不能对其按已有的知识归类，这种病例有可能就是一个罕见病例。当然，要确定一个病例是否为罕见病例，还要认真全面地进行文献数据库检索，以了解他人有无报道。罕见病例可能是一种特殊的组织病变或生理、生化紊乱所致。所以，凡遇到特殊的罕见病例时，应尽可能用各种现代化手段检测和实验研究，力求对疾病的机理进行深入的阐明。

毫无疑问，病例报告是开展临床研究的很好方法，某些病例的反常或者是常规经验之外的临床表现或转归可能提供新的病理、病因或治疗机理的线索，为进一步开展前瞻性研究提供依据。年轻医生如果在临床实践中能熟练掌握病例报告的方法并充分利用这一形式开展工作，则在临床经验的积累上完全可以达到事半功倍的效果。

病例1　咳嗽咳痰1周[52]

一、临床资料

患者男性，14岁，学生，因"吸入异物后咳嗽咳痰1周"入院。患者自诉1周前玩耍中不慎将一枚小图钉吸入体内，当即出现咳嗽，为呛咳，约半小时后咳嗽有所缓解，因当时感到恐惧而未向家长言明此事，其后1周内持续咳嗽、咳痰，痰为

52　病例提供：450003 河南省人民医院（潘金兵），317500 浙江省温岭市第一人民医院（李相国）

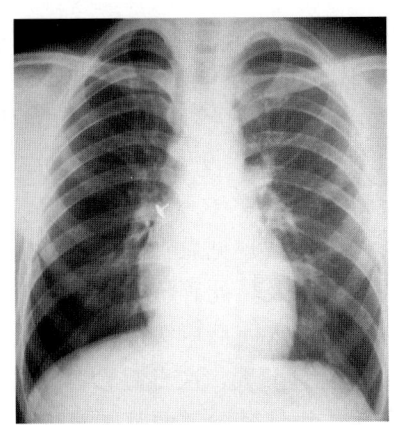

图2-1-1

白黏状，偶带血，无明显发热，今到门诊就诊，拍胸片（图2-1-1）示"右肺门异物（图钉）"而入院。平素体健，否认不适。查体：生命体征平稳，心肺腹等检查无异常，实验室检查无特殊。患者入院后行纤支镜检查（彩图2-1-1）示"右主支气管内异物"，并予钳出（彩图2-1-2），抗感染治疗3天后出院。

二、讨论

气管-支气管异物（foreign body of trachea and bronchus）是临床常见急症，异物可存留在喉咽腔、喉腔、气管和支气管内，引起声嘶、咳嗽、呼吸困难等症状，因右支气管较粗短，且走行更直，故异物易落入右主支气管。

气道异物75%发生于2岁以下的儿童，但成年人绝非没有。年幼儿童的气道异物有时没有明确的异物吸入史，从而导致长时间的误诊误治；发生于年长儿童的气道异物，多有明确的异物吸入史，较少发生误诊；成年人少有气道异物发生，即使有，也有肯定的异物吸入史，但发生于醉酒状态下的异物吸入可没有异物吸入史。

影像学检查对金属性气道异物的诊断价值最高，对透X光异物的诊断价值有限，仅能提示阻塞性肺炎或肺气肿，而纤支镜检查不但有诊断价值，还有治疗价值。

> **提示：**
> 年幼儿童的气道异物有时没有明确的异物吸入史，从而导致长时间的误诊误治；发生于年长儿童的气道异物，多有明确的异物吸入史，较少发生误诊；成年人少有气道异物发生，即使有，也有肯定的异物吸入史，但发生于醉酒状态下的异物吸入可没有异物吸入史。

病例2　双下肢皮疹1周，发热、咳嗽4天[53]

一、临床资料

患者男性，20岁，因"双下肢皮疹1周，发热、咳嗽4天"入院。患者自诉1周前蚊虫叮咬左下肢后出现双下肢瘀斑，进行性向心性发展，瘀斑有痒感，无破溃溢脓，4天前出现畏寒、发热，抗感染及退热治疗后体温降至正常，近4天来感胸闷、喘息，伴咳嗽、咳黄痰，门诊胸片（图2-2-1）示"两下肺炎"而入院。平素身体健康，否认"哮喘、肝炎、肺结核"史，无咯血史，无肾脏病史。入院体检：T 37.1℃，R 20次/分，

---

[53] 病例提供：315020 宁波大学医学院附属医院（陈众博，虞亦鸣，邓在春）

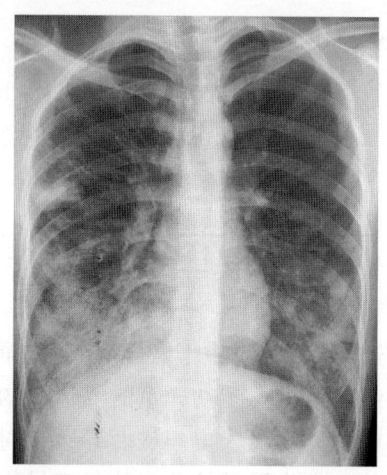

图2-2-1

P 80次/分，Bp 120/70mmHg，神清，全身皮肤、巩膜无黄染，颈部、锁骨上淋巴结无肿大，双侧腹股沟淋巴结肿大，右侧明显，无压痛。双肺呼吸音粗，两肺可闻及散在干湿性啰音，以两下肺为著。心界无扩大，心率80次/分，律齐，无杂音。全腹平软，无压痛、反跳痛，肝脾肋下未及。双下肢踝部轻度水肿，双下肢皮肤可及对称性紫癜、高出皮面（彩图2-2-1），直径约0.5~2.0cm大小不等，无触痛。辅助检查：血常规WBC 19.78×10^9/L，N 76.6%，E 7.3%；血沉 7mm/h；血常规、肝肾功能、大小便常规、血凝血功能、免疫、风湿全套、血抗核抗体全套阴性，ANCA全套、血肿瘤标志物均正常，血清支原体抗体、HIV抗体均阴性，心电图无殊；胸部CT（图2-2-2）见两肺大片渗出影，以两下肺为主，下叶基底段可见病灶融合成片；血气分析pH 7.47，PCO_2 24mmHg，PO_2 56mmHg；血IgE 974.18 IU/ml（1.31~165.3 IU/ml）；予下肢皮肤活检，显微镜下（彩图2-2-2）见血管壁增厚，内见大量嗜酸性粒细胞及坏死碎片，病理报告"变应性血管炎"。入院后甲泼尼龙160mg，静滴，q6h冲击治疗3天，次日起患者胸闷、气促明显好转，痰量减少，两肺闻及少量湿性啰音，复查胸部CT（图2-2-3）见两下肺模糊渗出性病灶，较前明显吸收好转。逐渐减少甲泼尼龙用量，9天咳嗽、咳痰、胸闷、喘息等症状消失，两肺听诊无殊，双下肢皮肤紫癜面积明显缩小；减至泼尼松片20mg tid续贯治疗，2周时复查胸部CT（图2-2-4）已正常，予出院，并将泼尼松片逐渐减量口服。

二、讨论

Churg-Strauss综合征（CSS）又称变应性肉芽肿性血管炎，是累及中、小动静脉的系统性坏死性血管炎，病理特征为受累组织有大量嗜酸性粒细胞浸润和血管外肉芽肿形成及坏死性血管炎。发病年龄从20~70岁不等，哮喘、嗜酸性粒细胞增多和血管炎是其三大特征。病变主要累及呼吸系统、心脏、皮肤和肾脏；患者常以变应性鼻炎、哮喘症状起病，进而出现嗜酸性粒细胞性肺

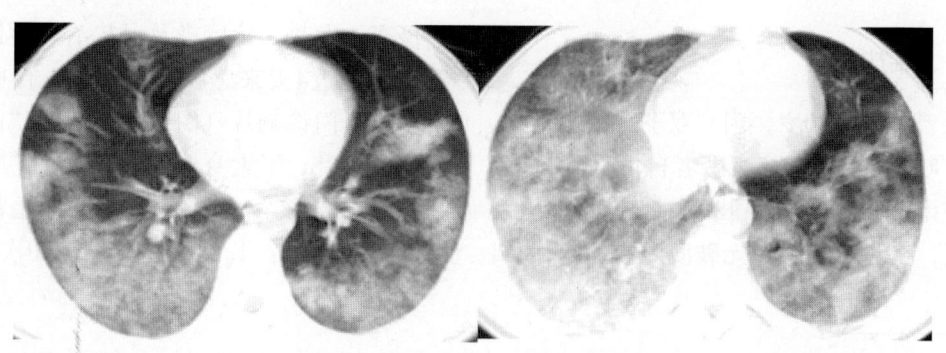

图2-2-2

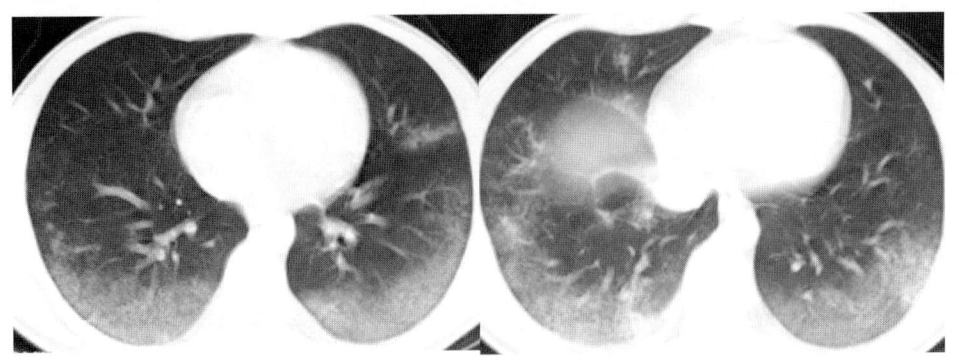

图2-2-3 激素治疗3天后,两下肺渗出性病灶较前明显吸收好转

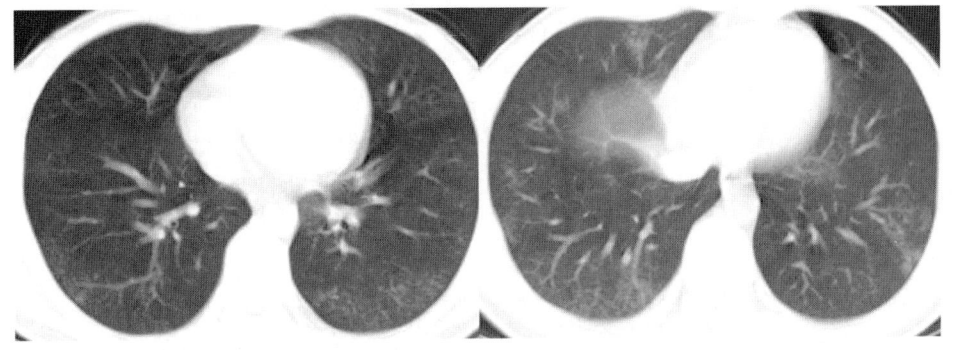

图2-2-4 激素治疗2周后,两下肺渗出性病灶完全吸收

浸润,影像学表现为结节状或斑片状阴影,边界不清,外周可见毛玻璃样肺实变影,病灶呈弥漫性分布,阴影可迅速消失;大约50%的患者有明显紫癜,表现为红斑丘疹性皮疹、出血性皮肤或皮下结节;部分患者可出现关节肿胀,而肾脏受累则较韦格纳肉芽肿少见。实验室检查外周嗜酸性粒细胞增多是CSS的特征性指标之一,部分患者可出现P-ANCA阳性。1990年美国风湿学院(ACR)分类标准为:①哮喘;②嗜酸性粒细胞增多;③单发或多发神经病变;④非固定性肺浸润;⑤副鼻窦炎;⑥病理显示血管外嗜酸性粒细胞浸润;符合4条或以上,即可诊断CSS。CSS需与韦格纳肉芽肿、嗜酸性粒细胞性肺炎、显微镜下多血管炎相鉴别,因CSS具有嗜酸性粒细胞肺浸润、哮喘、皮肤紫癜,皮肤病理活检结果与以上疾病性质不同,因此鉴别诊断并不难。该例患者出现胸闷、喘息、发热、肺部浸润影、皮疹、肌痛、关节受累、外周血嗜酸粒细胞增高明显、下肢皮肤紫癜、病理活检提示嗜酸性粒细胞浸润、血管炎改变,激素治疗后肺内病灶迅速消退,结合以上资料完全符合CSS诊断标准。对于CSS的治疗,糖皮质激素为首选药物,推荐口服泼尼松片,病情严重者可使用甲泼尼龙针1g/d冲击治疗3天再逐渐减量,也可联用免疫抑制剂。该病预后总体良好,但因诊断不明而延误治疗所导致并发症加重,仍可使死亡率达20%左右,因此需早诊断早治疗。临床上发现有哮喘样症状,肺内嗜酸性粒细胞浸润且出现皮疹或紫癜者,需考虑CSS的可能,因CSS病情进展快,应努力取得组织进行病理学诊断,此为鉴别诊断及明确治疗方案的关键所在。

> **提示：**
> 临床上发现有哮喘样症状，肺内嗜酸性粒细胞浸润且出现皮疹或紫癜者，需考虑CSS的可能。

病例3 右下肺片状渗出影[54]

一、临床资料

患者男性，52岁，因体检发现"右下肺片状影2年"入院。患者2年前体检时胸部CT（图2-3-1）检查发现"右下肺片状渗出影"，当时考虑为"右下肺炎症"经抗感染治疗2周，但未复查。1年前体检时胸部CT（图2-3-2）仍示"右下肺片状渗出影，较前稍增大"，仍考虑为"右下肺炎症"，但未予治疗。入院前胸部CT（图2-3-3）示"右下肺片状渗出影，较前明显增大"。平素身体健康，否认"肝炎、肺结核"病史，无烟酒嗜好。入院查体：T 36.7℃，R 19次/分，P 88次/分，Bp 116/70mmHg，神清，精神好，呼吸平稳，口唇无紫绀，浅表淋巴结无肿大。胸廓无畸形，两侧呼吸动度对称，触觉语颤对称，叩诊清音，两肺呼吸音清，未及干湿性啰音。心腹等检查无异常。入院后三大常规、血生化全套、肿瘤全套等均无异常。入院后患者经规范抗生素治疗2周，但复查CT病灶无任何改变。根据2年来胸部CT的动态变化（图2-3-4），为明确病变性质而行CT引导下经皮肺活检，病理报告"慢性炎症，部分异型上皮细胞"；胸腔镜下病灶切除，快切病理报告"腺癌"而加行右下肺叶切除，术后病理报告"中高分化腺癌"。

二、讨论

影像学上表现为斑片状、云絮状阴影的肺癌被称为肺炎型肺癌，而临床上对胸

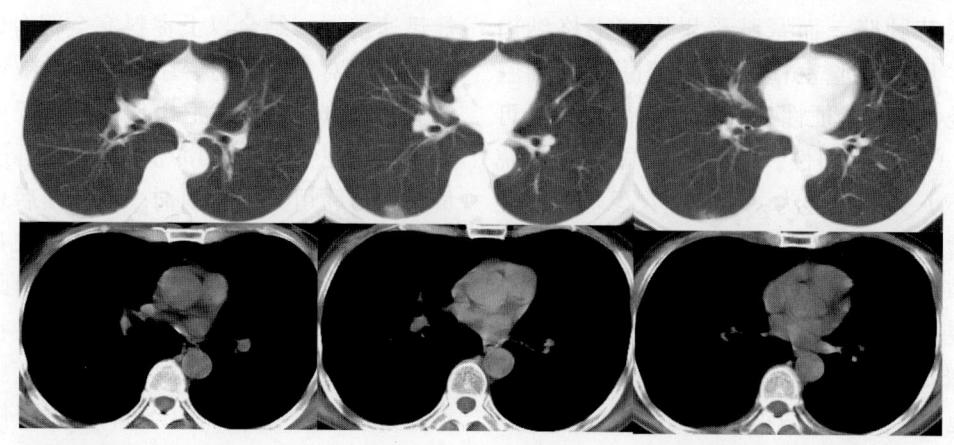

图2-3-1

---

54 病例提供：315020 宁波大学医学院附属医院（马红映，丁群力，舒丽华，邓在春）

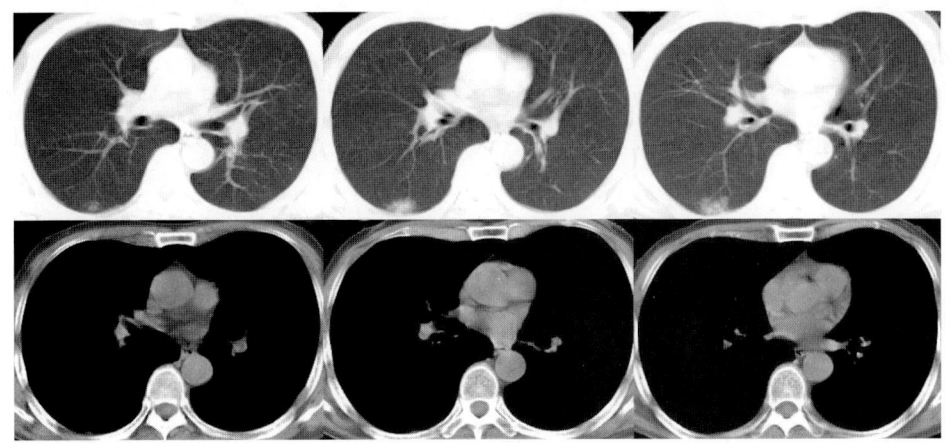

图2-3-2

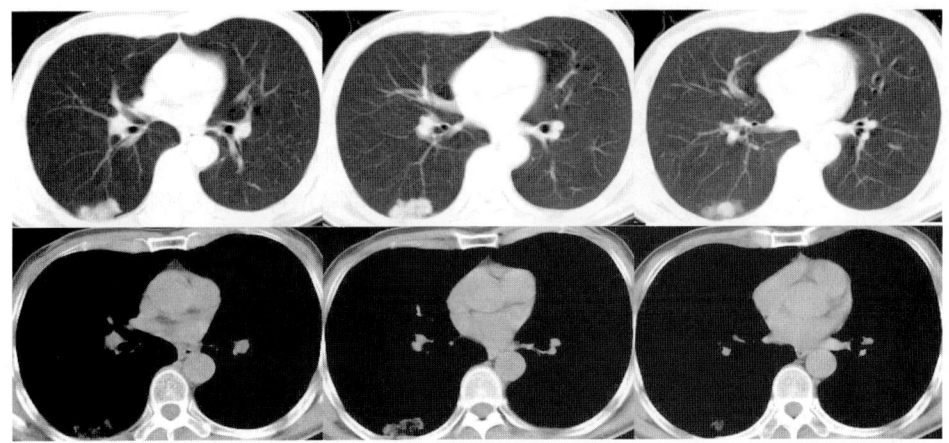

图2-3-3

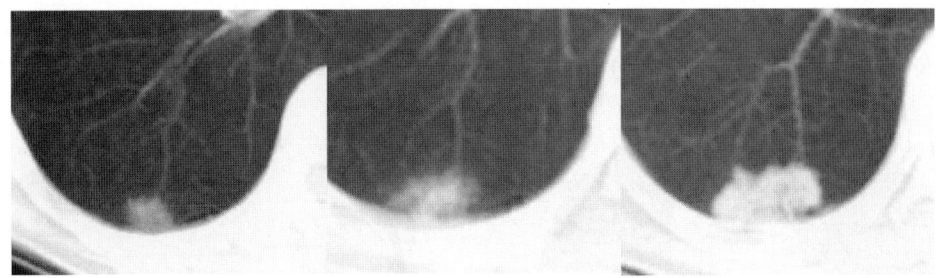

图2-3-4 2年来病变的动态变化

片或CT所显示的斑片状、云絮状阴影多被首先考虑为肺炎，但对这一类无症状肺炎或体检所发现的肺炎要特别小心！除非经过规范抗生素治疗后病灶消失，否则要倍加警惕。

肺炎经抗炎治疗后，阴影吸收缓慢或病灶反而增大者，应考虑到肺癌的可能，病灶存在时间的长短并不是除外肺癌的指标。

> **提示：**
> 肺炎经抗感染治疗后，病灶吸收缓慢或病灶反而增大者，应考虑到肺癌的可能，病灶存在时间的长短并不是除外肺癌的指标。

病例4 反复气促1年[55]

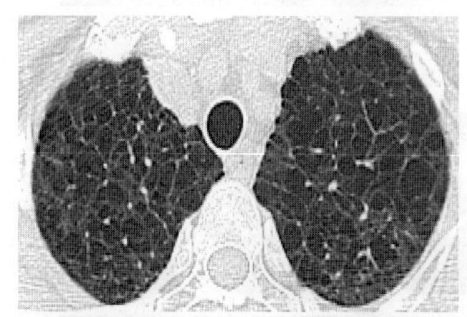

图2-4-1

一、临床资料

患者女性，34岁，因"反复气促1年，加重2月"入院。患者1年前无明显诱因下出现"胸闷、气急"而就诊当地医院，胸片报告"右肺自发性气胸"，经抽气等治疗而愈，其后类似发作2次，均经治疗而愈。2月前因再次发作而治疗，治愈后为进一步确诊而转入本院。入院查体无特殊，胸部CT：双肺弥漫分布大小不等类圆形透亮影，直径约2cm大小，呈弥漫性分布，累及肺底和肋膈角（图2-4-1～图2-4-3），可见薄壁存在；囊状影之间的肺组织基本正常；纵隔淋巴结未见肿大，胸导管无明显扩张，未见明确小叶间隔增厚。此病例未见胸水及气胸。肺功能检查显示混合性通气障碍。为明确诊断而行胸腔镜肺活检，病理报告：肺组织小气道、血管及淋巴管周围可见平滑肌样细胞围绕管壁生长，部分形成小结节向腔内生长。免疫组化SMA（+）、Actin（+）、ER（+）、PR（++）、HMB45（+）、Vimentin（+）、CD31（-）、CD34（-）及S-100（-），组织改变符合肺淋巴管肌瘤病（PLAM）。患者确诊后经安宫黄体酮治

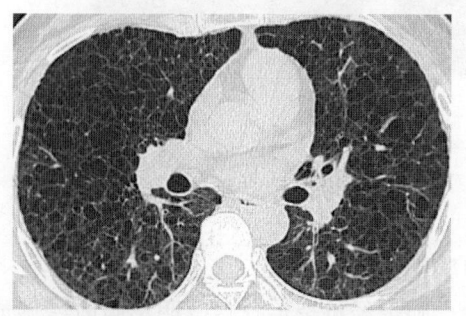

图2-4-2

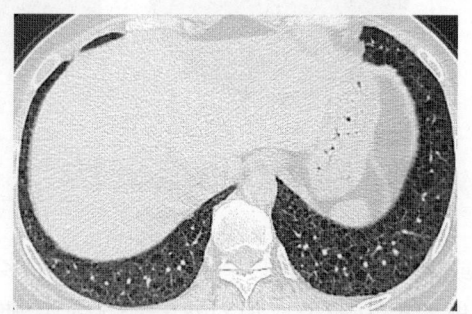

图2-4-3

---

55 病例提供：223800 江苏省宿迁市人民医院（鲍雷，龚健，周洁）

疗，咳血症状好转，但肺功能无明显改善，血气分析显示低氧血症。

二、讨论

肺淋巴管肌瘤病（pulmonary lymphangioleiomyomatosis，PLAM），1937年最先由Von Stossel等报道，1966年由Cornon正式命名为肺淋巴管肌瘤病。肺淋巴管肌瘤病病因不明，绝大多数发生于妇女，特别是育龄妇女，偶见于绝经后发病。此病罕见。

PLAM影像学表现：PLAM可累及肺内外，但多数患者以肺部症状就诊。X线对于此病诊断缺乏特异性，早期诊断更是毫无价值。而CT特别是HRCT由于具有很好的空间分辨率及密度分辨率，能显示细微结构，明显优于常规X线，这为早期诊断提供了可能性。主要CT表现为：①两肺弥漫性分布，没有主要分布区，无上中下肺区的差别，也无中央及周围性的分布差异，即使是肺底和肋膈角区也不例外；②薄壁囊腔，直径约几毫米至2cm，囊壁厚度约1mm；③囊壁间可见正常肺组织；④小叶中央动脉多位于囊腔边缘；⑤无间质纤维化和小结节。此外还可伴有气胸、胸水、胸导管扩张、心包积液及淋巴结肿大等。

> **提示：** 对反复发作气胸、胸部影像学提示弥漫性薄壁囊腔的育龄期妇女，要高度怀疑肺淋巴管肌瘤病！

病例5　发现纵隔占位2天[56]

一、临床资料

患者女性，50岁，因"外伤拍胸片发现纵隔占位2天"入院。患者2天前因胸部外伤拍片发现"纵隔占位，右第8肋骨骨折"而入院。平素身体一般，否认"肝炎、肺结核"病史。入院查体：生命体征平稳，神清，浅表淋巴结无肿大，右侧胸壁压痛，二肺呼吸音清，无干湿啰音，心、腹、脊柱、四肢等检查无异常。辅检：三大常规、生化全套、

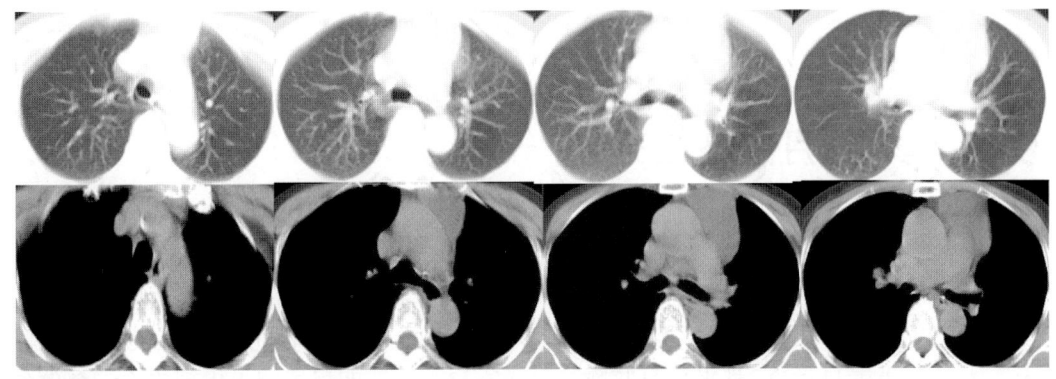

图2-5-1

56　病例提供：315020 宁波大学医学院附属医院（郎明霞，马坚，邓在春）

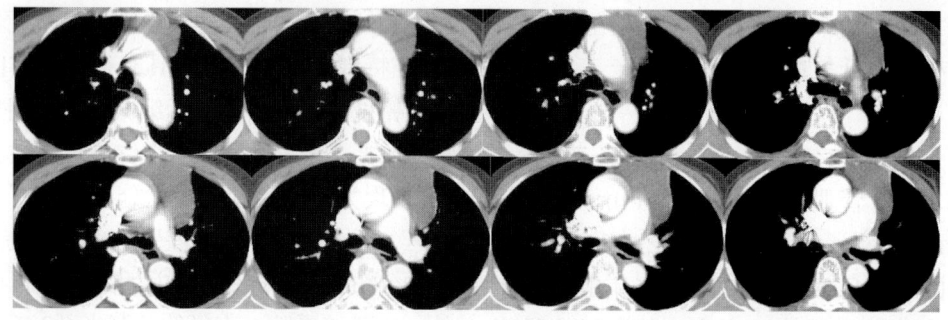

图2-5-2

肿瘤全套等均无异常。外院胸片示：纵隔占位，右第8肋骨骨折。入院后已拍胸部CT（图2-5-1），增强扫描（图2-5-2）示纵隔内大血管显影清晰，前纵隔病灶未见明显强化，纵隔未见肿大淋巴结。诊断：前纵隔良性占位考虑，皮样囊肿？淋巴管囊肿？囊性畸胎瘤？

该患者完善术前准备后行胸腔镜下病灶摘除术，术后诊断为：间皮来源的良性囊肿（彩图2-5-1）。

二、讨论

纵隔是胸腔内一个特定的间隙范围，位于两侧纵隔胸膜之间。上界为胸腔入口，由第1胸椎、第1对胸肋和胸骨上缘围成，下界为横膈，左右为纵隔胸膜，前方为胸骨，部分肋软骨和肋弓，后方为胸椎。纵隔肿瘤的临床症状多种多样，从无症状到肿瘤侵袭、压迫带来的症状，以及全身性症状。该患者胸CT提示纵隔肿物为囊肿，临床上，10%~27%的纵隔肿物最终被确定为纵隔囊肿，纵隔囊肿分为先天性、后天性。先天性纵隔囊肿通常由胚胎结构发育异常所致，这些囊肿可能起源于支气管、肠道、心包、胸腺或者无法确定其起源。后天性纵隔囊肿可由纵隔肿瘤、血肿、寄生虫感染、胰腺假性囊肿向纵隔内扩展而成。纵隔囊肿本身在临床上很少表现出疾病的征象，75%以上的病人无临床症状。

 提示：

纵隔囊肿本身在临床上很少表现出疾病的征象，多于其他原因拍胸片时偶然发现。

病例6　咳嗽3月并咯血3天[57]

一、临床资料

患者男性，49岁，因"反复咳嗽3月并咯血3天"入院。患者自诉近3月来反复咳嗽，干咳无痰，无胸闷气急，无畏寒、发热、盗汗，于当地医院多次门诊就诊，予"抗感染、止咳"等对症处理后症状未见明显好转。3天前无明显诱因下出现咯血，色鲜红，

---

[57] 病例提供：315040 浙江省宁波市李惠利医院（吴宏成）

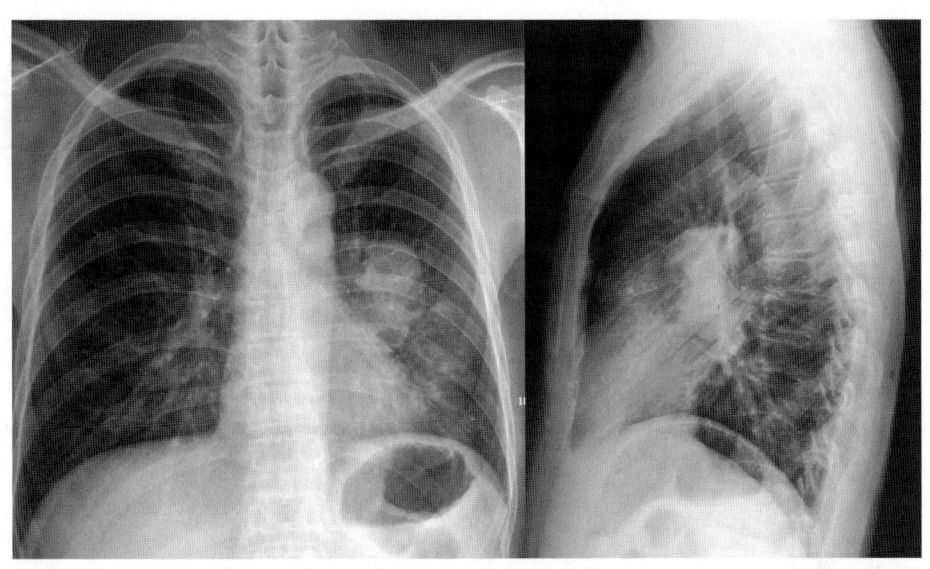

图2-6-1

量约30ml,无夜间阵发性呼吸困难,未予治疗,今再次出现咳血,共2次,总量约80ml,今为进一步诊治而就诊本院,门诊胸片(图2-6-1)示左肺门占位伴肺阻塞性肺炎,门诊拟"左肺门区肿块伴咯血:肺癌?"收入院。患者发病来,精神可,胃纳、睡眠一般,大小便无殊,体重无明显增减。有高血压病史6年,不规则服药,血压控制不详,无烟酒嗜好。体格检查:T 36.2℃,R 20次/分,P 90次/分,Bp 110/80mmHg,神清合作,全身皮肤、巩膜无黄染,浅表淋巴结无肿大。呼吸尚平,气管居中,胸廓无畸形,二肺触觉语颤正常,叩诊呈清音,呼吸音正常,未闻及干湿性啰音;心、腹、脊柱、四肢等检查均无异常。患者入院后实验室检查无异常;胸部CT(图2-6-2)平扫及增强示左肺门肿块,不均匀增强;纤支镜检查示(彩图2-6-1)左肺舌叶开口见血迹及外压性狭窄,但未见新生物,TBLB示黏膜慢性炎症,刷检阴性。因不除外肺癌可能,予手术切除,术后病理报告Castleman病(血管滤泡性淋巴结增生病),术后3月随访,拍胸片(图2-6-3)无异常。

二、讨论

Castleman病(Castleman's disease, CD)属原因未明的反应性淋巴结病之一,临床较为少见。其病理特征为明显的淋巴滤泡、血管及浆细胞呈不同程度的增生,临床上以深部或浅表淋巴结显著肿大为特点,部分病例可伴全身症状和(或)多系统损害,多数病例手术切除肿大的淋巴结后,效果良好。

19世纪20年代CD首先被描述,1954年Castleman等正式报道一种局限于纵隔的肿瘤样肿块,组织学显示淋巴滤泡及毛细血管明显增生的疾病称为血管滤泡性淋巴样增生(Vascular follicular lymphnode hyperplasia)。1969年Flendring和Schillings提出CD的另一形态学亚型,以浆细胞增生为特征,常伴全身症状。由于本病淋巴结肿大常十分明显,有时直径达10cm以上故又名巨大淋巴结增生。

CD临床上分为局灶型及多中心型。局灶型:青年人多见,发病的中位年龄为20岁,90%病理上为透明血管型。患者呈单个淋巴结无痛性肿大,生长缓慢形成巨大肿块,直径自数厘米至20cm左右,可发生于任何部位

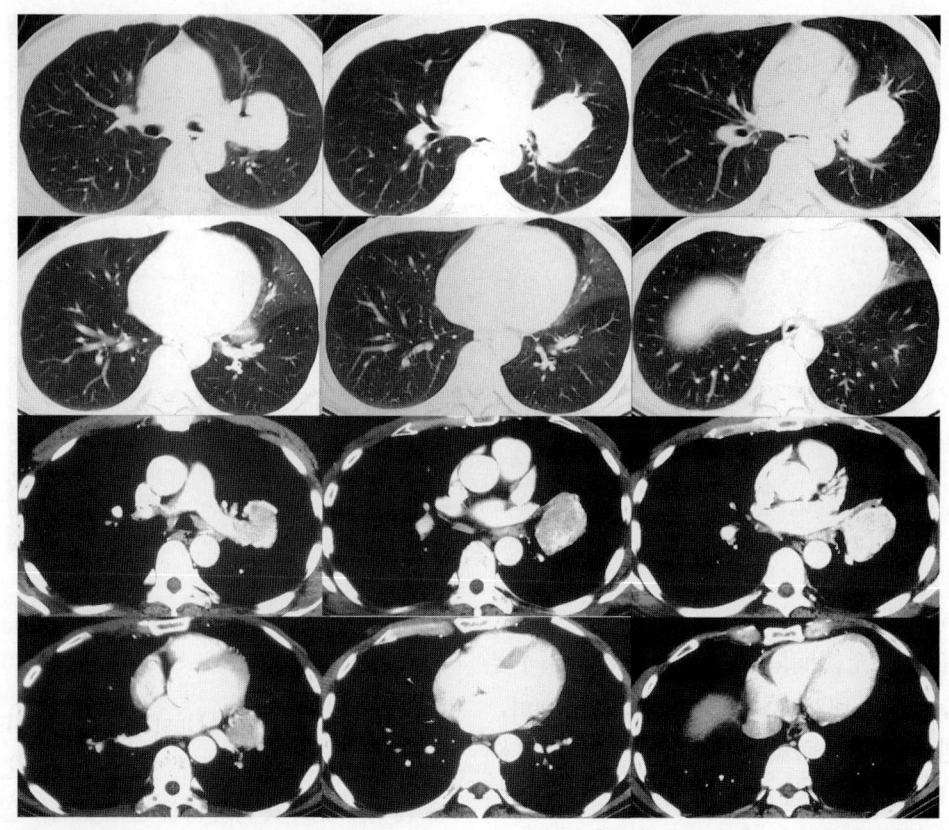

图2-6-2

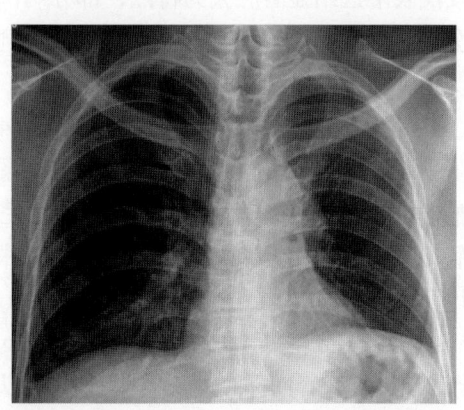

图2-6-3

的淋巴组织，但以纵隔淋巴结最为多见，其次为颈、腋及腹部淋巴结，偶见于结外组织如喉、外阴、心包、颅内皮下肌肉、肺、眼眶等均有个例报道。大部分无全身症状，肿块切除后可长期存活，即呈良性病程。10%病理为浆细胞型，腹腔淋巴结受累多见，常伴全身症状如长期低热或高热乏力、消瘦贫血等，手术切除后症状可全部消退，且不复发。多中心型：较局灶型少见，发病中位年龄为57岁。患者有多部位淋巴结肿大，易波及浅表淋巴结，伴全身症状（如发热）及肝脾肿大，常有多系统受累的表现如肾病综合征、淀粉样变、重症肌无力、周围神经病变、颞动脉炎、干燥综合征、血栓性血小板减少性紫癜及口腔、角膜炎性反应。20%～30%的患者在病程中可并发卡波西肉瘤或B细胞淋巴瘤，少数患者若同时出现多发性神经病变、器官肿大（肝、脾）、内分泌病变、血清单株免疫球蛋白和皮肤病变，则构成POEMS综合征的临床征象。此外，多中心型临床常呈侵袭性病程，易伴发感染。

治疗上，局灶型CD均应手术切除，绝大多数患者可长期存活，复发者少，病理上为浆细胞型的局灶性CD，如伴发全身症状，在病变的淋巴结切除后也可迅速消失；多中心型CD，如病变仅侵及少数几个部位者，也可手术切除，术后加用化疗或放疗，病变广泛的多中心型CD只能选择化疗，或主要病变部位再加局部放疗，大多仅能获部分缓解。

本病为局灶型者，预后较好，而多中心型并伴单克隆高丙球蛋白血症时，预后较差，易发生恶变，转化成淋巴瘤等。

提示：
肺门巨大肿块的鉴别诊断中，要考虑血管滤泡性淋巴结增生病的可能！

病例7　发现肺结节4月[58]

一、临床资料

患者男性，44岁，因"发现右肺结节4月"入院。患者4月前因体检时发现"右肺结节"（图2-7-1），因无不适而未予重视，1周前复查CT（图2-7-2），怀疑"肺癌"而入院。平素身体健康，否认慢性疾病史，无烟酒嗜好。查体：生命体征平稳，神清合作，浅表淋巴结无肿大，气管居中，胸廓无畸形，触觉语颤对称，二肺呼吸音清，无干湿性啰音，心腹脊柱四肢等检查无异常。辅助检查：三大常规、血沉、PPD、生化全套、肿瘤全套等均无异常。胸部增强CT（图2-7-3）示：右肺上叶后段可见结节状高密度影，最大者为10mm×8mm，CT值为20Hu，边界清晰，可见胸膜凹陷征、长短不一毛刺影及分叶改变，其右上方亦可见小点状密度影，余实质未见渗出或占位性病变。纵隔未见肿大淋巴结，增强后扫描病灶动脉期呈轻度不均匀性强化，CT值为47Hu。CT诊断：右肺上叶后段小结节灶，周围性肺癌首先考虑，请结合临床。患者入院后，鉴于病灶不能排除恶性肿瘤可能，建议患者家属及本人手术治疗，家属考虑后同意转外科手术治疗，行"全麻下经胸腔镜辅助小切口右肺上叶肿块切除术"，术中见：肿块位于右肺上叶肺后段，大小约1.0cm×1.5cm，局部胸膜凹陷；楔形切除相应肺叶送冰冻，快切报告"炎性肿块伴坏死组织，结核不能除外"，术后常规病理（彩图2-7-1和彩图2-7-2）报告为"结核"。术后予抗感染、补液等对症支持治疗，1周后康复出院，并继续予抗结核治疗。

二、讨论

孤立性肺结节（Solitary pulmonary nodule，SPN）是指单个、球形的、直径≤3cm的肺内占位性病变，而且周围的肺组织正常，不伴肺不张和淋巴结肿大和胸腔积液，通常无症状。一般直径>3cm的称为肿块（Mass）。大规模放射学检查表明SPN发生率为0.09%~0.20%，恶性结节发生率

58　病例提供：315020 宁波大学医学院附属医院（方晶晶，周成伟，赵晓东，邓在春）

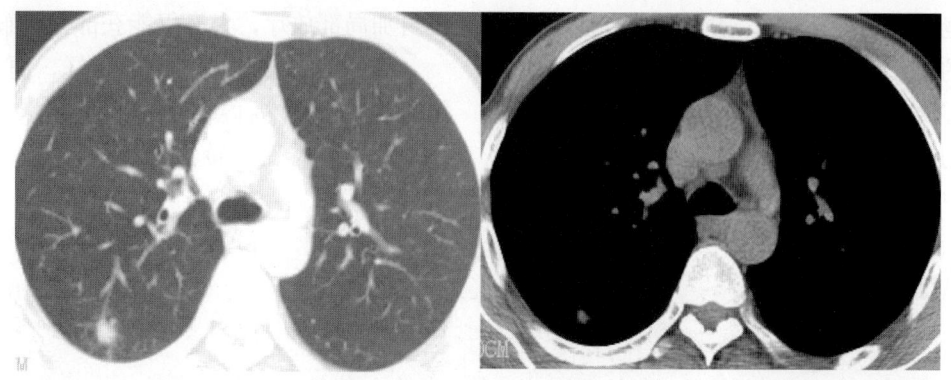

图2-7-1

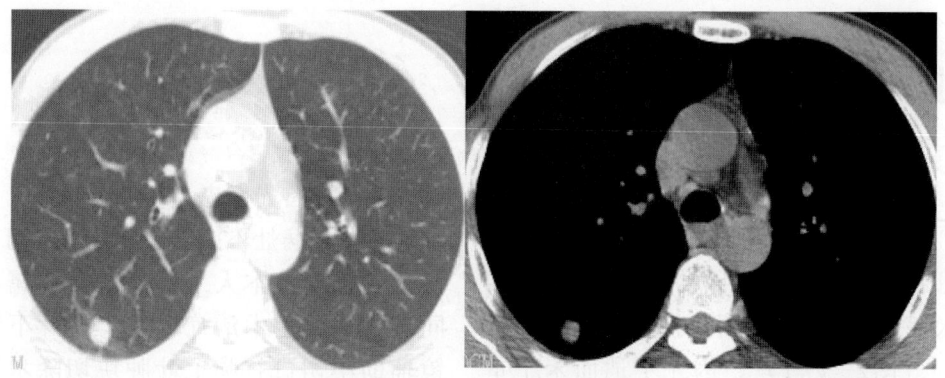

图2-7-2

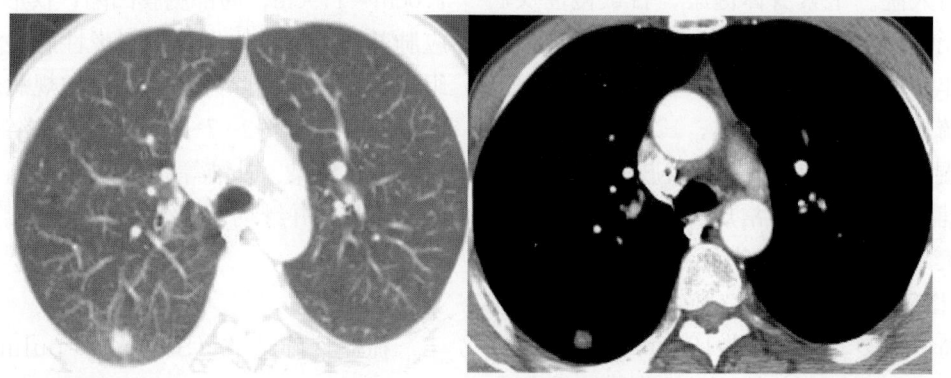

图2-7-3

为3%~6%。而良性结节占大多数，25%为非特异性肉芽肿，15%为炎症性肉芽肿，包括结核和真菌感染，15%为错构瘤，其他包括非特异性炎症、球形肺炎、球形肺不张、支气管囊肿、肺梗塞、血管瘤和动静脉畸形。支气管肺炎很少表现为SPN，为避免细菌耐药产生，强烈不建议对没有症状的SPN病人进行经验性抗生素治疗，经验性治疗有可能延迟恶性结节的诊断和及时治疗。影响SPN恶性程度的因素包括年龄，吸烟史、职业史（石棉、放射线），有无肺外肿瘤以及肺纤维化病史（IPF、胶原血管病、ARDS、尘肺——有研究显示IPF和尘肺患者支气管肺泡细胞癌发生率增加），结节的大小、外形、内部和边缘特征。

实验室检查对于判断SPN价值甚微。SPN的痰细胞学筛检对于诊断恶性SPN的阳性率很低,只有不到20%。影像学检查包括胸片、普通CT、HRCT、增强CT、PET等,MRI在评估SPN性质中的作用有限。

SPN在胸片上只有直径在9mm以上才可见,几乎90%新发现的SPN回顾胸片是可见的,结节大小虽不是一个很可靠的预测良恶性的指标,但结节影越大,恶性可能性越大。SPN直径<5mm,恶性可能相当低(<1%),SPN直径5~9mm,恶性可能2.3%~6%。研究显示,右肺癌发生率是左肺癌的1.5倍。70%的肺癌位于上叶,因此,对右肺上叶病变要尤为重视。而良性病变者上下叶发生几率是相等的。在特发性肺纤维化(Idiopathic pulmonary fibrosis, IPF)的病人,肺癌经常发生于下叶胸膜下(纤维化最常发生的部位)。

普通CT上钙化是鉴别良恶性结节的一个很重要指标,一个直径<3cm的SPN,如果钙化呈中心性钙化、分层状、弥漫性钙化、爆米花样(1/3为错构瘤),良性病变可能性几乎为100%(除非患者有恶性骨肿瘤)。斑点状和偏心性钙化则不易定性,可能为良性病变,也可能是肿瘤缺血钙化或与良性钙化重叠表现。如果可以明确看见脂肪影像,则最为可能是错构瘤和脂肪瘤,但一些脂肪肉瘤或肾细胞癌转移也可出现脂肪影像。按密度可分为实性结节、部分实性结节、非实性结节,实性结节最常见,也是恶性结节常见表现形式;非实性结节往往是良性病变,如炎症等;但有时支气管肺泡癌可表现为非实性结节,对于实性成分在结节中央者,需警惕恶性可能。支气管充气征可见于约30%的恶性结节,而仅见于6%的良性结节,其也被称作空泡征或假空洞征,可见于55%以上支气管肺泡癌,其机制是由于肿瘤组织沿肺泡壁生长,或肿瘤纤维形成使气道牵拉变形所致。结节边缘提示肿瘤的特征包括:毛刺(尤其是放射冠或锯齿样),分叶(尤其是深分叶)。另外良、恶性结节都可形成空洞,研究显示:SPN空洞壁薄<5mm中,仅5%为恶性,而壁厚>15mm时,则85%为恶性。

在增强CT上如净强化值>20 Hu,则高度提示癌(敏感性,98%;特异性73%);净强化值<15Hu,提示良性;增强CT对癌结节来说,敏感但不特异。对于直径<1cm、中心有空洞形成的结节,则不适合增强CT。

PET对恶性结节的诊断敏感性高达80%~100%,但特异性变化大,在40%~100%。但其对小结节敏感性差。支气管肺泡癌、类癌、黏液性腺癌SPN者,可出现假阴性;血糖控制不佳的糖尿病患者,也可出现假阴性;假阳性可出现于炎症和感染性SPN,包括真菌、结核、类风湿性结节和结节病。PET有助于指导组织活检代谢活跃组织。PET阴性虽不能排除恶性可能,但可提示代谢不活跃,预后良好。另外目前对于生长速率的研究认为,肿瘤的倍增时间为20~300天不等,但很少>300天,这一指标决定了随访的时间。如果在至少2年时间内SPN无增长,则被视为良性,这一个观点已被广泛接受。很小部分支气管肺泡细胞可以生长缓慢,影像表现为非实性病变,对这类病人随访时间要更长些。一旦发现SPN,第一步就是要和以前的影像片做对比,观察结节增长情况,随访2年及其以上观察保持稳定者,绝大多为良性结节,无需再随访。

对于SPN的临床处理有三种:手术、经胸腔镜或支气管镜组织活检以及随访观察。三者各有利弊。手术是金标准,但有创伤和各种手术风险。对于随访,由于胸片判定结节生长比较困难,因此建议行CT随访观察。随访时间目前尚存在争议,但目前较公认的时间分别为3,6,12,24

个月。如果患者SPN恶性可能较高，可适当缩短随访时间，较小的结节，也可适当延长随访时间，但随访观察还是存在风险的，可能延误诊断，错过手术时机。活检仍有4%～41%结果为非特异性结果，而非特异性活检病理诊断并不能排除肿瘤，有研究显示，非特异性结果更常见于良性结节（44%良性结节vs8%恶性结节）。有研究认为，恶性可能性<3%，可观察；恶性可能性>68%，则建议手术；恶性可能性介于3%～68%，推荐活检。最佳方法首先应按照患者意愿。医生应向病人解释处理策略的利弊，并根据病人意愿进行处理。

> **提示：**
> 对影像学检查已考虑恶性病变的孤立性肺结节，要及时手术治疗，虽然术后结果有可能为良性！

病例8　发现右下肺占位1周[59]

一、临床资料

患者女性，32岁，因"体检发现右下肺占位1周"入院。患者1周前体检拍片（图2-8-1）时发现"右下肺占位"，无咳嗽咳痰，无发热盗汗，今为进一步诊治而入院。平素身体健康，无烟酒嗜好。查体：生命体征平稳，浅表淋巴结无肿大，心肺腹等检查无特殊。实验室检查无异常，入院后胸部CT检查（图2-8-2和图2-8-3）示"右下肺分叶状占位，表面光滑，良性肿瘤可能"，增强CT扫描（图2-8-4和图2-8-5）及心血管三维成像（图2-8-6）示"右下肺动静脉瘘"，考虑该患者为单发性，且心影已扩大（图2-8-1），建议外科手术治疗，术后证实为"肺血管瘤（右下肺动静脉瘘）"，术后随访半年无特殊。

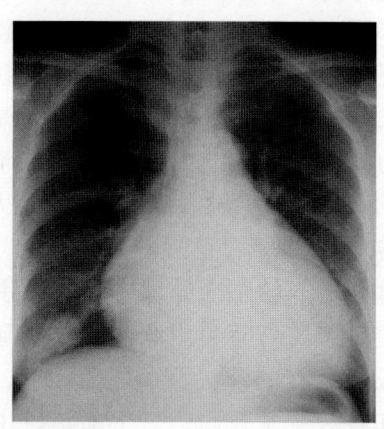

图2-8-1

二、讨论

肺动静脉瘘为先天性肺血管畸形，血管扩大迂曲或形成海绵状血管瘤，肺动脉血液不经过肺泡直接流入肺静脉，肺动脉与静脉直接相通形成短路。1897年首先由Churton发现描述，称为多发性肺动脉瘤。1939年Smith应用心血管造影证实本病。文献命名较多，如肺动静脉瘤，肺血管扩

59　病例提供：450003 河南省人民医院（潘金兵），317500 浙江省温岭市第一人民医院（李相国）

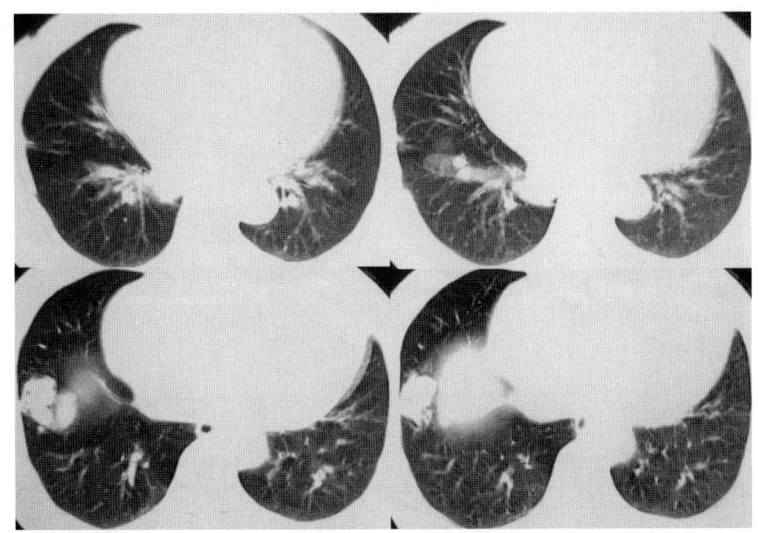

图2-8-2

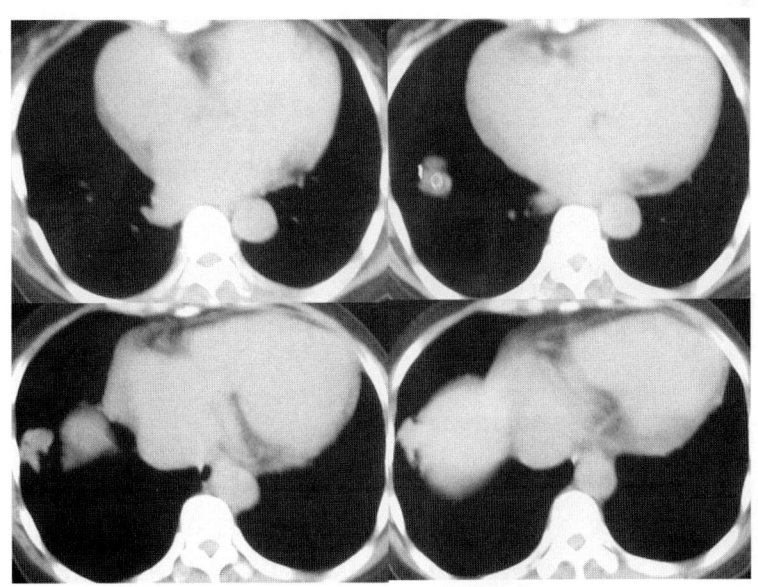

图2-8-3

张症（Haemagiectasis of the lung），毛细血管扩张症伴肺动脉瘤（Haemonreac telangiectasia with pulmonary artery aneurysm）。本病有家族性，与遗传因素有关，如遗传性出血性毛细血管扩张症（Rendu-Osler-Weber病）。病变分布于一侧或两侧肺，单个或多个，大小可在1mm或累及全肺，常见右侧和两侧下叶的胸膜下区及右肺中叶。

本病多见于青壮年，分流量小者可无症状，仅在肺部X线检查时发现。分流量大者可出现活动后呼吸急促、紫绀，随病变发展，可出现咯血、胸痛等症状。在胸片上显示单个或多个肿块状、球状、结节状、斑点状阴影，大小不一，位于1个或多个肺野。病变血管呈绳索样不透光阴影（图2-8-5），

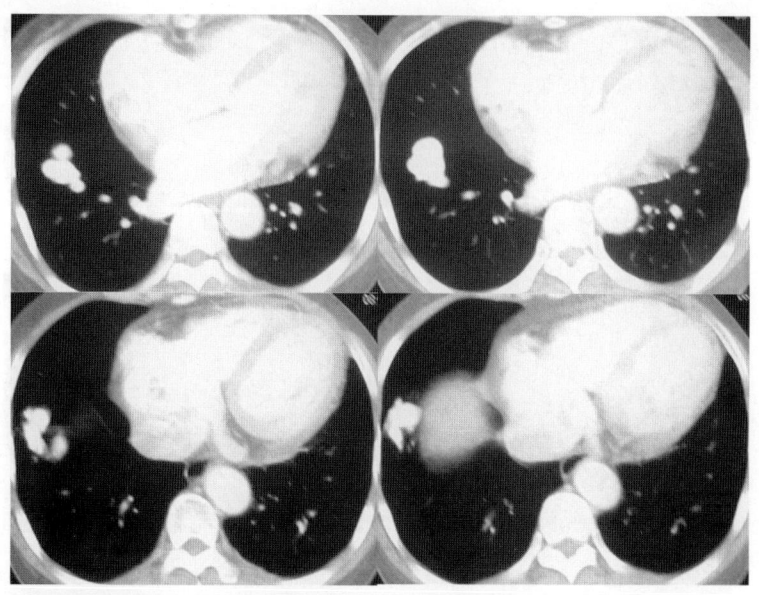

图2-8-4

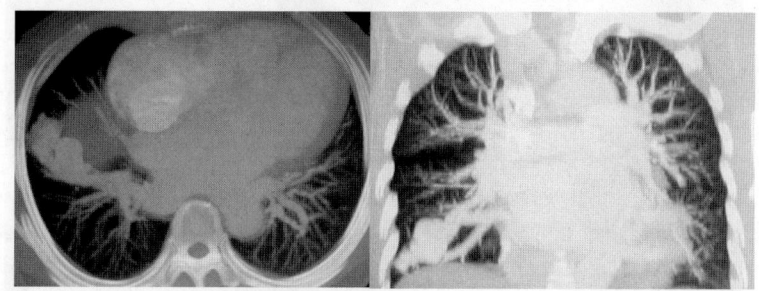

图2-8-5

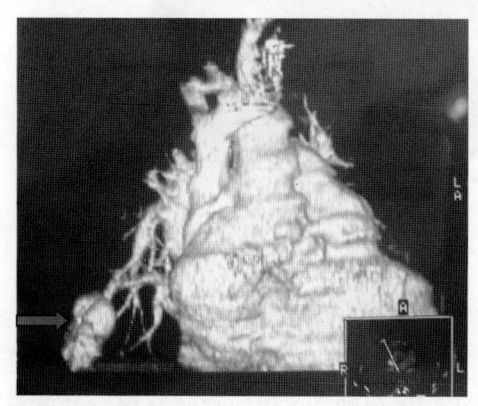

图2-8-6

从瘘处向肺门延伸，钙化少见。增强扫描可显示动静脉瘘的部位和大小，可见扩张、伸长、扭曲的血管。凡有症状且病变局限的病人，均需手术治疗，即使无明显症状，但因进行性病变，可发生破裂、出血、细菌性心内膜炎、脑脓肿、栓塞等致死性并发症，因此均应手术治疗。

提示：

对肺部影像学上单个或多个绳索样不透光阴影，要考虑肺动脉瘤的可能。

病例9　反复咳嗽1年[60]

一、临床资料

患者男性，54岁，因"反复咳嗽1年"入院。患者自诉1年前出现咳嗽，多为干咳，晨起较明显，偶有咳痰，多为白色，量较多，不黏稠，无特殊异味，痰中有时带有黑色物质，点状，量少，经抗感染治疗后咯痰可缓解，但咳嗽无明显改善，就诊于多家医院，多次胸片检查均无异常，给予中、西医治疗1年余，症状无明显缓解。5天前受凉后症状加重来我院就诊。入院查体：生命体征正常，浅表淋巴结无肿大，唇无紫绀，双肺呼吸音略粗，卧位时左肺底呼吸音、语音共振略低于右肺，坐位时两肺相差不显著，未闻及干湿啰音，律齐，未闻及杂音，腹软，无压痛，肝脾肋下未及，双下肢不肿。辅助检查：X线胸片未见明显异常。入院后行支气管镜检查，示左下叶开口带蒂息肉（彩图2-9-1）。

经支气管镜行内镜下治疗，直接进镜至支气管隆突下3cm，见左肺支气管黏膜粗厚，部分形成纵向皱襞，管腔内滞留较多黏痰，反复吸引治疗。左侧支气管分支变异，隆突下3cm于6点位见一带蒂肿物，随呼吸移动，吸气相滑入相应支气管内，局部活检肿物2次，局部用2.3cm APC探头对肿物进行凝切治疗。先行表面凝切后，寻找病灶基底处再行凝切，多点循管腔壁走行方向，先退镜逆行性逐渐凝切，随后顺性凝切（直径1.5cm APC探头），凝切过程中有微量出血，病灶基底完全凝切断后，使用内镜活检钳抓住病灶，连同内镜一起退镜，取出切下的肿物，约2.0cm×1.5cm（彩图2-9-2-①），复插入内镜，观察病灶基底部，有少许渗血，无组织残留，无穿孔，凝切止血处理后，无活动性出血（彩图2-9-2-②）。退出内镜，结束手术。术中病人生命体征正常范围，无特殊异常。病理报告：左支气管内脂肪瘤。最后诊断：左支气管脂肪瘤，支气管炎。

二、讨论

咳嗽是呼吸内科医生临床工作中最常遇到的问题。在呼吸科门诊经常遇到一些长期咳嗽的病人，病程持续3周以上，胸部X线甚至CT检查常常正常，往往被诊断为"支气管炎、慢性咽炎"，给予抗生素治疗无效，患者四处求医治疗效果却不佳，病人倍感苦恼。统计表明慢性咳嗽以往的误诊误治率相当高，应当引起临床医生的重视。

国内外许多研究表明，引起慢性咳嗽的病因很多，常见的病因有：鼻后滴漏综合征、咳嗽变异性哮喘、胃食道反流综合征、嗜酸性粒细胞性支气管炎及气管、支气管良恶性肿瘤或服用血管紧张素转换酶抑制剂等。

鼻后滴漏综合征由鼻炎、鼻窦炎等疾患所致，病人的鼻腔分泌物后流滴入咽喉部或呼吸道，刺激咳嗽感受器，引起咳嗽；对于这类病人，改善鼻部症状的治疗可获满意疗效。大约5%~6%的支气管哮喘病人缺乏典型的哮喘症状，而仅仅表现为顽固的咳嗽，常被误诊，支气管激发试验可明确诊断；吸入

---

[60] 病例提供：100050 首都医科大学附属北京天坛医院呼吸内科（张杰，王婷）

糖皮质激素及支气管扩张剂治疗可使病情得到有效控制。胃食道反流综合征可因胃液反流刺激食管黏膜或吸入呼吸道引起咳嗽，患者可伴有反酸、嗳气、烧心等胃肠道症状，但也有部分患者不伴有上述症状，需行24小时食道pH值监测来明确诊断，目前很多医院常规不开展这种检查，患者可选择具备条件的医院就诊；对于这些患者可给予H_2受体拮抗剂抑酸治疗，并结合减肥、戒烟、避免饮食刺激等辅助治疗。另外，因高血压而服用ACEI类降压药的病人中40%可发生咳嗽，停用该类药物即可止咳。

对于上述检查及治疗仍不能确诊并缓解咳嗽的病人应进行支气管镜等检查以除外气管、支气管良、恶性肿瘤及结核等疾病。

> **提示：**
> 对慢性咳嗽而胸部影像学检查无异常的患者，一定要进行纤支镜检查以发现或除外气管、支气管内的病变。

病例10 反复咳嗽、咯痰、发热6年，加重1个月[61]

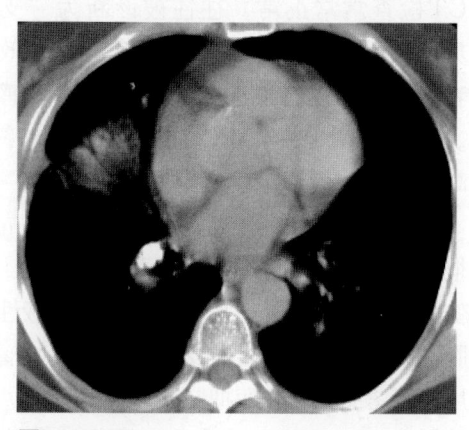

图2-10-1

一、临床资料

患者女性，67岁，因"反复咳嗽、咯痰、发热6年，加重1个月"入院。患者6年前无明显诱因出现咳嗽、咯痰伴发热，于外院拍胸片示"右中叶肺炎"，予"输液"治疗后好转。此后患者反复出现咳嗽、咯痰、发热等症状，常于受凉后发生，每次胸片都是右中叶肺炎，抗生素治疗后可缓解。近1年来患者发作时咳嗽、咯痰症状较前加重，伴咯鲜红色整口鲜血，经治疗后不缓解。1个月前患者再次出现咳嗽、咯痰伴发热，体温38～39℃。于外院行肺部CT检查（图2-10-1）仍示右中叶肺炎，予抗感染治疗后体温正常。行支气管镜检查（彩图2-10-1）见有骨样物阻塞右中间段支气管开口。为求进一步治疗转来我院。患者既往体健，无烟酒史。个人史、家族史无特殊。入院查体：生命体征平稳，神清合作，右下肺呼吸音低，HR 80次/分，律齐。腹软，无压痛，双下肢不肿。辅助检查：外院肺CT示右中叶阻塞性肺炎，外院支气管镜检查示右中间段支气管开口见骨样物质。

---

[61] 病例提供：100050 首都医科大学附属北京天坛医院呼吸科（张杰，王婷）

患者入院后于全麻下经口气管插管，接呼吸机。经插管进镜，左支气管通畅，未见异常。右上叶支气管通畅，右中间段支气管开口被不规则肿物阻塞，表面滞留脓痰，吸引时从管腔残留间隙吸引出大量脓痰。因肿物直径大于右中间段支气管的内径，且其质地坚硬，故卡在中间段支气管内，活检钳不能将其拽动。但因肿物形状不规则，故在中间段支气管右侧壁与异物之间仍残留一很窄的间隙，吸引时可见脓痰冒出。由于异物与周边气管已经粘连，经钳夹，异物根本不动。遂用冷冻探头逐渐分离异物与周边组织的粘连，异物活动后再用钳子夹取，因异物直径大于中间段支气管直径，卡在支气管内且异物表面宽大，屡次钳夹均失败，仅钳夹掉5小块硬物。后用冷冻探头将异物冻住并成功取出，异物大小约为1.5 cm×1.5 cm的不规则形状，质地类似动物骨头（彩图2-10-2）。手术中有少量出血，术后右侧中间段支气管通畅（彩图2-10-3）。于右侧中间段支气管内注射甲硝唑20ml，凝血酶1支，镜下观察无活动性出血后拔镜。患者清醒，安返病房。最后诊断：右中间段支气管异物，右中叶阻塞性肺炎。

二、讨论

气道异物的取出一般都是采用各种异物钳子（种类及形状繁多）、异物篮子及球囊等，但对于表面平滑不易抓取及易碎的异物等，钳子是无能为力的。应用异物篮子或球囊套取在操作上有时并不容易，经常会失败。而对于卡在气道内的异物，应用上述两种方法均不能取出。因此，虽然有异物钳子、异物篮子及球囊等众多工具，但其取异物的范围和能力是有限的，并非能取出所有气道内异物并且有时在操作上亦很困难，费时费力，需要操作者具有熟练的内镜技术。而冷冻方法取异物是将冷冻探头与异物一起冻住从而将异物取出的方法，不受异物大小、表面平整度及是否易碎等因素的影响，对各种异物均一律通吃，特别适于支气管内易碎、难以钳夹的异物，如果仁、药丸、牙齿、鸡骨头，包括无法用钳子夹取的黏液栓子及坏死组织等。笔者在德国进修期间，曾有一名精神病的女性患者误吸了一枚腰果首先通过钳子夹取失败，腰果破碎成两瓣，随后通过用冷冻的方法将破碎成两瓣的腰果冻住取出。本例患者因异物较大并卡在支气管内长达6年，异物与气管黏膜已发生粘连，应用异物钳子、异物篮子及球囊根本无法取出该异物，随予患者全麻后经口气管插管，接呼吸机，经插管进镜，先用冷冻探头逐渐分离异物与周边组织的粘连，异物活动后再用冷冻探头将异物冻住并成功取出。冷冻在取异物方面具有很大价值，在德国冷冻已成为取复杂异物的最常用方法。

> **提示：**
> 同一叶段支气管的反复肺部炎症，一定要考虑为阻塞性肺炎而进行纤支镜检查以明确支气管腔阻塞的原因。

病例11 咳嗽咳痰4个月，呼吸困难加重1周伴呼吸衰竭

一、临床资料

老年女性，76岁，4个月前无明显诱因出现咳嗽、咳少量稀薄白痰，在当地按慢性咽炎治疗，给予"清咽丸、阿莫西林"等药物，咳嗽症状未缓解，1月前在当地给予"阿奇霉素、甲基泼尼松龙、头孢哌酮"治疗，效果不佳，行气管镜检查示声门下4cm处乳白色坏死物，环状附着厚度约2cm，局部狭窄，近1周患者出现吸气性呼吸困难，症状逐渐加重。1天前始呼吸困难明显加重，伴紫绀，血气示低氧及二氧化碳潴留，急行气管插管，机械通气，并转入我院呼吸监护室。患者既往高血压10年，食道原位癌及胃镜下切除术后2年，婚育史、家族史无特殊。入院查体：生命体征平稳，神清，右肺呼吸音粗，左肺呼吸音低，未闻及干湿性啰音，心界不大，律齐，未及病理性杂音，腹软无压痛，双下肢无水肿。辅助检查：胸片（图2-11-1）示右下肺纹理重，左侧肺门旁可见团片状模糊影，两侧肺门影增大、模糊。胸部CT（图2-11-2）示主气道狭窄，两肺尖纹理重，部分纹理结构紊乱，左下肺可见小片状影，左侧胸膜局部稍厚，纵隔内可见多个小淋巴结。

诊治过程：予患者镇静、局麻后，经气管插管进镜，插管内和左支气管内不断涌出大量黄白色脓性黏痰，吸出物呈带状，反复冲洗、吸引治疗，并留标本。吸引后左支气管远端各管口通畅。右侧各支气管管口亦见不少脓性分泌物，经吸引后通畅。随后逐渐缓慢撤出气管插管，发现插管外滞留大量黏性脓痰，吸引呈长带状，反复吸引，最后彻底拔管（彩图2-11-1-①）。遂后予患者全麻、接喉罩及机械通气，经喉罩进镜，见声门及周围水肿，声门下1-2cm至隆突上2cm，气管管壁被黏液脓痰及白色膜状物覆盖致管腔明显狭窄（彩图2-11-1-②）。经反复吸引、钳夹（彩图2-11-1-③），暴露管壁，冷冻病灶表面，气管管腔彻底通畅（彩图2-11-1-④）。术后患者清醒，撤除喉罩，安返病房。病理（彩图2-11-2）：痰切片示少量变性上皮细胞、炎细胞及吞噬细胞；并可见坏死组织及真菌菌丝，真菌鉴定为烟曲霉菌。

遂予患者伏立康唑（Voriconazole）抗真菌治疗，1周后复查支气管镜见气管、支气管管腔通畅（彩图2-11-1-⑤~⑥），管壁可见少许白色膜状物点、片状覆盖，右主支气管少量分泌物，镜下处理后患者出院继续抗真菌治疗。最后诊断：主气管烟曲霉

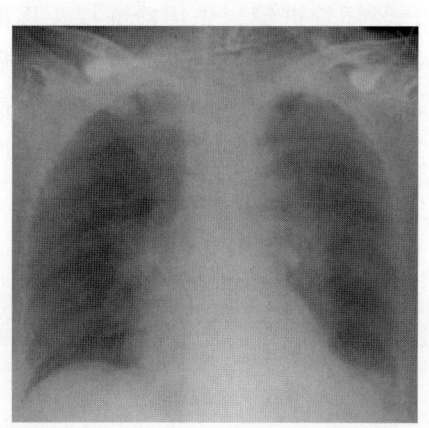

图2-11-1

病例提供：100050 首都医科大学附属北京天坛医院呼吸内科（张杰，董淑文，王婷）

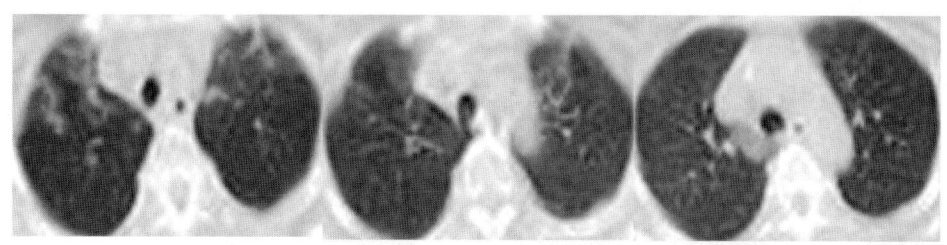

图2-11-2

菌感染。

二、讨论

肺曲霉菌病主要是吸入曲霉菌孢子而发病，在呼吸系统主要引起以下3种不同类型的病变：

腐生型：即常说的曲菌球，曲霉菌寄生在肺原有的空洞或空腔中形成曲菌球，表现比较典型。

侵入型：由于曲霉菌的吸收或血行播散到肺所致，多发生于免疫功能受损者，CT早期表现为单个或多个边缘模糊的结节或肿块，典型表现为软组织密度结节周围环以浅淡的毛玻璃样晕，进展期出现大范围的实变。

变态反应支气管肺型：发病机制为曲霉菌抗原引起的变态反应的联合作用，支气管壁为炎症增厚扩张，伴有黏液栓塞。特征性表现为中心性支气管扩张，外周支气管多正常。扩张的支气管内含有痰栓或黏液栓时，表现为指套状，带状，可分叉。

气管内真菌感染，特别是曲霉菌的感染主要发生于免疫功能低下的患者，如肿瘤手术及放化疗后（本例），血液系统恶性疾病化疗后、移植术后应用免疫抑制剂及AIDS患者等。气管内曲霉菌感染是一种非常可怕的疾病，因为曲霉菌的生长速度极快，往往数天即可将主气道完全堵塞，造成患者窒息死亡。一般应用内镜进行清除，但在气管内曲霉菌经过内镜清除的刺激后，其生长速度会因刺激加快，往往在清除后1天或数小时，曲霉菌再次生长堵塞主气道，因此，这是一种在临床上极为凶险且难予处理的疾病。临床上唯一的处理方法是立即给予强力的抗真菌治疗同时根据曲霉菌的生长速度及时应用内镜清理气道。一般在抗真菌治疗1周后，曲霉菌的生长速度会逐渐受到控制，应用内镜清理气道的次数逐渐减少。1个月后，曲霉菌感染会得到控制，一般不再需要内镜清理气道。但抗真菌治疗需要很长时间，至少半年。过早停药极易复发，并且复发后治疗将更加困难，治疗疗程也会更长。能否停药及最终彻底治愈与患者的免疫功能状态或原发病的转归密切相关。

提示： 对患者肿瘤的免疫受损人群，其慢性呼吸道感染要考虑到非常见的病原体并应尽早进行纤支镜检查，以明确致病菌并进行目标治疗。

病例12　发热咳嗽伴胸闷痛1月

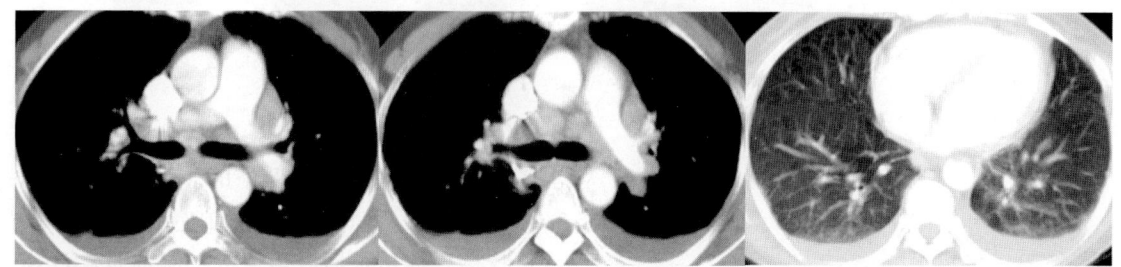

图2-12-1

一、临床资料

患者女性，50岁，因"发热、咳嗽、咳痰伴胸闷、胸痛1月余"入院。患者1个月前受凉后出现发热，38℃，咳嗽，平卧时为著，少量白痰，黏稠不易咳出，伴胸闷、胸痛，咳嗽剧烈时为著。外院胸片示双肺纹理增多，左肺门影增大。胸CT示双肺上叶可见结节状病灶，边界纹理增强、模糊，纵隔窗示气管前、隆突下、主动脉弓旁、心包前可见多发肿大淋巴结，部分相互融合。气管镜刷检病理：左主支气管开口处支气管黏膜少量炎细胞浸润，未见癌细胞。予抗感染及止咳化痰等对症治疗后症状有所好转，体温恢复正常，仍有干咳。为进一步诊治而入院。患者自发病以来一般状况可，体重无明显减轻。平素身体可，无烟酒嗜好。入院查体：T 36.5℃，P 80次/分，R 18次/分，Bp 110/70mmHg，神情，双腋窝均可触及—1.0cm×0.5cm大小的淋巴结，质中，活动度好，无压痛，与周围组织无粘连；双肺呼吸音粗，未闻及干湿性啰音；心界不大，心律齐，未及杂音；腹软，无压痛，肝脾肋下未触及；双下肢无水肿。辅助检查：三大常规、生化、凝血象、PPD等均无异常。ESR：30mm/h，2次ACE检查：63.5U/L，37.3U/L（正常值范围10～68U/L）。超声心动图仅示肺动脉瓣轻度关闭不全。

胸部增强CT（图2-12-1）示两肺纹理粗乱，两肺内散在多个大小不等小结节影及斑片影，两侧后胸壁见弧形低密度影，无明显强化。纵隔内及两肺门可见多个肿大的淋巴结影，部分融合，两侧腋窝内见数个小淋巴结影。主动脉两侧可见不规则斑片状阴影，增强后呈中度强化。

胸水常规：外观：红色、混浊；比重：1.040；李凡他试验：+；细胞总数：2.9万/μl；白细胞：遇酸凝固。胸水生化：LDH（乳酸脱氢酶）：135IU/L；Cl（氯化物）：101mmol/L；G（糖）：10.3mmol/L；Pr（蛋白）：5264mg/dl。胸水其他检查：CEA（癌胚抗原）：0.1ng/ml（正常值0～5ng/ml）；ADA（腺苷脱氨酶）：正常值范围。胸水涂片：可见大量红细胞，多量淋巴细胞、中性粒细胞，部分淋巴细胞退变，未见抗酸杆菌。

气管镜检查：气管通畅，隆突锐利，双侧支气管未见异常。行TBNA检查，分

63　病例提供：100050 首都医科大学附属北京天坛医院（张杰，王婷）

别对3、4、6、8组淋巴结进行穿刺活检。TBNA病理（彩图2-12-1）：送检为凝血及纤维素样渗出物，边缘可见软骨组织少许。其中可见多量淋巴细胞，少量中性粒细胞、单核样细胞，偶见上皮细胞，部分细胞变性。

临床考虑：1.结节病？2.淋巴结核？3.淋巴瘤？为进一步明确诊断而行胸腔镜检查（彩图2-12-2）：镜下见壁层胸膜散在分布大小不等、表面光滑的粉红色、暗黑色结节，质地较软；膈肌肌表面未见明显异常；肺表面散在色素沉着，肺与壁层胸膜未见粘连。

病理（彩图2-12-3）：上皮样肉芽肿，未见干酪样坏死。建议做抗酸染色及结合临床除外结核。抗酸染色：阴性。

综合上述临床及辅助检查资料，该患者最后诊断为结节病。

二、讨论

结节病在全世界均可发生，无论性别、年龄、种族。该病在40岁以下的成年人发病率较高，高峰在20～29岁。多数研究提示女性的发病率稍高。据估测，结节病的流行情况从每10万例中少于1例到40例。

对于不同的种族人群，结节病的临床表现及严重性明显不同。一些研究提示黑人结节病多较重，白人更多表现为无症状。胸外表现在特定的人群中比较常见，如美国黑人的慢性眼色素层炎。波多黎各人多有冻疮样狼疮，欧洲人中多见结节性红斑，结节病相关的结节性红斑在黑人和日本人中很少见。日本人中常见心脏，眼部结节病，心肌受累是最常见的死因。在其他地区，最常见的死因是呼吸衰竭。结节病总体死亡率是1%～5%。

结节病的特征病变是稀疏的或紧密的类上皮细胞形成的非干酪性肉芽肿，这种肉芽肿由不同的单核吞噬细胞（类上皮细胞和巨噬细胞）和淋巴细胞组成。巨噬细胞内含有胞浆包涵体，如星状体、舒曼体。肉芽肿的中心主要是$CD4^+$的淋巴细胞，周边区是$CD8^+$的淋巴细胞。肉芽肿可以由周围开始发展为纤维化，并向中心扩展，有时局部发生梗阻性坏死，提示坏死性类肉瘤性肉芽肿，可能是结节病的变异。电镜下，成熟的类上皮细胞含有大量成分变化的胞浆复合物，其形态学的特征提示它具有分泌功能。

淋巴结（特别是胸内淋巴结）、肺、肝、脾、皮肤是肉芽肿常见的部位，其组成相似。70%的肺部肉芽肿发生在或靠近细支气管的结缔组织鞘内、胸膜下、叶周间隙（沿淋巴分布）。开胸肺活检或尸检中发现半数以上病例存在血管受累。

肉芽肿病变可能发生也可能不发生纤维化。晚期肉芽肿引起肺实质纤维化，蜂窝肺改变。

由于该病的病因学不明确，当有临床、影像学改变，加上肉芽肿的组织学证据，就可确立诊断。因为感染性疾病是重要的鉴别诊断，所以需要做微生物检查并行培养，尤其在患者发热或活检组织示坏死性病变时。有必要行抗酸杆菌染色和真菌检查，特别是在结节病表现不典型时，如肉芽肿发生坏死或其内有明显的空腔。

胸内X线改变可分为五期：0期，没有胸内表现，Ⅰ期为双侧肺门淋巴结肿大，可以伴有气管旁淋巴结增大，此期尽管没有肺野内渗出，但肺组织活检常可发现肺实质内肉芽肿形成。而Ⅱ期双侧肺门淋巴结肿大伴肺实质渗出。Ⅲ期为肺实质渗出，但无肺门淋巴结肿大。Ⅳ期包括进行性肺纤维化形成蜂窝肺，肺门收缩，肺大疱，囊肿形成，肺气肿。

结节病的诊断需要相关的临床表现，组织学示非干酪性肉芽肿，并排除可以引起相似组织学改变和临床表现的疾病。仅有单一器官发现非干酪性肉芽肿，如皮肤，不支持结节病的诊断。结节病的诊断程序应尽力达到以下四个目标：①提供疾病的病理诊断；②评估器官受累的程度、严重性；③评价疾病处于稳定期还是趋向于进展；④决定治疗是否有益于病人。

> **提示：** 对发热伴纵隔淋巴结肿大和双侧胸腔积液的病例，除考虑为肺结核外，尚要考虑结节病的可能，并应尽可能进行病理学诊断，不要轻易进行诊断性治疗。

病例13　咳嗽咳痰1月[64]

一、临床资料

老年女性，64岁，1个月前受凉后出现咳嗽、咳痰，为少量白黏痰，无胸痛、呼吸困难、咯血。外院经胸片和胸部CT检查而诊断为"右叶间裂包裹性积液"，抗感染治疗后，咳嗽、咳痰症状好转，但复查胸片未见改善，为进一步诊治而入院。6年前因"子宫内膜癌"而行"子宫全切+双侧附件切除术"。术后病理：子宫底后壁局限型子宫内膜样癌（2.5cm×2cm×1cm），癌组织侵及浅肌层（1/3处），阴道残壁及左右宫旁未见癌，双侧附件未见明显特殊病变。入院查体：T 36.5，P 72次/分，R 16次/分，Bp 150/90mmHg，神清，全身浅表淋巴结无肿大，右下肺呼吸音减弱，听觉语音略减弱，心、腹、脊柱、四肢等检查无异常。辅助检查：三大常规、肝肾功能、血沉等均正常，痰涂片、痰培养均未见异常。血癌胚抗原（CEA）6.16 ng/ml。盆腔超声：未见子宫。影像学检查：胸部X线示右中下肺野可见一团块状高密度影，左右径相对较长，病灶边缘清晰，外缘与胸壁呈三角形相连（图2-13-1），侧位片示病灶位于斜裂胸膜走行区，余未见明显异常（图2-13-2）。

结合临床症状及影像学，初步诊断：①右斜裂叶间胸膜包裹积液？②右肺占位？进一步胸部CT平扫及增强（图2-13-3和图2-13-4）：右下肺可见卵圆形边缘光整的低密度影密度均匀，CT值47Hu，增强后无明显强化。纵隔内未见明显异常肿大淋巴结影。

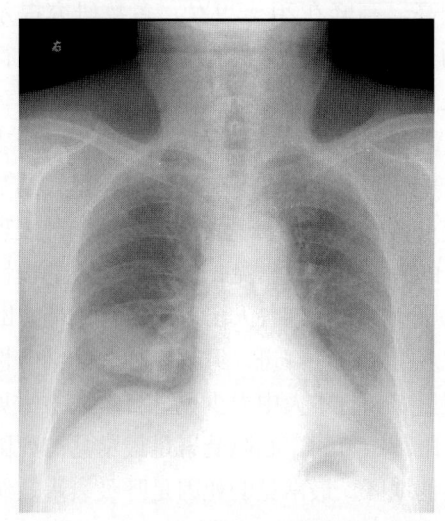

图2-13-1　右中下肺野团块状高密度影

---

[64] 病例提供：100050 首都医科大学附属北京天坛医院（张杰，王婷）

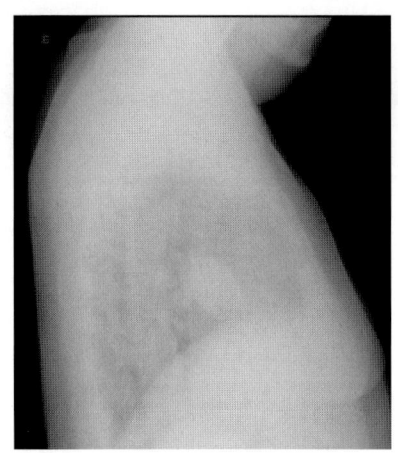

图2-13-2　斜裂区高密度影

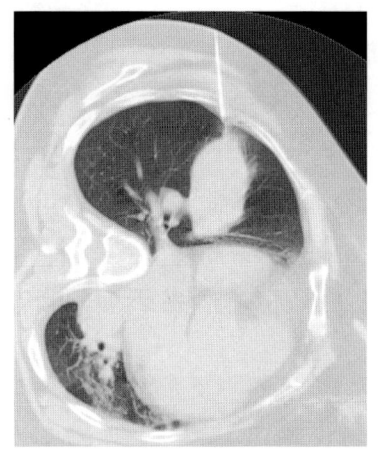

图2-13-5　CT引导下经皮肺活检

诊断为子宫内膜癌肺转移。

二、讨论

许多部位的恶性肿瘤都可以通过静脉回流转移至肺，其中以胃癌、乳腺癌、结肠癌、甲状腺癌、胰腺癌、子宫癌、胃癌、膀胱癌、前列腺癌、绒癌及骨肉瘤常见。肺部血源性转移瘤的CT可表现为弥漫性结节、多发性大结节、孤立性结节、结节性空洞、囊样结构、钙化性结节、浸润性肺病变等。孤立性转移瘤的影像特点有：大小不定，瘤体较小，边缘有分叶和毛刺者多来自腺癌转移，与肺原发腺癌不易区分；瘤体较大，边缘光滑锐利，密度均匀一致者常来自泌尿系统的肿瘤如肾癌、精原细胞瘤和肉瘤、绒癌肺转移等。

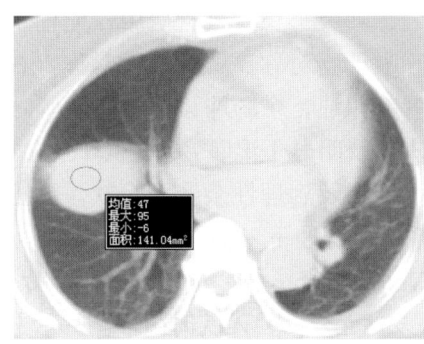

图2-13-3　胸部CT平扫

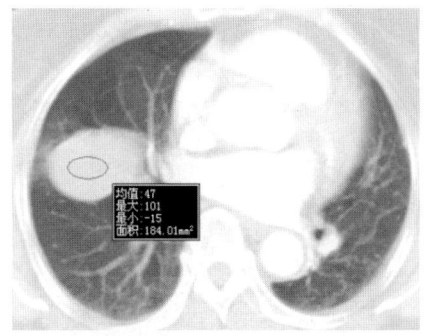

图2-13-4　胸部CT增强

入院后，最高T 37.4℃，给予可乐必妥抗感染治疗，3天后体温下降至正常。咳嗽症状较轻，偶有白黏痰，无胸痛、无呼吸困难。为明确诊断而行肺活检（图2-13-5）。病理报告：可见大量上皮细胞团落，细胞有异型性，考虑为腺癌细胞（彩图2-13-1）。

综合上述临床及辅检资料，该患者最后

肺内孤立性肺肿块是指肺内直径大于3cm的类圆形肺内病变。对于孤立性肺肿块（Single pulmonary mass, SPM），应考虑：1.肺内新生物：原发性肺癌、孤立性转移瘤，肺肉瘤；2.肺内炎性病变：结核球、炎性假瘤；3.其他良性病变：肺囊肿、肺包虫病、肺错构瘤等。对于有肿瘤病史的患者，如果肺内出现肿块要警惕转移瘤可能。若肿块较大，恶性可能性高。应该及时有创检查，寻找病理结果。

> **提示：**
> 肺部转移性肿瘤以多发结节或肿块为多见，也可表现为单发肿块，但既往肿瘤史非常有诊断提示价值！

病例14　咳嗽伴吞咽困难10天[65]

一、临床资料

患者男性，35岁，因"咳嗽伴吞咽困难10天"入院。患者自诉10天前受凉后出现咳嗽、咳少量白痰，无畏寒、发热、盗汗、咯血等不适，但感胸闷，伴吞咽困难，于当地医院就诊，予抗感染治疗，但无效而转来本院，门诊胸片（图2-14-1）示"上纵隔占位"而收入院。曾在煤场工作5年，工作期间每年体检拍胸片均无异常，近3年来于化工厂工作，有"氨气、氯气"接触史，否认"高血压病、心脏病、糖尿病、肝炎、肺结核"等病史，吸烟20支/天×10年，无其他嗜好。

入院查体：T 37.3℃，P 104次/分，R 22次/分，Bp 120/85mmHg，神清合作，全身皮肤黏膜无黄染，颈部、锁骨上淋巴结未及肿大，呼吸平稳，气管居中，无桶状胸，两侧呼吸动度对称，触觉语颤对称，右肺上部胸骨旁叩浊，余肺叩诊清音，两肺呼吸音稍粗，未及明显干湿啰音。心率104次/分，律齐，未闻及病理性杂音。腹软，无压痛、反跳痛，肝脾肋下未及。双下肢无水肿。

辅助检查：半年前外院胸片（图2-14-2）无异常，入院时门诊胸片示上纵隔占位，胸腺瘤？入院后查三大常规、血肝肾功能、肿瘤全套、电解质、血糖、血脂、血沉、结核菌类试验（PPD）等均无异常。胸

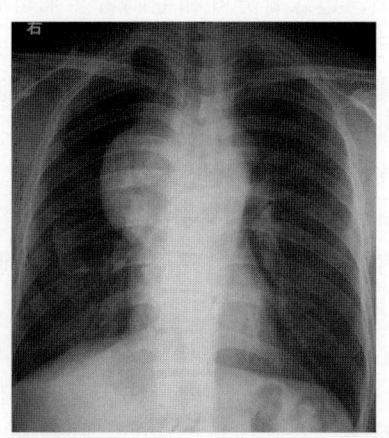

图2-14-1　入院时胸片

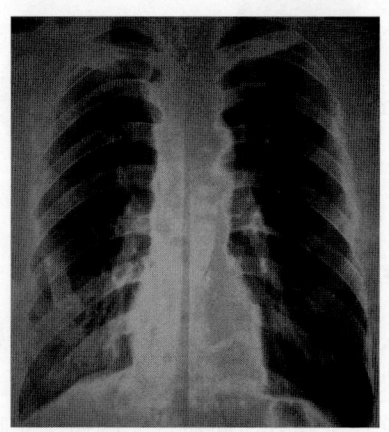

图2-14-2　半年前胸片

---

[65] 病例提供：315020 宁波大学医学院附属医院（吴骁，马红映，杨光，舒丽华，邓在春）

部B超示右前上纵隔可见103mm×80mm不均质肿块,边界清,内可见血供。腹部(肝、胆、脾、胰及后腹膜淋巴结等)超声未见异常。心超示心包少量积液(前心包4mm、右房顶部3mm),余无异常。胸部CT增强扫描(图2-14-3):平扫窗显示右下肺可见条索状高密度影,边缘清晰,余两肺纹理清晰,走行分布异常,肺实质未见渗出或占位性病变;纵隔窗显示前上纵隔内可见团块状软组织密度影,大小122mm×82mm,CT值约43Hu,密度略显不均,与纵隔血管影分界不清,两肺门无增大,气管支气管通畅,纵隔未见肿大淋巴结,右下胸膜可见高密度钙化影;增强后纵隔内软组织强化,CT值分别为57Hu、69Hu,周围血管显示良好,未见明显肿大淋巴结。

患者入院后,于CT引导下行经皮肿块穿刺活检术,术后病理(彩图2-14-1-①、②、③)报告:(纵隔肿块穿刺)非霍奇金淋巴瘤,结合免疫组化结果,考虑前体T细胞淋巴母细胞淋巴瘤/白血病。

患者确诊后,即转血液科,并立即开始CHOP方案化疗;化疗第3天,胸闷气急等症状立即缓解;化疗3周期后复查胸部CT(图

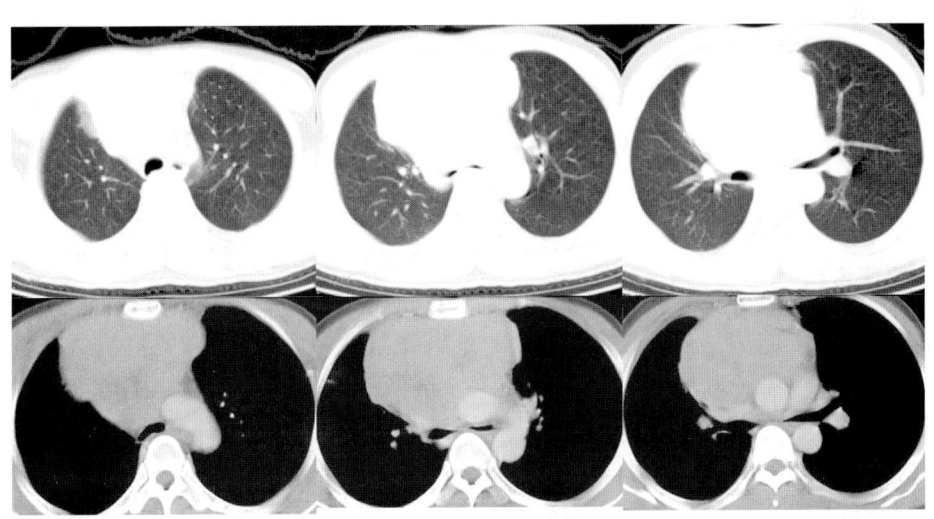

图2-14-3

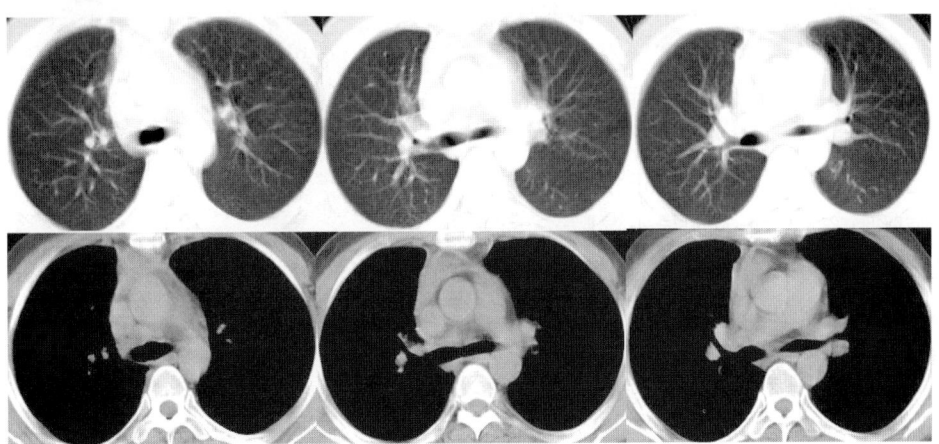

图2-14-5

2-14-4）见肿块明显缩小。

二、讨论

纵隔淋巴瘤最常见的有霍奇金淋巴瘤、淋巴母细胞淋巴瘤、伯基特淋巴瘤、弥漫大B淋巴瘤以及间变T细胞淋巴瘤。上纵隔肿块除了淋巴瘤外，常见的还有胸腺瘤、生殖系统源性肿瘤（占前纵隔肿瘤的15%畸胎瘤等）、神经源性肿瘤（占成人纵隔肿瘤的20%，如神经纤维肉瘤）、纵隔囊肿（占纵隔肿物的18%）等。在影像学上，纵隔淋巴瘤一般肿块边缘不规则，内部密度不均，有时肿瘤包绕血管，并向四周纵隔浸润。临床上，影像学在纵隔肿块性质的鉴别上价值有限，而获得足够的组织进行病理诊断是最好的鉴别方法。

纵隔淋巴瘤化疗效果不错，但极易复发，必要时可同步放化疗，而骨髓移植对淋巴瘤的疗效有待评定。

提示：
发展较快、具有压迫症状的前上纵隔肿块多为恶性肿瘤，其中又以恶性淋巴瘤为主！

病例15　不规则发热20天[66]

一、临床资料

患者男性，81岁，因"不规则发热20天，加重1周"入院。入院前20天，无明显诱因下出现发热，为不规则间歇性发热，体温最高38.5℃，伴四肢酸麻感，无咳嗽咳痰，无恶心、呕吐，无四肢关节红肿热痛。外院按"感冒"治疗无效，为进一步诊治而入院。患者发病以来，一般情况可，纳稍差，平素身体健康，大小便无异常。否认"肝炎肺结核"病史，有"高血压病"10年，4年前患"脑中风"。入院查体：生命体征平稳，神清，全身浅表淋巴结无肿大，头颅五官正常，气管居中，两肺呼吸音清，未及明显干湿啰音，心腹脊柱四肢无异常。辅助检查：血常规WBC 13.09×10^9/L，N 79.8%，Hb 94g/L，PLT 371×10^9/L，CRP 146mg/L，血沉 83mm/h，血肝肾功能、血脂、大小便常规、乙肝表面抗原阴性、血甲胎蛋白（AFP）和血癌胚抗原（CEA）、痰找抗酸杆菌等均正常，心电图示窦性心律，胸片（图2-15-1）示"右上肺陈旧性肺结核？"胸部CT（图

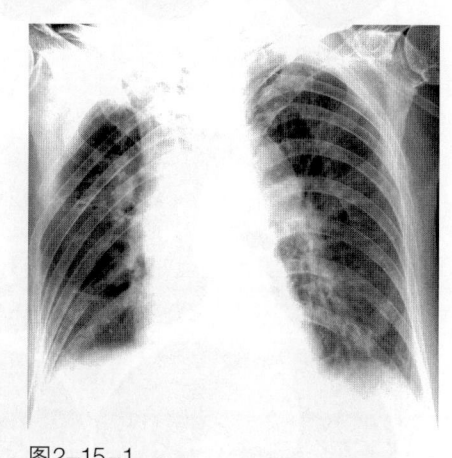
图2-15-1

66　病例提供：330700 江西省奉新县人民医院（胡居根，胡俊）

2-15-2）示"右上肺炎症，右肺尖陈旧性结核，纵隔淋巴结肿大，两侧少量胸腔积液"。

患者入院后，仍不规则间歇性发热，最高体温38.5℃，多次血培养均阴性，抗生素治疗无效，且出现肉眼血尿，尿RBC（++），蛋白（+），血尿素氮19.8mmol/L，肌酐291μmol/L，二次复查血常规均示白细胞总数及中性粒升高，复查胸部CT（图2-15-3）"伴左下肺膨胀不全，右肺上叶间质性病变考虑"，对照前次胸部CT，右上肺病灶无明显吸收，且出现两侧胸腔积液。予胸穿抽液送检，胸水性质介于漏出液与渗出液之间，腺苷脱氨酶2mg/dl。患者渐出现乏力、恶心、纳差、双下肢浮肿明显，体温38.2℃，复查血尿素氮22.6 mmol/L，肌酐360μmol/L，尿量渐少，尿色呈洗肉水样，为此而予透析治疗。期间查血胞浆型ANCA（C-ANCA）、核固型ANCA（P-ANCA）阴性，血抗核抗体（ANA）、抗双链DNA抗体（抗ds-DNA抗体）、抗SS-A、抗SS-B、抗史密斯抗体（抗SM）均阴性，骨髓涂片镜检及培养均无异常。复查ANCA全套，报告示P-ANCA阳性，抗髓过氧化物酶（MPO）抗体 147 RU/ml（正常<20RU/ml），抗蛋白酶（PR$_3$）抗体阴性，抗肾小球基底膜（GBM）抗体阴性。 诊断为"显微镜下血管炎"，予激素冲击治疗，后因出现"脑血管意外"，家属拒绝进一步治疗而自动出院。

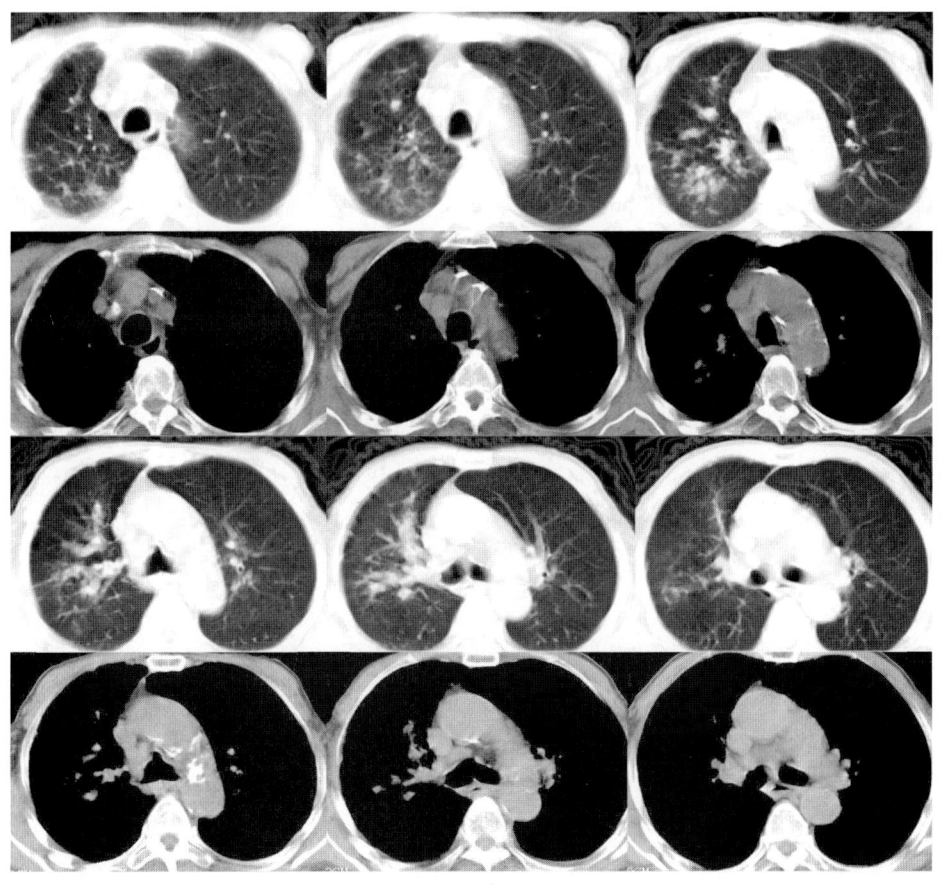

图2-15-2

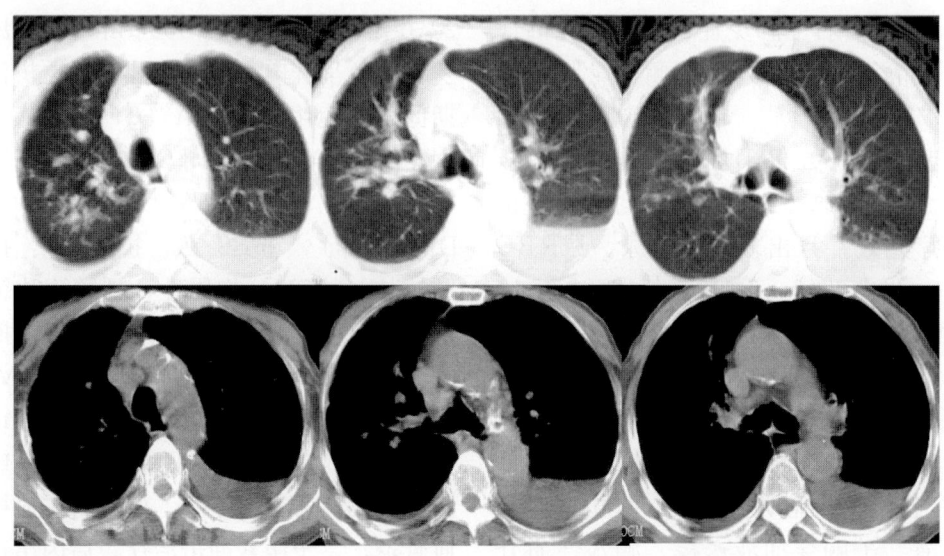

图2-15-3

二、讨论

患者老年男性,在所谓"肺炎"的基础上出现血尿、蛋白尿和进行性肾功能损害,该"肺炎"抗生素治疗无效并出现胸腔积液,且最后出现神经系统损害,对此,不能简单以"肺炎"、"肾炎"或"脑血管意外"来解释,需考虑系统性疾病可能。该患者在病程中曾查ANCA,但阴性;到病程后期复查ANCA全套,示P-ANCA和MPO阳性,并据此诊断为"显微镜下血管炎"。遗憾的是,该病例到病程后期才确诊,激素冲击治疗后因出现"脑血管意外",家属放弃治疗而出院。

按照Chapel Hill分类法,血管炎包括Wegener肉芽肿、Churg-Strauss综合征、显微镜下多血管炎。以上三类血管炎均可累及肺部,而且与抗中性粒细胞胞质抗体(ANCA)密切相关。显微镜下多血管炎(Microscopic polyangiitis, MPA)是一种侵犯小血管即毛细血管、小静脉或微小动脉的坏死性血管炎,很少有免疫复合物沉积,临床上最多见肾小球肾炎及皮肤、肺脏受累等表现。肺MPA在影像学上并没有特异性,可出现片状高密度影、纤维条索影、磨玻璃样密度影、弥漫性肺间质改变及胸腔积液等,重要的是结合临床特点及实验室检查,提高警惕,争取早期诊断和治疗。

 提示:
在肺部非炎症性渗出病变中,最易被忽视的疾病就是肺血管炎!

病例16　阵发性咳嗽半月伴发热2天[67]

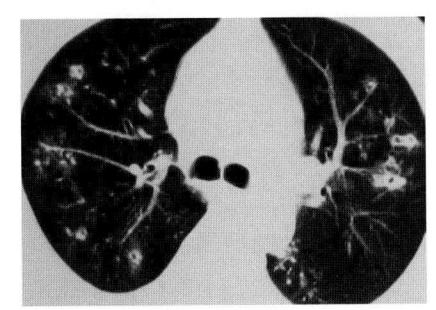

图2-16-1

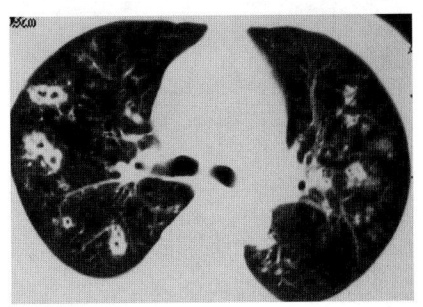

图2-16-2

一、临床资料

患者男性，59岁，因"阵发性咳嗽半月伴发热2天"入院。患者半月前受凉后出现咳嗽、少痰，呈阵发性，不剧，痰呈白色黏液样，伴畏寒、发热，无胸痛、咯血，当地医院就诊，予抗感染治疗，无效，拍胸片示"两肺弥漫性病变，肺癌？"而转入本院。患"糖尿病"多年，未予正规诊疗。发病以来精神可，胃纳稍减，大小便正常，体重无明显减轻。查体：T 38.1℃，R 20次/分，P 98次/分，Bp 145/95mmHg，神清合作，精神软，全身皮肤、巩膜无黄染，颈部、锁骨上淋巴结未及肿大。气管居中，胸廓无畸形，两侧呼吸动度对称，触觉语颤对称，叩诊清音，两肺呼吸音稍粗，未及明显干湿啰音。心律齐，未闻及病理性杂音。腹软，无压痛、反跳痛，肝脾肋下未及，双下肢无水肿。辅检：血常规RBC $3.68×10^{12}$/L，Hb 117g/L，Plt $119×10^9$/L，WBC $3.5×10^9$/L，N 62.4%；空腹血糖16.37mmol/L；尿常规示葡萄糖（++++），酮体（++）；血沉36mm/h；

其余检查无特殊。胸部CT（图2-16-1和图2-16-2）扫描示二肺弥漫性结节影，以肺外周分布为主，结节周围可见毛玻璃样改变，中央可见含气空洞，考虑感染性疾病，真菌或结核可能性较大，建议行纤支镜检查。纤支镜检查示：各支气管管腔通畅，右下叶背段管口见少许白色分泌物，右上叶前段活检肺组织6块，其中一块涂片行真菌涂片和培养，刷检、咳出物、组织等均未找见抗酸杆菌、病理细胞，但肺组织真菌涂片找见烟曲霉菌丝、孢子（彩图2-16-1）。

因患者肺组织涂片证实曲菌感染，故临床确诊曲菌性肺炎，予两性霉素B针、伊曲康唑胶囊等治疗1个月后，复查胸部CT（图2-16-3）示双肺病灶较前有所吸收。

二、讨论

该患者患糖尿病多年，一直未予正规治疗，血糖控制不佳，考虑有一定程度免疫功能不全。今出现咳嗽咳痰伴发热，胸部影像学示肺部多发浸润影，病灶主要表现为以呼吸性细支气管为中心的液化坏死和沿着支气管树的线样实变及其周围多发的小叶中央

---

[67] 病例提供：330006 南昌大学第二附属医院（叶小群，况九龙）

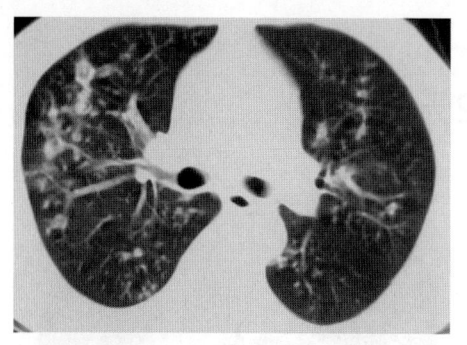

图2-16-3

型结节,综合病史和胸部影像学资料,该患者应考虑为真菌感染或肺内结核沿支气管播散,纤支镜肺组织涂片诊断为曲菌感染,且抗真菌治疗有效。

肺曲菌病可分为局限型和侵袭型。局限型常继发于支气管囊肿、结核空洞等肺内的空洞或空腔,发生于支气管者则由于过敏反应,支气管分泌增多,曲菌丝又使黏液变稠而不易排出,滞留于支气管内,在支气管内形成黏液嵌顿。侵袭型:曲菌引起的肺部炎症、化脓及肉芽肿性病变范围较广泛。

因抗生素的广泛应用、恶性肿瘤患者及长期应用免疫抑制剂病人的增多,机体抵抗力降低,肺部真菌感染的机会必然增多,临床医生必须对此要有充分的认识和准备。

提示:
肺部真菌感染的机会随着免疫受损人群的增加而增加,临床上对有基础疾病、机体抵抗力降低的肺部感染患者,要提高对真菌感染的警惕!

病例17 反复咳嗽咳痰气促6年,再发加重2天[68]

一、临床资料

患者男性,62岁,因"反复咳嗽咳痰气促6年,再发2天"入院。患者6年前无明显诱因下出现咳嗽,白黏痰,少量黄脓痰,每日7~8口至10余口不等,晨起时痰量明显增多,渐有胸闷、气促,无发热畏寒,无胸痛咯血,无双下肢浮肿。多次门诊就诊,予抗感染平喘等治疗后,症状能控制,但病情时有反复,1年前因病情加重而转上级医院,经肺活检诊断为"特发性肺纤维化",2天前受凉后咳嗽咳痰增多,白黏痰黄脓痰,不易咳出,气促明显,活动后加剧,影响夜间睡眠,稍有头晕,无头痛黑蒙,无晕厥,无手脚湿冷,无全身乏力,遂以"特发性肺纤维化并肺部感染"收住入院。原有"冠心病和脑出血"病史11年。查体:生命体征平稳,神清,气促外观,浅表淋巴结不大,唇微绀,气管居中,颈静脉无充盈。胸廓无畸形,呼吸运动稍促,双肺触觉语颤正常,叩诊清音,听诊双肺呼吸音增粗,可闻及散在湿啰音。心律齐,未及杂音,腹平软,肝脾不大,双下肢无浮肿。辅助检查:血常规 WBC 12×10^9/L,N 76.45%,L 17.38%,血气pH 7.45,二氧化碳分压35mmHg,氧分压70mmHg,

---

68 病例提供:317500 浙江省温岭市第一人民医院(李相国)

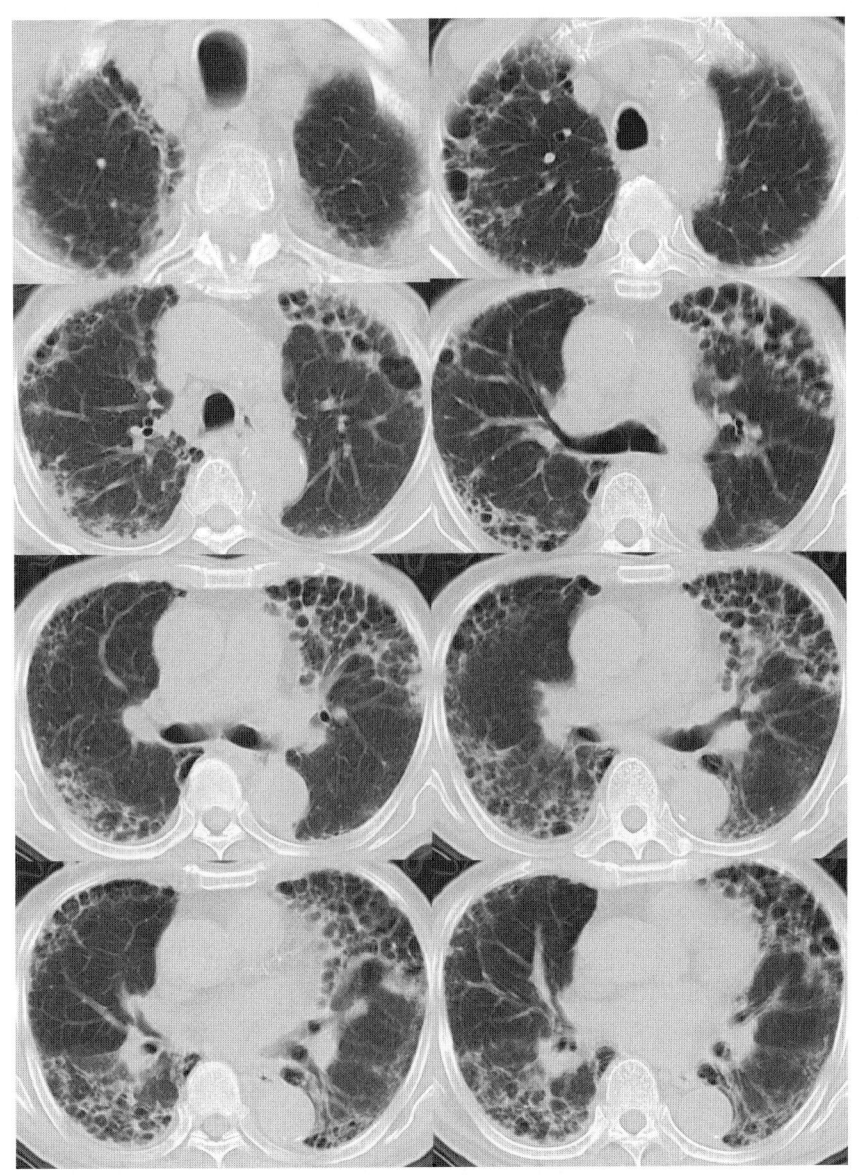

图2-17-1

CRP 26.4mg/L，血沉71.0mm/h，结核抗体（-），肝肾功能正常。胸部CT（图2-17-1和图2-17-2）示：两肺见多发囊状透亮气体影及纤维条索影，以外带及两下肺为著。双肺纹理走行、分布未见异常，双肺野清晰，双肺门不大，大支气管分支通畅。心、大血管影清晰。纵隔内见数枚小淋巴结影。双侧胸膜增厚。结论：两肺间质性病变，特发性肺纤维化考虑。

患者入院后，经吸氧、抗感染等治疗，症状缓解而出院。

二、讨论

特发性肺纤维化（Idiopathic pulmonary fibrosis，IPF）是一种原因不明、进行性发展、以两肺间质纤维化伴蜂窝状改变为特征的疾病。起病隐匿，起初表现

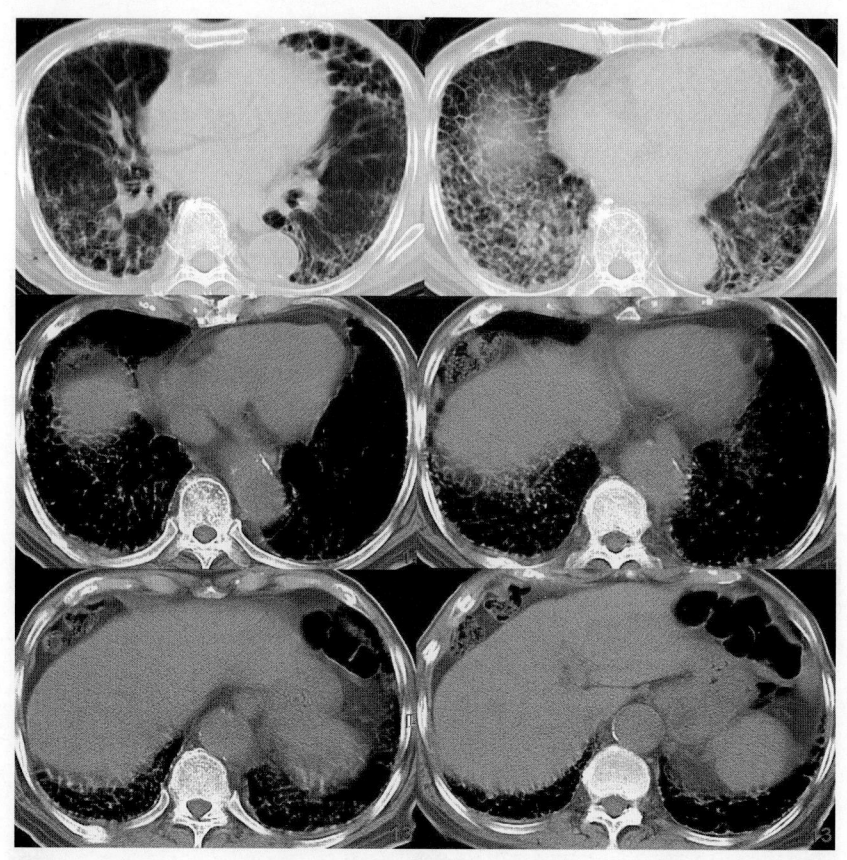

图2-17-2

为干咳和呼吸困难。对大多数患者来说进行性呼吸困难是最主要和最突出的症状。另一常见的症状是刺激性干咳,往往对镇咳药无效。一般无肺外表现,也可有消瘦、不适、乏力等,发热较少见,合并感染时可有高热。有时也出现关节酸痛,极少胸痛。IPF的病理改变是多种多样的,且呈片状分布,多位于肺外周(胸膜下),即使在严重病变的肺叶,有些肺泡也可免于受累。IPF最主要的影像表现为毛玻璃状、斑片状阴影、网状或网状结节影、蜂窝状影等。胸部影像学检查在IPF的诊断中有重要价值,尤以HRCT扫描,是目前IPF无创性检查中最精确的方法之一。

提示:

毛玻璃状、斑片状阴影、网状或网状结节影、蜂窝状影等,病灶呈片状分布,多位于肺外周(胸膜下),这是特发性肺纤维化相对特异的影像表现。

病例18 发热咳嗽气促4天

一、临床资料

患者男性，55岁，因"发热、咳嗽、气促4天"入院。患者自述4天前无明显诱因出现畏寒、发热，体温在37.8~39.7℃，咳嗽，咳少量白色黏痰，并感胸闷、气促，活动后加重，无头痛、胸痛、咯血、心慌、腹痛、腹泻等，于当地医院诊治，静脉点滴"左氧氟沙星、头孢类抗生素（不详）"症状未见好转，为进一步诊治，门诊以"发热待查"收入院，起病来精神、饮食、睡眠差，大小便正常。患者4月前曾因"发热、气喘"在我科住院，当时体检：颜面部见5个不规则鲜红色斑，最大的1cm×2cm，右颌下可触及一约花生米大小的肿大淋巴结，质中，有压痛，活动度好。双上颌窦有压痛，咽充血，扁桃体Ⅰ度肿大，所有指、趾甲呈灰白色，甲增厚，粗糙，无光泽，余无特殊。血常规示：WBC $3.75×10^9$/L，N 67.9%，L 15.5%，淋巴细胞绝对值明显下降（$0.6×10^9$/L）；血沉107mm/h；血清乳酸脱氢酶（LDH）214.2U/L；肺部CT提示两肺弥漫分布的团片状磨玻璃影（见图2-18-1），肺功能提示：肺弥散功能减

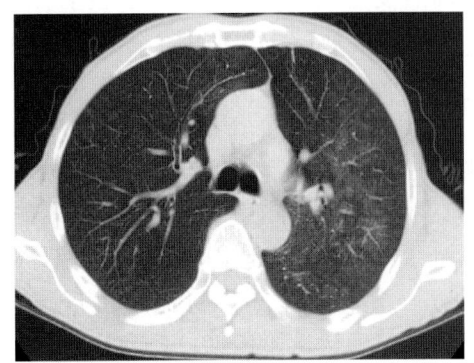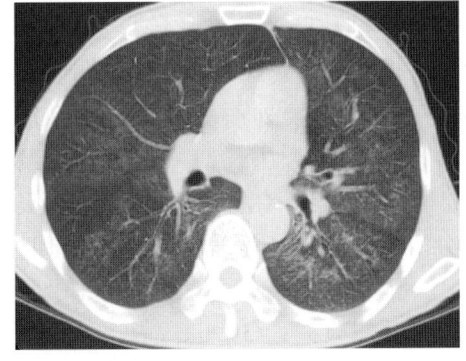

图2-18-1　第一次住院时：两肺弥漫分布的团片状磨玻璃影

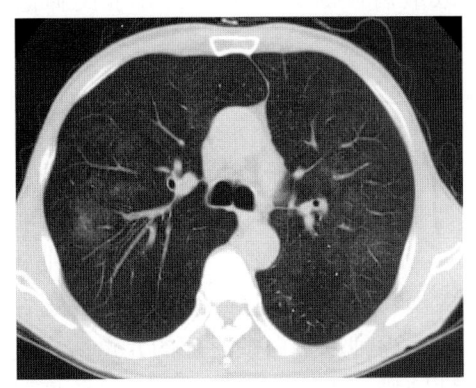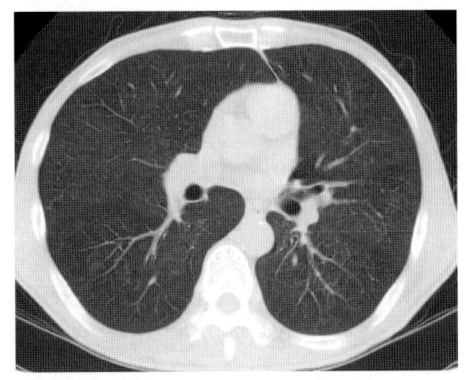

图2-18-2　第一次出院时：两肺弥漫分布的团片状磨玻璃影有所减少

---

[69] 病例提供：330006 南昌大学第二附属医院（段凤英，况九龙）

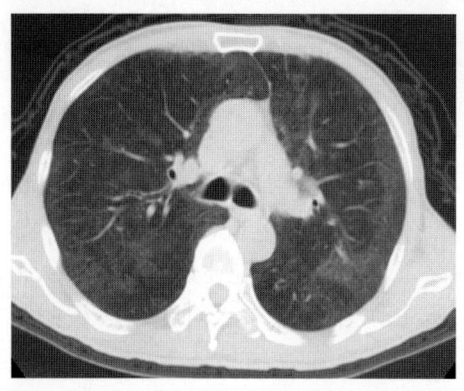 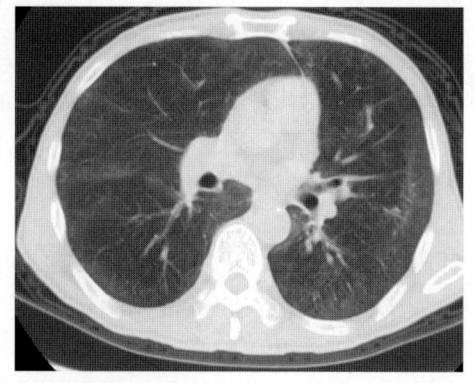

图2-18-3 第二次住院时：两肺弥漫分布的团片状磨玻璃影再次增多

弱，占预计值的46.5%，诊断为"过敏性肺炎、支气管哮喘、急性上呼吸道感染、慢性副鼻窦炎、指趾甲真菌感染"，予"左氧氟沙星、普米克令舒、可必特"等治疗，两肺弥漫分布的团片状磨玻璃影有所吸收（见图2-18-2），病情好转出院。10年前曾患"右肺浸润性结核"，抗结核治疗2年，病灶钙化。有慢性鼻炎史20余年。有"磺胺"致皮疹史。无手术及外伤史，无血制品输注史。生于原籍，否认长期异地居住史及冶游史；否认有毒、有害物质接触史。吸烟近30年，10支/日，近5年饮白酒，每日约100ml。已婚，育有一子，爱人及儿子身体健康。入院体检：T 39.6℃，P 102次/分，R 22次/分，Bp 100/75mmHg，较消瘦，两肺呼吸音清，心率102次/分，肝脾无肿大。所有指、趾甲呈灰白色，甲增厚，粗糙，无光泽。辅助检查：血常规示：WBC 7.41×10^9/L，N 81.7%，L 9.9%，淋巴细胞绝对值明显下降（0.7×10^9/L）；血沉102mm/h；血LDH 318.9U/L。血气分析示：pH7.456，$PCO_2$22.3mmHg，$PO_2$74mmHg，HCO_3^-15.9mmol/L，BEb 5.2 mmol/L，SO_2 95.9%；肝功能示白蛋白稍低，白/球比例倒置，电解质示轻度低钠、低氯血症。尿、粪常规、肾功能、血癌胚抗原及免疫全套（除抗核抗体阳性外）均正常。痰涂片革兰染色示：见极少量革兰染色阴性双球菌。肺部CT提示：两肺弥漫分布的团片状磨玻璃影（见图2-18-3）。入院后予头孢哌酮/他唑巴坦及克林霉素抗感染，发热及咳嗽、气迫等症状有所好转，1周后复查胸部CT两肺弥漫性团片状磨玻璃样影似有所减少，但为了进一步明确诊断予纤维支气管镜检查，于左下肺支气管黏膜可见散在出血点。于左下肺基底段盲检，病理提示：肺泡腔内泡沫样渗出物（见彩图2-18-1），卡氏肺孢子虫肺炎不能除外；糖原（PAS）染色阳性。即行血HIV检查，初筛结果阳性，2周后省疾病预防控制中心HIV确认试验阳性，$CD3^+CD4^+$0.77%，$CD3^+CD8^+$93.99%，$CD4^+/CD8^+$0.0082。故最后诊断为艾滋病合并卡氏肺孢子虫肺炎。

二、讨论

卡氏肺孢子虫肺炎（PCP）是由卡氏肺孢子虫引起的呼吸系统机会感染，在艾滋病（AIDS）流行之前，一直是一种罕见病。美国1956年报告第1例，该病多发生在早产儿、丙种球蛋白缺乏症的儿童、血液病、恶性肿瘤病人、器官移植及自身免疫病长期接受免疫抑制剂治疗的患者，这些患者都存在$CD4^+$T细胞缺乏。20世纪六七十年代美国每年报道不到100例。1987年，AIDS并发PCP达80%，60%AIDS病例以卡氏肺孢子虫病为首发症状；85%以上的AIDS在病程中发生1次以上PCP，至少25% AIDS病人死于本病。临床表现为发热、干咳、盗汗、进行性呼吸急促、紫绀。听诊正常或细湿啰音；X线检查呈间质性肺炎表现，表现为双侧的弥漫性浸润，局限性浸润通常发生在下叶。血气分析提示为低氧血症。特异性诊断：将支气管-肺泡灌洗液行姬姆萨染色后检测卡氏肺孢子肺炎，阳性率可达79%～98%，同时结合纤维支气管镜活组织检查，阳性率可达94%～100%。

本例患者由于胸部CT表现为两肺弥漫分布的团片状磨玻璃影而行经纤维支气管镜肺活检，经病理提示肺卡氏孢子虫感染，从而引导我们行HIV的检查，因而确诊此例患者为HIV合并PCP。回顾病史，患者先后2次出现不明原因发热、咳嗽、胸闷、气喘，颜面皮肤出现数个不明原因鲜红色斑（推测可能为皮肤黏膜疱疹）及指、趾甲真菌感染，血常规示：淋巴细胞绝对值减少；血沉快。肺功能示：肺弥散功能减弱，占预计值的46.5%；血气分析提示低氧血症及呼吸性碱中毒均符合HIV合并PCP。尽管患者没有给我们提供有力的HIV可能的传播途径，这样的临床表现也不是PCP所特有，但结合我国的民情，患者有可能隐瞒病史，在今后的工作中我们应该提高对HIV合并PCP的警惕，加强认识，才不致误诊误治。

> **提示：**
> 在有关个人隐私的病史中，淫乱史是最易被故意隐瞒的病史，并因此给临床诊断工作带来困难。

病例19　反复咳嗽咳痰30年，浮肿10月，再发加重1周[70]

一、临床资料

患者男性，56岁，因"反复咳嗽咳痰30年，浮肿10月，再发加重1周"入院。患者30年前始常于受凉后出现咳嗽咳痰，多为阵发性咳嗽，白痰及黄脓痰，量较多，伴间歇性咯血，约2～3年咯血1次，多次于本院住院，诊为"支气管扩张"，予抗感染止咳祛痰等治疗后，症状能控制，但时有反复，秋冬春季节易于发作。近5年病情发展，咳嗽咳痰增多，并有活动后气促，活动后耐受力逐年下降，多次痰培养见铜绿假单胞菌生长。10个月前症状加重并双下肢浮肿再次入院，诊为支扩伴感染、慢支肺气肿、慢性呼衰、慢性肺心病、心衰，予抗感染、平喘、利尿扩管减轻心脏负荷、吸氧等治疗症状控制出院。1周前自感气促加重，夜间较剧，影响睡眠，咳痰增多，大量黄脓痰，量约200ml，双下肢浮肿，晨轻暮重。无发热，无胸痛，无腹痛腹泻，无尿频尿急尿痛，无心悸心前

70　病例提供：317500 浙江省温岭市第一人民医院（李相国）

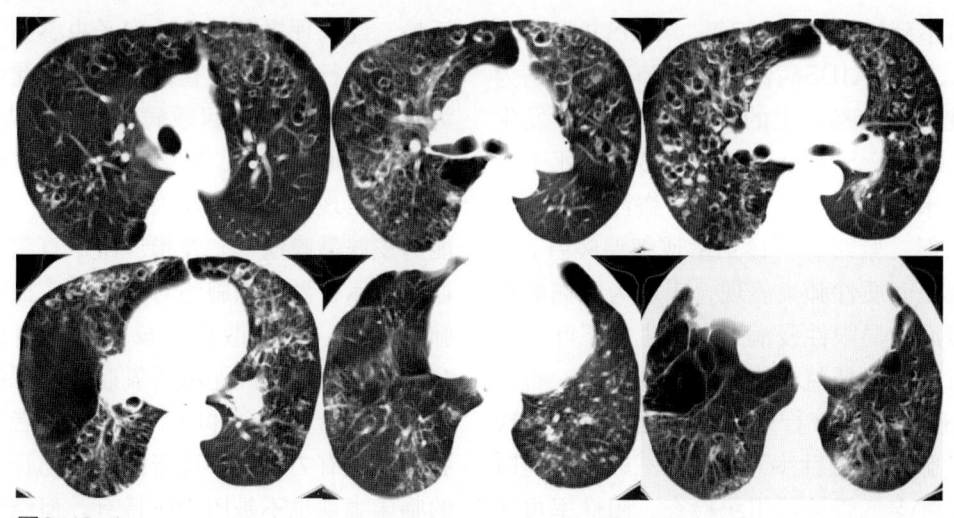

图2-19-1

区不适。入院查体：生命体征平稳，神清合作，气急明显，浅表淋巴结不大，唇绀，气管居中，颈静脉轻度怒张。桶状胸，呼吸急促，双肺触觉语颤正常，叩诊过清音，听诊双肺呼吸音粗，可闻干湿啰音。心律齐，未闻杂音，腹平软，无压痛，无反跳痛，肝脾不大，双下肢轻度浮肿，神经系统检查无异常。辅助检查：血WBC 6.8×10^9/L，N 71.37%，血沉6.0mm/h，CRP 20.51mg/L；痰涂片找到革兰阴性杆菌3+，革兰阳性球菌1+，未发现抗酸杆菌，痰培养正常菌群；血气分析示二氧化碳分压69mmHg，氧分压66mmHg（吸氧2L/M下）；生化各项指标均基本正常，二便常规正常；胸部CT（图2-19-1）示：两肺纹理增粗、紊乱、模糊，两肺密度减低；右上下肺及左肺见多发卷发状、囊状阴影，边界模糊；两肺内见多枚肺大泡影。患者入院诊断为支扩伴感染、肺气肿、慢性肺源性心脏病、心功能不全、慢性呼吸衰竭，经强力抗感染、吸氧、解痉、平喘等治疗后，症状缓解出院。

二、讨论

支气管扩张（Bronchiectasis）是指一支或多支近端支气管和中等大小支气管管壁组织破坏造成不可逆性扩张，是呼吸系统常见的肺组织结构改变引起的化脓性炎症，主要致病因素为支气管的感染阻塞和牵拉，部分有先天遗传因素。

影像学上主要表现为肺纹理增多、增粗、排列紊乱，有时可见支气管呈柱状增粗或"轨道征"，典型呈蜂窝状或卷发状阴影，其间夹有液平面的囊区。常规胸片对诊断帮助不大，支气管碘油造影可明确诊断，不仅可了解病灶的形态，而且可明确病变部位及范围。胸部CT扫描（尤其HRCT）对支气管扩张的诊断具有较高价值，几乎达到取代支气管碘油造影的作用。

提示：

胸部CT扫描（尤其HRCT）对支气管扩张的诊断具有较高价值，几乎达到取代支气管碘油造影的作用。

病例20　咳嗽伴痰血1月[71]

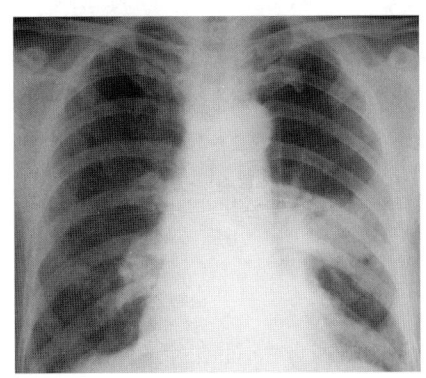

图2-20-1

一、临床资料

患者男性，70岁，因"咳嗽伴痰血1个月，乏力2周"入院。患者1个月前因气候变化而出现干咳，呈刺激性咳嗽，痰少，伴痰中带血丝，无发热、胸闷、盗汗、胸痛等。于当地医院就诊，考虑为"支气管炎"，经"头孢克肟、安络血"等治疗后，痰血缓解，但仍咳嗽，近2周来，干咳持续存在，伴乏力、纳差，今为进一步诊治而转本院，门诊胸片（图2-20-1）示"左肺炎症，病灶内似见一空洞"而入院。发病来精神尚可，大小便正常。平素体健，否认"肝炎及肺结核"史，吸烟30支/天×40年。入院查体：T 37.4℃，P 82次/分，R 20次/分，Bp 150/80mmHg。神清合作，浅表淋巴结无肿大，头颅五官端正，气管居中，甲状腺无肿大。胸廓无畸形，呼吸运动两侧对称，二肺语颤相等，双肺叩诊清音，双肺呼吸音清，无干湿性啰音，心腹等检查无异常。辅助检查：三大常规、生化全套、肿瘤全套、凝血全套等均正常，血沉21mm/h，PPD（+），胸部CT（图2-20-2）示"左肺舌叶占位伴空洞形成，癌性空洞？建议纤支镜检查"。

患者入院后行纤支镜检查，发现左肺上舌叶管口外压狭窄，黏膜充血，予左肺上舌叶支气管灌洗和刷检。灌洗液报告：红细胞和少量柱状细胞，未见肿瘤细胞，未见结核菌；刷检报告：发现退变癌细胞，考虑鳞癌可能。于CT引导下行经皮肺活检，病理报告"左肺鳞癌"而转胸外科治疗。

二、讨论

癌性空洞为一专业术语，是指在肺癌的基础上，肿块内癌细胞增殖过快而造成瘤内供血不足并产生液化坏死，肿瘤浸润支气管则引流出坏死液化组织而形成空洞。

据文献报道，肺癌空洞发生率为2%～16%，CT常表现为厚壁或厚薄不均的空洞，中心空洞多见，偏心空洞少见；也有文献报道偏心空洞多见，空洞壁多为近肺门侧厚，这与癌性空洞近肺门侧血供丰富有关，是与结核的鉴别点之一；空洞内缘凹凸不平或宽基底结节状突起，这与肿瘤血供及坏死形成方式相关；病灶周围血管多增粗僵直向病灶聚拢（血管集束征），与炎症所见的局部充血征截然不同，故此征象对良恶性鉴别有较大价值。

癌性空洞具有相对特异的影像学特征，即：空洞壁厚而不均，内壁凹凸不平，有影向腔内突出；偏心空洞，空洞内

---

[71] 病例提供：450003 河南省人民医院（潘金兵），317500 浙江省温岭市第一人民医院（李相国）

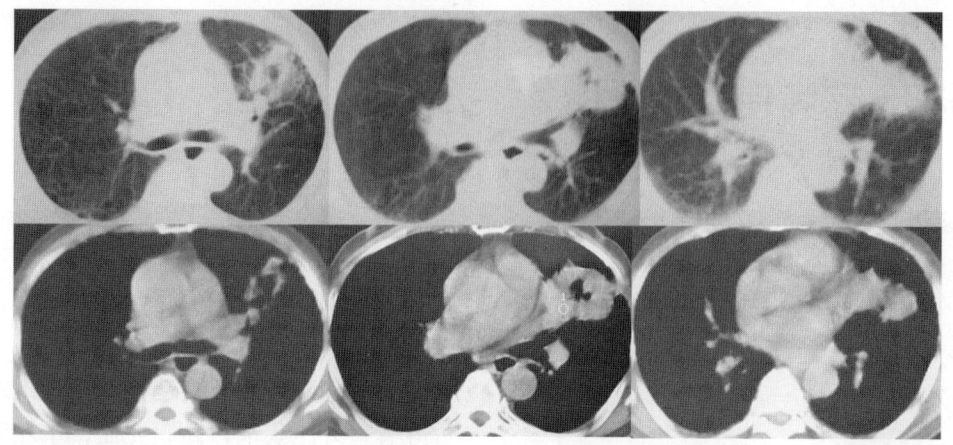

图2-20-2

多无液平;个别肺癌呈薄壁腔样,洞壁虽光滑整齐,但仍有薄厚不均的表现,可提示。这些影像学特征在空洞性病变的鉴别诊断上具有较高价值。

> **提示:**
> 空洞壁厚而不均,内壁凸凹不平,有结节影向腔内突出,偏心空洞,空洞内多无液平,这是癌性空洞相对特异的影像学表现。

病例21 咳嗽胸闷2月[72]

一、临床资料

患者女性,61岁,因"咳嗽胸闷2月"入院。患者2月前无明显诱因下出现咳嗽,为阵发性连声咳,咳嗽较剧,无明显痰液咳出,当时无发热,无咯血,无胸痛,未予重视,后逐渐感胸闷,活动后明显,休息后缓解,无畏寒、发热、盗汗、胸痛、心悸、咯血、头晕等,到医院就诊,拍胸片示"右侧胸腔积液",查血示WBC 9.2×10^9/L,N 59.8%,血CEA、腺苷脱氢酶(ADA)等均正常,胸水找到抗酸杆菌及PPD皮试均阴性,为明确诊断而转来本院,门诊以"胸腔积液"收治入院。患者发病来,神志清,精神可,睡眠安,胃纳可,大小便无殊,体重无明显改变。既往史、个人史、婚育月经史及家族史无特殊。入院查体:生命体征平稳,神清,浅表淋巴结无肿大,右胸部呼吸动度减弱,触觉语颤减弱,叩诊呈浊音,呼吸音减弱,左肺检查无异常,心、腹、脊柱、四肢等检查无异常。患者入院后行右侧胸腔闭式引流,胸水呈黄色浑浊液体,李凡他试验(+),CEA 70.49ng/ml,癌抗原125(CA125)118.70U/ml,

---

[72] 病例提供:315020 浙江省宁波市第二医院(陈静璐,赵伟和)

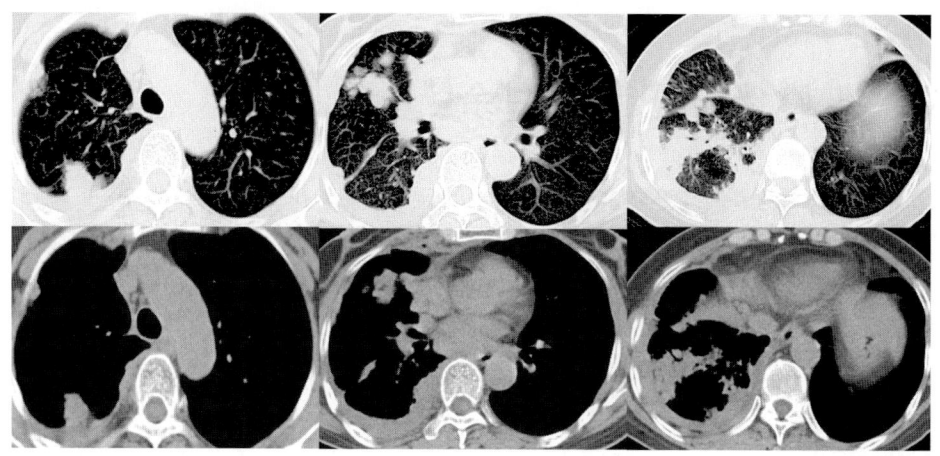

图2-21-1

CA153 288.8U/ml，胸水涂片见多数间皮细胞，少数淋巴细胞，未见瘤细胞。胸部CT（图2-21-1）示：右侧叶间胸膜、纵隔胸膜、胸壁胸膜广泛增厚伴结节样改变，部分融合呈团块状、串珠状，较大一个约14mm×16mm，增强后可见轻-中度不均强化，右侧胸腔少量积液，余肺实质密度尚均匀，增强前后未见明显异常密度占位影，双肺门结构尚清，纵隔居中，其内未见明显肿大淋巴结影，气管支气管通畅连续，左侧胸腔、心包腔内未见明显积液影；CT诊断右侧胸膜广泛增厚伴强化结节，同侧胸腔少量积液，考虑恶性肿瘤性病变。为明确诊断而行胸腔镜检查，发现胸腔内纤维粘连明显，局部可见隆起（彩图2-21-1），未见明显新生物，局部取组织多处活检。病理回报：送检标本为少量胸膜组织，可见少量梭形组织伴异形细胞（彩图2-21-2），考虑（右胸膜）恶性肿瘤，组织来源及类型倾向胸膜恶性间皮瘤。

二、讨论

胸膜间皮瘤是胸膜原发肿瘤，有局限型（多为良性）和弥漫型（都是恶性）之分。其中弥漫型恶性间皮瘤是胸部预后最坏的肿瘤之一。大多数病人在40～70岁，男性多于女性。首发症状以胸痛、咳嗽和气短为最常见。也有以发热、出汗或关节痛为主诉症状者。约一半以上的病人有大量胸腔积液伴严重气短。无大量胸水者胸痛常较为剧烈，体重减轻常见。普通X线胸片发现胸膜腔积液，同时肺被肿瘤组织包裹等，晚期病例可有心包渗液引起的心影扩大及软组织影和肋骨破坏等。对于可疑恶性胸膜间皮瘤的病人，CT检查最为有用。胸水的细胞学检查也有助于诊断。常规实验室检查中，部分病人可有血小板增多，血清癌胚抗原（CEA）升高等。对于常规检查不能明确诊断的，可用胸腔镜做胸膜活检。一般大部分病人可因此而获得诊断，但遗憾的是，恶性胸膜间皮瘤的治疗目前仍然没有有效的方法。

提示：
任何胸膜的结节性病变均要考虑胸膜间皮瘤的可能，胸腔镜检查是确诊胸膜疾病的最好方法！

病例22 咳嗽伴痰中带血2月余

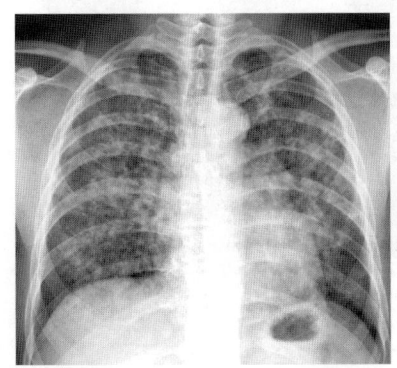

图2-22-1

一、临床资料

患者男性,45岁,民工,因"咳嗽伴痰中带血2月"入院。患者自诉2月前无明显诱因出现咳嗽,不剧,伴痰中带血丝,无发热、畏寒,无胸痛、气急、咯血、盗汗,无呼吸困难,近半年来时有咳嗽及痰中带血丝出现,程度均较轻,偶有胸闷,无其他不适。反复在当地医院诊治,症状无明显好转。今来本院就诊,门诊拍片示"二肺弥漫性病变",为进一步诊治而入院。10年前曾患"淋巴瘤",经放化疗而愈,否认慢性疾病史,无烟酒嗜好。入院查体:生命体征平稳,神清,颈部及锁骨上浅表淋巴结肿大,气管居中,二肺呼吸音粗,未及干湿啰音,心、腹、脊柱、四肢无异常。胸片(图2-22-1)示两肺弥漫分布粟粒状、结节状高密度影及散在分布斑片状高密度影,边缘模糊,两上肺尖部病灶较少,两肺门不大,心影大小形态正常,纵隔、气管居中,两侧膈面光整,肋膈角锐利。患者入院后查三大常规、血生化全套、肿瘤全套、痰找抗酸杆菌、痰培养、HIV抗体、巨细胞病毒抗体等均无异常,血沉18mm/h,PPD阴性,胸部CT检查(图2-22-2)示二肺弥漫性病变,纵隔淋巴结肿大,右后下肺多毛刺性结节伴胸膜凹陷征。为明确诊断而行右下叶基底段TBLB(经纤支镜肺活检),病理报告"肺泡组织间可见小细胞浸润性生长(彩图2-22-1),酶标LCA、CD20、CD3、CD79a、SYN、CHG、CD68、六胺银、PAS及抗酸均阴性,唯CD56阳性,参考酶标结果,诊断为"肺小细胞癌"。患者确诊后,放弃治疗而出院,1个月后死亡。

二、讨论

小细胞肺癌(SCLC)在肺癌中所占的比例约20%,属于未分化癌,男性多于女性,发病部位以中心型居多,周围型相对较少。SCLC是一种恶性程度较高的肿瘤,CD56为其主要的标志物,该肿瘤生物学行为恶劣,预后凶险,诊断前的症状期短,确诊后的生存期亦短,但对放化疗敏感,以放化疗为主的治疗系治疗小细胞肺癌成功的关键。如不治疗,小细胞肺癌患者自诊断起的中位生存期不足3个月。

该患者胸部CT提示右后下肺多毛刺性结节伴胸膜凹陷征,该结节可能是肺癌的原发病灶,因原发肿瘤的恶劣生物学行为而迅速发生肺内浸润及淋巴结转移,并因此而导致患者确诊后1个月即死亡。

患者10年前曾患"淋巴瘤",经放化疗

---

[73] 病例提供:315020 浙江省宁波市江北医院(陈华良,翁磊,楼科峰),宁波大学医学院附属医院(邓在春),复旦大学中山医院(谭云山)

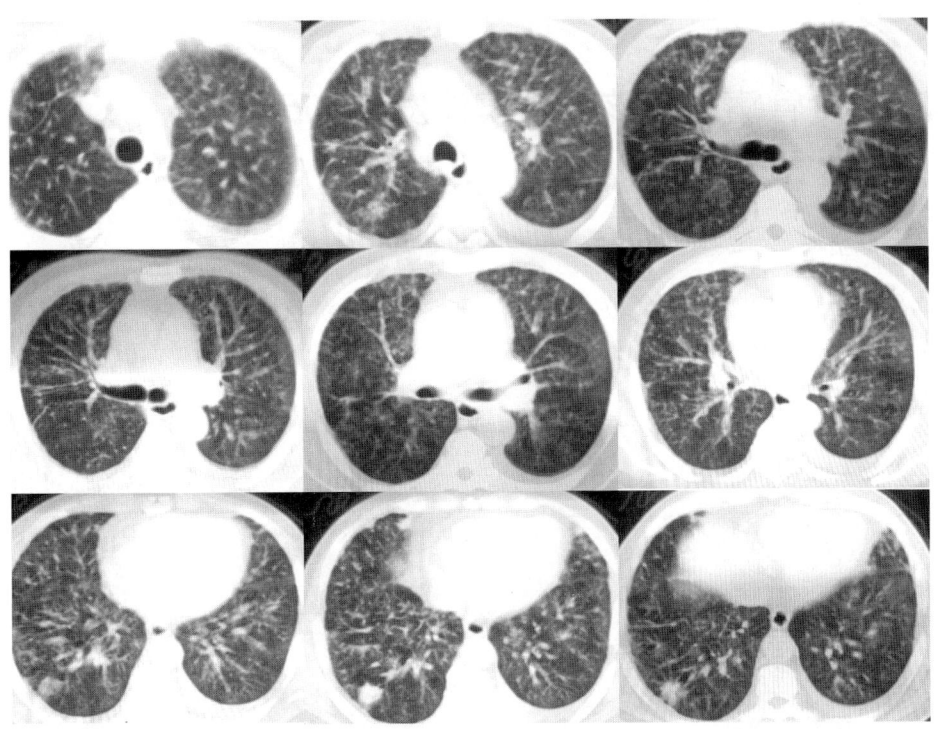

图2-22-2

而愈，本次因"二肺弥漫性病变"而入院。该病变是否与淋巴瘤有关系？

肺外淋巴瘤可出现肺内的浸润而表现为二肺弥漫性病变，但多与淋巴瘤同时出现，也可发生于淋巴瘤治疗后的复发；肺原发淋巴瘤偶可表现为肺内弥漫性病变，但更多情况下表现为肺内单发或多发的结节或肿块。无论是肺外淋巴瘤的肺内浸润，还是肺原发淋巴瘤，其确诊均须肺活检病理，而该患者这两种情况均已除外。该患者肺内病变与其原患的淋巴瘤，应该说没有直接关系，但可能有间接关系！患者10年前患"淋巴瘤"后经放化疗而愈，而理论上放化疗既是肿瘤的治疗手段，又是诱发肿瘤的相关因素。

该患者现患的肺癌，与10年前患的淋巴瘤没有直接关系，但可能存在理论上的间接关系。

提示：

放化疗既是肿瘤的治疗手段，又是诱发肿瘤的相关因素！

病例23　食管癌术后咳嗽咳痰伴发热20天

一、临床资料

患者男性，46岁，因"食管癌术后咳嗽咳痰伴发热20天"入院。患者20天前（食管癌术后第7天）出现发热，伴畏寒、寒战，体温最高达39℃，咳嗽咳痰，咳嗽为刺激性，痰为黄色，给予"复达欣，大扶康"等治疗，体温可降至正常，但不久又复升，痰

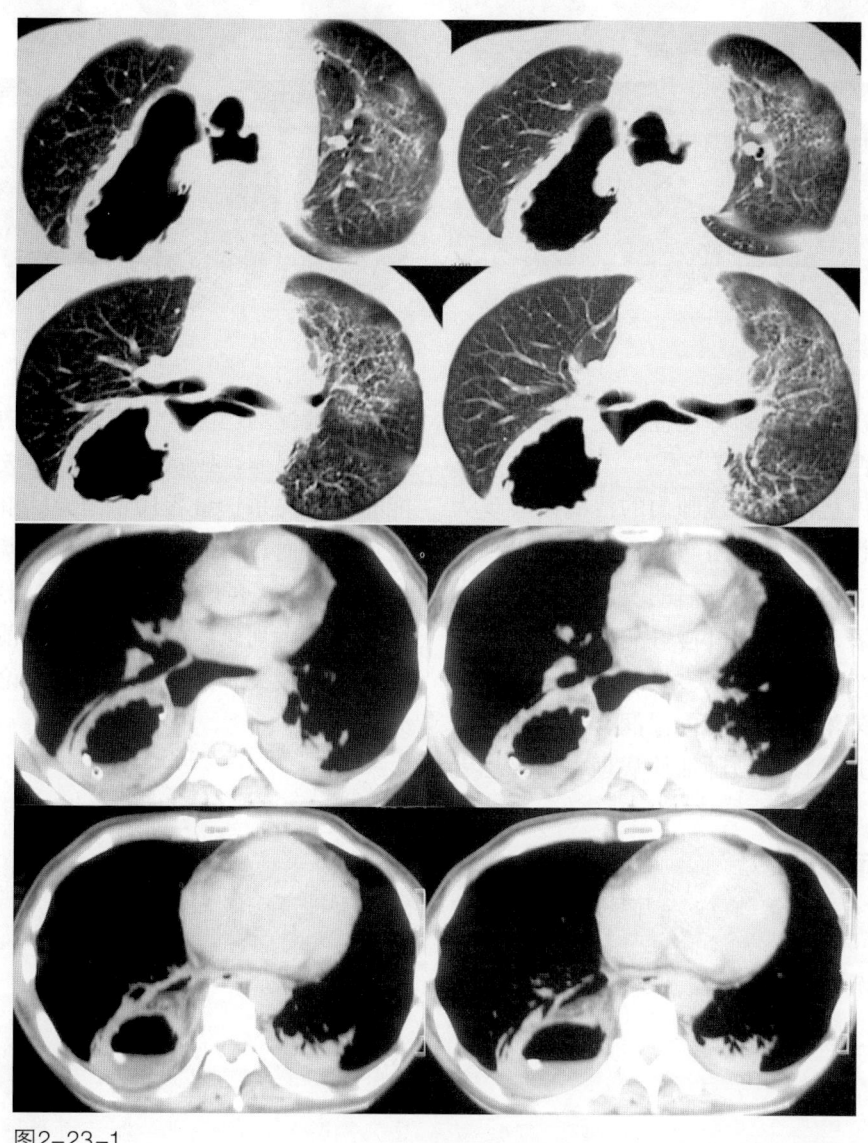

图2-23-1

培养示"嗜麦芽假单胞菌"生长,据药敏调整"泰能"、"头孢他啶"等药物,疗效不佳,体温不能控制,为求诊治即来我院,门诊以"食管癌术后双肺感染"收入院。患病以来神志清,精神差,饮食差,睡眠差,二便正常,体重减轻约10kg。既往体健,20天前在省肿瘤医院行"食管癌切除术",术后胃提升入右侧胸腔,有输血史。查体:T 37℃,P 114次/分,R 23次/分,Bp 142/90mmHg,发育正常,营养极差,体质虚弱,神清合作,精神极差,被动体位,全身皮肤巩膜无黄染、皮疹及斑点,浅表淋巴结无肿大,头颅对称无畸形,眼睑无水肿,双侧瞳孔等大等圆,对光反射良好,调节反射存在,口唇无发绀,咽腔轻度充血,喉发音嘶哑,颈软无抵抗,气管居中,甲状腺无肿大,胸部对称,双肺呼吸音粗糙,右下肺叩诊过清音,双下肺吸气相末可闻及细湿啰音,以肺底部为重,HR 114次/分,律齐,心音弱,不亢,腹平软,质软,全腹无明显压痛及反跳痛,于中上腹可见一长约15cm的手术疤痕,愈合良好,肝脾肋下未及,双肾无叩击痛,脊椎居中,四肢无畸形,上下肢无水肿,神经系统检查生理反射存在,病理性反射未引出。患者入院后查血常规示:WBC 12.3×10^9/L,N 84%,胸部CT(图2-23-1)示右侧胸腔胃,左肺上部片状密度增高影。 上消化道碘油造影示造影剂入气管。纤支镜(彩图2-23-1)示在气管下段见到2.5cm×4cm以左侧主支气管为主的破溃处,纤支镜经破溃处进入食道,食道下段可见食道狭窄处,纤支镜可通过狭窄处见胃黏膜规则,将镜退回气管下段,分别进入左右主支气管,可见到黄白色脓性分泌物,黏膜呈急性炎症改变,未见新生物或出血;支气管镜诊断:气管下段左主支气管处食管-气管瘘。

二、讨论

食管癌术后食管-气管瘘为较常见的术后并发症,其发生可能与下列因素有关:①纵隔及肺部炎症;②肿瘤复发;③解剖因素。诊断主要依靠胸腔胃造影和食管镜或气管镜检查,治疗应以保守为首选,对保守治疗无效,而又能耐受手术者,亦可选择手术治疗。有文献报道,被膜支架置入缓解食管癌术后吻合口狭窄并修补食管气管瘘,是一种安全有效的治疗方法。

> **提示:**
> 食管癌术后食管-气管瘘为术后的较常见并发症,被膜支架置入可有效缓解食管癌术后吻合口狭窄并修补食管气管瘘。

病例24 咳嗽咳痰、发热1月[75]

一、临床资料

患者男性,48岁,民工,因"咳嗽咳痰、发热1个月"入院。患者1个月前无明显诱因下出现咳嗽,咳黄色黏痰,伴发热,最高体温38℃,无盗汗,就诊于当地医院,诊

---

[75] 病例提供:317500 浙江省温岭市第一人民医院(李相国),450003 河南省人民医院(潘金兵)

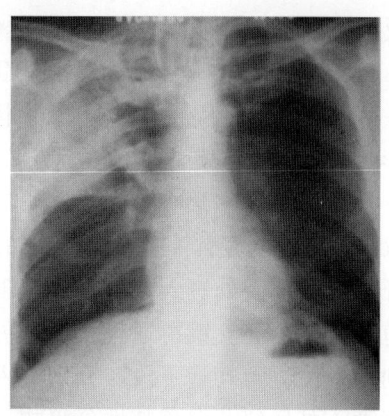

图2-24-1

断为"肺部感染",给予抗感染及对症治疗2周,效果不佳,仍持续发热,38~39℃,为进一步诊治而转本院,门诊拍片(图2-24-1)示"右上肺炎"而收入院。既往体健,否认"高血压、糖尿病、冠心病"等慢性疾病史,否认"结核,肝炎"等传染病,否认心脑血管、肺、肾等重大脏器疾病史,否认重大手术外伤史,否认输血史,否认药物食物过敏史,预防接种史不详,无烟酒等嗜好。入院查体:T 37.8℃,P 100次/分,R 17次/分,Bp 112/70mmHg,神清合作,消瘦外观,全身皮肤巩膜无黄染,无出血点及瘀斑,浅表淋巴结无肿大,口唇无发绀,咽稍有充血,扁桃体无肿大,二肺呼吸动度相等,右上肺语颤增强,叩诊音浊,呼吸音粗,双肺未闻及干湿啰音,心腹等检查无异常。患者入院后,三大常规及肝肾功能等均无异常,血沉51mm/L,PPD(+),胸部CT检查(图2-24-2~图2-24-5)示右上肺大叶实变伴空洞形成。纤支镜检观察见右上叶有较多黄色脓性分泌物,右上肺活检病理示慢性炎伴肺泡壁增厚(彩图2-24-1),刷检未发现肿瘤细胞及抗酸杆菌,灌洗液见大量中性粒细胞背景中少量吞噬细胞,灌洗液见抗酸杆菌(++)。患者最后被确诊为右上肺结核并干酪性肺炎,转结核病院进一步治疗。

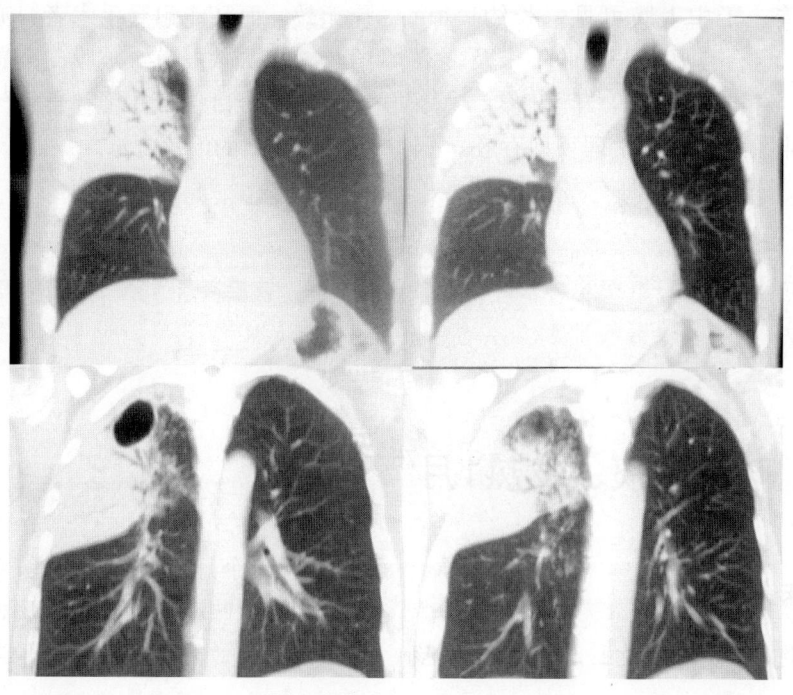

图2-24-2

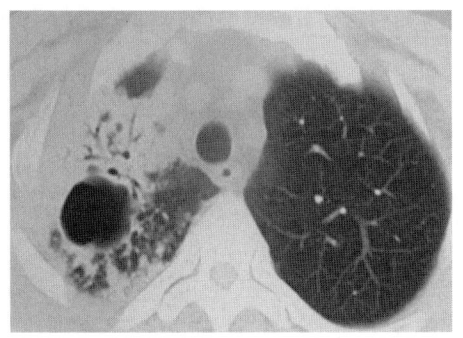

图2-24-3

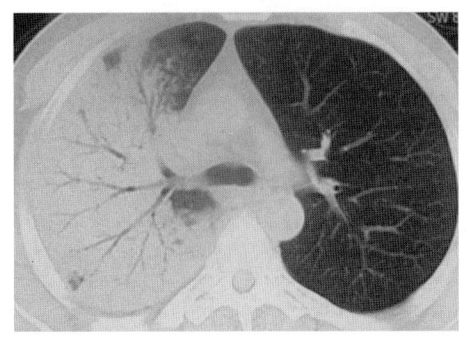

图2-24-4

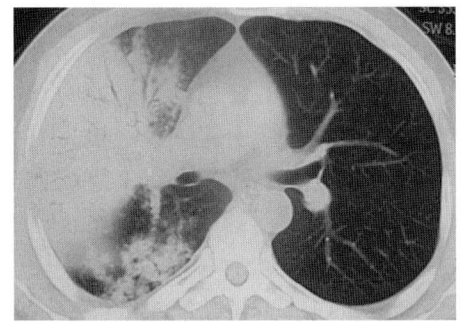

图2-24-5

是一种急性严重的肺结核,多发生于身体虚弱且受大量结核杆菌感染的患者。个别病例病情发展快,症状十分严重,很快发生衰竭,如就诊过晚可很快死亡,此即所谓"奔马痨",多见于青春期少女,目前已少见。

影像学上,干酪性肺炎表现为大片浓密阴影,内有透亮区,并可见散在密度不均之结节状阴影和大小不等之无壁空洞,此与细菌性大叶性肺炎不同。

二、讨论

干酪性肺炎,又称结核性大叶性肺炎,

提示:

干酪性肺炎的实变与普通肺炎的实变不同,在大片浓密阴影基础上,内有透亮区,并可见散在密度不均之结节状阴影及大小不等之无壁空洞。

病例25 咳嗽、咳痰、间断咯血2个月[76]

一、临床资料

患者女性,51岁,因"咳嗽、咳痰、间断咯血2个月"入院。患者2个月前于感冒后出现咳嗽、咳痰、胸闷,有痰中带血,为鲜红色无凝血块,几小时后自行停止,咯血总量约60ml。并于当天晚上出现发热,T_{Max} 37.9 ℃,次晨降到正常。仅有轻微的咳嗽,咳少量白色黏痰,偶带陈旧血丝,未因此就诊。此后间断出现咳嗽、咳痰、痰中带血,自行服用消炎药,几乎无效。因不影响生活一直未到医院就诊。1个月后无特殊诱因胸闷、咳

---

[76] 病例提供:075000 河北北方学院附属第三医院(李有香)

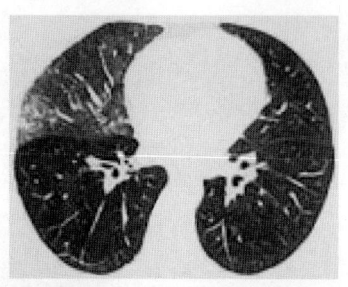

图2-25-1 右肺中叶炎性改变

嗽症状加重，咳出大量肉红色胶冻样痰，无脓臭味，就诊于当地医院，X线胸片示：右肺中叶炎症。诊断为"肺部感染"，给予"头孢曲松"等治疗5天病情好转出院。无胸闷，间断咳出灰白色黏痰，很少带血，2天前无意中发现所咳痰经清水冲洗后呈灰白色树枝状。患者有长期饲养宠物史。入院后查体无阳性体征。行胸部CT示：右肺中叶炎症表现（图2-25-1）。住院次日咯出物清水洗后呈树枝状（彩图2-25-1）。咯出物病理报告：炎性纤维素样坏死物。WBC $5.73\times10^9/L$，Ne 58%，Hb 139g/L，PLT $237\times10^9/L$。肝功：ALT 149～179U/L；GLU 5.2mmol/L；肝功（PT+A）：（-）；血沉（ESR）11mm/h。痰涂片（-），痰培养（-）。支气管镜检：气管、支气管通畅，未见明显异常，右肺中叶开口处可见黏液栓形成，局部黏膜充血水肿。活检组织病理：慢性炎细胞浸润。分泌物吸取送病理示：炎性纤维素样渗出物，可见大量组织细胞。诊断为"纤维素性支气管炎"，给予"哌拉西林 2g 8小时1次静点"、"阿米卡星 0.4每天1次 静点"11天，及化痰、保肝等药物治疗。患者无咳嗽，血象正常，目前无感染证据，且近1周未再咯出管型痰，查体无异常，出院观察病情变化。一年随访无异常表现。

二、讨论

患者病例特点：该患者以咯树枝样固体痰块为主要特点，咯出物病理为炎性纤维素样坏死物，支气管镜检可见黏液栓，诊断为"纤维素性支气管炎"明确。

本病较罕见，又名纤维蛋白性支气管炎、塑型支气管炎、管型支气管炎。截至2004年我国仅报道33例，男女比例为13：7。该病于1953年首先由Wooley报道，患者因有全肺不张死亡，疑为肺癌而尸检确诊。分为急性和慢性，以形成支气管管型为典型表现，所谓支气管管型，是指发生在支气管分支内的有形物质，它可长达第七级分支，粗的部分既可是实体的，也可是中空的。可导致气管、支气管阻塞引起呼吸窘迫。组织学上有黏液和纤维素组成，含有上皮细胞、红细胞及细菌，少有夏科-雷登结晶及嗜酸细胞。有人将管型分为2种类型：一种为炎性管型：由纤维蛋白、少量黏液组成伴红细胞浸润。主要发生于有潜在支气管疾病患者，如哮喘、囊性纤维化。另一种为非细胞管型：主要由黏液及少量纤维蛋白组成，没有炎细胞浸润，少数可有单核细胞浸润，常发生于先心病手术后的患者。

本病发病机制不清，前者可能与变态反应有关。气管、支气管内腺体分泌亢进，大量纤维蛋白渗出，细胞浸润聚集于管腔内。在组织凝血酶和黏液酶的作用下，分泌物浓缩凝固形成支气管管型。管型剥离可损伤血管导致咯血。临床以咳嗽、咯血为主要表现。而后者可能与先心病手术后淋巴腺管损伤有关，咳出典型的支气管管型并经病理检查证实即可确诊。

治疗应积极去除感染等诱因，对激素治疗尚有争议（有人认为效果较好，有人认为收效甚微），但没有激素治疗加重病情的报道。有人应用尿激酶、重组组织型纤溶酶原激活物（rt-PA）溶解痰栓，严重时可支气管镜下取栓，防止管型脱落引起窒息均是治疗的关键。

如果有意识地注意患者的咳痰，或者将痰置于水中稍加搅拌，就可能发现更多的患者。所以有的学者认为本病可能不是极少见的，只是临床发现的极少而已。

> **提示：**
> 如果仔细检查并认真分析患者所咳出的痰液，纤维素性支气管炎临床可能并不少见！

病例26　咯血10天，咳嗽、咳痰2天[77]

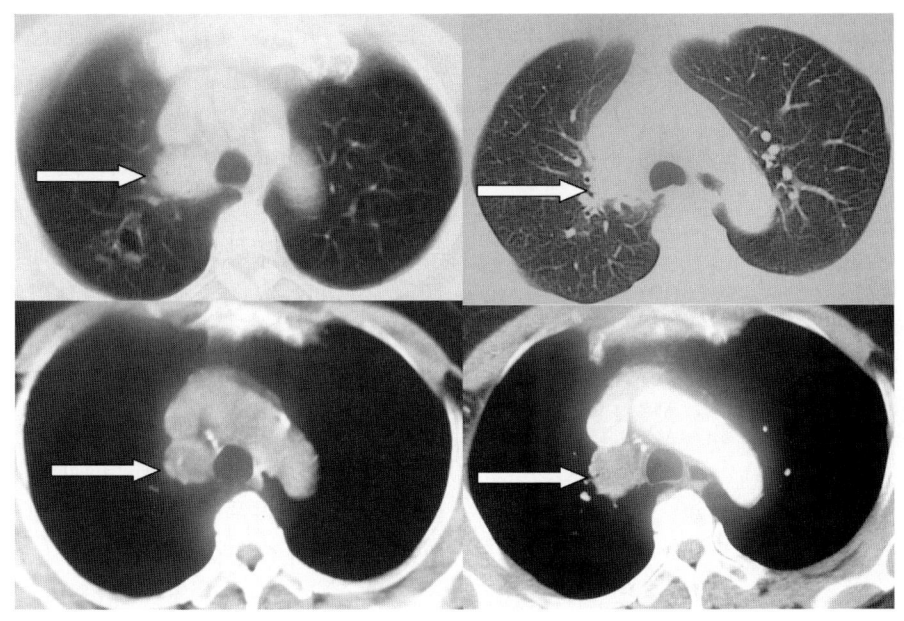

图2-26-1

一、临床资料

患者女性，61岁，因"咯血10天，咳嗽、咳痰2天"收住入院。患者10天前无明显诱因出现咯血，为满口鲜血，约10ml，无咳嗽、咳痰、胸痛、喘息，无发热、盗汗、呼吸困难等症状，于当地医院就诊，予止血药（具体不详）治疗，但无效，行肺部CT检查示"纵隔型肺癌可能"，今为求进一步诊治而转本院，门诊以"纵隔占位"收入院。平素体健，14年前患有十二指肠溃疡，间断服药，药效尚佳，病情好转。11年前曾行"子宫肌瘤切除术"。查体：T 36.5 ℃，R 21次/分，P 84次/分，Bp 140/69mmHg，发育正常，营养中等，神志清，精神可，全身皮肤黏膜无黄染，无皮疹及出血点，未见肝掌及蜘蛛痣。左锁骨淋巴结可触及1.5cm×0.5cm肿块，质硬，活动度尚可。

77　病例提供：450003 河南省人民医院（潘金兵），317500 浙江省温岭市第一人民医院（李相国）

咽无充血，扁桃体无肿大。颈软，无抵抗，气管居中，双侧甲状腺无肿大，颈静脉无充盈，胸廓对称无畸形，双肺呼吸运动度对称，双肺叩诊音清，触诊无胸膜摩擦感，听诊呼吸音清，未闻及干湿性啰音。心前区无隆起，心界无扩大，心率84次/分，律齐，心脏各瓣膜听诊区未闻及病理性杂音。腹平，无胃肠蠕动波，腹软，无压痛及反跳痛，肝脾肋下未触及，双肾区无叩击痛，移动性浊音(-)，肠鸣音3次/分，双下肢无水肿，外生殖器及肛门未检查，脊柱四肢无畸形，生理反射存在，病理反射未引出。患者三大常规、血生化全套、肿瘤全套、血沉、PPD等均无异常，胸部CT（图2-26-1和图2-26-2）示主动脉弓右侧气管旁团块软组织影，考虑纵隔占位，不除外肿大淋巴结。患者入院后，行左颈部淋巴结针吸细胞学检查，但未发现恶性肿瘤细胞。纵隔镜下肿块穿刺活检示（彩图2-26-1）大片真菌菌丝及孢子伴炎性肉芽组织增生，诊断为曲菌感染。

二、讨论

在影像学上，肺部曲菌病呈现不同的表现：曲菌球最为大家熟悉，薄壁的空洞或空腔内见孤立性球形灶，边缘光滑锐利，大小约1.5~2.7cm，位置可改变，且总处于近地侧，部分病例可见裂隙样空洞；肺部炎症性改变最易被忽视，可表现为片状或小片状融合成大片状实变影，临床上，这类改变极易误诊；肺部结节或肿块，表现为肺部孤立性结节或肿块，病灶周围可见晕轮征，大支气管壁无改变，纵隔未见肿大的淋巴结。值得注意的是，肺曲菌病可并发于原有的肺部疾病如肺结核、肺癌等。

历史上，由于对肺曲菌病缺乏认识，且其影像学表现缺乏特异性，因此肺曲菌病常被误诊，而获得活检组织进行病理诊断是避免误诊的最好方法。

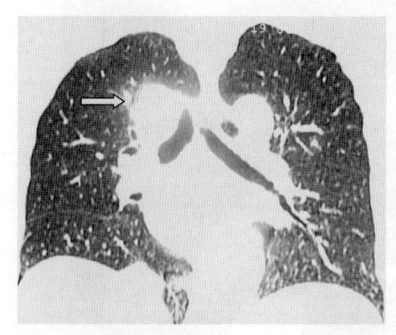

图2-26-2

> **提示：**
> 肺部曲菌病可表现为肺部孤立性结节或肿块，病灶周围可见晕轮征，大支气管壁无改变，纵隔未见肿大的淋巴结。

病例27　多饮多尿15年，咳嗽、咳痰10天[78]

一、临床资料

患者男性，29岁，因"多饮多尿15年，咳嗽、咳痰10天"收住入院。患者15年前因多饮多尿而诊断为1型糖尿病，一直坚持饮食控制及降糖药治疗，血糖控制欠佳时行胰岛素治疗。10天前受凉后出现咳嗽咳痰，咳黄黏痰，每天约50ml，无发热、盗汗，

78　病例提供：450003 河南省人民医院（潘金兵），317500 浙江省温岭市第一人民医院（李相国）

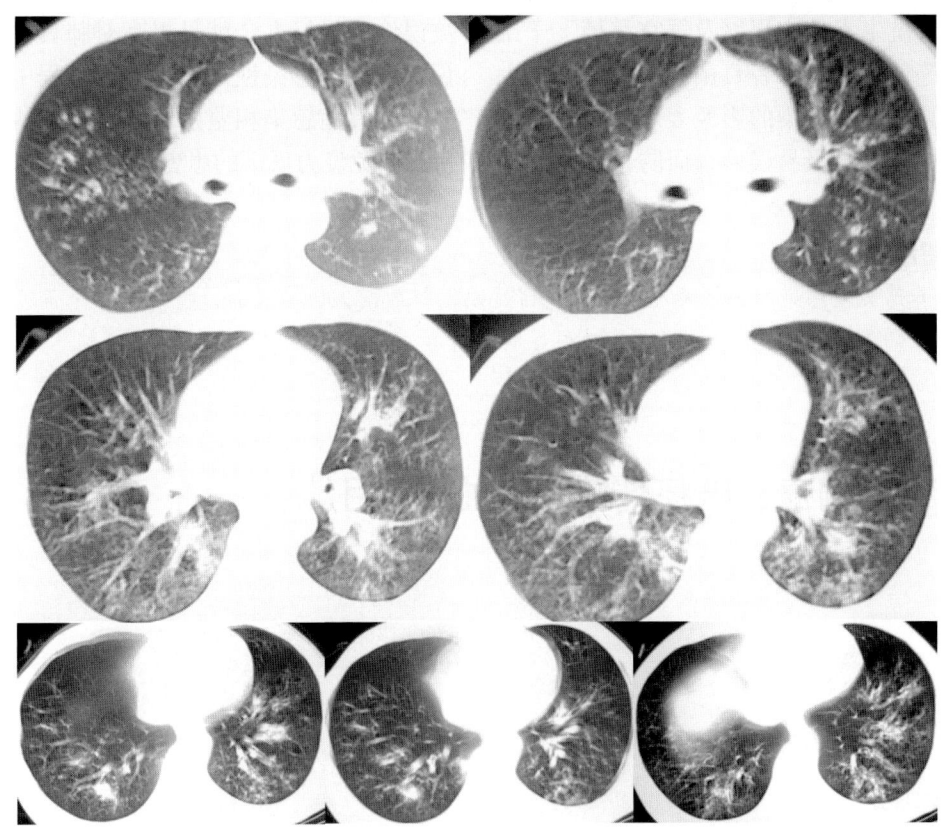

图2-27-1

无咳血、胸痛等，稍感气急，于当地医院就诊，予"头孢他啶"抗感染治疗，但无效，仍咳嗽咳黄黏痰，今为求进一步诊治而转本院，门诊以"肺炎，1型糖尿病"收入院。查体：T 37℃，P 94次/分，R 21次/分，Bp 138/70mmHg，神清合作，消瘦外观，全身皮肤黏膜无黄染，浅表淋巴结无肿大，颈软，气管居中，双侧甲状腺无肿大，颈静脉无充盈，胸廓对称无畸形，双肺呼吸运动度对称，双肺叩诊音清，触诊无胸膜摩擦感，听诊呼吸音清，可闻及散在干湿性啰音，心腹等检查无异常。患者血WBC 8.3×10⁹/L，N 68%，血沉34mm/h，空腹血糖19mmol/L，肝肾功能、肿瘤全套、PPD等均无异常，胸部CT（图2-27-1）示两肺散在片状高密度影，部分有融合的趋势，边界模糊肺纹理增强，紊乱，气管支气管畅通，纵隔居中，胸膜未见增厚，胸腔未见积液，CT诊断两肺感染。患者入院后予胰岛素控制血糖、"头孢曲松+左氧氟沙星"抗感染治疗，纤支镜检查示（彩图2-27-1）气管、双侧支气管镜、双肺黏膜普遍有黄白色坏死及无黏栓附着，双肺多量脓性分泌物，刷检报告少量核异质细胞（有多量中性白细胞、少量霉菌丝），镜检见真菌丝，未见抗酸杆菌，分泌物培养报告"曲霉菌生长"。该患者最后诊断为1型糖尿病并发肺曲菌病，在控制血糖的基础上予两性霉素B抗曲菌治疗，治疗1周后，回当地医院继续治疗。

二、讨论

真菌多为条件致病菌，在正常的人体免疫状态下，真菌往往难以导致感染的发生。但在人体免疫力低下或长期激素应用、长期广谱抗生素的应用以及器官移植、干细胞移植等情况下，患者真菌感染的几率大大增加。肺部真菌感染的影像表现形态多变而且缺乏特异性，极易误诊，而防止肺真菌病被误诊的最好办法就是提高对肺真菌病的认识，在肺部感染性疾病的诊治过程中要做到务必与真菌感染相鉴别，特别是那些有基础疾病和免疫力低下的患者。

> **提示：**
> 肺部真菌感染的影像表现形态多样而且缺乏特异性，极易误诊，临床医生提高对肺真菌病的警惕和认识是防止肺真菌病被误诊的最好办法。

病例28　胸痛、咳痰伴痰中带血1个月[79]

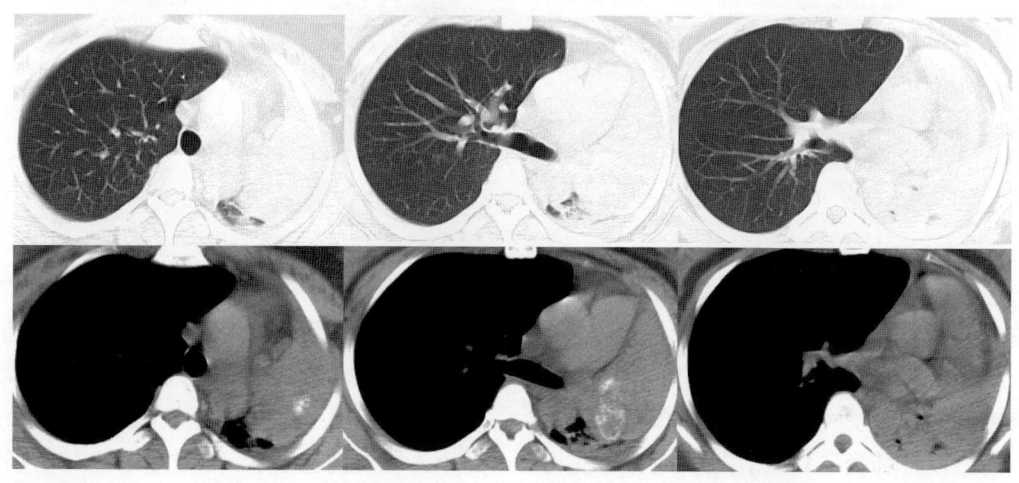

图2-28-1

一、临床资料

患者女性，32岁。因"左侧胸痛、咳痰伴痰中带血1个月，加重伴气短半个月"入院。缘于1个月前该患者无明显诱因出现左侧胸痛及左侧背部疼痛，伴有咳痰、痰中带血丝，给予静点青霉素5天后，胸痛及痰中带血消失。半个月前再次出现左侧胸痛伴有气短，于当地医院摄X线片考虑左肺结核并有肺不张，为求进一步诊治而来我院。既往无结核、肝炎及高血压病史。入院查体：生命体征平稳，气管尚居中，胸廓左侧内陷，左侧肋间隙变窄。双侧呼吸运动度不等，左侧胸部触觉语颤明显减弱，左侧叩诊呈实音，未闻及干湿啰音；右胸未查及异常。各项化验检查均未见异常。肺功能：中度混合性通气功能障碍，FEV_1及肺活量均偏低。入院时胸部CT检查（图2-28-1和图2-28-2）示：

---

[79] 病例提供：130021 吉林大学第一医院（曹殿波，刘伟，郭亮，李叶）

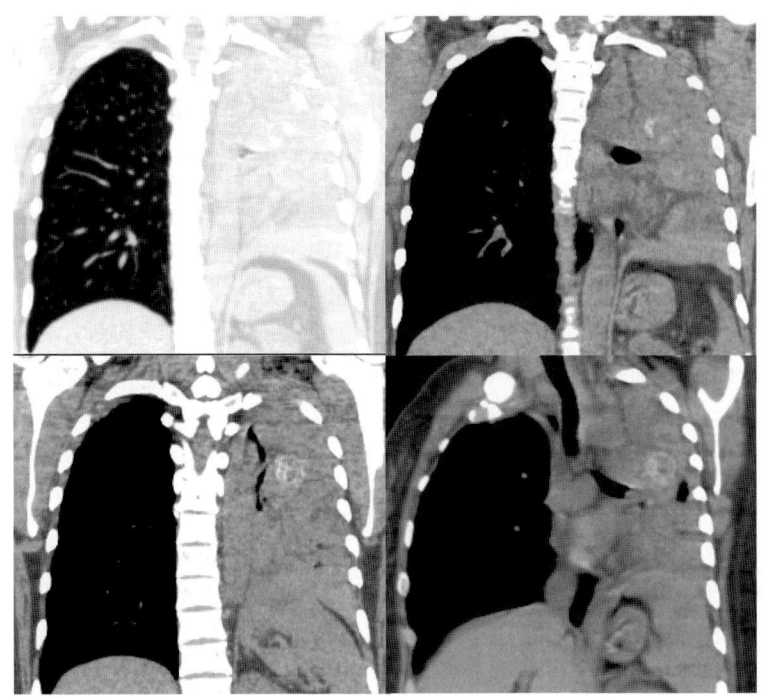

图 2-28-2

左主支气管及其主要分支阻塞，以上叶阻塞为明显，于左肺门区见较大软组织肿块影，其内见环状钙化样高密度影，继发左肺不张为主要表现，仅仅左肺下叶背段区少量含气。纵隔内主动脉弓旁见数枚小淋巴结影。

从 CT 检查所见，需要考虑如下疾病可能：① 左肺中心型肺癌：中老年患者最常见的疾病，有咳嗽、咳痰及痰中带血病史。胸部影像学表现为支气管内外肿块、支气管腔阻塞及所属肺叶段不张，但肺癌几乎很少见肿块内环状钙化影。虽然本患者年轻，但仍不能除外肺癌，需进一步行支气管镜检查。② 左主支气管及分支黏液栓塞：支气管黏液栓常发生在中老年患者，尤其以长期卧床患者，CT 检查可发现支气管腔内液性密度影，因此可基本排除本病。③ 左肺上叶支气管内错构瘤：肺错构瘤包括软骨、脂肪、纤维组织和上皮组织，CT 可表现为含脂肪肿块、伴有钙化的结节或为软组织密度结节。如在脂肪密度中发现非脂肪密度如钙化，则可明确诊断。虽然本病例可见肺门区肿块内有钙化，但未发现脂肪密度影，基本可排除典型的错构瘤。④ 左主支气管内膜结核：常常发生在年轻患者，CT 表现为肺内结核活动性病灶，并且较长段支气管受累呈不规则狭窄、变形。从 CT 图像上可基本排除支气管内膜结核。

由于病变阻塞左主支气管及其分支，有必要进一步支气管镜检查确定肿物性质。支气管镜检查：气管隆突锐利，距隆突约 3.5cm 处左主支气管腔内见带蒂淡白色新生物（彩图 2-28-1），表面光滑，阻塞管腔，远侧支气管显示不清；右肺各叶、段支气管未见异常。取活检 6 块。活检病理：送检组织内见真菌感染及异型鳞状细胞巢。

为进一步治疗而转胸外科手术，术中所见及术后病理：左侧第 5 肋间入胸，胸膜腔有部分粘连，电刀锐性分离，见胸腔内有少量淡黄色积液。左肺上叶不张并触及钙化灶，探查发现肿物位于左肺门处，因上叶不张及钙化存在，无法确定肿瘤大小，但它累及下叶支气管，因肿物与左肺门及左肺下叶支气管关系紧密，遂行左全肺切除术。固定后大体标本（彩图2-28-2）：送检左全肺大小为12cm×11cm×8cm，浆膜光滑。冠状切面上距支气管断端4cm左肺上叶支气管腔内见红褐色舌形肿物4cm×0.8cm×0.8cm，肿物切面褐色，质软，仅局部与支气管相连；距支气管断端2cm，左肺上叶肺组织内见椭圆形肿物，大小为5cm×5cm×2.5cm，切面灰白与周围肺组织界限清晰；距支气管断端8.5cm，左肺下叶肺组织内见分叶形肿物1.8cm×1.5cm×1.3cm，切面粉红，质韧。

病理报告（彩图2-28-3和彩图2-28-4）：镜下肿瘤由分化较好的软骨肉瘤和未分化的间叶组织两种成分构成。未分化的间叶组织组织呈卵圆形或梭形，大小相对较一致，胞质少核深染。软骨瘤区呈岛屿状排列。免疫组化：CD-99阳性；Bcl-2 阳性；S-100阳性；神经元特异性烯醇化酶（NSE）部分阳性；CK阴性；CD56阴性；Desmin阴性。最后病理诊断：左肺上叶间叶性软骨肉瘤。

二、讨论

肺原发性软骨肉瘤主要来自于肺的间叶组织和支气管的软骨组织，须排除胸廓、骨、软组织及畸胎瘤中发生的软骨肉瘤侵袭或转移至肺者，是一种罕见的恶性肿瘤。根据发生部位及形态分为气管支气管型与肺型，本例即属于气管支气管型。病理上可分为黏液型、高分化型及间叶型3种，组织学分型与恶性程度的关系不肯定。间叶性软骨肉瘤镜下主要由未分化间叶细胞和软骨小岛组成，未分化间叶细胞可排列呈片状结构或血管外皮瘤样结构。软骨小岛多呈散在的岛屿状分布，分化较好，与未分化间叶细胞之间分界较清楚，有时也可与间叶细胞相混杂或与间叶细胞逐渐过渡。软骨灶中央常伴有钙化或骨化。

肺软骨肉瘤好发于青壮年，平均40.3岁，男女发病无差异，病程从1个月～10年，病灶大小从1.5～15cm，临床以呼吸道感染及呼吸道阻塞为主要症状而就诊。在影像上一般表现为肺内单发肿块，边缘较清，其内可有钙化；阻塞支气管时可有肺不张及阻塞性肺炎影像学征象，应与肺癌、肺错构瘤及肺软骨瘤等疾病相鉴别，单纯从影像上与上述疾病鉴别诊断困难。支气管镜活检对本病诊断有限，最后确诊需依赖手术病理。本病例影像表现为左肺不张，而其具有特征性之处为左肺门区较大软组织肿块及其内环状钙化。肺软骨肉瘤以手术治疗为主，对放化疗不敏感，其预后较差。

提示：

导致阻塞性肺不张的疾病中，源于支气管的良恶性肿瘤占绝大部分，纤支镜检查在定性诊断上具有重要价值，但首次纤支镜检查有可能取不到肿瘤组织而误诊，应再次纤支镜检查或直接手术治疗。

病例29　间断刺激性干咳1个月[80]

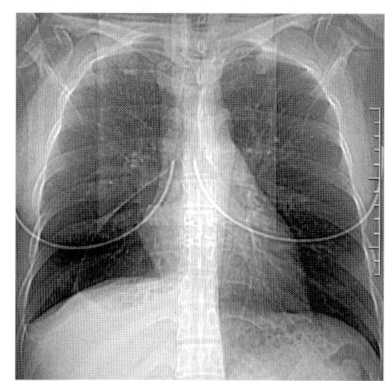

图2-29-1

一、临床资料

患者女性，44岁，因"间断刺激性干咳1个月"入院。患者自诉1月前无明显诱因下出现咳嗽，干咳无痰，咳嗽呈刺激性，无发热、盗汗，无胸闷、气急，于当地医院就诊，拍胸片（图2-29-1）无异常，自服"止咳糖浆"1周，但无效，为进一步诊治而就诊本院，门诊胸部CT（图2-29-2）检查示"右下肺阻塞性不张"而入院。平素身体健康，否认"肝炎、肺结核"病史，无烟酒嗜好。查体：生命体征平稳，神清合作，浅表淋巴结无肿大，气管居中，二肺呼吸音清，右下肺呼吸音稍弱，无干湿啰音，心腹等检查无特殊。入院后实验室检查无无异常，纤支镜检查（彩图2-29-1）：气管壁光滑，隆突锐利，左肺各叶段支气管开口通畅；右肺下叶背段支气管开口通畅，下叶基底干支气管及中叶支气管开口

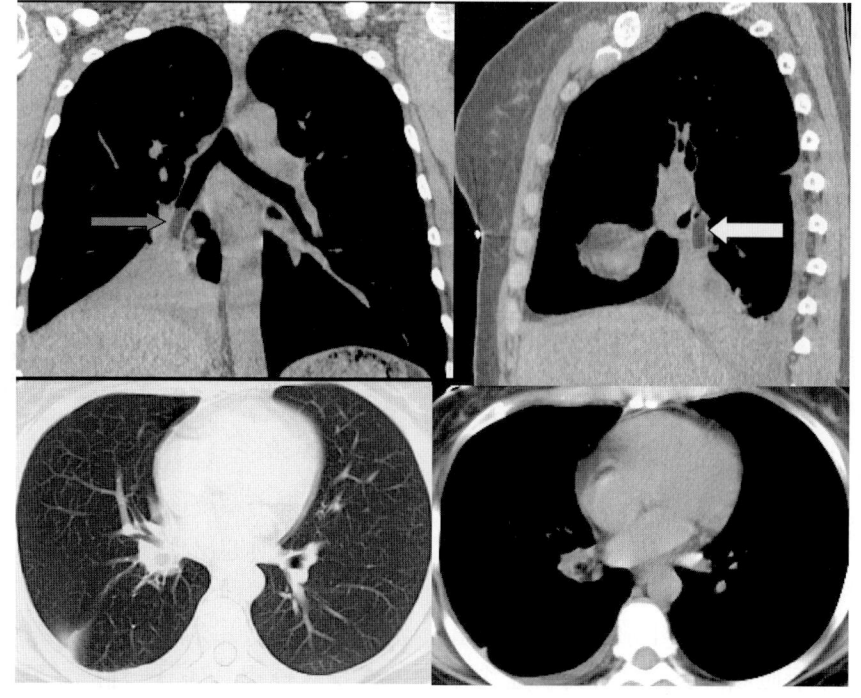

图2-29-2

---

[80] 病例提供：130021 吉林大学第一医院（曹殿波，李叶，刘伟）

处见表面光滑的黄色肿物，基底干支气管管腔闭塞；肿物活检病理为脂肪组织。最后手术病理证实支气管腔内条状低密度影为支气管内脂肪瘤，该患者最后诊断为右下支气管内脂肪瘤并阻塞性肺不张。

二、讨论

脂肪瘤是间胚叶肿瘤中最常见的一类，最常发生于肩部、颈部和四肢皮下脂肪内；而胸腔内含有脂肪组织的肿瘤绝大多数位于胸膜外脂肪间隙、纵隔内及肺实质内，例如胸膜外间隙脂肪瘤、纵隔畸胎瘤及肺实质错构瘤等。支气管内脂肪瘤是一种发病率极低的肺内良性间叶肿瘤，占所有肺肿瘤的0.1%和支气管内良性肿瘤的3.2%~9.5%。

该患者胸片并未发现明确异常X线征象，原因在于右肺下叶基底干支气管阻塞后引起其所属肺组织不张位于脊柱旁，而前后胸片重叠影正常肺组织掩盖了病变的存在；而CT检查是断面、无重叠影像影响，能发现病变并显示病变的特征，尤其是多排螺旋CT重建图像后处理能更直观显示病变，为治疗方案选择提供参考。

> **提示：**
> 普通胸片正常的刺激性咳嗽患者一定要行胸部CT和(或)纤支镜检查，以便发现支气管腔内的病变。

病例30 饮水呛咳半年，加重10天[81]

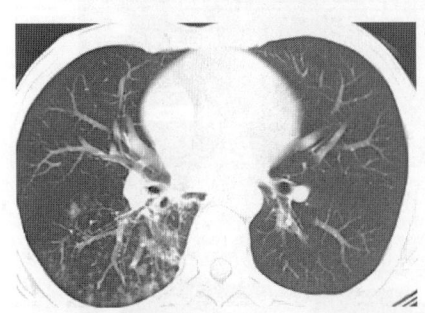

图2-30-1

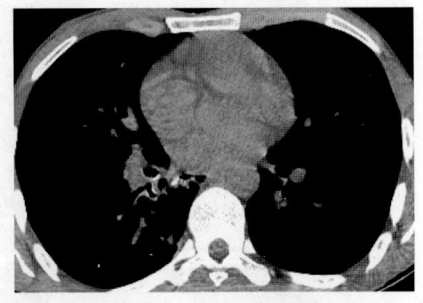

图2-30-2

一、临床资料

患者男性，28岁，因"饮水呛咳半年，加重10天"入院。患者半年前无明显诱因出现间断性饮水后呛咳，自服消炎药后症状有所缓解而未予系统诊疗。近10天上述症状加重，进流食时亦出现咳嗽，为求进一步诊治而入我院。病程中无咳嗽、胸闷及气短，无发热、盗汗及声音嘶哑，体重无明显变化。平素身体健康，否认"肝炎、肺结核"病

---

81 病例提供：130021 吉林大学第一医院（曹殿波，徐卫然，史东光）

史，无烟酒嗜好。查体：生命体征平稳，神清合作，浅表淋巴结无肿大，心肺腹部等检查无阳性体征。实验室检查无异常。胸部平片未见明确异常改变，胸部CT平扫（图2-30-1和图2-30-2）：各叶段支气管开口通畅，纵隔内未见肿大淋巴结影；右肺下叶背段区见小斑片状高密度影，余各叶段肺组织未见病变。肺气管三维表面重建（图2-30-3）：食管中段气管隆突水平下右侧壁见与之相连柱状影，另一侧与肺组织相连。泛影葡胺食管造影（图2-30-4和图2-30-5）：食管中段右前壁见类似指状对比剂充盈，于其远侧盲端区偏上见线条状对比剂影与右肺下叶背段肺组织相接，且与该区小支气管相通而显影。诊断为食管憩室并支气管瘘。术前为求进一步明确诊断而行食管镜检查。内镜（彩图2-30-1和彩图2-30-2）示食管黏膜光滑，距门齿约30cm处食管右前壁见一憩室，其底有一小孔，直径约0.1cm，呈粉红色。齿状线清晰。考虑为食管憩室并穿孔。为进一步诊治而转胸外科手术治疗，术中所见：采用右侧第6～第7肋间切口，长约10cm。于第7肋骨上缘进胸腔，见右肺局部胸膜表面广泛膜状粘连，钝性分离粘连，剪开纵隔胸膜并牵开食管，于奇静脉弓下约4.0cm处见一憩室，大小约

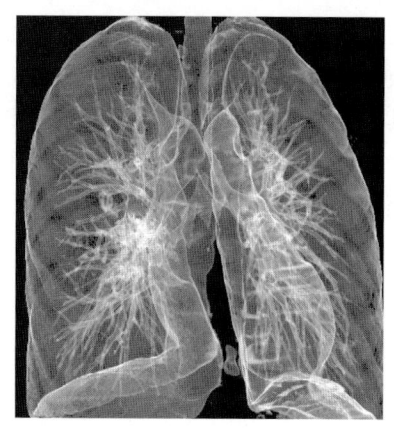

图2-30-3

2.0cm×1.0cm，与右肺下叶背段肺组织局部粘连并形成瘘管。术中诊断为食管憩室并食管气管瘘。术中应用10号线缝扎食管瘘管，然后切除憩室并修补局部食管。术后患者恢复良好，14天后饮水与进稀流食呛咳症状消失而痊愈出院

二、讨论

食管憩室是指与食管相连的覆盖有上皮的盲袋，多见于青年及成年人，可以单个或多个，可发生于食管中段、下段，上段少见。食管中段憩室多属牵引型憩室，常由纵隔慢性炎性瘢痕或支气管旁结核性淋巴结牵引食管壁而形成。食管憩室常见的并发症是憩室内潴留的食物反流至咽部，或憩室与支

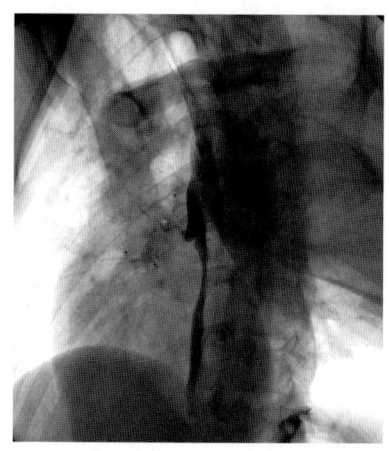

图2-30-4

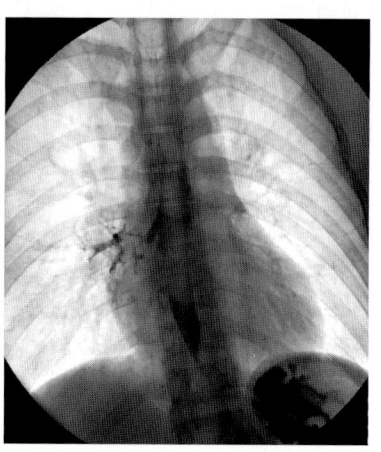

图2-30-5

气管之间形成瘘道引起误吸性肺炎。食管憩室多数可在X线食道钡餐检查时发现，并可显示其形态、位置和大小，但有时漏诊及误诊。食道透视检查很容易发现食管气管瘘，但对确定瘘的病因却有一定难度。胃镜检查能进一步明确引起食管支气管瘘的原因，如发现食管憩室与气管支气管之间形成瘘道，并能明确憩室伴发情况及有无恶变。食道憩室无症状者不需治疗，如并发感染、瘘管形成及可疑癌变者宜积极手术治疗。

> **提示：**
> 饮水或进食后出现呛咳是食管-气管瘘的特征性临床表现，临床医生对此要有高度的认识！

病例31　刺激性咳嗽4个月[82]

一、临床资料

患者男性，66岁，因"间断性刺激性咳嗽4个月，活动后呼吸困难1周"而入院。缘于4个月前该患者无明显诱因出现刺激性咳嗽伴有咳痰，痰量不多，呈白色，无味，偶呈黑色或痰中带血，晨起较重，不影响睡眠。间断性口服"头孢氨苄"2个月后无明显好转，改用口服"头孢克肟"、"氧氟沙星"后症状有所缓解，1周前出现活动后呼吸困难而入院。既往身体健康，否认"肝炎、肺结核"病史，吸烟30支/天×40年。入院查体：生命体征平稳，气管居中，胸廓对称无畸形，双侧呼吸运动度均等，双肺触诊语音震颤正常，叩诊呈清音，听诊呼吸音清，无干湿性啰音，心腹等检查无异常。实验室检查未见异常。入院时胸部CT检查(图2-31-1)，CT报告：胸廓对称，纵隔气管大致居中，气管下端气管隆突区及双侧主支气管起始部局部管壁增厚，可见不规则形软组织密度影突入管腔内，CT值约21Hu，相应气道管腔局部变窄；右肺上叶后段胸膜下见小结节状高密度影，边界较清晰；纵隔内气管前腔静脉后间隙见肿大淋巴结影，较大者约1.4cm×0.8cm。CT诊断：气管下端及双侧主支气管起始部恶性肿瘤，建议支气管镜检查；右肺上叶后段结节，不除外肺转移瘤；纵隔淋巴结肿大。患者入院后，纤维支气管镜检查示（彩图2-31-1）：气管黏膜光滑通畅，气管隆突见新生物，表面充血粗糙，质地脆易出血，新生物向两侧主支气管延伸，左主支气管开口狭窄，内镜无法进入；右主支气管狭窄，右肺上叶支气管开口与右主支气管开口同一水平，右肺各叶段支气管开口通畅，黏膜正常。气管新生物活检，病理报告为中分化鳞状细胞癌（彩图2-31-2）。

二、讨论

原发性气管癌较少见，约占呼吸道原发性肿瘤的1%左右，发病率低可能与气管管腔比较大、咳嗽及纤毛的有效保护作用有关，使致癌物质不易在气管腔内潴留。发病部位以中

---

[82] 病例提供：130021 吉林大学第一医院（孙晓艳，曹殿波，赵阳，徐卫然）

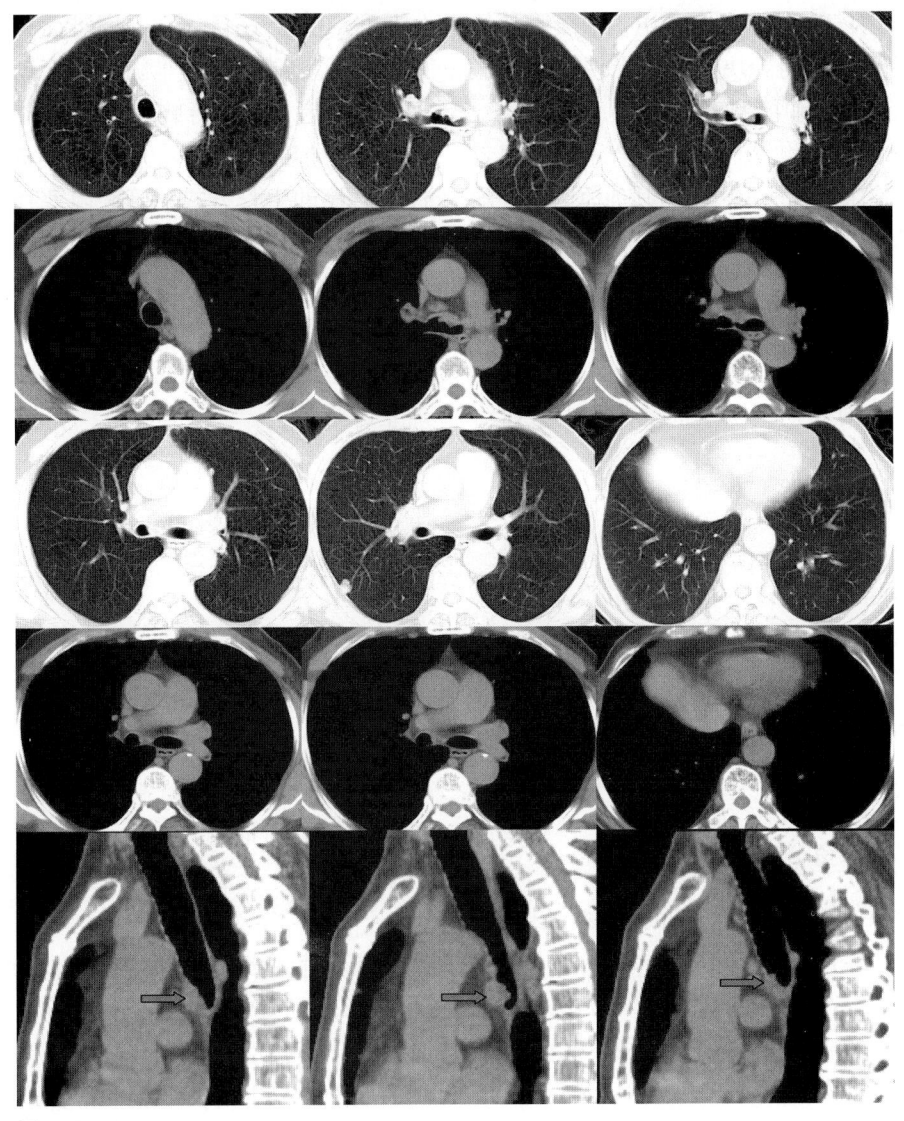

图2-31-1

下段气管居多,多为中老年人,男性略多于女性,其中以鳞癌、腺样囊性癌最为多见。

气管癌早期无特征性表现,常规X线检查不易发现病灶,易造成误诊,原因可能有以下几点:

(1) 本病起病隐匿,临床症状不典型,多为刺激性干咳、咳痰、呼吸困难、咯血、喘鸣等,这些症状为肺部疾病所共有,缺乏特异性,容易被误诊为其他呼吸系统常见病。

(2) 临床医师对原发性支气管肺癌的印象较深而很少考虑原发性气管癌,对其警惕性不高,易造成漏诊与误诊。此外,基层医院医疗条件有限,只能做一般的检查而延误确诊时间。

(3) 由于气管内径较大,又有较好的弹性和伸缩性,气管癌较小时,症状不明显或无特异性;当肿瘤生长相当大,占据管腔1/2以上时才出现呼吸道梗阻症状,且症状加重常因感染所诱发。

(4)因气管被纵隔影重叠，X线胸片检查多见不到气管内肿块影，而出现正常的假象及显示继发病和伴发病征象。

(5)早期纤维支气管镜检查不易为患者接受，待临床症状加重，或用其他原因不能解释时患者才迫不得以行纤维支气管镜检查。

(6)对痰脱落细胞学检查重视不够，常规细胞学检查是诊断气管癌既简便又可靠的方法。

因此，对长期刺激性咳嗽、痰中带血、发作性气急、进行性呼吸困难而久治不愈的患者，尤其是呼吸困难随体位变动而缓解或加重的患者，要进行胸片、CT检查及支气管镜检查。胸部CT片不仅能较准确地反映原发性气管癌的生长方式和管腔阻塞程度，也能较早地发现肿瘤对周围组织的浸润及纵隔淋巴结转移情况。最有效且可靠的诊断手段是纤维支气管镜检查，可以发现病变的大小、形态、范围，并可获取组织做病理学检查而确立诊断。

提示：
刺激性咳嗽是支气管肺癌的相对特异症状，应该及早行纤支镜检查！

病例32 气急7年[83]

一、临床资料

患者女性，17岁，因"活动后气急，伴心悸、乏力7年，四肢、口唇发绀4年，病情加重2个月"入院。病程中无鼻出血及齿龈出血，家族中其母亲因多发肺动脉瘤咯血而先后行肺动脉栓塞术、肺叶切除术。查体：一般状态尚可，生命体征平稳。口唇、四肢指（趾）端发绀，杵状指，双肺未闻及干湿啰音，心率110/分，律齐，腹部无特殊。化验检查：WBC $4.8×10^9$/L，RBC $7.0×10^{12}$/L，PLT $136×10^9$/L，Hb 206g/L。动脉血气：pH 7.42，动脉血二氧化碳分压（$PaCO_2$）3.30kPa，动脉血氧分压（PaO_2）5.10 kPa，动脉血氧饱和度（SaO_2）0.72。行CT增强扫描（图2-32-1）诊断为肺多发动脉瘤并肺动静脉瘘，并为CT轴位与重建图像（图2-32-2和图2-32-3）所证实。

二、讨论

肺动静脉瘘（Pulmonary arteriovenous fistulas，PAVFs）为一种少见的先天性肺血管畸形，肺动脉分支与静脉直接相通形成一个或一个以上的交通，使部分血流不经肺泡毛细血管床而直接回流入心脏。1897年首先由Churton发现并描述，称为多发性肺动脉瘤。1939年Smith应用心血管造影证实本病。文献命名较多，如肺动静脉瘤，肺血管扩张症（Haemagiectasis of the lung），毛细血管扩张症伴肺动脉瘤（Haemonreac telangiectasia with pulmonary artery aneurysm）。另外，本病有家族性，与遗传因素有关，如遗传性出血性毛细血管扩张症（Rendu-Osler-Weber病）。PAVFs是由

---

83 病例提供：130021 吉林大学第一医院（孙明莉，曹殿波，王静，李叶）

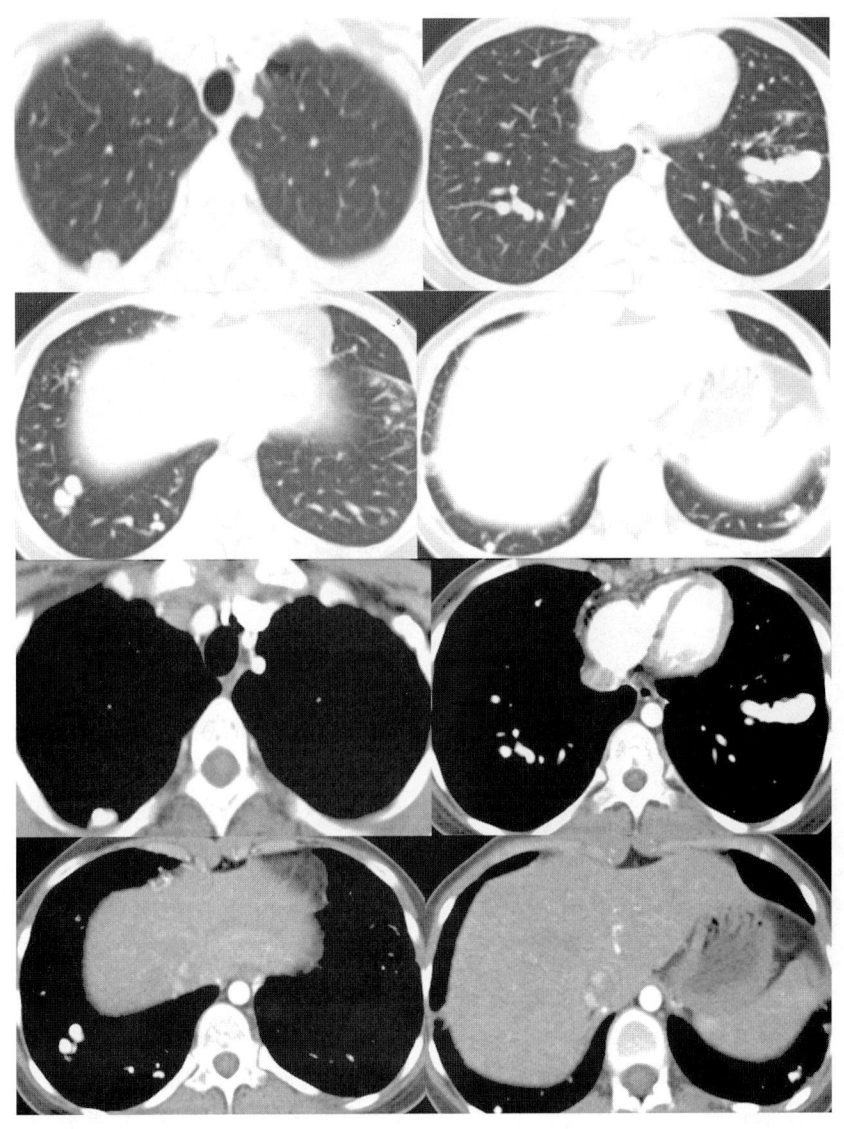

图2-32-1

各种不同大小和不等数目的肺动脉和静脉直接连接。常见者动脉1支、静脉2支。二者之间不存在毛细血管床。病变血管壁肌层发育不良，缺乏弹力纤维，又因肺动脉压力促使病变血管进行性扩张。形成的肺动静脉瘤是一种肺动静脉分支直接沟通类型，表现为血管扭曲、扩张，动脉壁薄、静脉壁厚，瘤呈囊样扩大，瘤间分隔，有时可见血栓。病变分布于一侧或两侧肺，单个或多个，大小可在1mm或累及全肺。本病约6%伴有Rendu-Osler-Weber综合征（多发性动静脉瘘，支气管扩张或其他畸形，右肺下叶缺如和先天性心脏病）。

PAVFs主要病理生理是心外右向左分流，动脉血氧饱和度降低。瘘口小，分流量小，一般不引起血流动力学改变，心率、血压、肺血管阻力均可正常。瘘口直径大于2cm，或分流量大于肺血流量的20%以上时，可出现发绀、杵状指（趾）及红细胞增多症等；红细胞增多症使血液黏稠度增加，血流

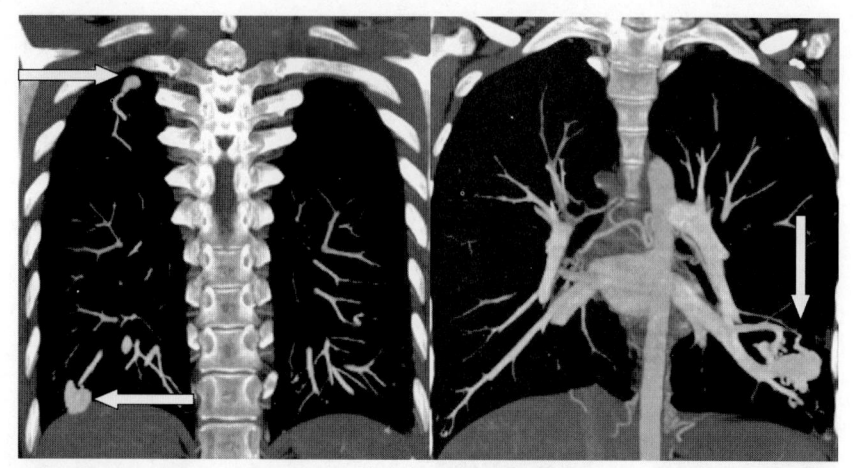

图2-32-2

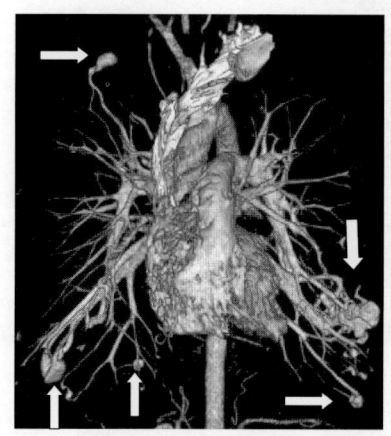

图2-32-3

缓慢，易形成肺血管内小血栓，血栓脱落引起脑血管栓塞及脑脓肿；此外还可使心排血量增加，巨大瘘口引起充血性心力衰竭。

本病多见于青年，分流量小者可无症状，仅在肺部X线检查时发现。分流量大者可出现活动后呼吸急促、紫绀，但多在儿童期出现，偶见于新生儿。咯血是由于毛细血管扩张性病变位于支气管黏膜的病损或肺动静脉瘘的破裂而引起。胸痛可因病变破裂出血位于肺脏层胸膜下或血胸所致。约25%病例出现神经系统症状，如抽搐、语言障碍、复视、暂时性麻木等，这可因红细胞增多、低氧血症、血管栓塞、脑脓肿和大脑毛细血管扩张病变出血而引起。在家族性遗传有关的出血性毛细血管扩张

症者常有出血症状，如鼻出血、咯血、血尿，阴道和消化道出血。约50%病例可在瘘明显部位听到收缩期杂音或双期连续性杂音，其特征为杂音随吸气增强，呼气减弱。其他还有杵状指趾、红细胞增多、红细胞压积增高、动脉血氧饱和度下降。

PAVFs的X线胸片见密度均匀、边界清晰的团块状阴影，有2～3条粗大血管从肺门连向团块。透视下可见血管性搏动，随深呼吸而缩小和增大。CT增强扫描可明确显示肺内病变部位、大小、流入的动脉及流出的静脉，对两侧多发者或被心影遮盖而X线片不易发现的病灶，均能显示而不漏诊。MSCT的多种图像后处理技术能充分显示各部位的病变特征及导致肺循环改变的解剖形态体征，本病例MSCT造影检查也证实了这一点。因此，对怀疑肺动静脉瘘者，建议做增强MSCT检查而不做创伤性肺动脉造影即可明确诊断。

肺动静脉瘘是一种进行性病变，且易发生各种并发症，故此发现此病应及时治疗。手术切除畸形血管是根治性治疗措施，根据病变的类型、范围及病情，应选用不同的手术方法，如病变累及一叶肺或一侧肺，须做肺叶或全肺切除术；两侧肺均有广泛病变时，则不适合肺切除治疗。非手术治疗如经

导管载瘤肺动脉栓塞，但需要一定设备和具有较丰富的介入放射学经验。

> **提示：**
> 肺动静脉瘘是一种进行性病变，且易发生各种并发症，故此发现此病应及时治疗。

病例33　呼吸困难6个月，加剧2周[84]

一、临床资料

患者男性，52岁，因"呼吸困难6个月，加剧2周"入院。患者6个月前无明显诱因突然出现呼吸困难，未予诊治，2周前加重，就诊于当地医院，行胸部CT检查发现气管肿物，为求进一步诊治就诊于我院。既往史：否认高血压、糖尿病、肝炎及结核病史。查体：双侧胸廓对称无畸形，双侧肋间隙未见明显增宽或变窄，双侧呼吸运动均增强，可见呼吸三凹征。双侧触觉语颤无增强及减弱，叩诊双肺呈清音，肝浊音界位于右侧第5肋间。听诊颈部气管处吸气末可闻及响亮哨鸣音，双肺可闻及散在哨鸣音。入院后胸部CT检查（图2-33-1～图2-33-3）示：双侧胸廓对称，纵隔气管略右侧移位。气管中段略窄、局部管壁未见增厚。气管右侧壁于隆突水平上方可见软组织肿块，并突向气管腔内，相邻近气管壁无明显增厚，气管周围脂肪间隙存在。右肺上叶支气管管腔闭塞，近

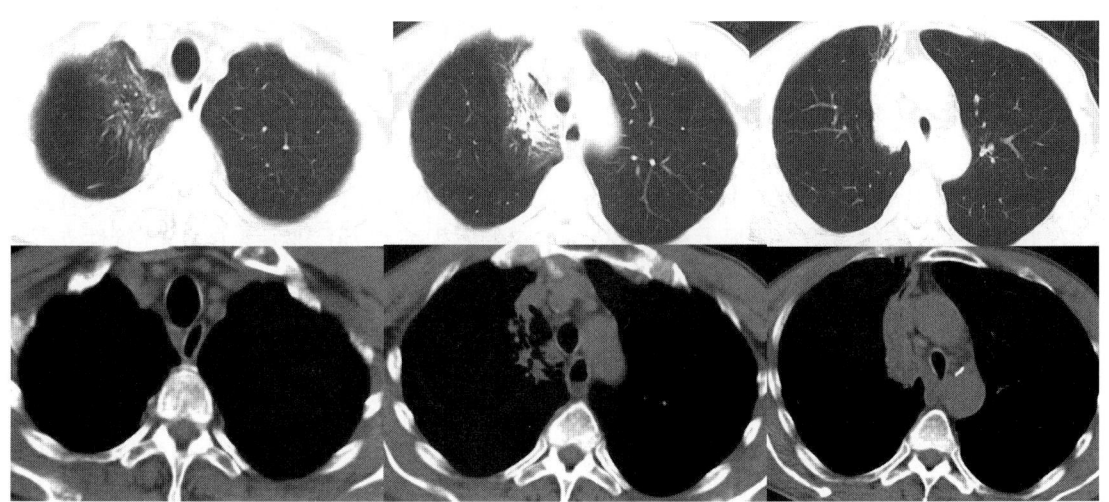

图2-33-1

---

[84] 病例提供：130021 吉林大学第一医院（陈培民*，曹殿波，赵阳，许冰）（* 放射科研究生，现工作吉林省电力医院）

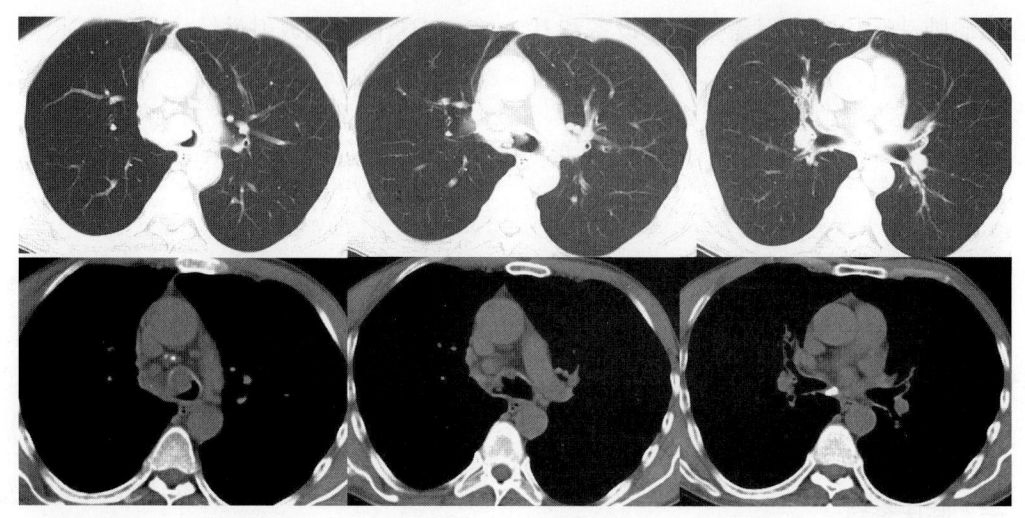

图2-33-2

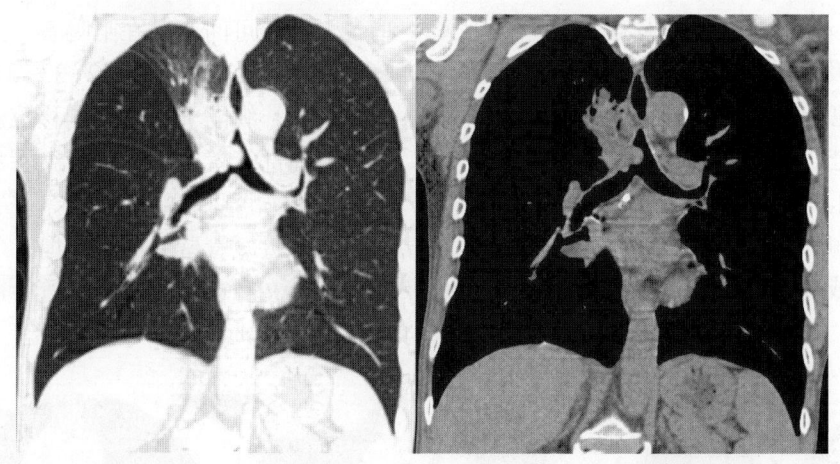

图2-33-3

气管旁见软组织密度影，上叶体积缩小并贴近上纵隔旁，右侧水平裂明显上移。CT诊断：右肺上叶气管性支气管、并发上叶中心型肺癌，累及局部气管；气管中段略窄考虑为先天发育所致。血生化检查各项指标未见异常，痰脱落细胞学检查找到肿瘤细胞，鳞状细胞癌可能。为进一步治疗而转胸外科手术，术后病理报告中分化鳞癌。

二、讨论

气管性支气管是一种罕见的气管支气管发育畸形，是指一支气管直接自气管发出，首先于1785年由Sandifort描述。支气管镜检查的发生率约为0.1%~2.0%。气管性支气管绝大多数发生在右侧，大多起源于隆突上方气管的右后侧壁，但也有左侧或双侧气管性支气管的报道。该种畸形依据气管性支气管是否移位分为两型：额外多支型和移位型。额外多支型中除有气管性支气管（额外支）所属肺组织外，仍有相应的区域原上叶正常支气管数。移位型为上叶所有段支气管或仅有尖段支气管起源于气管性支气管，类似原正常起自气管隆突的上叶支气管解剖分支的叶或段支气管移位至气管，相对较为常见。

此畸形或无任何临床症状，或引发反复性肺炎、肺不张、并发肺癌等。

以往气管性支气管的诊断主要依靠支气管镜检查，可直接观察到支气管异常开口于气管壁，但对无法接受支气管镜检查者或伴发气道严重狭窄者进行支气管镜检查受到限制。常规X线胸片对气管性支气管常常漏诊；MSCT采用多排探测器阵列同时进行多个层面的数据采集，图像分辨率和清晰度明显提高，薄层重建后处理能直观立体地显示病变气管支气管树及邻近结构，为支气管起源异常及有无并发症的诊断提供了更为准确直观的信息，使评价气管、支气管树解剖结构的MSCT重组成像成为相对于支气管镜及支气管造影的最简便无创性检查手段。

胸部MSCT重组图像可直观显示支气管性支气管的解剖异常，并能为某些相关临床症状的解释提供影像解剖基础及治疗方案选择提供依据。本病例CT表现特殊性在于右肺上叶不张，而中叶代偿气肿肺组织具有不同常见右肺上叶不张的表现，影像争论之关键点在于是右肺上叶中心型肺癌还是气管癌阻塞右肺上叶支气管开口。常规轴位CT图像并没有直观显示右肺上叶开口位置独特特征，而MSCT重组图像将其特征显示非常明显，除右肺上叶支气管开口处见软组织肿块，其余部位气管壁并无受累。本病例证实了MSCT重组图像对气管性支气管肺癌诊断的优越性。

总之，MSCT原始图像与三维重组图像联合应用能清晰显示气管支气管的空间解剖关系，能更好、更有效地发现起源异常的支气管及其并发症。

> **提示：**
> 气管性支气管是一种罕见的气管支气管发育畸形，而发生于气管性支气管的鳞癌则是更小概率的事件。

病例34 咳嗽、痰血伴左侧胸痛2周[85]

一、临床资料

患者女性，52岁，因"咳嗽、痰血伴左侧胸痛2周"入院。患者自诉2周前无明显诱因下出现咳嗽、咳血，为痰中带血，无低热、盗汗，于当地医院就诊，拍胸片示"左上肺阴影性质待查：1.肺癌？2.肺结核？"而转入本院。既往体健，有结核接触史，无烟酒嗜好。体检：生命体征平稳，神清，皮肤黏膜无黄染，浅表淋巴结无肿大，颈静脉无怒张，气管居中。胸廓对称，无压痛。双肺呼吸音清晰，未闻及干湿性啰音。心腹、脊柱、四肢及神经系统检查无异常。入院后实验室检查：血常规、生化全套、肿瘤全套等均正常，肺功能正常，痰找抗酸杆菌阴性，PPD（+），胸部CT示（图

---

[85] 病例提供：330006 江西省肺科医院（易向君）

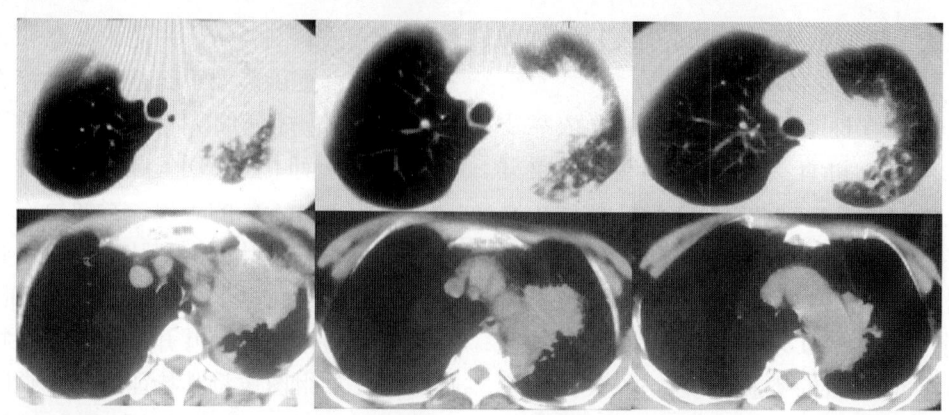

图2-34-1

2-34-1）：左上肺门可见与主动脉弓分界不清的斑块影，其大小约为5.8cm×5.9cm，边界不清，密度均匀，CT值约为41Hu，其周边可见小片状、点状模糊影，纵隔内未见明显肿大淋巴结影，气管及段以上支气管显示尚清，双侧胸腔未见积液。胸部CT诊断：考虑左上肺癌可能性大。支气管镜示：左肺上叶尖段开口被一胶冻样新生物堵塞，支气管镜不能进入，余支气管无异常。诊断：左肺上叶尖段癌可能性大。左肺上叶尖段刷检找抗酸杆菌阴性，找癌细胞阴性，活检病理诊断：血凝块及纤维样渗出组织。为明确诊断而行剖胸术探查，术中发现全胸膜腔索状粘连，分离粘连后进一步探查见左上肺尖后段可扪及一约8cm×7cm×6cm巨大肿块，质硬，边界欠清晰，斜裂大部分融合，左下肺发育良好，未扪及明显包块及结节，第5、第9、第10、第11、第12组淋巴结明显肿大融合，质硬，并与周围组织分界不清，胸腔内无积液。术中考虑左上肺癌，行左上肺切除术+纵隔淋巴结清扫术。术后病理诊断：（左上肺）结核，（第5、第9、第10、第11组）淋巴结见结核。予2HRZE/10HR抗痨并随访中。

二、讨论

肺结核与肺癌是肺部最常见的两种疾病，具有类似临床症状，影像上常出现"异病同影"的表现，两者误诊率非常高。肺结核的病理基础是以渗出、干酪坏死、纤维化和钙化为特征的慢性演变过程，病理上分渗出、增殖、干酪、空洞四个期，因此，影像特征与这四个不同时期的病理基础有关，从而表现出多灶性、多态性、多钙化性、少肿块性、少结节堆聚性、少增强性等特点。

周围型肺癌的病理基础是：癌组织发生在细支气管，向周围浸润性生长形成结节或肿块，最常见的是单源性的，表现为孤立单个病灶；肺癌浸润性地向肺实质及间质生长，表现为形态欠规则；由于癌组织侵及小叶间隔及淋巴管，多表现为边缘欠光滑、多毛刺、多棘状改变；肺癌有丰富的供血滋养血管，常见"肺血管集束征"；肺癌多有肺门及纵隔淋巴结转移，常表现除肺野病灶之外，尚可发现肺门，纵隔相应引流的淋巴结肿大。

需强调的是，肺结核与肺癌的区别是相对的，且有二者同时存在的情况，因此临床实践工作中，一定要全面地、总体地、有机地加以分析运用，不能片面孤立、机械地分割地看待这些特征。

> **提示:**
> 肺结核的影像特征与其以渗出、干酪坏死、纤维化和钙化为特征的慢性病理演变过程密切相关,病理学上的渗出、增殖、干酪、空洞等变化,基本上可对应地表现为影像学上的渗出性、肿块性、干酪肺炎性和纤维空洞性病灶。

病例35 咳嗽伴右侧胸背部胀痛不适2个月[86]

一、临床资料

患者男性,58岁,因"咳嗽伴右侧胸背部胀痛不适2个月"入院。患者自诉2月来,反复咳嗽,痰少,无低热、盗汗及咳血,伴右侧胸背部胀痛不适,1周前于当地医院就诊,拍胸片示"右上肺占位"而转入本院。既往体健,吸烟20支/日×40年。体检:生命体征平稳。神清,皮肤黏膜无黄染,浅表淋巴结无肿大,颈静脉无怒张,气管居中。胸廓对称,无压痛。右侧语颤稍弱,右肺呼吸音稍弱,双肺未闻及干湿性啰音。心腹、脊柱、四肢及神经系统检查无异常。入院后查三大常规、血生化全套、肿瘤全套、血沉、ADA等均正常,PPD(+),痰多次找抗酸杆菌阴性,外院胸片示右上肺不规则软组织影,考虑慢性肉芽肿性病变,不能排外肺癌。纤支镜检查未见异常,胸部CT示(图2-35-1):右上叶见不规则团块状影,大小约5.0cm×4.2cm,密度欠均匀,其内见点状钙化影,CT值约为45Hu,其周旁见少许小片、索条状影,纵隔未见明显肿大,双侧胸腔未见积液,诊断右上肺癌。术中探查发现右上肺与胸顶有少量索条状粘连,右上肺尖后段可扪及一约6cm×6cm×7cm肿块,质硬,有分叶,边界不清,斜裂部分融合,右中下肺发育良好,未扪及明显包块及结节,第7、第10、第11组淋巴结肿大,质中,分界尚清,胸腔内无积液。术中考虑右上肺癌,行右上肺切除术+纵隔淋巴结清扫术。术后病理诊断:(右肺上叶)结核,残端不见结核,(第10、第11组)淋巴结见结核。予2HRZE/10HR方案抗痨并随访中。

二、讨论

肺内肿块型结核是指病灶直径大于4cm的不典型肺结核,病灶边缘呈较清楚的多边、多角形且各角有向外伸展的纤维索条影,可

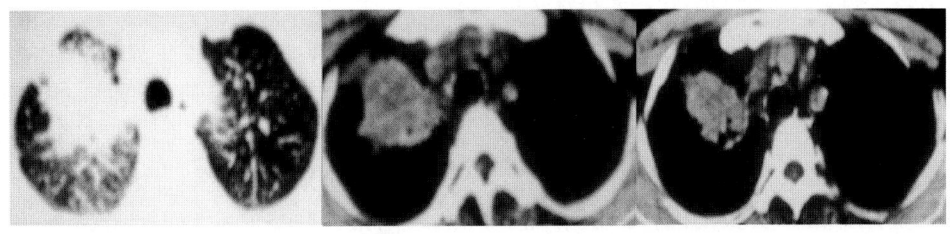

图2-35-1

---

86 病例提供:330006 江西省肺科医院(易向君)

有或无卫星病灶，是一种少见的非典型肺部结核X线表现。肿块型肺结核极易与肺癌混淆，而临床上确实有肺结核与肺癌同时存在的病例。但仔细分析，二者还是有区别的：结核肿块周围多见卫星灶，纤维索条影，播散灶，边缘清或长毛刺征，多边多角征，密度不均匀，钙化多见，可见含气支气管征，可有空洞且较大（>3mm），可与胸膜宽基相连，纵隔肺门淋巴结肿大较轻（<2cm），纵隔窗病变明显缩小，增强扫描为无强化或环形强化；而肺癌患者一般年龄较大，多有吸烟史，病灶周围无卫星病灶，边缘毛刺多为短毛刺，病灶内部密度较均匀，空洞出现率低，但可有空泡征，纵隔肺门淋巴结肿大通常较明显，增强扫描为均匀强化。

多边多角征、粗长毛刺征、钙化灶、卫星灶、播散灶及环形强化对此型不典型肺结核的诊断意义较大，而对明确诊断存在较大困难的病例，可剖胸探查或随访观察，也可CT引导下穿刺活检病理确诊。

> **提示：**
> 肿块型肺结核周围多见卫星灶，纤维索条影，播散灶，边缘清或长毛刺征，多边多角征，密度不均匀，钙化多见，可见含气支气管征。

病例36 咳嗽咳痰伴发热、胸痛半月[87]

一、临床资料

患者女性，49岁，因"咳嗽咳痰伴胸痛、发热半月"入院。患者自诉半月前无诱因下出现咳嗽、咳黄脓痰、咳嗽时感右前胸痛不适，呈针刺样，无放射痛，伴发热，体温38～39℃，伴有畏寒及寒战，无盗汗，于当地医院就诊，拍片示"右肺炎"，予抗感染治疗（具体药物不详）1周，无效，仍发热、咳嗽，今为进一步诊治而转本院。既往体健，否认"肝炎、肺结核"病史，无烟酒嗜好，无特殊接触史。体格检查：T 37.9℃，其余生命体征平稳，神清合作，皮肤黏膜无黄染，浅表淋巴结无肿大，气管居中，胸廓对称，无压痛，双肺呼吸音清晰，未闻及干湿性啰音，心腹脊柱四肢等检查无异常。实验室检查：血常规示 WBC 12.7×10^9/L，N 80.9%，血沉90mm/h，痰多次找抗酸杆菌阴性，血清结核抗体阴性。胸部CT示（图2-36-1）：右肺中叶见节段性实变影及点状、小片状影，右胸腔见微量积液，纵隔未见明显肿块影，CT诊断意见：右肺中叶感染性病变可能性大。入院诊断：右肺中叶阴影性质待查：肺炎？患者入院后继续抗感染治疗，并行纤支镜检查，纤支镜刷检抗酸杆菌（++）而最后诊断为肺结核，予2HREZ/4HR方案回当地治疗。

二、讨论

右肺中叶结核比较少见，该患者中叶病变其密度、形态均与肺炎相似，且有白细胞总数及中性比例增高，因而临床诊断倾向肺炎，但抗感染治疗无效，因而要除外其他疾病：阻塞性肺炎？非肺炎性疾病（血管炎、隐源性肺炎、肺结核等）？

---

87 病例提供：330006 江西省肺科医院（易向君）

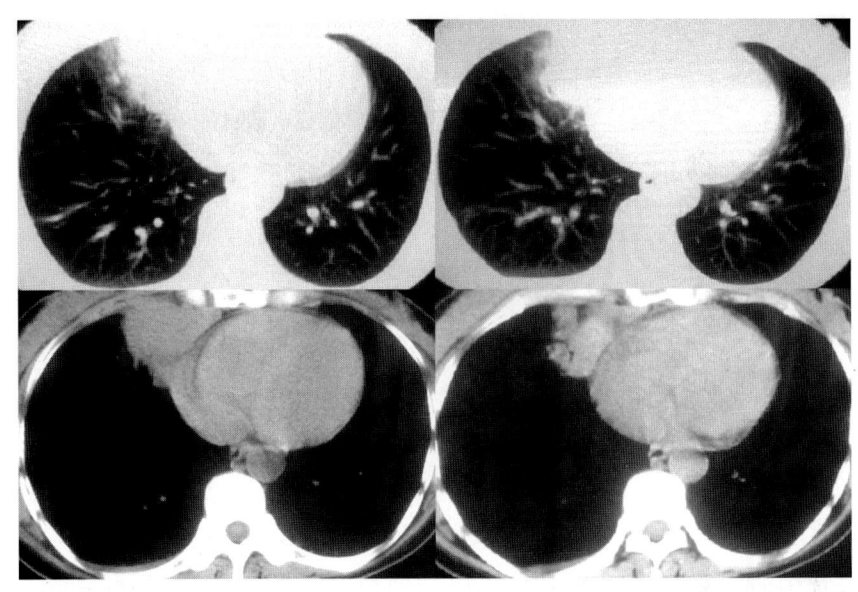

图2-36-1

如果病灶周围炎症范围较大，掩盖肺门淋巴结，则增加诊断困难，而支气管内膜结核，引起肺组织膨胀不良，使其更难鉴别。分析误诊原因：①右肺中叶结核少见，而忽略于痰菌检查；②在治疗中应及时复查X线胸片，观察病人病情发展情况；③应密切结合临床及其他辅助检查，而单纯依靠X线影像做诊断依据不足。总之，放射影像诊断要密切结合临床，对难以鉴别的影像在首先考虑常见病的同时，不能放弃少见病的诊断，作为临床对肺部有阴影者，要注意痰菌检查，从而减少误诊。

提示：

右肺中叶结核比较少，单纯影像学检查较难做出诊断，需加强痰菌检查，纤支镜刷检阳性率高，对诊断帮助大。

病例37 咳嗽20天，发热1周[88]

一、临床资料

患者男性，58岁，因"咳嗽、咳白痰20余天，胸闷、发热1周"入院。患者于入院前20余天无明显诱因出现咳嗽，咳较多白痰，伴胸闷、发热，体温38.0℃左右，无其他不适，对症、抗感染治疗7天，感好转。平素身体健康，否认"肝炎、肺结核"病史，吸烟2包/日，30余年。体格检查：生命体征平稳，神清，皮肤黏膜无黄染，左下颌下可触及一个黄豆大小淋巴结，活动度可，气管居中，颈静脉无怒张，胸廓无畸形、无压痛，

---

[88] 病例提供：330006 江西省肺科医院（易向君）

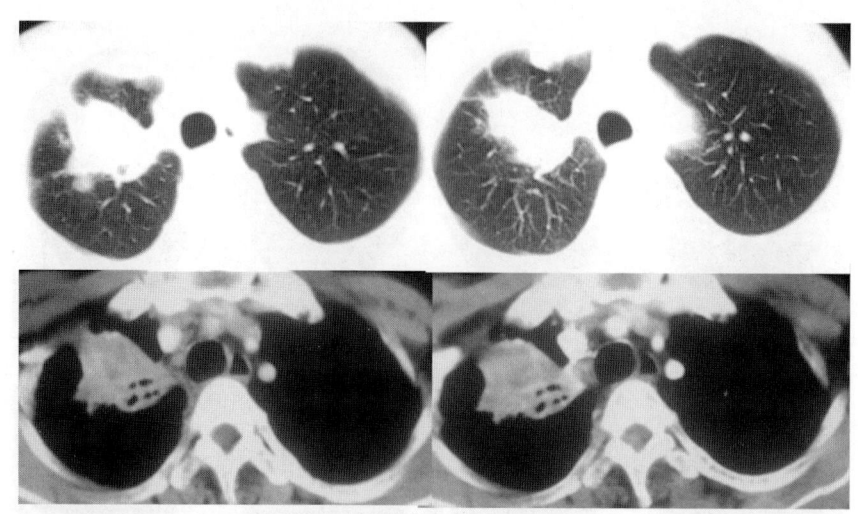

图2-37-1

右上肺呼吸音稍弱,双肺未闻及干湿性啰音,心腹、脊柱、四肢及神经系统检查无异常。外院胸片示右上肺软组织块影。入院诊断:右肺阴影待查:肺癌?肺结核?

入院后上腹部、泌尿生殖系统及深部淋巴结等超声检查均无异常。心电图、肺功能、血生化全套、三大常规、肿瘤标志物均正常,痰找抗酸杆菌阴性,PPD试验19mm,血沉66mm/h。胸部CT平扫+增强(图2-37-1):右肺上叶尖段可见不规则软组织密度影,其内可见点状钙化,右肺上叶体积缩小、实变,内可见充气支气管影。增强扫描可见明显不均匀强化,右上肺门可见一直径大小约1.0cm淋巴结影,左肺门影不大,结构清楚,未见异常,气道通畅,未见异常。胸廓对称无塌陷。诊断意见:右肺上叶尖段软组织密度肿块影并右上肺门淋巴结肿大,考虑右肺上叶周围型癌可能性大。纤支镜检查示右上叶开口见纵行皱褶,尖段开口狭窄,黏膜充血水肿。纤支镜诊断:右上叶尖段炎性改变。纤支镜刷检未找到抗酸杆菌和病理细胞。请胸外科会诊,不除外右上肺癌可能,遂行右肺上叶切除+纵隔淋巴结清扫术,术后病理诊断:(右上肺)结核,(第2、第3组)淋巴结结核。最后诊断:右上肺结核并纵隔淋巴结结核。

二、讨论

临床上表现为不规则肿块形态的肺结核不少,但病灶多具有多灶性、多钙化性表现,本例患者影像学上呈现为不规则肿块,伴有粗大的毛刺和胸膜粘连,病灶周围无卫星病灶,增强扫描可见明显不均匀强化,虽病灶内见点状钙化,但没有太多证据除外肺癌,因而完全有剖胸探查指征。

临床上,如病变为边缘较清楚的多边、多角形且各角有向外伸展的纤维索条影,应考虑结核;病灶内有单个或多个小蜂窝样空洞,边缘略有增白,肿块大于3cm时还有蜂窝样空洞存在,应考虑结核;空洞病灶附近有多数小结节者应考虑结核;病灶以外肺野清晰者也不能除外病灶为结核的诊断。

提示:
肿块型肺结核可表现为不规则肿块,伴有粗大的毛刺和胸膜粘连,病灶周围无卫星病灶,增强扫描可见明显不均匀强化。

病例38 体检发现纵隔淋巴结肿大1天[89]

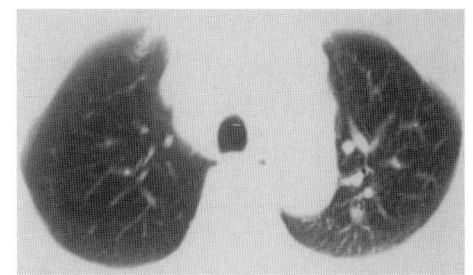

图2-38-1

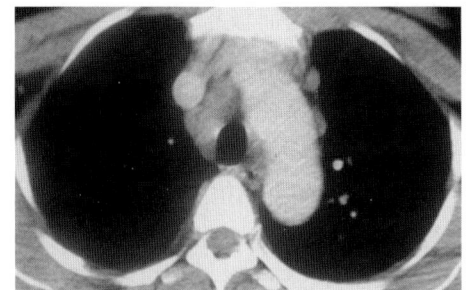

图2-38-3

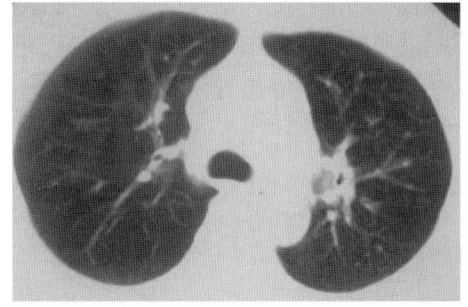

图2-38-5

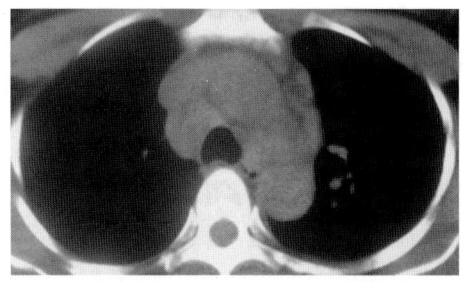

图2-38-2

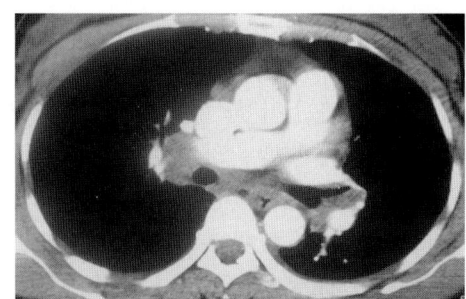

图2-38-4

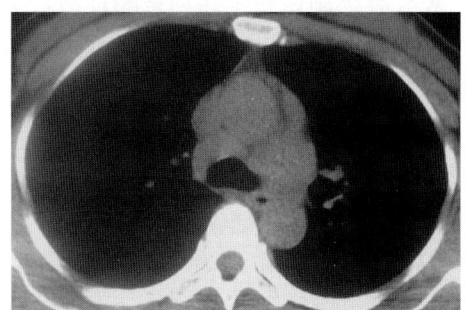

图2-38-6

一、临床治疗

患者女性，43岁，因"体检发现纵隔淋巴结肿大1天"入院。患者体检前无任何不适，食纳睡眠正常。平素体健，无烟酒嗜好，无结核接触史。体格检查：生命体征平稳，神清，皮肤黏膜无黄染，浅表淋巴结无肿大。气管居中。胸廓对称，无压痛。双肺呼吸音清晰，无干湿性啰音。心腹、脊柱、四肢及神经系统检查无异常。入院后胸部CT平扫（见图2-38-1和图2-38-2）：局部平扫示纵隔内气管右侧旁、主肺动脉窗、腔

---

[89] 病例提供：330006 江西省肺科医院（易向君）

静脉后及两肺门、隆突下、奇食管隐窝见多量小结节、片结样软组织密度影，部分成融合样改变，双侧胸腔见微量积液。增强扫描示（见图2-38-3和图2-38-4）：纵隔内软组织影呈均匀性密度，延迟扫描后期软组织密度影呈轻度均匀性强化改变，余未见明显异常。胸部CT诊断：纵隔内淋巴结肿大，考虑淋巴增生症可能性大，结节病？淋巴瘤？淋巴结核？转移性病变？B超上腹部、泌尿生殖系统及深部淋巴结等均无异常，5单位PPD试验14mm×10mm，血CEA、血甲胎蛋白AFP、CA153、CA199、CA125均正常，血沉24mm/h，ADA13.4U/L，结核抗体酶标法阳性、结核抗体胶体金法阳性、电子支气管镜示左上叶支气管开口黏膜肥厚，且见多处黄斑样改变，部分呈黄色结节样突起，左下叶背段见一黄色结节，右上叶支气管开口黏膜肥厚，且见多处黄斑样改变，部分呈黄色结节样突起，在左上叶开口行结节活检及刷检。内镜诊断：支气管结核可能性大。支气管镜刷检物未找到抗酸杆菌，未找到癌细胞。活检镜下所见：黏膜组织、间质内纤维组织增生，较多淋巴细胞、类上皮细胞、多核巨细胞浸润。病理诊断：（左上叶支气管）肉芽肿性炎，考虑结核。该患者最后诊断：支气管结核，纵隔淋巴结结核。予3HREZ/9HRE抗结核，抗结核1月后来院复查，支气管镜示：双肺上叶支气管内黏膜黄斑较前稍减少，黄色结节稍减少，结节活检病理：肉芽肿性炎，考虑结核。胸部CT平扫纵隔淋巴结略缩小（见图2-38-5和图2-38-6），继续抗结核并随访中。

二、讨论

纵隔淋巴结结核常表现为多组淋巴结受累，尤以右侧为主，肺内并不一定伴有可检出的病灶存在，因而极易误诊，但结合临床仔细体检，胸部增强CT扫描淋巴结有环形强化，结合结核毒血症状、PPD试验和血沉等指标诊断并不困难，疑难病人可行纤支镜、纵隔镜或胸腔镜病理活检明确诊断。

纵隔淋巴结结核与结节病在影像学诊断上难以区别，而且在病理诊断上也有一定困难。在HE染色下淋巴结增殖性结核如未见明显的结节融合或干酪样变，常易与结节病相混淆，而纵隔淋巴结结核以增殖性结核为多见，因而临床上容易误诊。在困难情况下，应先予试验性抗结核治疗而不应先予试验性激素治疗。

> **提示：**
> 纵隔淋巴结结核与结节病在影像学诊断上难以区别，而且在病理诊断上也有一定困难；在困难情况下，可先予试验性抗结核治疗。

病例39 咳嗽咳痰伴痰血半月[90]

一、临床资料

患者男性，60岁，退休工人，因"咳嗽咳痰伴痰血半月"入院。患者半月余前无明显诱因下出现咳嗽，不剧，每日五六次，伴痰血，为痰中带血丝，色鲜红，量不多，1天五六口。五六天前戒烟戒酒后无再发痰血，咳嗽性质同前。4天前于当地医院就诊

---
[90] 病例提供：310003 浙江大学医学院附属第一医院（沈毅弘，周建英）

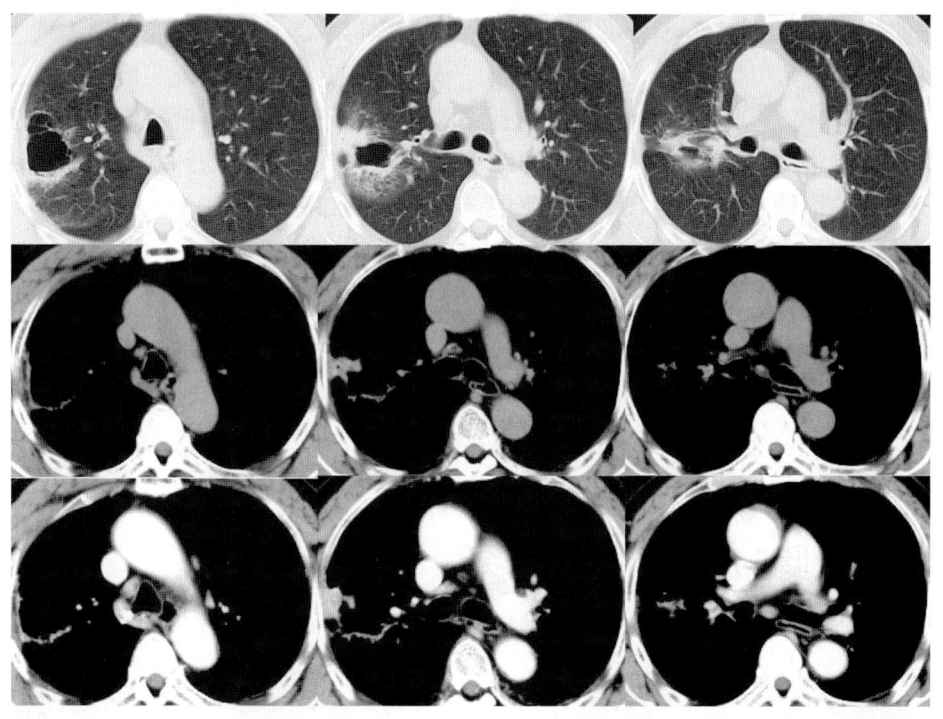

图2-39-1

胸片示"右肺结核",胸部CT示"右上肺结核"。为进一步诊治而转来本院,拟"右肺病变待查"收住入院。患者半月来体重下降2~3斤。平素体健,吸烟20支/天×30年,饮白酒半斤/每天×30年。入院查体:生命体征平稳,神清,浅表淋巴结无肿大,两肺呼吸音清,未闻及干湿啰音,心、腹、脊柱、四肢等检查无异常。辅检:三大常规、生化全套、肿瘤指标全套、类风湿组套、血抗核抗体全套、血抗中性粒细胞胞浆抗体(ANCA)组套、凝血组套、头颅核磁共振、全身骨骼ECT扫描、痰找抗酸杆菌(三次)、痰培养(三次)、心电图、肺功能均无明显异常,纤支镜刷检找抗酸杆菌(+),找癌细胞阴性。本院已复查CT,病灶图片见图2-39-1。经皮肺活检病理诊断为肺腺癌,并为手术所证实。

二、讨论

该患者在影像学上表现为右肺的空腔性病变,边缘毛糙不整,部分层面前壁及内侧壁较薄,外侧壁及后壁明显不规则增厚,外侧壁增厚的软组织影向腔内呈结节样突出,内见空泡征,邻近胸膜亦不规则增厚,不规则增厚的后壁及其后方、空腔前方肺组织呈蜂窝状改变,后段支气管管壁增厚,管腔狭窄及中断,各不规则增厚的软组织影明显强化。上述特点提示该空腔性病变并非简单的结核性病变,要注意除外肺结核合并肺癌的可能。

由于抗结核化疗药物的有效治疗和对肺结核患者的规范管理,肺结核病死率降低,高龄患者增多;加之,吸烟、职业致癌因子、空气污染等因素致肺癌患者剧增,因而两病并存的几率逐渐增加。大多数学者认为,肺结核与肺癌的发生有关,其机制是:①结核病灶的慢性刺激促使病灶和邻近部位的上皮组织化生;②结核性瘢痕组织阻碍了淋巴系统引流,导致致癌物质的聚集,诱发瘢痕癌;③结核性支气管扩张有利于致癌物质滞留。临床上较多见的是在肺结核的基础上发生肺癌，而较少见在肺癌的基础上发生肺结核。

由于影像学检查对不典型肺癌难以鉴别，而脱落细胞学的阳性检出率较低，纤维支气管镜的活检因取材及病理切片的影响也难以确诊。因此，对影像学上表现为肺结核病灶处或其他部位出现实质性肿块、肺门异常增大、不规则的厚壁空洞、阻塞性肺炎、肺不张及快速增长的胸水等情况，要警惕肺结核并发肺癌的可能。

> **提示：**
> 对影像学上表现为肺结核病灶处或其他部位出现实质性肿块、肺门异常增大、不规则的厚壁空洞、阻塞性肺炎、肺不张及快速增长的胸水等情况，要警惕肺结核并发肺癌的可能。

病例40　干咳1月余[91]

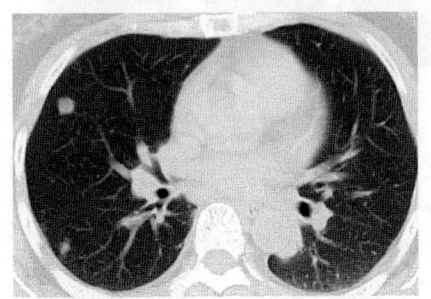

图2-40-1

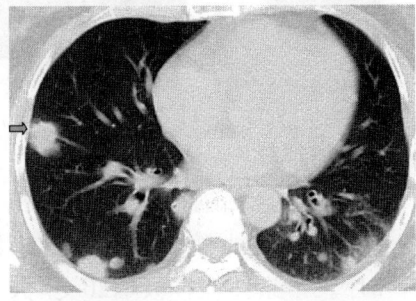

图2-40-2

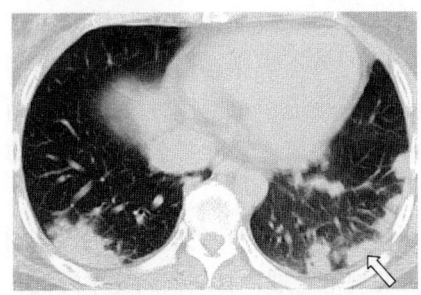

图2-40-3

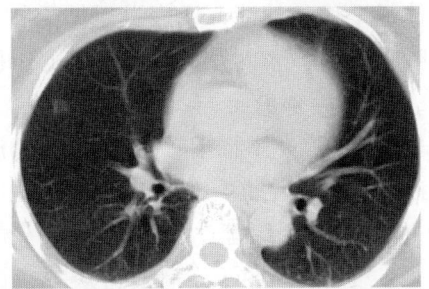

图2-40-4

一、临床资料

患者女性，47岁，因"干咳1月余"收住入院。1月前，患者无明显诱因下出现咳嗽，以干咳为主，夜间咳嗽较为频繁，时有胸闷不适；否认畏寒发热、夜间盗汗、胸痛乏力等不适。当地CT提示两肺多发结节影，纤支镜提示两侧支气管黏膜粗糙，毛刷

---

[91] 病例提供：310003 浙江大学医学院附属第一医院（沈毅弘，周建英）

未见肿瘤细胞,病理示"右中叶开口处黏膜慢性炎",毛刷抗酸杆菌阴性。后在外院住院,检查发现血沉偏快、CA125偏高、PPD阴性,痰找抗酸多次阴性,胸片提示左下肺病变较前有所增大。肺活检病理报告提示慢性肉芽肿性炎,考虑结核可能。诊断为两肺肺结核予HRZE方案抗结核治疗,但治疗1个月后症状无缓解,遂转入我院。患者原有"糖尿病"7年,血糖控制可,有"慢性鼻炎"史,有10年职业性粉尘接触史,否认有结核病患者接触史。查体:生命体征平稳,神清合作,浅表淋巴结未触及肿大,两肺呼吸音清,无干湿啰音,心、腹等检查无异常。入院后实验室检查:三大常规及生化全套正常,血沉77mm/h,sACE 19IU/L(18~55 IU/L),ANA全套阴性;P-ANCA(+),C-ANCA(-);髓过氧化物酶(MPO)41U/ml(0~5 U/ml),蛋白酶$_3$(PR$_3$)3.1U/ml(0~5 U/ml)。胸部CT提示两肺可见多发结节状、片状阴影,大部分病灶紧贴胸壁,内密度不均匀,结节及楔形阴影周围均可见血管进入征象(图2-40-1~图2-40-3)。鼻窦CT提示双侧上颌窦、蝶窦炎症。再次CT引导下肺活检,病理报告为"肉芽肿性炎伴小血管炎(考虑Wegener肉芽肿)"。患者确诊后,即予甲基泼尼松龙40mg/d静推,1周后改为泼尼松片50mg/d口服,激素使用3天后症状即完全缓解,10天后复查血沉20mm/h,髓过氧MPO 20.5U/ml,PR$_3$ 1.4 U/ml;1个月后复查血沉5mm/h,MPO 16.8U/ml,PR$_3$ 2.1 U/ml,胸部CT示两肺病灶明显吸收(图2-40-4~图2-40-6)。

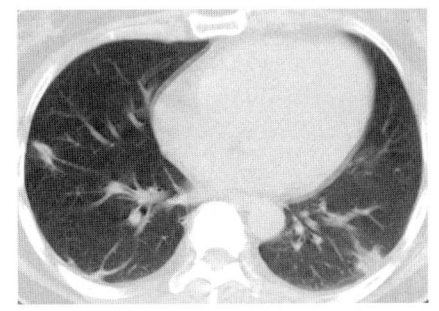

图2-40-5

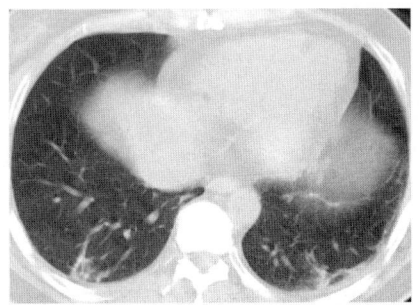

图2-40-6

二、讨论

Wegener肉芽肿是一种全身血管炎性坏死性肉芽肿病,其中肺受累达75%~95%。鼻、肺、肾三者同时受损者为系统型Wegener肉芽肿,仅累计上呼吸道及肺部,而无肾脏受累者为局限型Wegener肉芽肿。本例患者表现为鼻窦炎、肺部受累,尿常规、尿四样及肾功能正常,因此诊断为局限型Wegener肉芽肿。

Wegener肉芽肿临床症状缺乏特异性,影像学多表现为结节状病灶或多发片状浸润阴影,因此与常见的肺炎、肺结核或肺癌等疾病较难鉴别。ANCA对于Wegener肉芽肿诊断具有重要的意义,目前认为C-ANCA阳性,结合典型的临床表现,如上呼吸道病变合并肺部、肾脏病变,则诊断Wegener肉芽肿的敏感性、特异性均可达90%以上。而P-ANCA阳性所受干扰因素较多,如结核、结缔组织疾病(SLE)等均可出现阳性结果,因此需要进一步检查,只有MPO阳性才能证实小血管炎的诊断。

Wegener肉芽肿虽然缺乏典型的影像学表现，但仍有一些影像改变高度提示Wegener肉芽肿的可能。在CT上主要表现为散在分布、大小不等、边缘模糊的多发结节病灶，一般位于胸膜下或肺外周部多见，较大的结节可出现空洞，往往合并多发的片状阴影、实变及由于出血梗死所导致的胸膜下楔形病灶。结节及楔形病灶周围可见磨玻璃样的改变，楔形病灶周围尚可见到血管进入的征象。因此在临床工作中，遇到类似改变的影像时，需要考虑到Wegener肉芽肿的可能。

毫无疑问，病理检查是诊断Wegener肉芽肿的金标准。其典型病理改变是以坏死性血管炎伴肉芽肿性炎为特征，但由于活检部位局限、取材组织较少等因素，一次活检并不一定能同时观察到肉芽肿性炎及血管炎的病理改变，因此病理检查有一定的局限性。本例即于外院行肺穿检查，病理仅提示肉芽肿性炎而考虑结核病，予以抗结核治疗，在我院再次行肺穿活检才得以确诊。因此对于临床征象高度提示Wegener肉芽肿，而未能得到特征性较强的病理改变时，可能需行反复多次、多部位的活检以做出诊断。

Wegener肉芽肿的标准治疗方案是免疫抑制剂（CTX）联合糖皮质激素，对于系统型Wegener肉芽肿，尤其是重症Wegener肉芽肿，CTX联合糖皮质激素治疗能取得较好的疗效，并能明显降低复发率。而对于局限型Wegener肉芽肿，可单用糖皮质激素，因此本例患者仅使用泼尼松，取得了不错的疗效，当然在治疗过程中需密切监测MPO滴度及肾功能、尿常规的改变，一旦出现异常，仍然需要加用免疫抑制剂。

> **提示：**
> Wegener肉芽肿是一种全身血管炎性坏死性肉芽肿病，其中肺受累达75%～95%，鼻、肺、肾三者同时受损者为系统型Wegener肉芽肿，仅累及上呼吸道及肺部，而无肾脏受累者为局限型Wegener肉芽肿。

病例41　咳嗽咳痰7年，加重3月，胸闷气急1月[92]

一、临床资料

患者男性，66岁，因"反复咳嗽咳痰7年，加重3月，胸闷气急1月余"入院。入院查体：T 37.2℃，P 96次/分，R 20次/分，Bp 119/67 mmHg，神清，右锁骨上能及豌豆大小淋巴结，界清光滑，活动可，未见杵状指，双手可见皮屑样蜕皮，皮肤巩膜轻度黄染，胸廓对症，两下肺呼吸音粗，可闻及湿啰音，右下肺可闻及干啰音，心率96次/分，心律齐，未及明显杂音。腹平软，无压痛，肝脾肋下未及，双下肢无水肿，神经系统检查阴性。辅检：入院后三大常规及生化全套等无异常，CRP 60.9mg/L，血沉72mm/h，梅毒RPR、TP、TPPA阳性，血HIV抗体阴性，肺吸虫抗体阴性，痰液涂片"可见大量脓细胞和白细胞"，肺部CT示"两肺感染伴双侧胸腔积液"（图2-41-1），入院后

---

[92] 病例提供：310003 浙江大学医学院附属第一医院呼吸内科（沈毅弘，周建英）

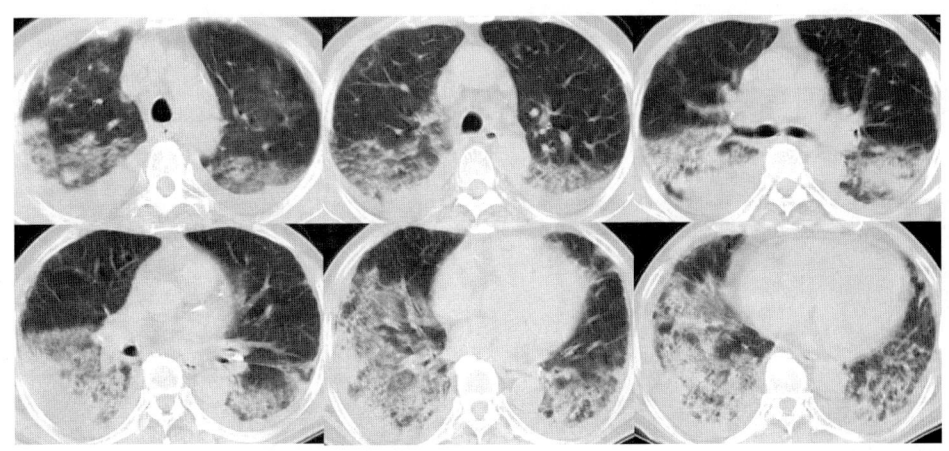

图2-41-1 治疗前胸部CT平扫(肺窗)

纤支镜下肺泡灌洗液中均发现寄生虫,经寄生虫病专家观察,报告为"肺灌洗液可见囊虫,内有4枚滋养体",确认为"耶氏肺孢子菌"(旧称卡氏肺孢子虫)。该患者被确诊为肺孢子虫肺炎后,予复方SMZ等治疗,10天后复查胸部CT(图2-41-2),病灶明显吸收。

二、讨论

肺孢子虫已被认为是一种真菌,而不是寄生原虫,仅当宿主防御机能受损时引起疾病,最常发生于血液系统恶性疾病、肿瘤放化疗、使用免疫抑制剂的器官移植者和艾滋病等引起的细胞免疫缺乏。艾滋病病人早期约30%有肺孢子虫性肺炎,如不予预防治疗,>80%的艾滋病病人在其病程的某一时期出现这一感染。HIV感染病人中,当CD4辅助细胞计数<200/μl时,易患本病。本例患者确诊为肺孢子虫性肺炎,但该病多发生于免疫缺陷患者如AIDS患者,该患者有多年冶游史,目前为晚期梅毒,HIV阴性,不能解释,可能目前为AIDS窗口期。

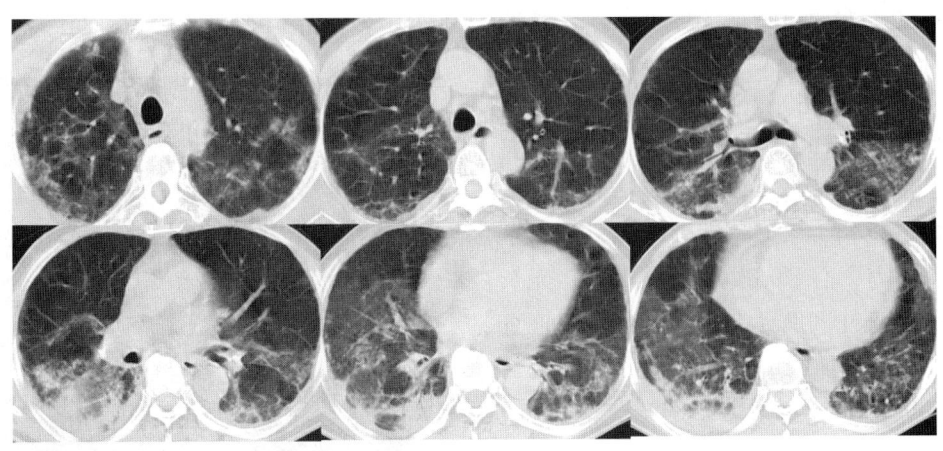

图2-41-2 治疗10天后胸部CT平扫(肺窗)

提示:
艾滋病病人早期约30%有肺孢子虫性肺炎,如不予预防治疗,80%以上的艾滋病病人在其病程的某一时期会出现这一感染。

病例42　胸闷气急2周，咳血3天

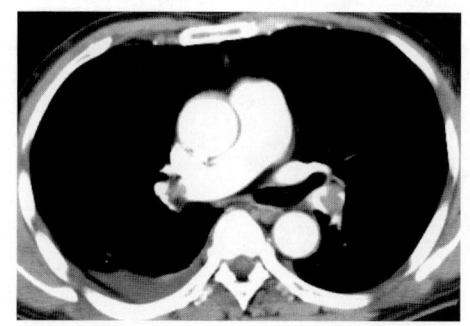

图2-42-1

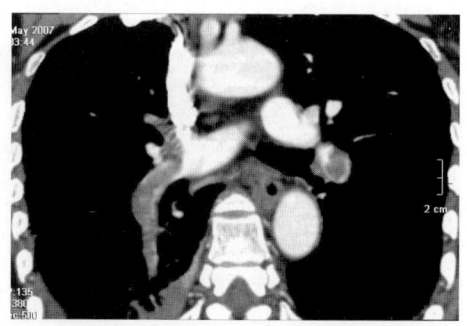

图2-42-2

一、临床资料

患者男性，60岁，因"髌骨骨折卧床5周，气急胸闷2周，咳血3天"入院。患者自诉5周前因外伤致髌骨骨折而卧床休息，2周前因下床活动后出现胸闷、气急，于当地医院就诊，拍胸片无异常而未予处理，但胸闷仍存在，且近3天来出现咳血，为痰中带血，今为进一步诊治而就诊本院，门诊以"咳血待查"收入院。平素身体一般，否认慢性疾病史，吸烟40年，30支/天，无其他嗜好。查体：T 36.5℃，P 96次/分，R 26次/分，Bp 100/60mmHg。神清，呼吸稍促，口唇微绀，浅表淋巴结无肿大，头颅五官端正，胸廓无畸形，两侧呼吸运动对称，两肺呼吸音稍粗，未及干湿性啰音，心界不大，心音有力，心率96次/分，律齐，无杂音。腹部及脊柱四肢无异常，神经系统检查阴性。入院后查血气示：PaO_2 68mmHg，$PaCO_2$ 30mmHg；血WBC 10.9×10^9/L，N 84.9%，D-二聚体0.6；下肢血管超声检查显示：右下肢股浅静脉以下静脉内可见低回声充填，提示股浅静脉以下深静脉血栓形成。心脏超声示：右室收缩压增高，右室收缩压50mmHg；左室舒张功能减退，三尖瓣轻度反流。肺动脉CTA显示（图2-42-1～图2-42-3）：右上肺动脉及两下肺动脉内见附壁血栓形成，管腔变小，左上肺动脉显示未见明显异常，考虑两侧肺动脉栓塞。

患者明确诊断后，予抗凝治疗，治疗半月后复查肺动脉CTA显示（图2-42-4～图2-42-6）：主肺动脉、左右肺动脉主干走行正常，未见异常扩大及狭窄，腔内未见明显

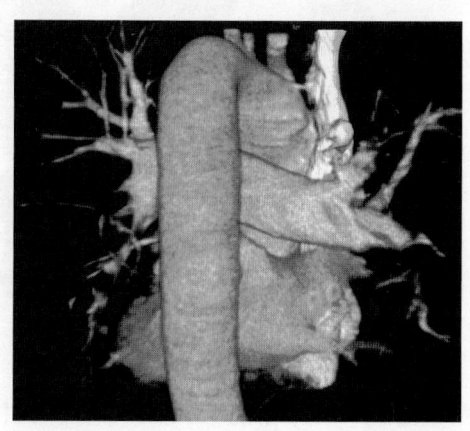

图2-42-3

93　病例提供：310003浙江大学医学院附属第一医院呼吸内科（沈毅弘，周建英）

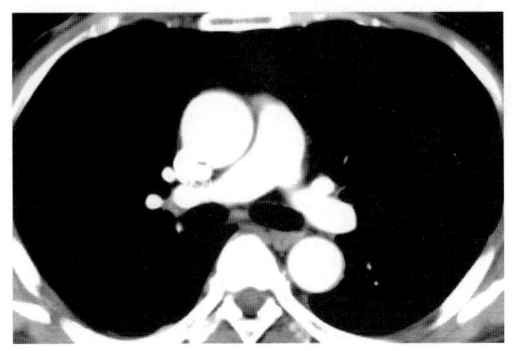

图2-42-4

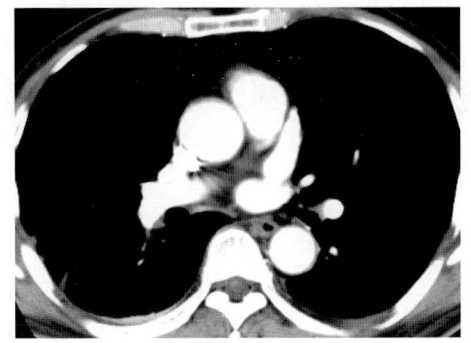

图2-42-5

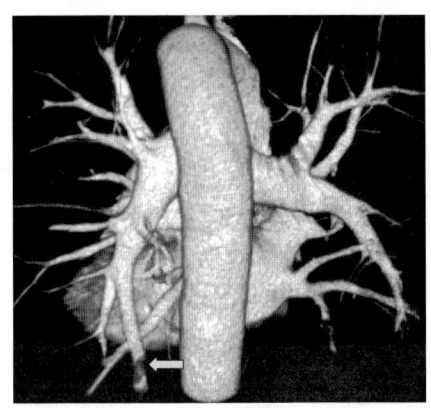

图2-42-6

狭窄，左下肺动脉后基底段后支见充盈缺损征象（箭头），左上肺动脉显示未见明显异常，考虑左下肺动脉后支栓塞。

二、讨论

肺栓塞曾被认为是少见罕见病，但近年来，随着对该病的重视及肺动脉造影检查的普及，临床实践发现该病绝非少见罕见病，而是常见多发病。

历史上，肺栓塞被错误认识的原因在于：首先，本病临床表现决定于栓子大小数量及基础心肺功能，较小的肺血管栓塞只有轻微短暂的呼吸困难未引起患者注意；其次，由于肺组织受支气管动脉和肺动脉双重血供，而且肺组织和肺泡间也可直接进行气体交换，所以，与冠脉栓塞多导致心肌梗死不同，大多数肺栓塞不一定引起肺梗死；最后，在急性肺栓塞发病30天内超过90%的患者其肺血栓的自然结局可以表现为大部分溶解、完全溶解并恢复正常肺循环。

临床上，对肺栓塞的警惕分为三个层次：充分认识并处理肺栓塞的高危因素；对突然发生及不能解释的呼吸困难、胸痛、咯血、晕厥等症状要想到肺栓塞的可能；对怀疑肺栓塞的患者及时检测D-二聚体并尽早进行肺动脉造影检查，以争取早期诊断早期治疗。

针对肺栓塞本身的治疗，除非大面积栓塞，一般以抗凝治疗为主，且效果不错。

提示：
肺栓塞绝非少见罕见病，各级临床医生务必对此保持高度警惕！

病例43 畏寒、发热伴咳嗽咳痰20天

一、临床资料

患者女性,30岁,因"畏寒、发热伴咳嗽咳痰20天"入院。患者20天前因受凉感冒后出现畏寒、发热,最高39.5℃,发热无时间规律,并伴有咳嗽咳痰,痰少,色黄,不易咳出,伴盗汗,稍感胸闷,自服感冒药物(具体不详)无效,于当地医院就诊,查血常规示WBC 10.9×10^9/L,N 72.8%,予住院抗感染治疗4天(具体用药不详),效果欠佳,仍然发热,39℃,为进一步诊治而转来本院。发病来,消瘦明显,体重下降3kg,平素身体健康,否认慢性疾病史及传染病接触史。入院查体:T 39.1℃,其余生命体征平稳,神清,颜面潮红,浅表淋巴结无肿大,头颅五官端正,左下肺呼吸音粗,无明显干湿性啰音,心、腹、脊柱、四肢等无异常。辅助检查:外院胸片示左下肺炎,入院后查三大常规、血生化全套、肿瘤全套、类风湿组套、血抗核抗体全套、血抗中性粒细胞胞浆抗体(ANCA)组套、痰找抗酸杆菌(三次)、痰培养(三次)、B超、头颅核磁共振、全身骨骼ECT扫描、纤维支气管镜、心电图、肺功能等检查均无明显异常,C反应蛋白85.00 mg/L,血沉31mm/h,胸部CT(图2-43-1~图2-43-3)示左肺下叶大片实变影。患者入院后仍有发热,38.5~39.5℃,以下午明显,先后予拜复乐、舒普

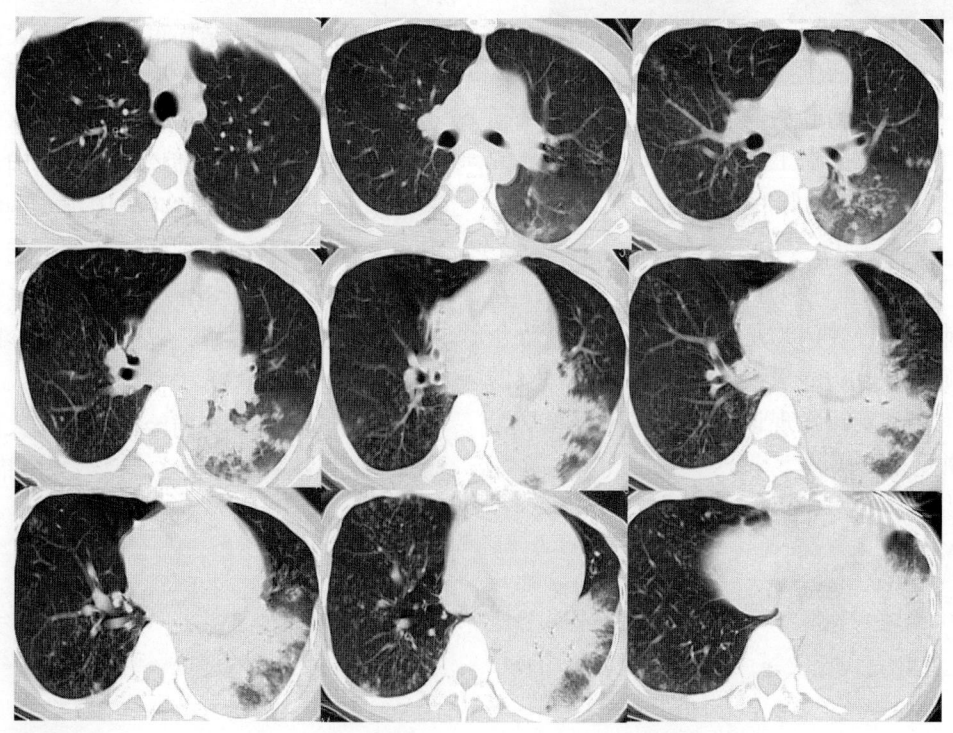

图2-43-1

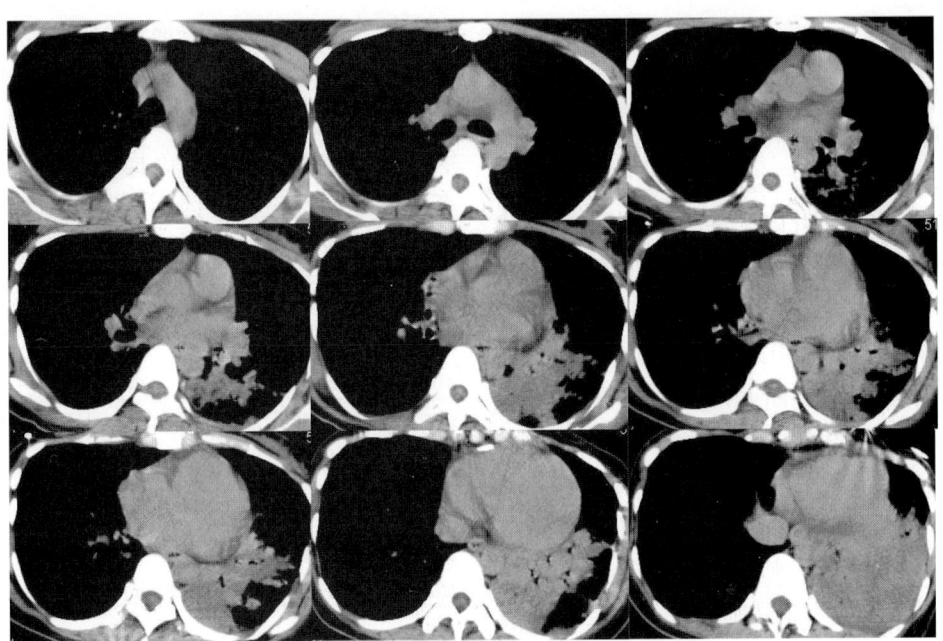

图2-43-2

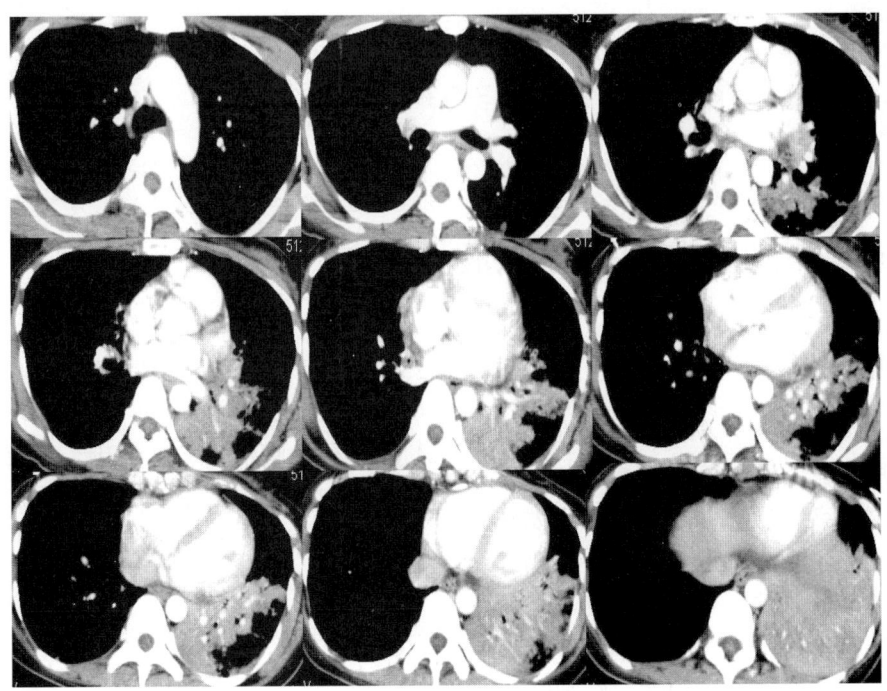

图2-43-3

深等抗感染治疗，无效，仍发热。为明确诊断，于CT引导下行左下肺经皮肺活检，肺穿涂片找到多核巨细胞及上皮样细胞，并找到抗酸杆菌；肺穿刺活检病理报告肉芽肿性炎，结核首先考虑。予抗结核治疗2周后，热渐退，2个月后复查胸部CT，病灶部分吸收，继续予抗结核治疗。

二、讨论

该患者在影像学上表现为左下肺多发结节状、斑片状及大片状高密度影，边缘模糊，内见多发支气管透亮影，舌叶及上叶尖后段见多发结节影；右肺下叶内见多发粟粒状及结节状高密度影，边缘模糊，注入造影剂后，左肺大片实变软组织影明显强化，气管前腔静脉后肿大淋巴结边缘显著强化，内为坏死灶。结合临床治疗经过，影像诊断上首先考虑为肺结核，并为纤支镜刷片和肺活检病理所证实。

肺下叶结核是指病灶局限于肺下叶、肺上叶无病灶的肺结核特殊情况。下叶肺结核几乎100%被误诊为肺炎，经反复抗生素治疗病灶无吸收后才想到肺结核的可能而进行纤支镜、肺穿刺等检查而最后确诊。下叶肺结核误诊的主要原因，首先是诊断时单从病灶征象及结核好发部位考虑，临床上，上叶病变一般多考虑为结核，而下叶病变一般多考虑为细菌性炎症，因为下叶系肺结核少发部位，临床表现不典型尤其是病变局限于下野时则极易误诊；其次是在诊断结核时一般比较强调结核中毒症状，而肺下叶结核多起病急、进展快、发高热、多有咳嗽等临床症状，结核中毒症状多不明显，因而易对其发生误诊。为此，临床上，对肺下叶病灶当实验室检查结果为阴性时，不要轻易排除结核诊断，要反复多次检查，并应尽早行纤支镜检查和经皮肺活检，以争取尽早确诊。

> **提示：**
> 肺下叶结核较少见，几乎100%被误诊为肺炎，经反复抗生素治疗病灶无吸收后，才想到肺结核的可能而进行纤支镜、肺穿刺等检查而最后确诊。

病例44 外伤后左侧胸腔积液[95]

一、临床资料

患者男性，16岁，车祸后发现左侧胸腔积液2个月，在当地医院住院治疗，予以左侧胸腔闭式引流24天，拔管后10余天发现左侧又出现胸腔积液，故转入我科继续治疗。入院后患者体温正常，各项常规化验检查未发现异常。胸穿抽出淡黄色液体570ml，胸水常规提示李凡他试验弱阳性，红细胞320/μl，白细胞350/μl，间皮细胞 15%，淋巴细胞51%，嗜中性细胞34%；胸水乳酸脱氢酶233.00 U/L；胸水蛋白27.15 g/L；胸水癌胚抗原<0.50 ng/ml；胸水腺苷酸脱氨酶4.0 U/L；胸水脱落细胞阴性。胸部CT提示左胸腔积液，肺实质及间质未见明显异常。体检发现患者左侧上下肢较对侧明显肿胀，左指甲甲半月消失，甲板增厚，表面可见横嵴（见彩图2-44-1）。遂行淋巴管造影，提示左上肢上臂、前臂及左下肢大腿中上部淋巴回流障碍（见图2-44-1和图2-44-2）。因此诊断黄甲综合征。

---
[95] 病例提供：310003 浙江大学医学院附属第一医院呼吸内科（沈毅弘，周建英）

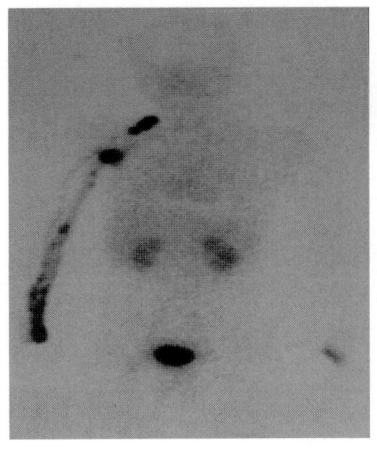 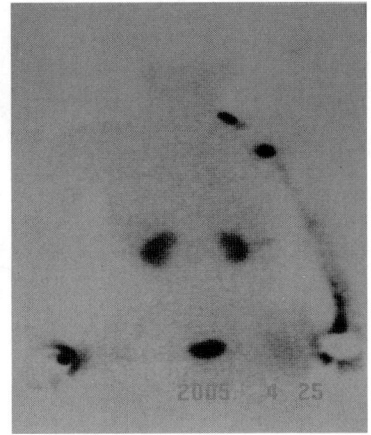

图2-44-1

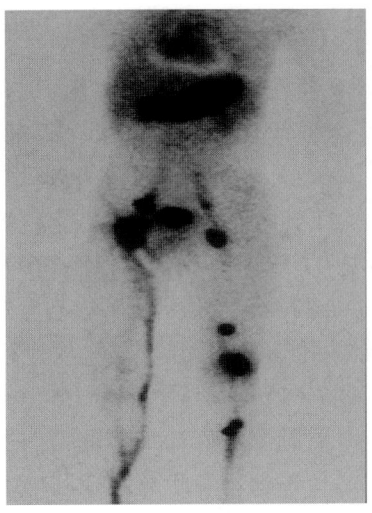 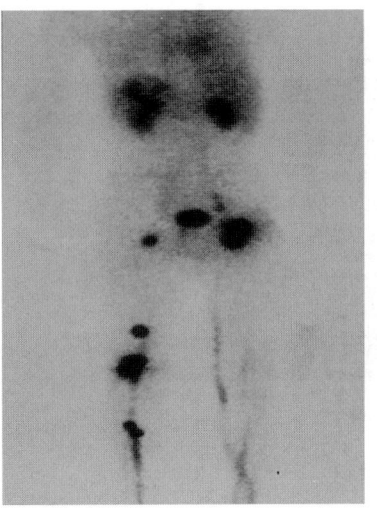

图2-44-2

二、讨论

黄甲综合征是一种临床罕见的疾病,据统计,目前全世界仅报道100余例,国内报道10例。由于其少见性,因此在临床工作中极易对本疾病造成误诊。黄甲综合征是由黄甲、淋巴水肿、胸腔积液组成的三联征。目前认为其发病机制包括淋巴管发育障碍或阻塞,引起体液循环障碍;淋巴管功能障碍以及蛋白丢失、毛细血管渗透性增加等因素。临床上表现为黄甲、淋巴水肿及肺部病变。

黄甲是特异性的症状,包括指甲生长缓慢;甲板增厚、弯曲;甲护皮消失;颜色呈黄色、黄绿色或略黑色。在报道的病例中,淋巴水肿发生率为80%,其中34%病例以淋巴水肿为首发症状。据报道有63%的病例出现胸膜肺部病变,胸水为淡黄色渗出液,含有大量蛋白、乳酸脱氢酶,白细胞分类以淋巴为主,亦可出现乳糜胸样表现。黄甲综合征的诊断依赖于临床表现,目前认为黄甲、淋巴水肿、胸腔积液三联征只要出现两个即可做出诊断,核素淋巴管造影有助于诊断。

黄甲综合征缺乏特异性药物治疗,一般通过对症处理,如利尿剂、抬高患侧肢体、胸穿抽液、胸膜固定术等。本病预后良好,症状可持续存在,或经治疗缓解后又会复发,少数病例有死于严重感染或并发恶性肿瘤的报道。

> **提示:**
> 黄甲综合征的诊断依赖于临床表现,黄甲、淋巴水肿、胸腔积液三联征只要出现两个即可做出诊断,核素淋巴管造影有助于诊断。

病例45 双耳垂区肿胀半年[96]

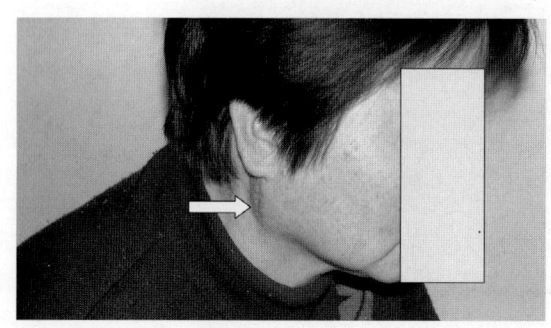

图2-45-1

一、临床资料

患者女性,61岁,因"发现双耳垂区肿胀半年"入院。半年前患者自觉耳垂后部肿胀,于当地医院就诊,考虑为"腮腺炎",予对症治疗,但效果不佳,为求进一步治疗而转来本院,门诊以"腮腺包块待查"收入院。既往体健,无家族史。查体:生命体征平稳,神清合作,双侧颌面部不对称,右侧腮腺区明显肿胀,右侧腮腺后区有一2cm×2cm包块(图2-45-1),质硬,边界不清,无波动感。口腔内黏膜无红肿、溃烂,无张口受限,双侧唾液腺导管无红肿、溃烂,轻度挤压有清亮液体溢出。双侧颞下颌关节无弹响,无压痛。舌体大小正常,活动自如,舌苔正常,心肺腹部等检查无异常。辅助检查:三大常规、生化全套、ANA、抗中性粒细胞胞浆抗体等均无异常,PPD 5U(++),血沉38mm/h,胸部CT(图2-45-2)示二肺弥漫性粟粒状阴影,纵隔及肺门淋巴结明显肿大。纤支镜检查(彩图2-45-1)示气管下段、隆突、左右主支气管黏膜多发小结节隆起,各支气管开口均外压性狭窄;于黏膜隆起小结节处活检,病理报告(彩图2-45-2)"慢性炎伴肉芽肿性炎",抗酸(-);支气管肺泡灌洗液找癌细胞、抗酸杆菌、真菌均阴性。右腮腺活检,病理报告"右腮腺肉芽肿性炎"。将两处病理切片送上级医院病理科会诊,病理会诊报告:(右腮腺、支气管黏膜)组织细胞非干酪性肉芽肿。该患者最后诊断结节病,回当地医院予激素治疗,2个月后随访当地医生,原腮腺及肺部病灶部分吸收。

二、讨论

结节病(Sarcoidosis)是一种多系统

---
[96] 病例提供:450003 河南省人民医院(潘金兵),317500 浙江省温岭市第一人民医院(李相国)

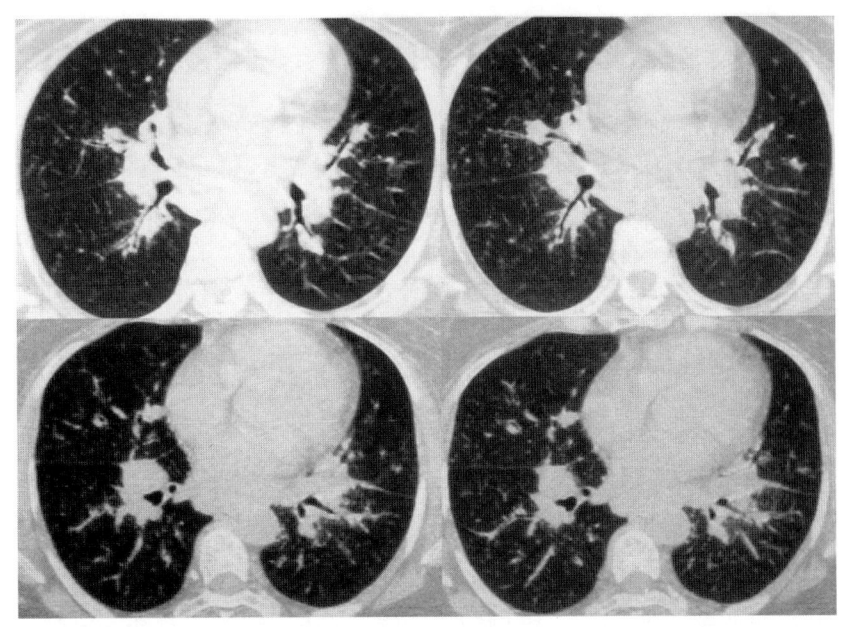

图2-45-2

多器官受累的肉芽肿性疾病,常侵犯肺、双侧肺门及纵隔淋巴结,临床上90%以上有肺的改变,其次是皮肤和眼的病变,浅表淋巴结、肝、脾、肾、骨髓、神经系统、心脏等几乎全身每个器官均可受累,如结节病同时累及其他器官,可发生相应的症状和体征。腮腺结节病临床少见,症状不典型,极易误诊,为减少误诊需结合肺部病变进行综合分析,活检提示非干酪性肉芽肿可帮助诊断为结节病。本病为一种自限性疾病,大多预后良好,可自然缓解或经激素治疗后缓解。

> **提示:**
> 腮腺结节病临床少见,症状不典型,极易误诊,为减少误诊需结合肺部病变进行综合分析,活检提示非干酪性肉芽肿可帮助诊断为结节病。

病例46 咳嗽伴发热2周[97]

一、临床资料

患者女性,43岁,农民,因"咳嗽伴发热2周"入院。患者自诉2周前受凉后出现咳嗽,咳少许白黏痰,伴发热,37.5~38℃,无盗汗,于当地诊所就诊,考虑为"支气管炎",先后予"青霉素、头孢曲松"等抗感染治疗,但无效,为进一步诊治而转本院,

---

[97] 病例提供:450003 河南省人民医院(潘金兵),317500 浙江省温岭市第一人民医院(李相国)

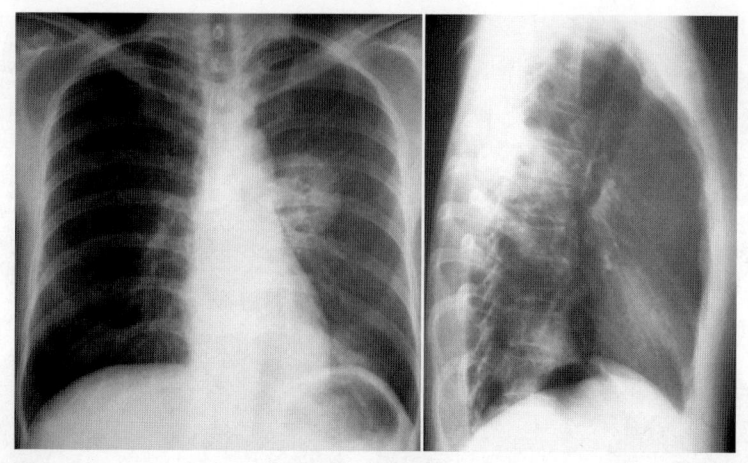

图2-46-1

门诊拍胸片（图2-46-1）示"左肺门肿块，肺癌？"而入院。平素身体健康，否认慢性疾病史，无烟酒嗜好。查体：T 37.8℃，其余生命体征平稳，心肺腹等检查无异常，实验室检查：血WBC $5.6×10^9$/L，N 67%，L 34%，血沉42mm/h，PPD（+），其余检查无特殊。患者入院后行纤支镜检查（彩图2-46-1）示"左下叶背段支气管开口外压狭窄"，于背段支气管行肺活检，病理报告：送检组织镜下均为坏死组织，抗酸阴性，结核性炎不除外；左下叶背段纤支镜刷检：未见肿瘤细胞，抗酸杆菌（++）。最后诊断为"左肺背段肺结核"而转回当地医院行抗结核治疗。

二、讨论

本例为1例表现为肺门肿块的不典型肺结核。不典型肺结核是指发病年龄或病变部位、X线表现等不符合一般肺结核的表现规律。一般来说，凡是临床诊治过程中未能提示结核诊断，就意味着该结核不典型，包括临床和影像上的不典型。尽管不典型肺结核的发生部位、X线、CT表现不典型，但肺结核的病理学基础是不变的，基本病理仍是渗出、增殖、纤维化、钙化、空洞等。

肿块型肺结核极易被误诊为肺癌，但仔细分析仍可发现结核肿块内部密度不均匀，肿块周围可见卫星灶、纤维索条影、播散灶、边缘清或呈长毛刺征，也可呈多边多角征，少部分患者可见钙化及支气管充气征。当然，最后的诊断有赖于通过纤支镜检查找到肺结核的确切依据，而对明确诊断存在较大困难的病例，需随访观察或CT引导下穿刺活检病理确诊。

提示：

肿块型肺结核极易被误诊为肺癌，但仔细分析可发现结核肿块内部密度不均匀，肿块周围可见卫星灶、纤维索条影、播散灶，边缘清或呈长毛刺征，也可呈多边多角征，少部分患者可见钙化及支气管充气征。

病例47　胸闷、咳嗽、咯痰半月[98]

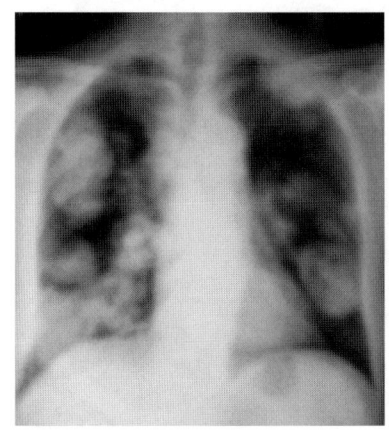

图2-47-1

一、临床资料

患者男性，63岁，因"胸闷、咳嗽、咯痰半月"入院。半月前受凉后出现胸闷、咳嗽，为非刺激性，咯痰，咯少量黄痰，半流涕，无发热，自行服用"感冒药"，症状无明显改善，胸片（图2-47-1）检查示"双肺多发占位"，为进一步诊治而转本院，门诊拟"双肺多发性肿块性质待查"收入院。既往体健，吸烟2包/天×40年，酒平均每次半斤。查体：生命体征平稳，神清合作，精神欠佳，自动体位，浅表淋巴结无肿大，头颅五官端正，颈软，胸廓无畸形，双肺呼吸运动度一致，双肺呼吸音清，右肺底可闻及少量湿啰音，心腹等检查无异常。实验室检查：三大常规、生化全套、肿瘤全套、C-ANCA及P-ANCA均阴性，胸部CT（图2-47-2和图2-47-3）示"双肺多发占位"。患者入院后，于B超引导下行右下肺经皮肺活检，病理报告（彩图2-47-1）示"中分化鳞状细胞癌"。患者确诊后，放弃

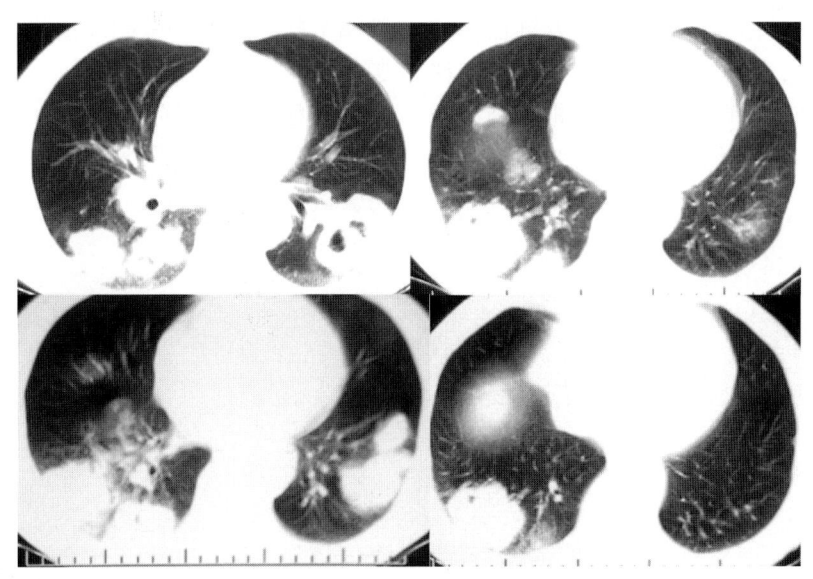

图2-47-2

98　病例提供：450003 河南省人民医院（潘金兵），317500 浙江省温岭市第一人民医院（李相国）

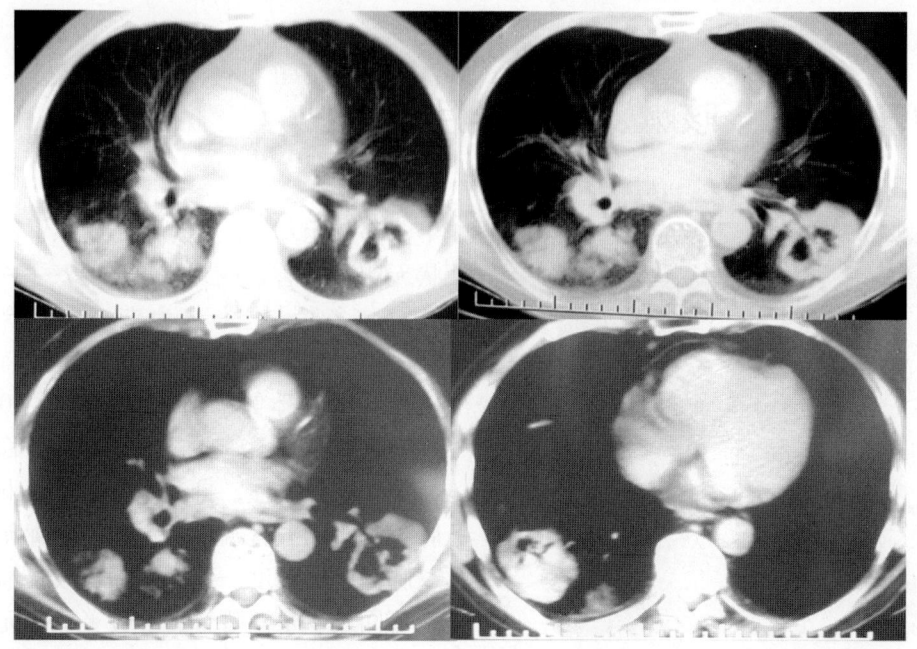

图2-47-3

治疗而自动出院，2个月后死亡。

二、讨论

该患者影像学上表现为双肺多发性肿块及厚壁空洞，需要考虑的疾病有：肺血管炎（如Wegener肉芽肿）、肺原发淋巴瘤、肺转移性肿瘤、肺多原发癌及肺癌肺内转移等，患者经肺活检确诊为鳞癌，根据肺内病灶的多发性，最后诊断应该考虑为肺癌肺内转移。

肺癌肺内转移可呈多形性影像表现，肺癌肺内血行转移主要以实性结节或肿块最多见，少部分可表现为空洞、磨玻璃影、胸膜凹陷征，转移灶内也可见支气管充气征；肺癌肺内淋巴道转移表现为支气管血管束不规则结节状增厚，小叶间隔增厚呈串珠状或胸膜下多角形细线结构。

肺癌肺内转移预后差，大多无手术指征，放化疗效果有限，如家庭经济条件好，可尝试分子靶向治疗。

提示：

肺癌肺内转移可呈多形性影像表现，实性结节或肿块最多见，也可表现为空洞、磨玻璃影、胸膜凹陷征，转移灶内也可见支气管充气征。

病例48　反复咳嗽咳痰气促2年，再发加重半月

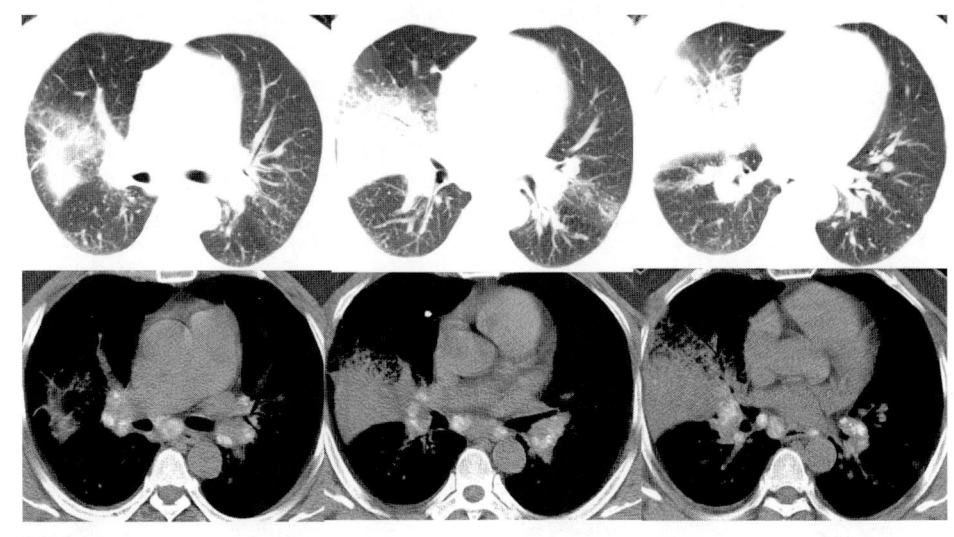

图2-48-1

一、临床资料

患者男性，51岁，因"咳嗽咳痰气促发热半月"入院。半月前患者受凉后咳嗽，咳白色黏痰及较多黄脓痰，轻微活动后气促，伴发热，门诊治疗10天，咳嗽稍改善，仍咳黄脓痰，胸部CT检查（图2-48-1）示"右肺肿块，矽肺伴感染，肺气肿"而收入院。原有职业性粉尘接触史18余年，有"矽肺病"史10年，曾吸烟2包/天×11年，近2年来，多次因"矽肺伴肺炎"（图2-48-2～图2-48-4）曾入住我科予抗感染、纤支镜支气管冲洗等治疗治愈出院，否认"肺结核"病史。入院查体：T 37.0℃，R 22次/分，P 90次/分，Bp 112/74mmHg，神清合作，浅表淋巴结不大，唇稍绀，气管居中，颈静脉无充盈。胸廓呈桶状，呼吸稍促，右肺中野叩诊呈浊音，语颤增强，呼吸音增强，二肺均可闻及散在干湿啰音。心腹等检查无异常。胸部CT（图2-48-1）示：两肺纹理增多、紊乱，两肺野内见弥漫分布的微小结节状、条索状斑块状高密度影，其内见致密钙化影，周围肺野密度不均匀性减低；右肺中叶见斑片状实变高密度影，其内见支气管通气影；双肺门、纵隔内见结节状、蛋壳状淋巴结钙化灶；心、大血管影尚清晰；右侧胸腔内见少量弧形积液影。影像诊断：矽肺征象；右肺中叶炎症；右侧胸腔少量积液。患者入院后，予抗感染治疗，并行纤支镜检查，见右肺中叶内侧段管口狭窄，隆起可疑新生物，质韧，局部活检刷检，肺叶局部冲洗。病理回报黏膜慢性炎伴纤维组织显著增生，细胞学诊断未找到肿瘤细胞。痰涂片示革兰染色阳性菌(3+)，未找到真菌和抗酸杆菌。纤支镜检查后连续3天送检痰抗酸杆菌阴性，未找到肿瘤细胞。治疗5天患者症状明显

99　病例提供：317500 浙江省温岭市第一人民医院（李相国）

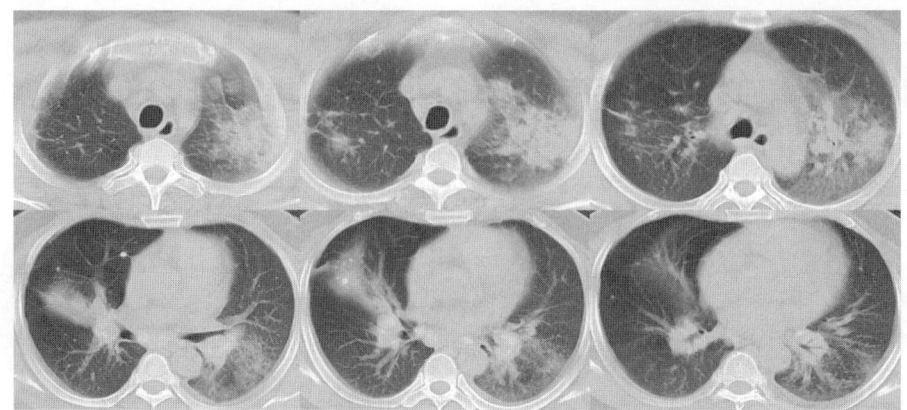

图2-48-2

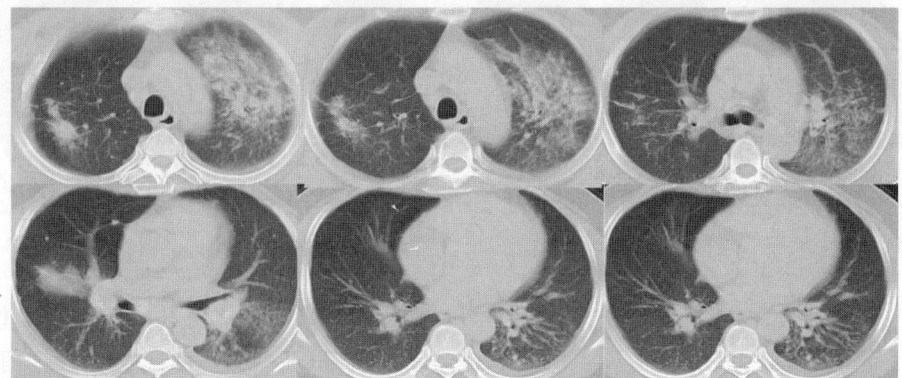

图2-48-3

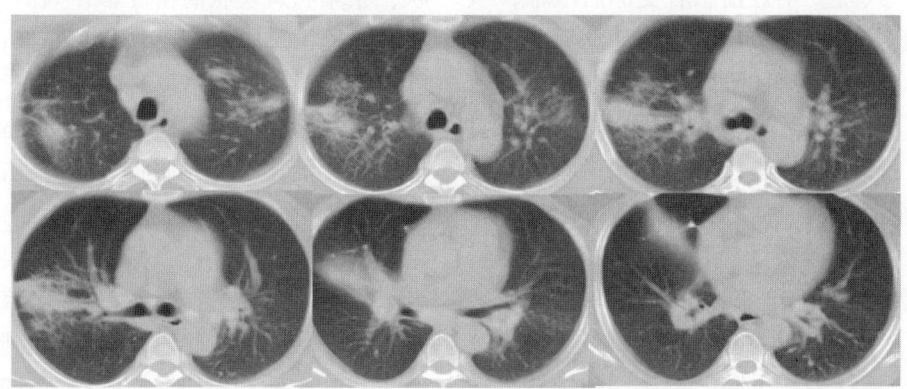

图2-48-4

改善,复查胸部CT(图2-48-5)示右肺病灶大部吸收而出院。

二、讨论

尘肺病是由于在职业性生产活动中长期吸入粉尘引起的以肺组织弥漫性纤维化为主的全身性疾病,肺纤维化后导致正常肺组织结构被破坏,严重影响肺的正常功能,常反复并发细菌感染。而且,由于肺门、纵隔淋巴结肿大,导致肺炎反复发生,但抗生素治

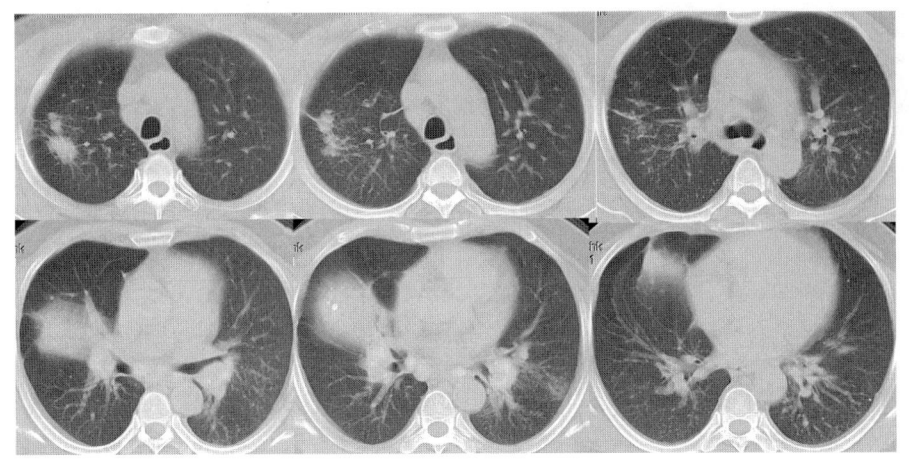

图2-48-5

疗效果又非常有限，病情反复迁延。

尘肺合并肺炎因基础疾病的持续存在而疗效较差，但联合纤支镜下局部支气管冲洗效果较好！

> **提示：**
> 非可逆性因素导致的阻塞性肺炎，单纯抗生素治疗效果差，联合纤支镜下局部支气管冲洗效果较好！

病例49 咳嗽、气促1周，发热2月[100]

一、临床资料

患者女性，27岁，因"间歇发热2月，咳嗽咳痰1周"入院。患者2月前无明显诱因出现发热，为间歇性发热，无畏寒、寒战，当时未测体温，无其他不适。1周前出现咳嗽，不剧烈，咳嗽为非刺激性，痰少，遂就诊于村卫生所，测体温38℃，予"先锋"治疗后上述症状无缓解，于当地医院拍胸片（图2-49-1）示"支气管肺炎"而转入本院。平素身体健康，洗头房工作5年。入院体检：T 38.1℃，P 120次/分，R 24次/分，Bp 110/70mmHg，神清，精神软，皮肤巩膜无黄染，颈部及锁骨上淋巴结未及肿大，全身未见皮疹，胸廓无畸形，静息状态下呼吸尚促，两肺呼吸动度对称，触觉语颤两侧对称，叩诊清音，双肺呼吸音粗，两肺未闻及明显干湿性啰音，心率120次/分，律齐，未及病理性杂音。腹平软，无压痛及反跳痛，肝脾肋下未及，双肾区无叩痛，双下肢无水肿，病理反射未引出。辅助检查：外院胸片（图2-49-1）示：双肺纹理增多、紊乱，两肺满布絮片影；门诊血常规：WBC 5.6×10^9/L，N 86.0%。患者入院后，胸

---

[100] 病例提供：330006 南昌大学第二附属医院（段凤英，叶小群，况九龙）

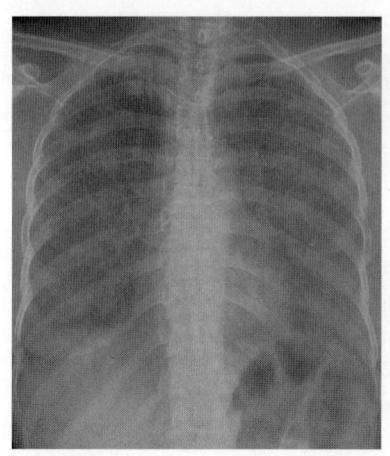

图2-49-1

部CT检查（图2-49-2）示两肺弥漫性病变，以磨玻璃样改变为主，两中下肺明显；右上肺陈旧性结核病灶，无明显淋巴肿大，无胸水，无心脏明显增大表现，两肺门尚清晰。

患者入院经强力抗感染（细菌、真菌）治疗3天后，病情无改善，呼吸困难明显，血气分析示PaO_2 48mmHg而转ICU行机械通气治疗，呼吸机治疗2天后复查CT（图2-49-3），病灶与前类似。

根据患者职业及影像学特点，考虑肺孢子虫肺炎，提示存在人类免疫缺陷病毒（HIV）感染可能。查血总淋巴细胞$0.8 \times 10^9/L$，$CD4^+$ $3.9 \times 10^6/L$，$CD8^+$ $587.2 \times 10^6/L$，$CD4^+/CD8^+$ 0.007，血HIV抗体阳性，通过人工气道吸引分泌物找肺孢子菌阳性。最后诊断为肺孢子菌肺炎、艾滋病而转专科医院进一步治疗。

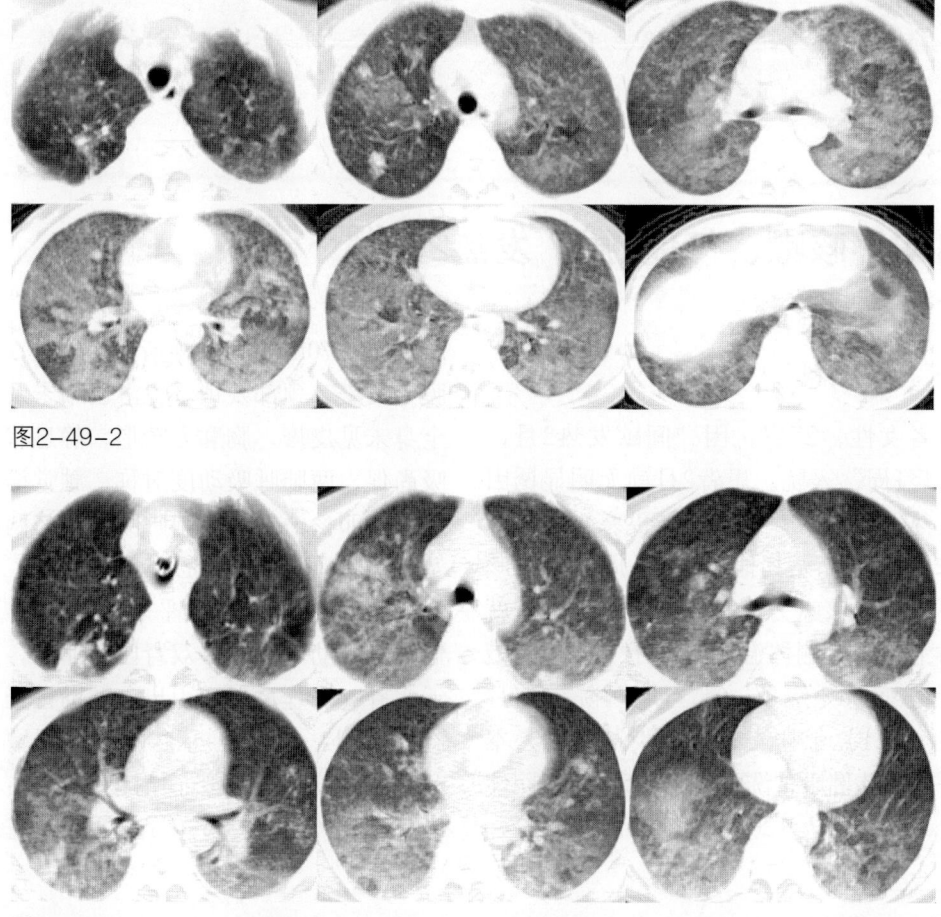

图2-49-2

图2-49-3

二、讨论

自从1981年人们发现首例艾滋病以后，全世界HIV感染者及艾滋病患者数量呈逐年上升趋势。我国艾滋病流行通过散发期、局部流行期，已转入广泛流行期。艾滋病早已不是罕见病，临床医生一定要提高警惕，加强对艾滋病所致肺部机会性感染疾病的认识。对特殊职业者的肺炎，可以考虑常规进行HIV筛查以除外艾滋病所导致肺部机会性感染的疾病。

> **提示：**
> 对特殊职业者的弥漫性肺部炎症病变，可以考虑常规进行HIV筛查以除外艾滋病所导致肺部机会性感染的疾病。

病例50 右胸肩背疼痛2月[101]

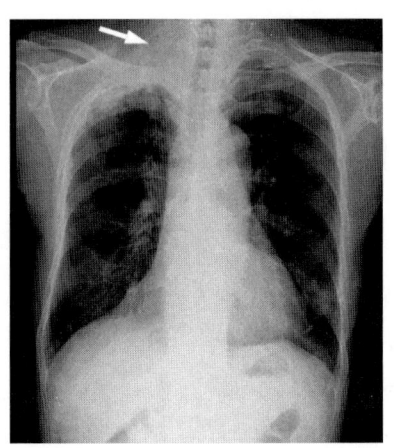

图2-50-1

一、临床资料

患者男性，55岁，因"右胸肩背痛2月"入院。患者自诉2月前无明显诱因下出现右侧上胸部、肩部及背部疼痛，开始为间断隐痛不适，后转为持续性疼痛，于当地诊所就诊，考虑为"肩周炎"，给予"理疗及止痛药治疗"后，症状有所缓解，但停药后疼痛反而加剧，且出现右上肢疼痛和乏力，今为进一步诊治而转本院，门诊拍胸片（图2-50-1）示"右上肺占位"而收入院。平素体健，否认慢性疾病史，吸烟30支/天×30年，无其他嗜好。入院查体：生命体征正常，神清合作，痛苦貌，但头颅五官无异常，浅表淋巴结无肿大，右侧上胸部、肩部及背部压痛明显，二肺呼吸音清，无干湿啰音，心、腹、脊柱等检查无异常，右上肢肌力略减退。辅助检查：三大常规、生化全套、肿瘤全套等检查无异常。入院后胸部CT（图2-50-2）示：右肺尖肿块，已广泛侵犯胸壁并破坏肋骨，纵隔淋巴结肿大，CT诊断肺上沟瘤（即Pancoast瘤）。于CT引导下经皮穿刺肺肿块活检，病理报告为"低分化鳞癌"，患者确诊后，予GP方案化疗一次后，回当地医院继续治疗，随访9月后死亡。

二、讨论

Pancoast瘤是1932年美国费城放射科医师HK Pancoast首先发现并命名的，

---

[101] 病例提供：518020 广东省深圳市人民医院（龚静山）

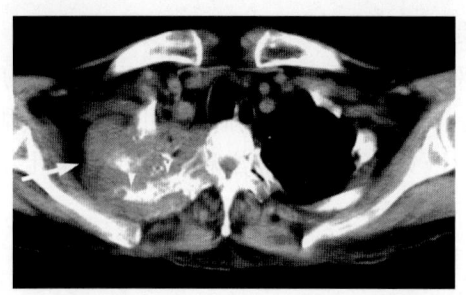

图2-50-2

HK Pancoast首先描述肺尖部的肺癌有四大症状：肩及上肢疼痛、Horner's综合征、肋骨破坏、手部肌肉萎缩等，称Pancoast综合征，如彩图2-50-1所示，肿瘤破坏颈交感神经链而导致Horner's综合征，破坏臂丛神经而导致患肩及上肢疼痛、肌肉萎缩。Pancoast瘤从狭义上讲是发生于肺尖部的周围型肺癌，从广义上讲则是指任何发生于肺尖部的原发性或转移性恶性肿瘤。Pancoast瘤早期症状极易与一些神经性疾病相混淆而导致延误诊断。该病确诊后的治疗与一般肺癌的治疗相同。

提示：
Pancoast综合征是指肺尖部肺癌所导致的肩及上肢疼痛、Horner's综合征、肋骨破坏、手部肌肉萎缩等四大临床表现。

病例51 发热2个月，咳嗽气急半月[102]

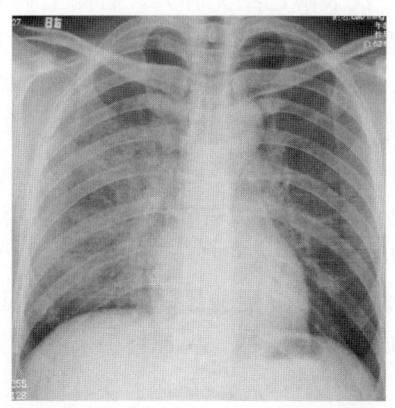

图2-51-1

一、临床资料

患者男性，35岁，私营业主，因"发热2个月，咳嗽气急半月"入院。患者自诉2个月前无明显诱因出现发热，低热为主，37.5～38℃，伴乏力、纳差，但无咳嗽咳痰，无胸闷气急，无尿频尿急，无腹痛腹泻，自行服用"清开灵、头孢克肟"等药，但无效，仍发热后，曾就诊当地医院，行肝功能检查无异常而给予中药治疗，但仍无效，且近半月来出现咳嗽，干咳无痰，感气急，当地医院拍片（图2-51-1）示"间质性肺炎"而转入本院。平素身体健康，否认"肝炎、肺结核"病史，吸烟30支/天×10年，无其他嗜好。入院查体：T 37.8℃，P 110次/分，R 24次/分，Bp 120/70mmHg，神清合作，气急外观，浅表淋巴结无肿大，二肺呼吸音粗，可闻及散在细湿啰音，心、腹、脊柱、

---

102 病例提供：518020 广东省深圳市人民医院（龚静山），315020 宁波大学医学院附属医院（邓在春）

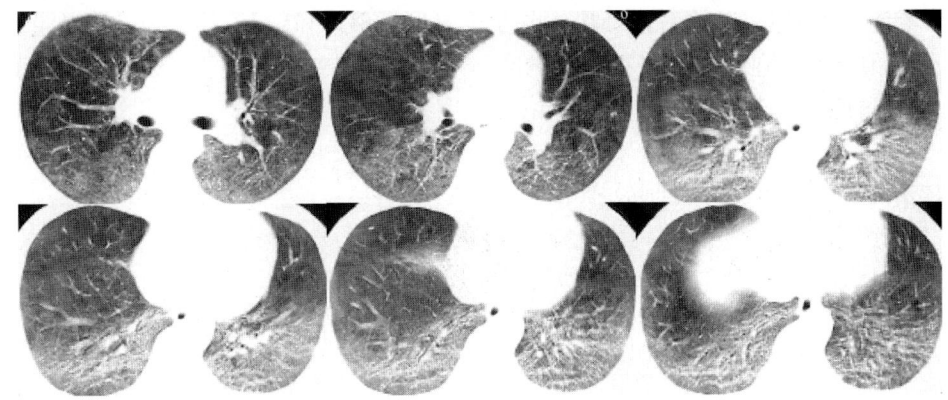

图2-51-2

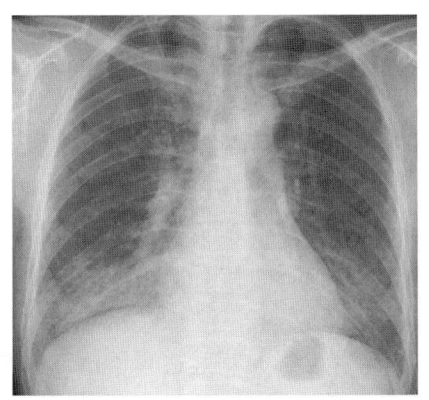

图2-51-3

四肢等检查无异常。辅助检查：血常规示WBC 5.6×10^9/L，N 83%，L 13%，生化全套、肿瘤全套等检查无异常。入院后胸部CT（图2-51-2）示：二肺弥漫性病变，间质性肺炎？肺泡蛋白沉着症？拟行支气管肺泡灌洗及经纤支镜肺活检，但在追问病史中发现患者有淫乱史，遂查HIV抗体，初筛及确诊试验均阳性，且诱导痰中找到肺孢子虫，最后诊断为艾滋病并肺孢子虫肺炎，经磺胺治疗后复查胸片（图2-51-3）示病灶明显吸收。

二、讨论

卡氏肺囊虫肺炎（PCP），亦可称为卡氏肺孢子虫肺炎，是一种少见的肺炎，主要发生于免疫低下患者。病原是卡氏肺囊虫主要存于肺内，过去认为属于原虫，最近有学者根据其超微结构和对肺囊虫核糖体RNA种系发育分析，认为肺囊虫属真菌类。该病原体于1951年首次报道在早产婴间质性肺炎病例中被发现，最近数十年来，由于广泛应用免疫抑制剂及艾滋病出现后，本病较过去为多见。根据美国CDC资料1981—1990年共报道AIDS患儿1200例，其最常见和最严重的机会性感染是PCP，发病率为39%，而在成人AIDS病人可高达80%。卡氏肺囊虫病主要见于五种病人：①早产婴儿和新生儿；②先天免疫缺损或继发性免疫低下的患儿；③恶性肿瘤如白血病、淋巴瘤病人；④器官移植接受免疫抑制剂治疗的患儿；⑤AIDS患者。

该病影像学上主要表现为双侧弥漫性颗粒状阴影，自肺门向周围伸展，呈毛玻璃样，伴支气管充气象，以后变成致密索条状，间杂有不规则片块状影。后期有持久的肺气肿，在肺周围部分更为明显。

治疗上，目前首选药物为甲氧苄胺嘧啶（TMP）20mg/（kg·d）加磺胺甲基异噁唑（SMZ）100mg/（kg·d），分2次服，连服2周，不良副作用较少，表现为皮肤过敏与胃肠道反应。亦有主张SMZCo100mg/（kg·d）2周，后减为半量再用2周，后再减为1/4量连用2个月，有效率达75%，此药可作为化学预防剂，在应用免疫抑制剂的高危患儿中预防此病，其剂量为TMP 5mg/（kg·d）和SMZ 25mg/（kg·d），皆分2次口服或每周连服3天，停4天，连用6个月。

> **提示：**
> 卡氏肺囊虫肺炎影像学上主要表现为双侧弥漫性颗粒状阴影，自肺门向周围伸展，呈毛玻璃样，以后变成致密索条状，间杂有不规则片块状影。

病例52　头痛、呕吐1周[103]

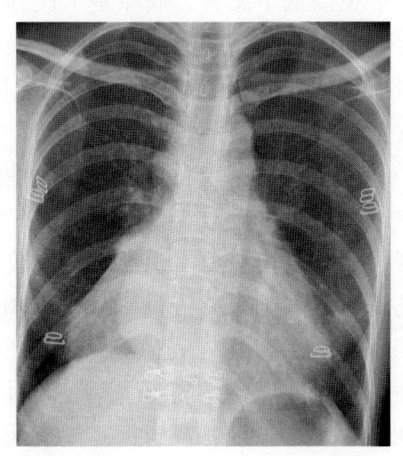

图2-52-1

一、临床资料

患者女性，45岁，因"头痛、呕吐1周"入院。患者自诉1周前无明显诱因下出现头痛，伴呕吐，自认为"感冒"所致而未就医，但服用"康泰克"等药后无效，今在家属劝说下前来就诊，门诊头颅CT检查示"颅内多发占位，转移瘤可能"而入院。平素体健，否认慢性疾病史，无烟酒嗜好。入院查体：生命体征正常，神清合作，自动体位，浅表淋巴结无肿大，二肺呼吸音清，无干湿啰音，心、腹、脊柱及四肢等检查无异常。

辅助检查：三大常规、生化全套等检查无异常。入院后胸片（图2-52-1）示左肺中下野见斑片状、点状模糊阴影，边缘欠清，右肺下叶心缘旁见楔形高密度影，边缘清晰；两肺门大小如常，心膈无殊；胸片诊断：左肺炎考虑，右肺下叶肺不张，建议CT进一步检查。胸部CT（图2-52-2）示右肺门旁可见团块状高密度影，病灶边界不清，右肺下叶支气管变窄，右肺下叶后部可见楔形软组织密度影，余两肺叶可见散在小结节状及斑点状高密度影，边界清晰，纵隔窗显示两肺门无增大，气管支气管通畅；纵隔见肿大淋巴结，心包增厚。CT诊断：右肺门旁占位性病变，肺癌首先考虑并右肺下叶阻塞性不张、两肺广泛转移、纵隔淋巴结转移、心包积液。患者入院后纤支镜检查示右下支气管外压性狭窄，纤支镜不能通过，予刷检，刷检细胞学检查报告找到癌细胞，腺癌可能。患者确诊后，患者本人及家属放弃治疗而自动出院，2个月后死亡。

二、讨论

原发性支气管肺癌（简称肺癌）是常

103　病例提供：315020 宁波大学医学院附属医院（赵汝霞，虞亦鸣，舒丽华，邓在春）

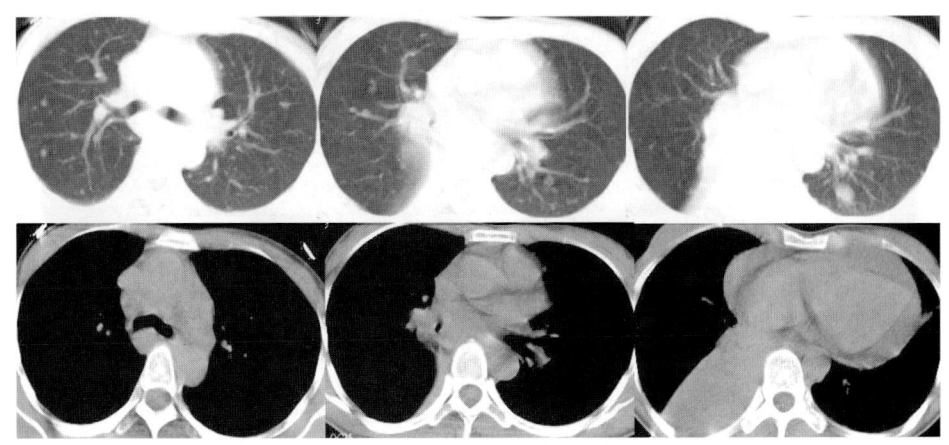

图2-52-2

见的恶性肿瘤之一,发病率呈明显增高趋势,其临床表现呈现多样性,以颅内转移灶为首发症的肺癌亦不少见。据报道,肺癌脑转移发生率大约为30%,而以脑转移为首发症者约占10%,其中以腺癌和小细胞肺癌最多见,由于早期无明显呼吸道症状,这部分患者极易发生误诊误治。肺癌脑转移患者,绝大多数已失去手术指征,且由于一般化疗药物不易透过血脑屏障,故常规化疗效果有限,如经济条件许可,可尝试分子靶向治疗。

> **提示:**
> 肺癌脑转移发生率为30%,而以脑转移为首发症者占10%,其中以腺癌和小细胞肺癌最多见,由于早期无明显呼吸道症状,这部分患者极易发生误诊误治。

病例53 反复咳嗽咳痰2年[104]

一、临床资料

患者女性,31岁,因"反复咳嗽咳痰2年"入院。患者自诉2年来反复咳嗽咳痰,每次发病后于当地医院就诊,拍片示"左下肺炎",经抗感染治疗后病情可缓解,但每受凉感冒后易反复,今为进一步诊治而入院。平素体健,否认"肝炎、肺结核"病史,无其他慢性疾病史,无烟酒嗜好,家族中无遗传性疾病史。入院查体:生命体征正常,神清合作,浅表淋巴结无肿大,二肺呼吸音清,无干湿啰音,心、腹、脊柱、四肢等检查无异常。辅助检查:三大常规、生化全套、肿瘤全套等检查无异常。入院后胸部CT(图2-53-1)示:左下肺囊性肿块,增强后见肿块供应血管发自胸主动脉(图

---

[104] 病例提供:518020 广东省深圳市人民医院(龚静山)

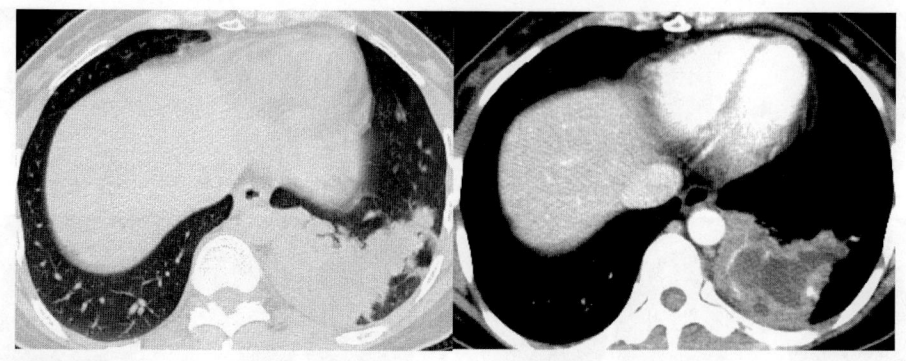

图2-53-1

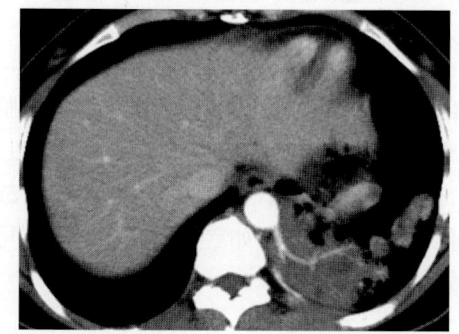

图2-53-2

2-53-2)。CT诊断：肺隔离症。患者明确诊断后转胸外科手术治疗，术后病理证实为肺隔离症。

二、讨论

肺隔离症是一种较少见的先天性肺疾患，主要表现为部分胚胎肺组织与正常的肺组织隔离开，其血液由主动脉直接分出的动脉支供应。如隔开的肺在肺叶之内，为同一脏层胸膜所包被，称为叶内型肺隔离症，其囊腔病变与正常的支气管相通或不相通；如隔开的肺在肺叶之外，不包在同一脏层胸膜内，称为叶外型肺隔离症，囊腔与正常的支气管不相通。异常动脉多来自降主动脉，亦可来自腹主动脉，少数叶内型者可来自腹腔动脉、肋间动脉、左胃动脉或腋窝动脉。少数叶外型者来自肺动脉、肋间动脉或腹腔动脉。叶内型的静脉绝大多数回流自肺静脉，有的回流至奇静脉或半奇静脉；个别的回流至上腔静脉、下腔静脉或支气管静脉。叶外型则多回流至奇静脉、半奇静脉，但亦有回流至肺静脉者。

肺隔离症多发生于肺下叶的后基底段，左右侧的发生率大致相仿，以发生在左下肺者稍多。该病多见于青少年，男性稍多，多为叶内型。该病早期无任何症状，部分病例于常规体检时发现，如合并感染，则出现反复咳嗽咳痰，部分病例可反复咯血，虽抗感染有效，但易反复，确诊后手术治疗效果很好。

提示：

　　肺隔离症早期无任何症状，部分病例于常规体检时发现，如合并感染，则出现反复咳嗽咳痰，部分病例可反复咯血，虽抗感染有效，但易反复，确诊后手术治疗效果很好。

病例54　放疗后胸闷气急1月

一、临床资料

患者男性，60岁，因"双侧肺癌放疗后胸闷气急1月"入院。患者9月前因咳嗽、痰中带血丝1个月于外院确诊"双侧肺鳞癌"，并予化疗6周期，3月前因病灶进展而予放射治疗，1月前结束放疗，近月来渐感胸闷气急，门诊胸部CT示（图2-54-1）"二肺炎症"而收入院。平素身体健康，否认"肝炎、肺结核、糖尿病"史，吸烟30支/天×20年，已戒烟5年。体格检查：神志清，颈部、锁骨上淋巴结未及肿大。气管居中，胸廓无畸形，两侧呼吸动度对称，触觉语颤对称，叩诊清音，两肺呼吸音粗，未闻及明显干湿性啰音。心脏、腹部等检查无异常。辅检：三大常规、血沉、血生化、血肿瘤标志物均无异常。门诊胸部CT检查示：两肺上叶、右肺中叶及两肺下叶背段见大片状、斑片状毛玻璃样高密度影，边缘模糊，左肺下叶背段见团片样高密度影，边缘毛糙。对照放疗前胸部CT（图2-54-2），考虑放射性肺炎，予吸氧、激素等治疗。

二、讨论

放射性肺炎（Radiation pneumonitis）系由于肺癌、乳腺癌、食管癌、恶性淋巴瘤或胸部其他恶性肿瘤经放射治疗后，在放射野内的正常肺组织受到损伤而引起的炎症反应。轻者无症状，炎症可自行消散；重者肺脏发生广泛纤维化，导致呼吸功能损害，甚至呼吸衰竭。放射性肺炎的发生、严重程度与放射方法、放射量、放射面积、放

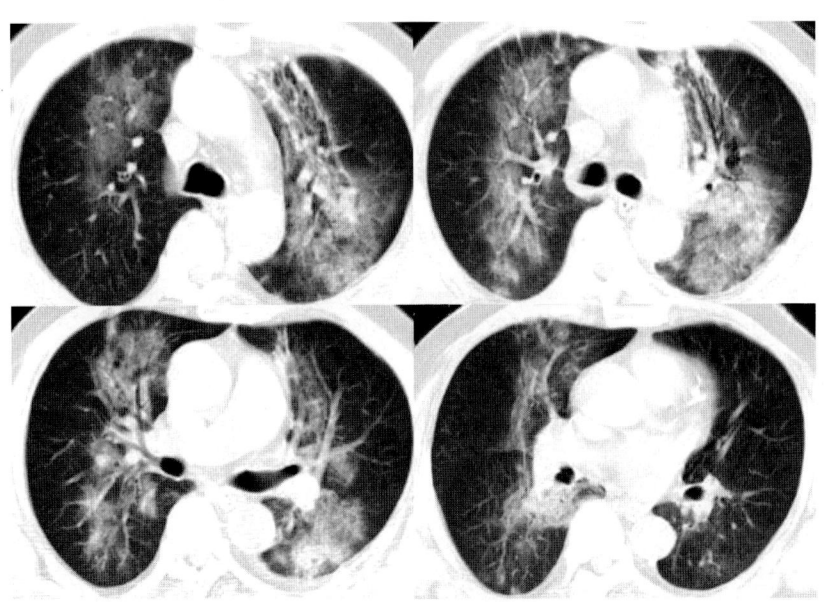

图2-54-1　放射治疗后胸部CT

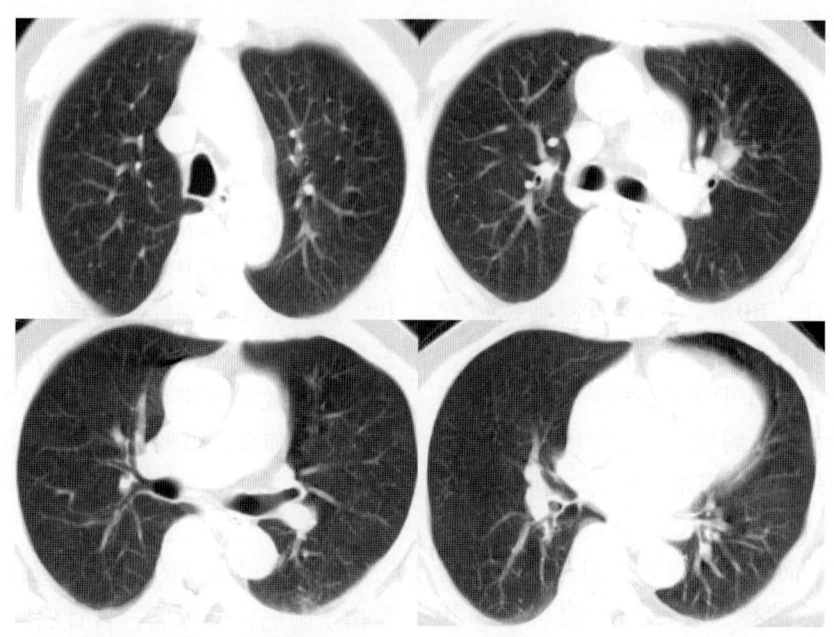

图2-54-2 放射治疗前胸部CT

射速度均有密切关系。据统计，剂量在6周内小于2000rad，一般极少发生肺炎，剂量超过4000rad则肺炎明显增多，放射量超过6000rad者，必有放射性肺炎。放射野越大发生率越高；大面积放射的肺组织损伤较局部放射为严重，照射速度越快，越易产生肺损伤。

放射性肺炎急性期的病理改变多发生于放射治疗后1～2个月，亦有迟至治疗结束后半年始发现。表现为肺血管特别是毛细血管损伤产生充血、水肿和细胞浸润，肺泡Ⅱ型细胞再生低下，淋巴管扩张和透明膜形成。急性变化有可能自行消散，但常引起肺结缔组织增生，纤维化和玻璃样变。慢性期往往发生于放射治疗9个月以后，病理为广泛肺泡纤维化，肺脏收缩、毛细血管内膜增厚、硬化、管腔狭窄或阻塞而导致肺循环阻力增高和肺动脉高压。胸膜也可因炎变和纤维化而增厚。

影像学表现多于停止放疗1个月后出现，急性期在照射的肺野上出现弥漫性片状模糊阴影，其间隐约可见网状影，酷似支气管肺炎或肺水肿，病变的范围与胸廓表面照射野一致。慢性期发生肺纤维化，呈条索状或团块状收缩或局限性肺不张。

治疗方法主要是对症治疗，氧气吸入可改善低氧血症，肺部继发感染给予抗生素。早期应用糖皮质激素有效，一般采用泼尼松40mg/d，逐渐减量，3～6周为一疗程。

提示：

放射性肺炎多于停止放疗1个月后出现，急性期在照射的肺野上出现弥漫性片状模糊阴影，其间隐约可见网状影，酷似支气管肺炎或肺水肿，病变的范围与胸廓表面照射野一致。慢性期发生肺纤维化，呈条索状或团块状收缩或局限性肺不张。

病例55　咳嗽咳痰2周[106]

一、临床资料

患者女性，90岁，因"咳嗽咳痰2周"入院。患者2周前因受凉后出现咳嗽咳痰，痰为白黏状，量少，无咯血，不伴发热，拍胸片无异常而予抗感染治疗，但无效，查胸部CT（图2-55-1）示"右下肺占位"而收入院。患者发病以来，一般情况可。平素身体健康，否认"肝炎、肺结核、糖尿病"史，吸烟20支/天×50年。入院查体：生命体征平稳，神清合作，浅表淋巴结无肿大，气管居中，二肺呼吸音弱，未及干湿啰音，心、腹、脊柱、四肢无异常。患者入院后查三大常规、血生化全套、肿瘤全套等均

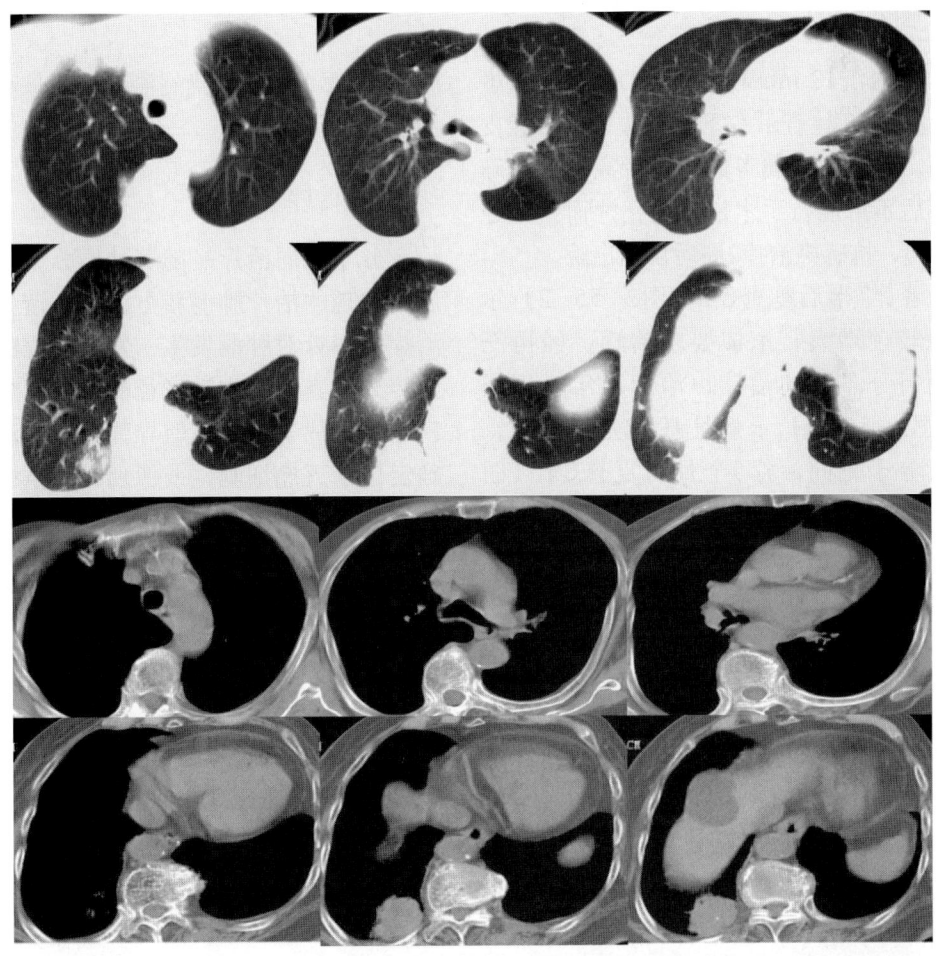

图2-55-1

---

[106] 病例提供：315040 浙江省宁波市江北洪塘街道社区卫生服务中心（李凤榕，俞凯，李冰），315020 宁波大学医学院附属医院（邓在春）

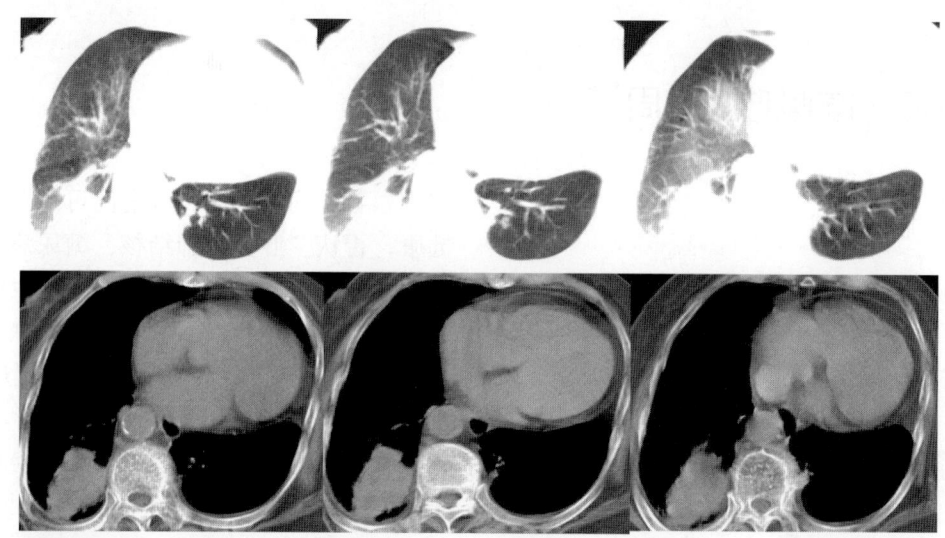

图2-55-2

无异常，血沉12 mm/h，PPD阴性，因患者门诊胸部CT检查示右下肺肿块，拟行经皮肺活检，但患者家属考虑到患者高龄，且确诊肺癌后不可能行手术治疗或化疗而拒绝经皮肺活检，抗感染治疗2周后自动出院。

患者1年半后复查CT（图2-55-2）示原病灶较前增大，家属要求治疗，经再三衡量而行分子靶向治疗，治疗半年后复查CT（图2-55-3）示病灶基本完全吸收。但继续分子靶向治疗5个月后复查CT（图2-55-4）示病灶控制欠佳，且出现胸水，胸水中CEA升高并找到癌细胞而放弃进一步治疗，半年后死亡。

二、讨论

分子靶向治疗是随着肿瘤分子生物学发展而出现的治疗肺癌新方法。所谓分子靶向治疗是指针对肿瘤发生、发展过程的细胞信号传导和其他生物学途径的一种治疗手段。就像现代战争中的巡航导弹，能自动寻敌精确定位杀灭癌细胞，或像现代战争中的精确钻地炸弹，定向阻断癌细胞的增殖转移信号

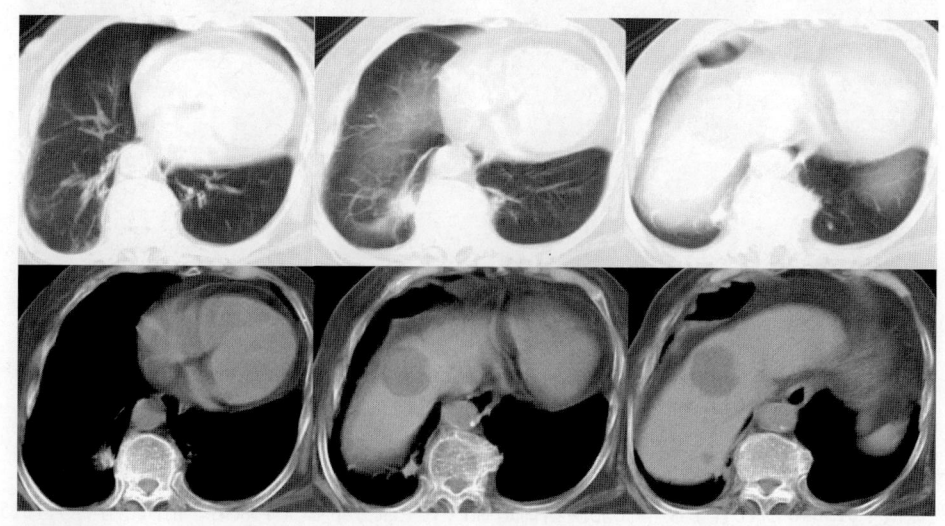

图2-55-3

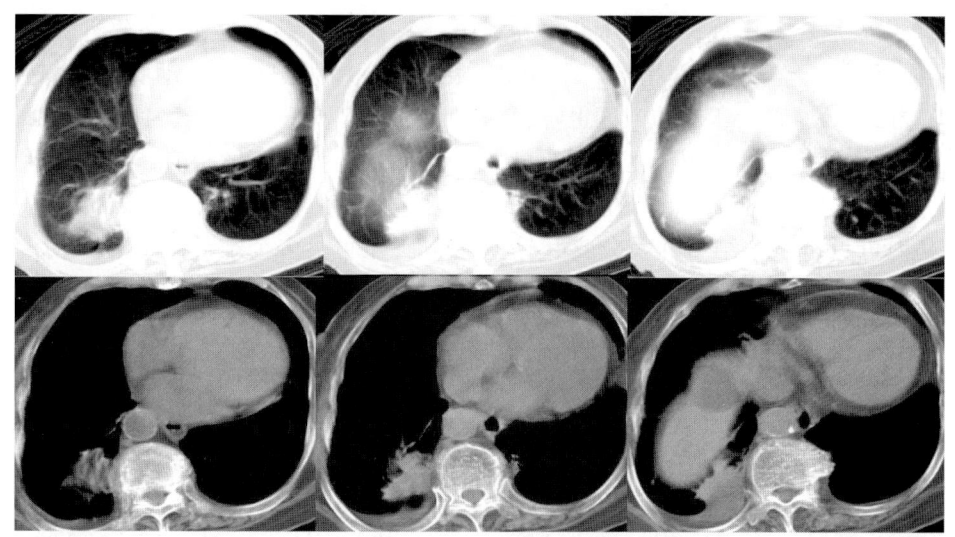

图2-55-4

传导,破坏癌细胞的代谢,或像现代战争中的节点打击,阻止肿瘤新生血管的生成,断绝癌细胞的血液和养分供给。目前已广泛研究用于肺癌的分子靶向治疗的药物主要有如下几方面:表皮生长因子受体(EGFR)抑制药、肿瘤血管生成因子(VEGF)受体抑制药、细胞周期表依赖性蛋白激酶抑制药、维生素A衍生物X受体(RXR)抑制药、蛋白酶体抑制药、环氧化酶(COX-2)抑制药、血小板源性生长因子(PDGF)受体抑制药、癌基因治疗、肺癌疫苗等。其中表皮生长因子受体(EGFR)抑制药已获批准,开始广泛用于临床并取得较好疗效。这些新药的开发和临床应用已充分表明分子靶向治疗理论的正确性和可行性,也使肺癌治疗进入一个全新的发展阶段。

提示:

临床实践已证明,分子靶向治疗是治疗肺癌的一种高效、特异的新方法,肺癌治疗已进入无毒化时代!

病例56 咳嗽咳痰20天[107]

一、临床资料

患者男性,49岁,因"咳嗽、咳痰20天"入院。患者自诉20天前受凉后出现咳嗽,咳少许白黏痰,无咳血,无发热盗汗,无胸闷气急,外院拍胸片示"左肺门占位"而转本院。平素身体健康,否认慢性疾病史,无烟酒嗜好。查体:生命体征平稳,浅表淋巴结无肿大,头颅五官端正,颈软,气管居中,胸廓无畸形,心肺腹等检查无阳性

---

[107] 病例提供:130021 吉林大学第一医院(曹殿波,郭亮,李叶,丁在春)

体征。患者入院后三大常规、生化全套、肿瘤全套、血沉等均无异常。查胸部CT（图2-56-1~图2-56-4）示：左肺门区上叶、下叶支气管之间见团块样软组织密度影，最大层面直径约5.4cm×6.1cm，CT值约21~26Hu，其内可见斑点、结节样及分支状钙化影，病灶边缘尚光滑，与邻近肺门结构界限不清；增强扫描病灶动脉期及静脉期CT值分别为：66~110Hu、108~132Hu，其中静脉期与血管密度相似；病灶邻近血管呈受压改变，纵隔内气管前间隙、主动脉弓旁及隆突下可见多个结节样高密度影，较大者

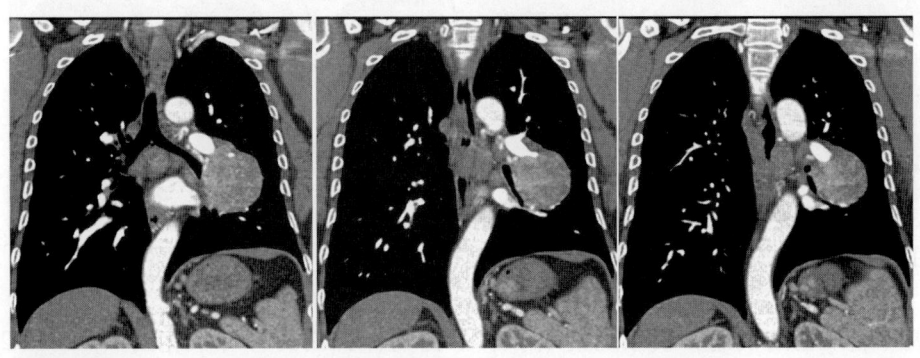

图2-56-1

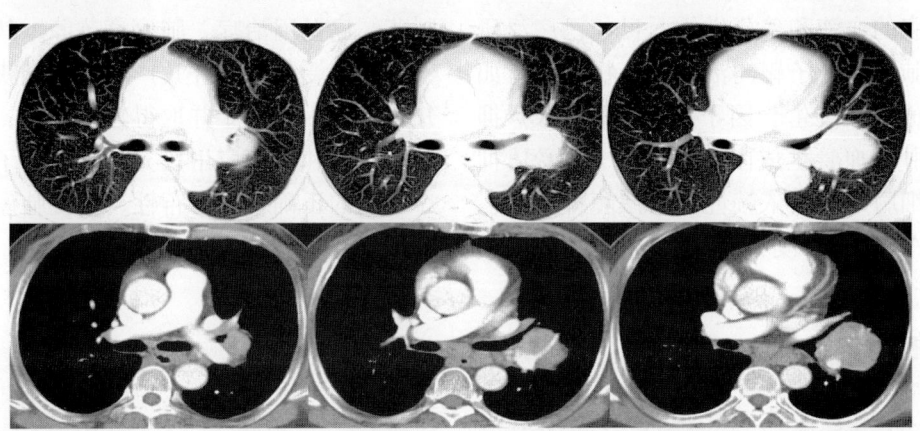

图2-56-2

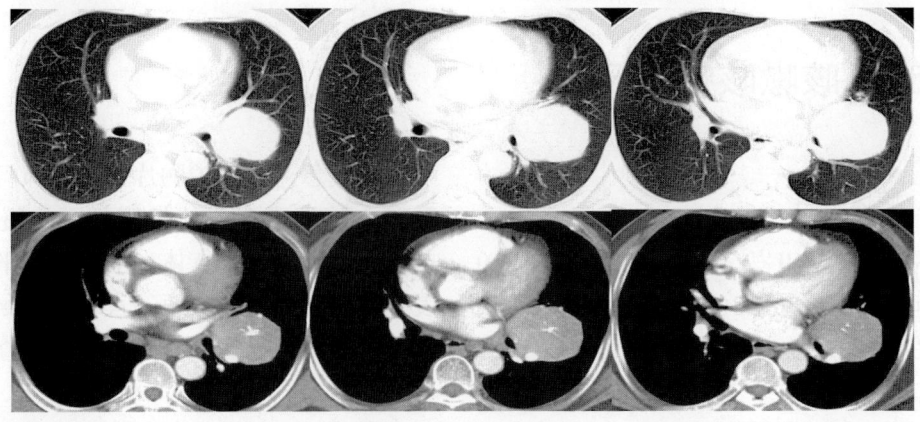

图2-56-3

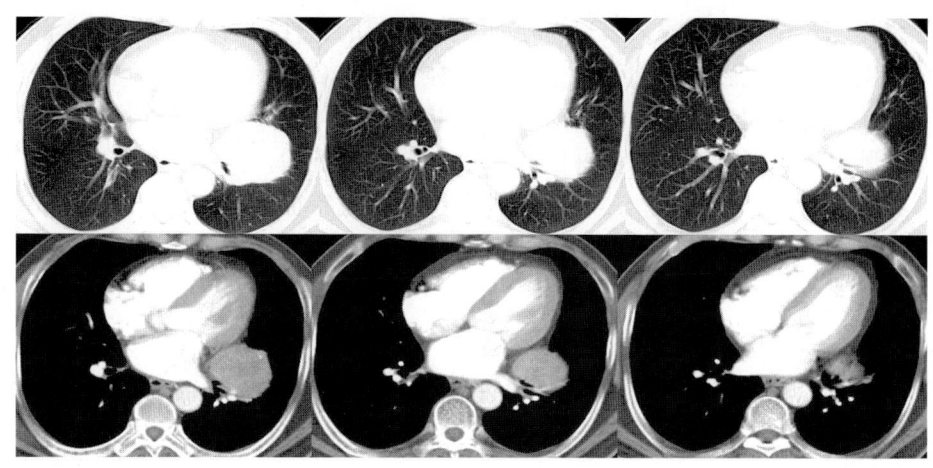

图2-56-4

1.2cm×1.8cm。查纤支镜示：左肺上叶、下叶支气管均受压变窄，但未见新生物，予刷检涂片找癌细胞，阴性。经内外科联合会诊，考虑左肺门肿瘤可能，有指征剖胸探查而转胸外科手术。

术中所见：胸腔内无粘连及胸腔积液，于左肺门区可触及大小约7.0cm×7.0cm×7.0cm的实质性肿物（彩图2-56-1），质中等，肿物呈粉红色，位于斜裂间与肺根部，表面血管丰富，可见较多小动脉与肿物相连，肿物与上叶、下叶支气管粘连紧密。

病理：镜下见大量淋巴滤泡，滤泡之间伴有丰富的血管增生、同心圆排列的淋巴细胞和少量浆细胞、嗜酸性粒细胞（彩图2-56-2和彩图2-56-3）。免疫组化：CD10、CD20、CD21、CD3、CD43、CD5、Cyclindl、Ki-67(+40%)等未见克隆性表达。最后诊断为肺门淋巴结Castleman病。

二、讨论

Castleman病（Castleman's disease, CD）是一种少见、原因不明的淋巴组织异常增生性疾病，又称为巨大淋巴结增生症、血管淋巴滤泡增生症或血管淋巴样错构瘤。本病1956年由Castleman等首次报道，1969年Festen等根据病理学表现将之分为透明血管型和浆细胞型。1985—1995年Weisenburger和McCarthy等提出CD可分局限型和弥漫型两种类型，两者在病理学和生物学方面差异很大。前者呈良性特征，临床多表现为无症状的孤立软组织肿块，病理上96%为透明血管型，手术切除肿瘤预后良好。后者呈恶性表现，累及多个器官且全身症状明显，如发热、盗汗、体重下降、肝脾大、胸腹水和血液系统异常等，病理学均为浆细胞型，治疗以放化疗和免疫抑制为主，预后不良。CD最常发生于胸部，局限型绝大多数为透明血管型，影像学表现较有特征性，为纵隔及肺门圆形或卵圆形较大软组织肿块，边缘光滑、锐利，可有分叶，多数密度均匀可伴斑点状、树枝状等不同形状钙化。文献报道此种钙化也是CD的特点之一，且认为见于透明血管型的局限型，分布于瘤灶中央。钙化原于增生毛细管壁增厚，且伴有玻璃样变性、纤维化变性等，钙质沿着退变的小血管壁沉积形成分支状钙化。动态增强表现为：动脉期病灶明显强化，均匀或不均匀，延迟期病灶呈持续强化。弥漫型以浆细胞型占多数，影像学表现无明显特征性，主要表现为肺门纵隔一组或多组淋巴结增大，密度均匀，增强后中等强化。若侵犯肺实质，表现为肺内毛玻璃样密度增高、气腔实变、双肺弥漫性网状、结节状间质浸润，其病理学基础为大量浆细胞在肺实质内浸润，类似于淋巴细胞间质性肺炎。

总之，Castleman 是成人中较为少见、无症状的良性肿瘤样病变，90%的单发透明血管型在CT检查中具有早期和持续强化的特征，若伴有典型的分支状钙化，术前定性诊断是可能的。但浆细胞型由于血管成分较少，强化特征不显著，最终确诊仍依赖于病理学。

> **提示：**
> 肺门局限性Castleman病，影像形态上与中央型肺癌类似，极易误诊为肺癌，但若能发现病灶内的典型分支状钙化，则术前定性诊断是可能的。

病例57　月经周期性咯血2年[108]

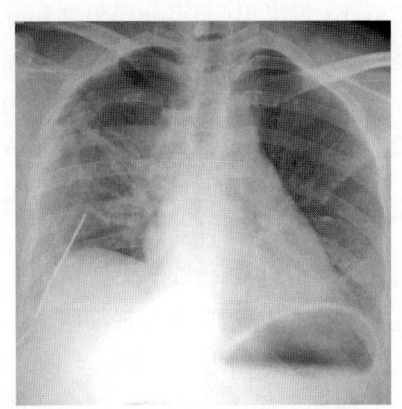

图2-57-1

一、临床资料

患者女性，30岁，因"月经周期性咯血2年，再发1天"入院。患者自诉2年前生产第2胎后第1次月经时出现咯血，量约10ml，未经系统治疗，此后每逢月经期间均出现咯血，每次量约10～50ml，经期结束时咯血症状消失。曾就诊于当地医院并考虑"支气管扩张"，经抗感染治疗有效。今因1天前出现少量咯血，为求进一步诊治而来我院。病程中睡眠良好，二便正常，体重未见减轻。平素身体健康，否认慢性疾病史，无烟酒嗜好。入院查体：生命体征正常，浅表淋巴结无肿大，头颅五官端正，颈软，气管居中，胸廓无畸形，心肺腹等检查无特殊。入院后三大常规、生化全套、肿瘤全套等检查均无异常，胸片（图2-57-1）示：右肺第1前肋间斑片状阴影；胸部CT（图2-57-2）示：右肺上叶尖段见密度较淡之磨玻璃样斑片状增浓影，其内可见穿行的小支气管影。结合患者典型临床症状及影像学表现，最后诊断为肺子宫内膜异位症。

二、讨论

子宫内膜在身体其他部位生长，即可称为子宫内膜异位症。这种异位的子宫内膜在组织学上不但有内膜的腺体，且有内膜间质围绕，在功能上随雌激素水平而有明显变化，即随月经周期而变化，部分受孕激素影

108　病例提供：130021 吉林大学第一医院（曹殿波，熊文激，王静，丁在春）

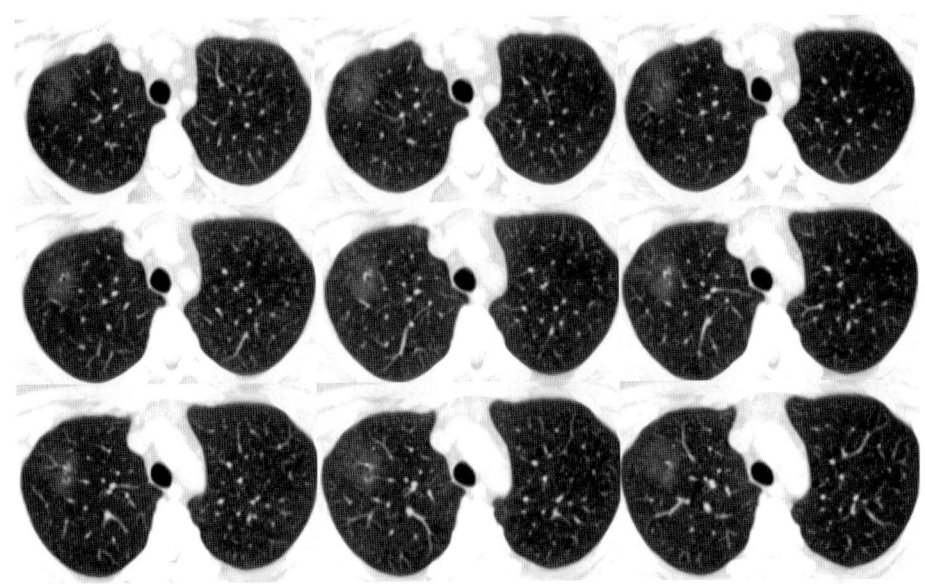

图2-57-2

响,能产生少量"月经"而引起种种临床现象。肺部子宫内膜异位症临床上较少见,侵犯肺部时可表现为不同程度的咯血,患者多就诊于内科,因咯血呈周期性发作,肺部影像学检查可见渗出性病变,抗感染、止血治疗后,病变可完全吸收,因而极易被误诊为"支气管扩张"。

该病多采用激素治疗,其主要作用是抑制下丘脑促性腺激素释放激素(GnRH)产生,从而使腺垂体促性腺激素卵泡刺激素(FSH)、黄体生成素(LH)合成及释放减少,导致卵巢功能受抑制。也可采用手术治疗,手术可分为保守性手术、半根治性手术和根治性手术3种。

> **提示:**
> 临床上对育龄期妇女的周期性咯血不要轻易诊断为支气管扩张,应首先考虑肺部的子宫内膜异位症。

病例58 咳嗽1周,药物过敏半天[109]

一、临床资料

患者女性,60岁,因"咳嗽1周,药物过敏半天"入院。患者家属代诉:患者1周前受凉后出现咳嗽,咳少量白痰,于当地卫生院就诊,考虑"急性支气管炎"而予"美洛西林针4.0静滴",输液过程中出现畏寒、寒战、咳粉红色泡沫痰,经抗过敏等处理后好

---

[109] 病例提供:315020 宁波大学医学院附属医院(孙士芳,马红映,丁群力)

转而转入本院。入院查体：T 38.2℃，R 24次/分，P 116次/分，Bp 90/60 mmHg，神清合作，呼吸急促，口唇稍绀，咽稍红，浅表淋巴结无肿大，两肺听诊呼吸音粗，可闻及散在湿啰音，心率86次/分，心律齐，心音中各瓣膜区未闻及病理性杂音。腹软，无压痛及反跳痛。肝脾肋下未及，移动性浊音阴性，双下肢无水肿。脊柱四肢及神经系统检查无异常。入院后急查血常规示：WBC 20.23×10^9/L，N 92.6%，CRP 80mg/L；急诊胸部CT（图2-58-1）示：两肺弥漫斑片影，炎症首先考虑，双侧胸腔积液；入院查ESR、血支原体抗体、肺吸虫抗体、多次痰找抗酸杆菌、多次痰及血培养、血肿瘤标志物、血免疫全套、风湿全套、抗核抗体20项、上腹部B超及心脏超声等检查均无异常。

患者入院后经"抗休克、抗感染及呼吸支持"等治疗1周后，复查胸部CT（图2-58-2）示原病灶已吸收，肺部已异常而出院。

二、讨论

休克肺（Shock lung）是指休克时，肺出现严重的间质性和肺泡性肺水肿、瘀血、出血、局限性肺不张、毛细血管内微血栓形成以及肺泡透明膜形成等，具有这些特征的肺称休克肺，其本质为各种原因休克后所导致的急性非心源性肺水肿，属于急性肺损伤/急性呼吸窘迫综合征的范畴。

本例患者肺部病变病程短，病变以渗出性病变为主，呈弥漫性，因有明确的药物过敏史，诊断上首先要考虑休克肺而予及时的抗休克及呼吸支持治疗；因患者有咳嗽症状

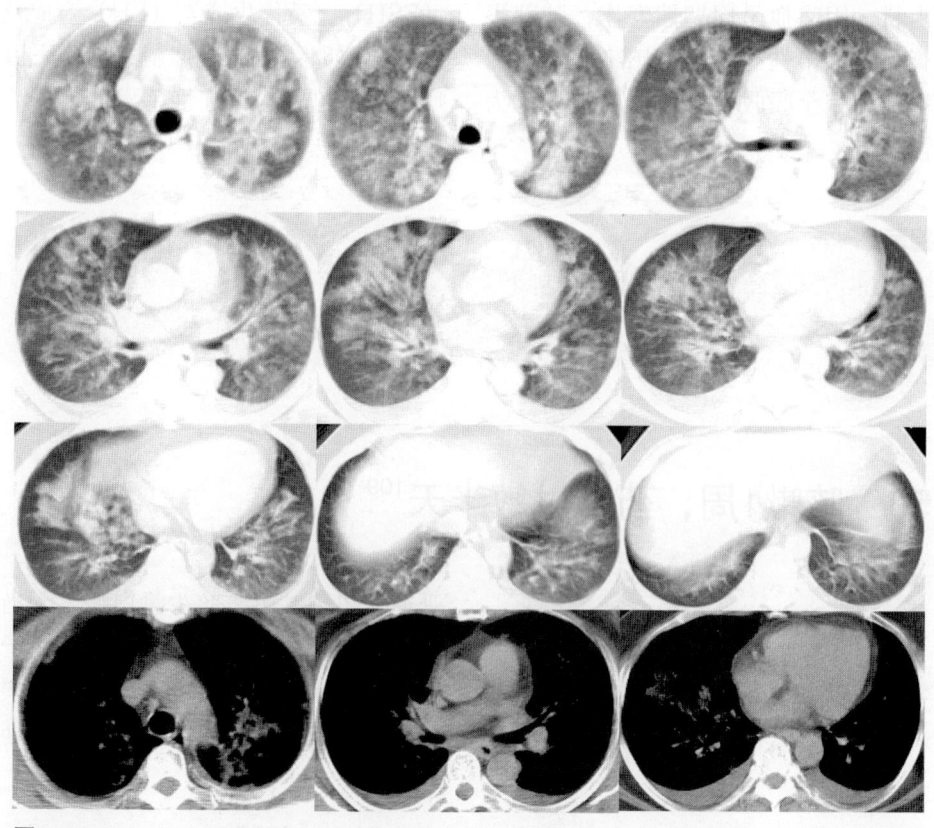

图2-58-1

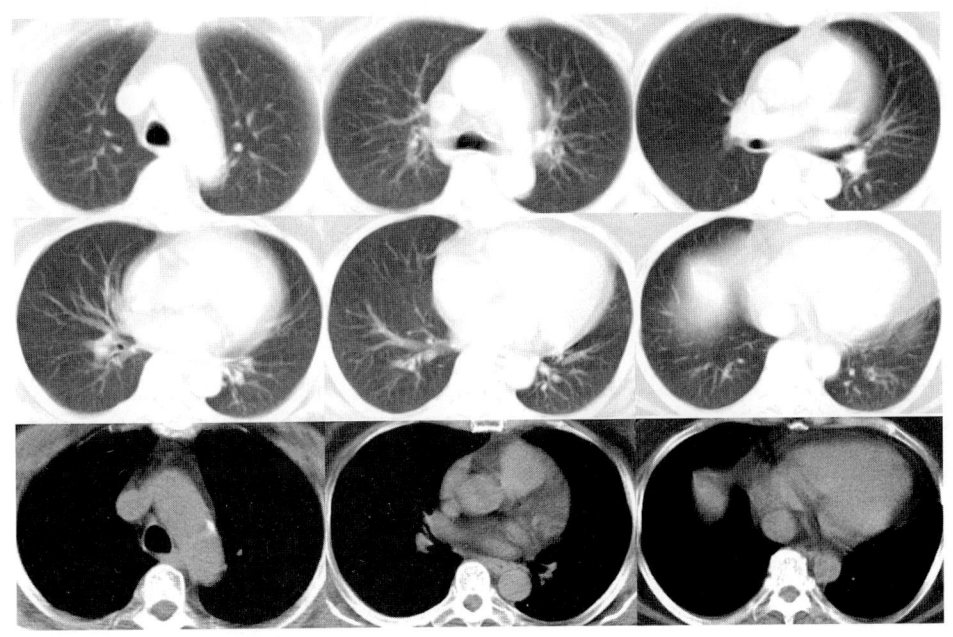

图2-58-2

1周,可以同时给予适当的抗感染治疗,但肺部的弥漫性渗出性病变不能以肺部感染来解释。

本例患者在诊断上,尚要考虑如下疾病:①过敏性肺炎:又称外源性过敏性肺泡炎,是易感人群反复吸入各种具有抗原性的有机气雾微粒、低分子化学物质所引起的一组肉芽肿性、间质性、细支气管性及肺泡填塞性肺部疾病,影像学上可以表现为两肺弥漫性病变,而本例患者既往无类似疾病史,发病前亦未接触特殊的环境(或明确吸入特殊物质史),可除外;②血行播散型肺结核:影像学上表现为弥漫性粟粒状阴影,临床上可有明显的结核中毒症状,而本例患者无上述表现,且血沉不高、多次痰找抗酸杆菌阴性,可除外;③肺泡细胞癌:影像学上可有类似表现,但该患者病程短,治疗效果好,故不予考虑;④结缔组织疾病肺部累及:患者无SLE、类风关等基础疾病史,且入院后免疫、风湿、抗核抗体各指标均无升高,诊断依据不足,不予考虑;⑤肺吸虫病:该患者因有肺部病变、双侧胸腔积液,尚要考虑肺吸虫病可能,但患者肺吸虫抗体阴性,可除外;⑥肺孢子虫病:本例患者无免疫低下所致的基础疾病,本例诊断依据不足,必要时可予进一步检查。

提示:
休克肺是指各种原因休克后所导致的急性非心源性肺水肿,属于急性肺损伤/急性呼吸窘迫综合征的范畴,影像学上表现为弥漫性渗出性病变,治疗上以抗休克及呼吸支持为主。

病例59　双肺弥漫性结节影

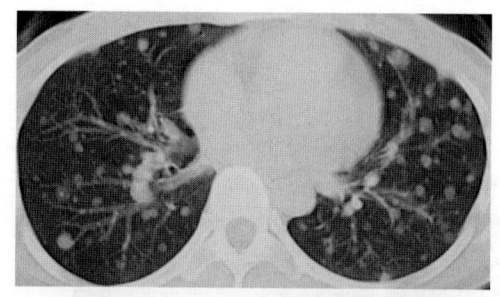

图2-59-1　两肺可见弥漫性多发病灶,大小不等,与肺转移性肿瘤极为相似

一、临床资料

患者女性,29岁,因"体检胸片发现双肺弥漫性结节影18天"入院。无任何自觉症状;3年前曾行"子宫肌瘤剥脱术";体检:P 82次/分,Bp 120/80mmHg,双锁骨上未及肿大淋巴结,心肺听诊(-);胸片、胸部CT等影像学表现极似肺转移性肿瘤(图2-59-1)。入院后肝、胆、脾、胰、肾、肾上腺、盆腔B超、头颅CT及其他各项检查均未发现原发灶及转移灶。行CT定位下肺穿刺活检2次亦未能明确诊断,遂在胸腔镜下行左肺舌叶楔形切除活检,冰冻报告为良性肿瘤,石蜡切片+免疫组化报告为"多发性肺平滑肌瘤性错构瘤"(彩图2-59-1)。术后随访2年,均未发现颅内、腹腔、盆腔等处病变。

二、讨论

吴松昌认为:多发性肺错构瘤甚为少见,好发于女性,年龄20~50岁,可伴有子宫肌瘤或其他器官平滑肌瘤。该患者极其符合上述特点。目前认为多发性肺错构瘤有两种病理类型:①平滑肌瘤性错构瘤,特点是镜下可见以平滑肌为主的纤维组织,脂肪胶原组织等,不含软骨组织;②软骨瘤性错构瘤,则与单发者相似,为软骨及钙化组织组成。该例患者的镜下表现为典型的平滑肌瘤性错构瘤。因该病为无恶变倾向的良性肿瘤,如能确诊,则无需手术治疗,与转移性肿瘤难以鉴别者,可以手术探查明确诊断。相对于常规开胸的巨大创伤,胸腔镜是一种直观、创伤小、确诊率高的手段,更易为患者所接受。

参考文献

1. 顾恺时. 顾恺时胸心外科手术学. 上海:上海科学技术出版社,2003,699
2. Juan Rosai(原著);回允中(主译). 阿克曼外科病理学. 沈阳:辽宁教育出版社,1999,407-409
3. 李勃宁,陈天福,陈永清. 双侧多发性肺错构瘤一例. 海南医学,2001,12(9):93

---

[110] 病例提供:323000 浙江丽水,温州医学院附属第六医院心胸外科(吴旭辉,陈国兴,吴亦志),病理科(胡向荣)

病例60　咯血20天[111]

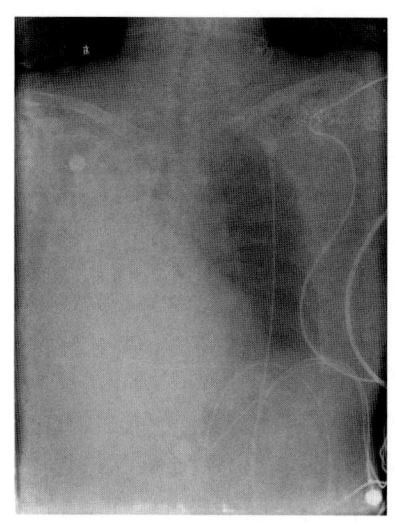

图2-60-1　X线胸片示右侧胸廓塌陷，右肺实变，心影纵隔右移

一、临床资料

患者，女，66岁，因"咯血20天"于2008年5月8日入院。患者既往有冠心病病史20年，1年前因患"右肾透明细胞癌"行右肾切除术。5个月前开始服用抗癌药甲苯磺酸索拉非尼（多吉美）。服药后曾先后出现手足感觉不良、皮肤瘙痒及鼻出血现象。20天前出现咯血，有时痰中带血或整口鲜血，偶出现血块，且呈逐渐严重趋势。入院查体：T 37.1℃，P 60次/分，R 18次/分，Bp 164/88mmHg，神清，胸廓无畸形，呼吸平稳，双肺叩清音，左肺呼吸音清，右肺可闻及少许湿性啰音。5月9日胸部CT显示右肺中叶不张。入院后给予止血、抗感染等综合治疗，病情有所好转，咯血量减少。入院1周后突然出现大咯血，鲜红色，共计300ml。

查体：右肺呼吸动度减弱，叩浊音，呼吸音消失。血气分析：pH值 7.42，动脉血二氧化碳分压（$PaCO_2$）39.1mmHg，动脉血氧分压（PaO_2）47mmHg。床边胸片示右肺不张（图2-60-1）。心电图示心房纤颤、三联律。血红蛋白75g/L。及时给予吸氧、输血及应用胺碘酮控制心律失常。5月16日胸部CT及气道成像显示：右肺体积明显缩小，呈实变密度，右主支气管呈鼠尾状狭窄，右肺不张（彩图2-60-1）。

于5月20日在心电监护下和做好抢救措施的情况后，纤支镜引导下放置肺导管到左主支气管内供氧后进行了纤支镜检查。镜下显示：右主支气管管口隆突嵴水平处见暗红色血凝块，表面光滑，有黏度，完全堵塞右主支气管管口，经活检、吸引等处理未能成功。2天后全麻下行硬镜下血块取出术，活检及吸出少许血块后，由于患者有鲜血渗出，

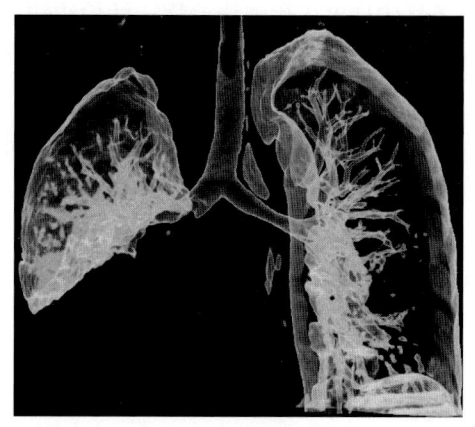

图2-60-2　CT下气道重建显示右上肺见肺纹理，右肺中下肺野未见肺纹理影

---

[111] 病例提供：210029 南京医科大学第一附属医院呼吸内科（王继旺，黄茂，李梅梅，崔学范，程宁，殷凯生），耳鼻喉科（林子萍）

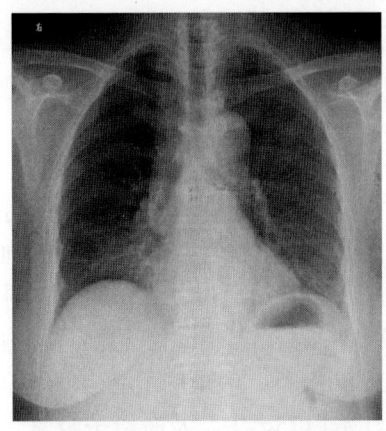

图2-60-3 巨大支气管树状血块吸出后胸片显示右肺基本复张

且心功能及血氧等情况恶化而放弃进一步清除血块的治疗。术后右上肺可闻及呼吸音,胸部CT显示:右上叶复张(图2-60-2)。

血气分析(吸氧4L/min):pH值 7.443,动脉血二氧化碳分压($PaCO_2$) 37.1mmHg,动脉血氧分压(PaO_2)83mmHg。为进一步改善患者通气功能,于6月2日再次行纤支镜检查及治疗。镜下显示:右上叶管口通畅,右中间支气管见白色块状物(彩图2-60-2),活检病理证实为血凝坏死渗出物及小灶脱落的支气管上皮细胞。

6月10日再次行硬镜治疗,活检钳钳取少许血凝块后,吸引管吸出巨大支气管树状血块(彩图2-60-3)。

术后右肺可闻及呼吸音,胸片示右肺复张(图2-60-3),1周后出院。

二、讨论

气道内的血块或机化的血栓因阻塞气道影响通气功能和/或引起肺不张而威胁患者的生命。血块的形成多见于有咯血症状的疾病,如支气管扩张、肺结核、二尖瓣狭窄、肺梗死、动静脉畸形、结节病、支气管肺癌及胸外伤等,而应用吸痰管进行气道内分泌物的吸引、支气管肺泡灌洗、支气管肺活检及气管插管等造成黏膜损伤亦会导致气道内血块的形成。因此咯血的病史对诊断气道内血块的形成是十分重要的。但有近30%的病例尤其是长时间进行机械通气或气管插管者并未有咯血的症状。由于感染、肿瘤、气管置管或气管内吸引造成气道黏膜损伤,可导致亚临床的黏膜出血而形成气道内血块。

本病例为一服用抑制多种激酶的抗肿瘤药甲苯磺酸索拉非尼出现咯血而导致了右主支气管内巨大支气管树状血凝块形成,临床少见。

目前气道内血块的诊断主要依赖于内镜,尤其是纤支镜的检查。气道内巨大血块,可影响患者的通气功能而威胁患者生命,及时有效地清除血块是挽救患者生命的唯一方法。目前治疗气道内血块的手段和方法,主要包括吸痰管的吸引、纤支镜下的治疗、硬镜下血块清除、溶栓制剂及Fogarty管的应用等。其中纤支镜和硬镜的作用是主要的。

病例61 痰血1周

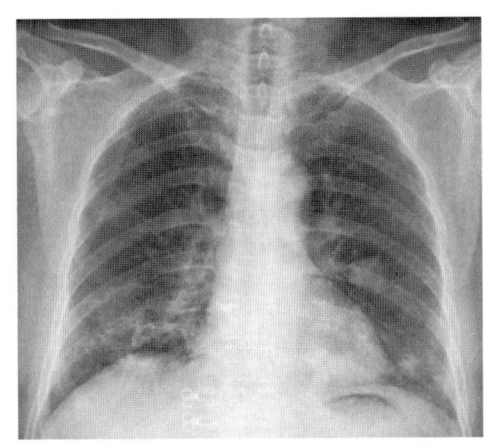
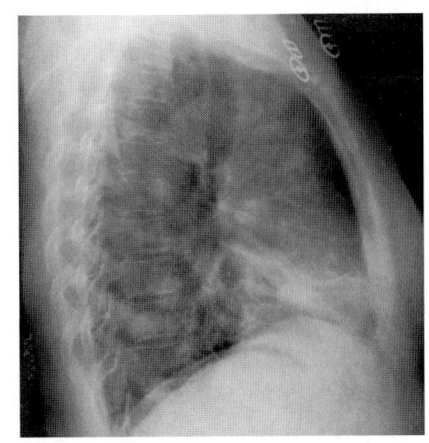

图2-61-1

一、临床资料

患者女性,58岁,因"痰中带血1周"入院。患者于入院前1周无明显诱因下出现痰中带少量鲜红色血丝,稍咳,痰少,无其他不适,平素身体健康,无烟酒嗜好,有口干,牙齿脱落10余年,未重视。体格检查:生命体征平稳,神清,皮肤、巩膜无黄染,唇无发绀,全口牙齿脱落,浅表淋巴结无肿大,气管居中,颈静脉无怒张,胸廓无畸形,两肺呼吸音清,无干湿性啰音,心、腹、脊柱、四肢及神经系统检查无异常。门诊胸部X线征、侧位片(图2-61-1)示两肺野散在大小不等的结节状密度增高影,以中下肺部为著,部分病灶边界欠清,肺门影不大,心膈无异常。入院后胸部CT(图2-61-2)肺窗示两肺野可见多个肺局限性透亮影及多个散在大小不等的结节状高密度影,病灶形态不规则,部分病灶呈分叶状,边缘毛糙,毛刺长短不一,部分病灶内见点、片状钙化,以两肺下叶较多;纵隔窗显示右肺门增大,右侧中间段支气管开口处外侧管壁明显增厚,纵隔内见多个增大淋巴结,最大直径约0.8cm,胸膜、肋骨及胸壁软组织未见异常。

患者入院后,上腹部、泌尿生殖系统及深部淋巴结等超声检查均无异常,心电图、肺功能、三大常规、血生化全套、肿瘤标志物、痰培养及找抗酸杆菌、5单位PPD等均无异常,红细胞沉降率(ESR)98mm/h,抗核抗体测定(ANA)1:320(正常<1:100),抗可提取性核抗原(ENA)、抗SS-A、抗SS-B、抗RO-50均阳性,抗双链DNA(dsDNA)、抗核糖核蛋白抗体、抗sm、抗SCL-70、抗JO-1、抗着丝点抗体、抗心磷脂抗体、抗中性粒细胞核周抗体、抗中性粒细胞胞浆抗体均阴性。纤支镜检(彩图2-61-1)示自气管、左、右主支气管及段

---

112 病例提供:315020 宁波大学医学院附属医院(孙士芳,陈众博,虞亦鸣,周浩杰,邓在春)

支气管腔内均可见多个大小不一的结节样隆起,于左主支气管开口处结节活检。显微镜下(彩图2-61-2)见大片粉红色无结构物质,PAS(-),刚果红染色(+),病理诊断为淀粉样物质沉着症。眼科检查提示滤纸试验(双)<5mm,泪膜破裂时间(双)<10秒。风湿科唇腺活检示唇腺腺泡见大量淋巴细胞浸润,部分腺小叶萎缩。该患者最后诊断为干燥综合征和继发性支气管肺淀粉样变。

二、讨论

呼吸道淀粉样变为一罕见疾病,近年来随着医疗诊断水平的提高,本病检出率在增加。继发性支气管肺淀粉样变发生率根据原发病发生情况各有不同,分为气管支气管型、肺部单个或多个结节型、粟粒状或融合结节型、肺部弥漫性病变型。干燥综合征所致继发性淀粉样变同时累及支气管和肺者发生率约8%~50%。本病目前尚缺乏有效的治疗措施:肺内单个病变可考虑手术切除,气管、支气管内病变可采用激光烧灼或经支气管镜小块钳夹。但本例患者以上2种方法均难以实施,可以试用肾上腺皮质激素、免疫抑制剂、秋水仙碱、放射治疗甚至干细胞移植,但是疗效不确切。

参考文献

1. 蔡柏强,李龙芸. 协和呼吸病学[M]. 北京:中国协和医科大学出版社,2004,1966-1971

2. Lohrmann C, Uhl M, Warnatz K, et al. High-resolution CT imaging of the lung for patients with primary Sjogren's syndrome. Eur J Radiol, 2004, 52: 137-143

3. Delevaux I, Andre M, Amoura Z, et al. Concomitant diagnosis of primary Sjogren's syndrome and systemic AL amyloidosis. Ann Rheum Dis, 2001, 60: 694-695

4. 孙士芳,陈众博,虞亦鸣,等. 气道及双肺多发结节病灶. 中华结核和呼吸杂志,2009,32(10):783-784

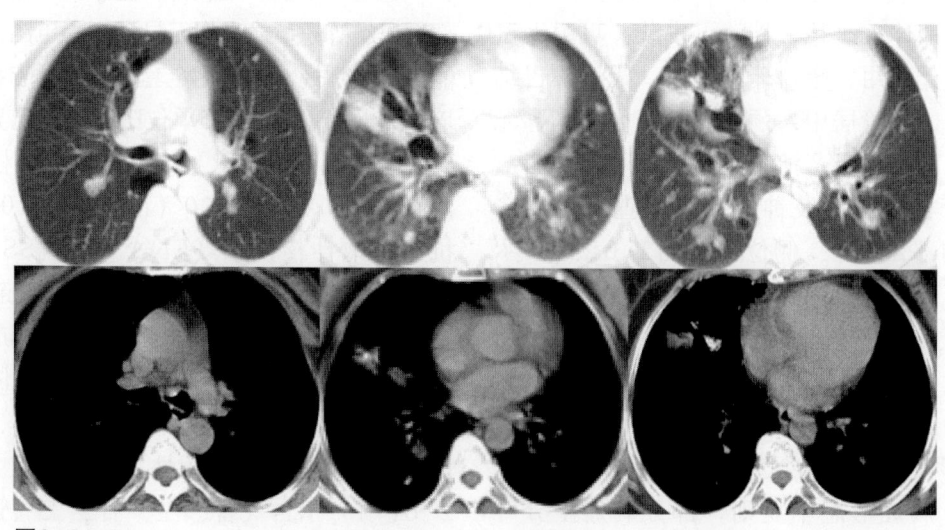

图2-61-2

病例62　体检发现右肺阴影6月[113]

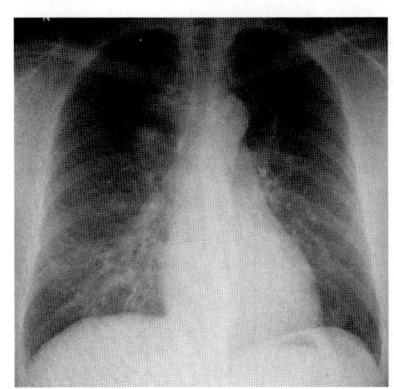

图2-62-1

一、临床资料

患者男性，37岁，因"体检发现右肺阴影6月"入院。患者6个月前体检时发现右肺多发结节影，无任何呼吸道症状，未做任何诊治，胸部CT检查示右肺阴影，为进一步诊治而入院。平素身体健康。入院查体：T 36.8℃，P 84次/分，R 16次/分，Bp 128/74mmHg，神清合作，浅表淋巴结无肿大，头颅五官端正，唇无发绀，气管居中，甲状腺不大，胸廓无畸形，呼吸动度正常，双肺语颤正常，叩诊清音，未闻及干湿啰音，心、腹、脊柱及四肢等检查均无异常。辅检：三大常规、乙肝丙肝HIV及梅毒等血清检查、抗O、C反应蛋白、类风湿因子正常、自身抗体10项、血管炎2项、ANA正常、肝肾功能、血沉等检查均正常，肿瘤5项仅神经元特异性烯醇化酶30.9 ng/ml（轻度升高），肺炎支原体抗体1：160，真菌1-3-B-D葡萄糖定量G试验 27.07pg/ml，PPD（2＋）。胸片（图2-62-1）示：右上肺后段、右下肺后基底段多发性结节，考虑为良性，肉芽肿性病变可能性大。胸部CT（图2-62-2）示：右上肺后段见2.2cm×1.4cm浅分叶状结节影，病灶内有钙化灶，增强前后及延迟CT值平均约45/83/108Hu，周围未见卫星灶；两肺多发结节，其中右上肺肺门旁结节约2.5cm×2.9cm，右下肺后基底段结节约1.6cm×1.2cm，余肺野多个小结节影，直径约2～3mm。纵隔未见肿大淋巴结。考虑右上肺后段肺癌并多发转移，与血管类肿瘤、类癌、Wegener肉芽肿鉴别。

入院诊断：右肺多发结节查因。结合患者胸部CT表现不排除肺部肿瘤，为明确诊断，患者也要求手术明确诊断，遂请胸外科会诊，于电视胸腔镜下行"肺楔形切除术"。

术后病理：（右上、下肺）（彩图2-62-1）可见肿瘤组织形态多样，呈实性区、乳头状区和硬化区。实性区见成片圆形及多边形细胞，大小较一致，胞浆丰富浅染，细胞边界不清，核居中，圆形及卵圆形，染色质细；乳头区可见乳头表面披覆立方细胞，胞浆嗜酸性，部分细胞核肥大，深染，有一定异型性，但核分裂不明显；硬化区可见纤维组织增生，玻璃样变及钙化，肿瘤内可见淋巴细胞为主的炎症细胞浸润。

（肺门）送检肿瘤组织（彩图2-62-2）可见瘤细胞形态以实性区为主，有大量的圆形或多边细胞，大小较一致，胞浆丰富浅染，部分嗜酸，并见少部分的乳头区及血管瘤样区，肿瘤与淋巴结相邻，边界不清，未

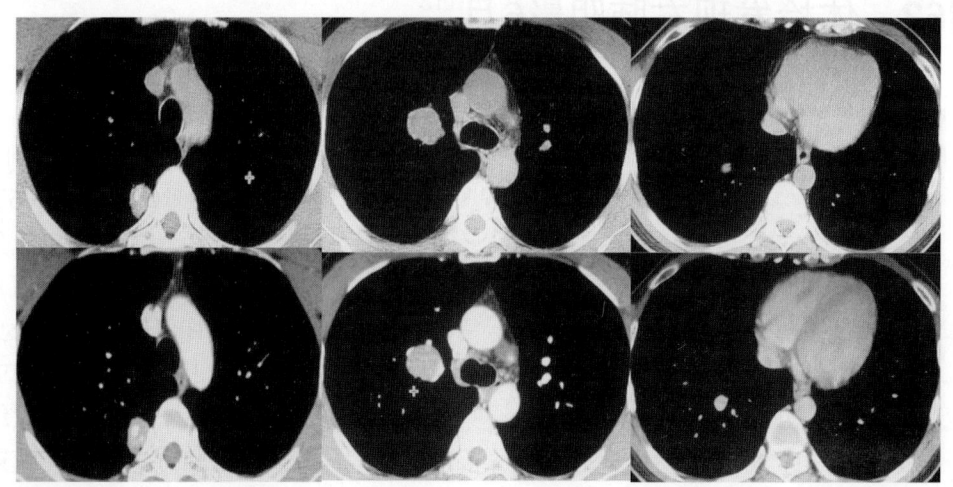

图2-62-2

能排除有累及淋巴组织的可能。免疫组化：TTF-1(+)，EMA(+)，CK(+)，SPB(+)，Mac387(-)，SMA(+)，CD68组织细胞(+)，CgA(+)，Syn(+)，NSE(+)，Ki67<1%，ALK(-)。

根据上述组织改变，符合硬化性血管瘤，部分细胞生长活跃，注意随访。

该患者最后诊断为肺多发性硬化性血管瘤。

二、讨论

肺硬化性血管瘤（Pulmonary sclerosing hemangioma，PSH）由Liebow等在1956年报道，因其病理组织形态类似于皮肤组织中的硬化性血管瘤，故命名为PSH，文献报道以中青年女性多见。过去曾认为它是非特异炎症所致的肺内瘤样增生病变，因此又称为肺腺瘤或假乳头型及硬化性血管瘤型肺炎性假瘤。

尽管已有很多PSH的形态描述，但迄今为止，它的组织发生起源仍存在争议，主要存在内皮、间皮、肺泡上皮、神经内分泌细胞等学说。目前，越来越多的研究表明PSH来源于上皮可能性较大。Devouassoux等分析了100例PSH的免疫组织化学表现，发现上皮细胞的特征性抗原EMA、CK表达阳性率很高，尤其是TTF-1和SPB（表面活性物质蛋白）等肺泡上皮细胞特征抗原的表达，并且癌胚抗原和平滑肌肌动蛋白的表达多为阴性，为PSH的肺泡上皮细胞来源提供了有力的证据。部分患者PSH中TTF-1，EMA，CK，NSE，CgA免疫组织化学证实其结果支持PSH来源于上皮组织。

PSH患者在临床表现和影像学上均无特异性。PSH临床表现以咳嗽最突出，其次胸痛、胸背痛、发热，部分可有咯血，无症状者均在常规体检时发现，因此，放射学检查是发现PSH的重要手段。

影像学通常表现多为边缘清晰、圆形或类圆形单发软组织结节影，以肺周边多见，密度多均匀，钙化偶见，一般无肿大的肺门及纵隔淋巴结。动态增强CT扫描对PSH有独到的诊断价值，发现PSH平扫时具有肺内良性结节的形态特征，但增强扫描后，通过病灶异常明显均匀增强特点、血管断面贴边征象并结合平扫的形态表现，基本可以明确

PSH的诊断。病灶多为单发，偶有多发，多位于肺下叶，大小多在3~5cm，要与错构瘤和结核球鉴别。肺癌和肺错构瘤基本不发生囊变，肺内结节中发现囊变往往提示有PSH的可能，增强CT是检出囊变的关键。

纤维支气管镜检查对PSH诊断价值较小，可作为与肺癌等疾病鉴别诊断的重要方法。

外科手术是治疗PSH的唯一有效方法。如今腔镜外科及微创外科逐渐普及，而PSH多位于肺周边部位且肿瘤较小，尤其中老年患者，肺功能可能较差，故胸腔镜行肺楔形切除或胸腔镜辅助小切口肺叶切除是一好方法，因此对于肺组织中孤立性病灶，应手术病灶切除并行病理诊断，术中肿块性质不明者应同时行冰冻病理切片检查，才能有效诊断和治疗PSH。

PSH大体形态是一个边界清楚的实性肿块，有包膜，有时可见出血区呈暗红色。手术切除范围应包括：病肺组织及部分可疑受侵的肺组织和周围肿大淋巴结，并且以尽量保留健康肺组织为原则，可行肺楔形或肺段切除，对良恶性难以确定、肿块近肺门或多发肿块者应行肺叶切除。

PSH的突出特征是组织结构多变，但有特殊的组织学表现，主要包括：①瘤内小血管明显增生，但一般为局灶性，血管壁常硬化，许多管腔可闭锁，其间可见单核细胞包绕。②瘤内可见大的血管湖，在扩大的腔隙内充满红细胞，犹如海绵状血管瘤，腔隙内衬立方状上皮细胞。③瘤内可见大小不等的实性细胞区，有的弥漫成片，其中主要为大的单核瘤细胞。此种细胞胞浆丰富，呈嗜酸性或淡染，有的胞浆透亮，镶嵌排列；核圆形或卵圆形，呈泡状，部分有核仁，未见核分裂。在上述细胞之间，常见多少不等的肥大细胞散在。④瘤内可见局灶性纤维上皮性乳头状增生，部分上皮呈立方状或低柱状。在乳头状增生的间质中亦可见有多少不等的大的单核细胞。⑤瘤内很少炎细胞浸润，有的可有局灶性黄瘤细胞聚积，亦可有含铁血黄素沉着，或局灶性纤维化。

绝大多数病例经手术切除可以痊愈，术后很少复发。少数病例可能有复发或淋巴道转移。

参考文献

1. Liebow A A, Hubbell D S. Sclerosing hemangioma (histiocytoma, xanthoma) of the lung [J]. Cancer, 1956, 9(1): 53—75

2. Devouassoux S M, Hayashi T, Linnoila R I, et al. A clinicopathologic study of 100 cases of pulmonary sclerosing hemangioma with immunohistochemical studies: TTF-1 is expressed in both round and surface cells, suggesting an origin from primitive respiratory epithelium [J]. Am J Surg Pathol, 2000, 24 (7): 906-916

3. Sugio K, Yokoyama H, Kaneko S, et al. Sclerosing hemangioma of the lung: Radiographic and pathological study [J]. Ann Thorac Surg, 1992, 53 (2): 295-300

4. 原和平, 范爱勤, 胡成广. 双肺血管瘤1例. 肿瘤研究与临床, 2003, 15 (1): 18

5. 刘复生, 刘彤华. 肿瘤病理学 [M]. 北京: 北京医科大学, 中国协和医科大学联合出版社, 1997, 417-421

病例63　发现右下肺占位1周

一、临床资料

患者女性，40岁，因"体检发现右下肺占位1周"入院。患者1周前体检胸部透视时发现"右下肺占位"，并为胸部CT检查证实，今为进一步诊治而入院。平素身体健康，否认慢性疾病史，无烟酒嗜好。入院查体：生命体征正常，神清合作，头颅五官端正，颈软，气管居中，二肺呼吸运动对称，语颤相等，叩诊呈清音，呼吸音清，无干湿性啰音，心腹及脊柱四肢等检查无异常。辅检：三大常规、血沉、PPD、肝肾功能等均正常；上消化道钡餐及腹部B超检查无异常；胸部CT（图2-63-1）：肺窗示右下肺结节灶，边缘清晰，周围肺野未见异常改变；纵隔窗显示病灶呈分叶状，边缘可见点状钙质影；增强扫描示病灶轻度强化。患者入院后行胸腔镜下病灶切除，病理报告"肺软骨瘤"，术后3天康复出院。

二、讨论

肺原发性软骨瘤（primary pulmonary chondroma）罕见，主要发生于大支气管壁的软骨组织，肿瘤由软骨组织所构成，与胃平滑肌肉瘤、肾上腺外嗜铬细胞瘤并发时称Carney's综合征。其来源可能为：①胚胎发育时残留在肺脏中的异位软骨组织；②其他部位的软骨细胞随血流流入肺脏；③结缔组织、纤维网细胞在一定条件刺激下向胚胎原始方向发展，成为胚胎性的间叶组织，以后发育成为软骨细胞，生成软骨组织。

本病好发于成年人，男女发病无明显差异。右肺多见，常位于肺周边组织，较少引起气管或支气管的压迫症状，临床表现无特殊症状或体征，多为偶然发现，少数肿瘤位于较大支气管附近，压迫周围支气管，可较早出现刺激性咳嗽、胸痛等症状。CT平扫常表现为肺野外带圆形或椭圆形孤立结节，密度均匀，可有钙化，界限多清楚，可有轻度分叶，无毛刺，多数直径1.0～3.0cm，无肺门、纵隔淋巴结肿大。CT增强后病灶多表现为无强化或轻度强化。

肺软骨瘤需与错构瘤、结核球、周围型肺癌鉴别。错构瘤钙化多位于病灶中心，可见典型的爆米花样，并可测得脂肪密度，而肺软骨瘤钙化则较少，多呈点状。周围型肺癌可见毛刺征，血管纠集征，胸膜凹陷征，

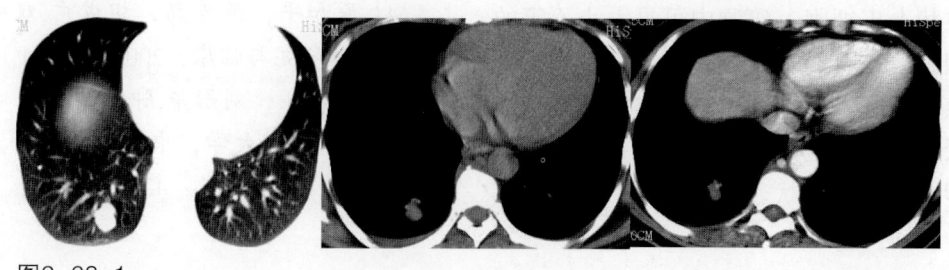

图2-63-1

增强扫描可见强化，延迟扫描强化明显。结核球常见空洞及周围卫星病灶。

参考文献

1. 李伟.肺原发性软骨瘤二例.临床放射学杂志.，2007，26(2)：193

2. Rodriguez F J, Aubry M C, Tazelaar H D, et al. Pulmonary chondroma: a tumor associated with Carney triad and different from pulmonary hamartoma[J]. Am J Surg Pathol. 2007，31(12)：1844-1853

3. Allan J S. Rare solitary benign tumors of the lung[J]. Semin Thorac Cardiovasc Surg. 2003，15(3)：315-322

病例64　咳嗽脓痰8年，再发12天，高热、气促3天[115]

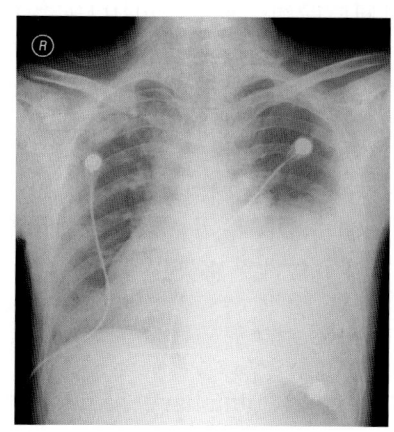

图2-64-1

一、临床资料

患者男性，23岁，因"咳嗽、脓痰8年，再发12天，高热、气促3天"入院。患者8年来，无明显诱因反复出现咳嗽，咳黄脓痰，晨起咳痰较多，30ml/d，每于季节变化或受凉后症状加重，但无咳血或血性痰，无午后潮热、盗汗，无胸闷、胸痛，无喘息、气促，在当地医院治疗，症状反复。12天前受凉后出现发热39℃，咽痛，咳嗽，咳大量黄脓痰，50～100ml/d，无血性痰，咳嗽剧烈时可伴有胸痛。当地医院拟"肺炎"予抗感染等治疗效果欠佳，3天前出现活动后气促而转本院，拟"重症肺炎，感染性休克"，给予"氨茶碱、左氧氟沙星、克林霉素"等治疗无明显好转收住我科。患者平素体质差，1岁时经常"肺炎"，无吸烟史，无家族性疾病及遗传病史。入院体查：T 37.4℃，P 110次/分，R 23次/分，Bp 93/55mmHg。神清，慢性病容，半卧位，呼吸音稍促，口唇无发绀，气管右偏，左下肺叩诊实音，呼吸音明显减弱；右肺呼吸音粗，无干湿啰音。心、腹、脊柱及四肢检查无异常，辅检：血WBC $19.62×10^9$/L，N 94.5%，Hb 105g/L，ESR 105mm/h；心肌酶、肝/肾/凝血功能正常；总蛋白 55g/L，白蛋白14g/L；PPD阴性；血传播7项RPR阴性；痰涂片可见G^+链球菌，未见真菌，抗酸杆菌阴性，肿瘤3项正常。影像学改变：胸部X线片：左肺大片实变影（图2-64-1）。胸部CT：左下肺实变，多发囊状低密度区（图2-64-2），与肿瘤相鉴别。心电图：窦速；心脏彩超示：心脏位置右移，左室后壁运动减弱，左室收

---

115 病例提供：510120 广州医学院第一附属医院 广州呼吸疾病研究所（谢展鸿，李时悦，袁锦屏）

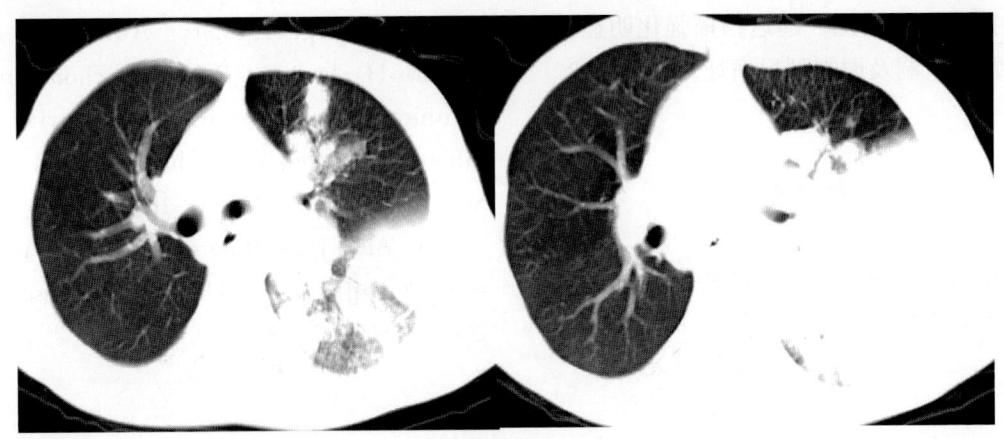

图2-64-2 胸部CT见左下肺实变,多发囊状低密度区

缩功能减弱,未排心肌炎。

结合临床与影像学改变,初步诊断:①重症肺炎;②感染性休克;③左肺脓肿;④低蛋白血症。入院后予头孢哌酮+舒巴坦等抗感染及化痰、营养支持治疗。由于真菌、抗酸杆菌相关检查阴性,常规口吐痰培养结果阴性,加用稳可信、甲硝唑抗感染后患者仍高热,予患者经皮肺穿刺,穿刺脓液行细菌培养及药敏。复查血常规WBC $25.71×10^9/L$,N 85.4%,Hb 73g/L,胸片提示感染加重,予患者床边纤支镜吸痰做下呼吸道分泌物培养。穿刺脓液涂片革兰染色(彩图2-64-1):见G^+杆菌(形似放线菌),予患者停用稳可信,加上静滴青霉素480万q6h/d,患者气促、呼吸困难症状有所改善,仍发热不退。再次复查血常规WBC $40.93×10^9/L$,N 86.6%,Hb 92g/L,经皮穿刺脓液培养提示:阿氏肠杆菌,对亚胺培南、丁胺卡那等敏感。下呼吸道分泌物肉汤增菌8天培养(彩图2-64-2)提示:衣氏放线菌,对青霉素、亚胺培南、丁胺卡那等敏感,即停用头孢哌酮+舒巴坦、甲硝唑,把抗生素改为青霉素+丁胺卡那0.4+泰能1.0 q8h静滴,患者热退。

复查胸片提示左下肺感染逐渐吸收减少;再行胸部CT检查证实为左下肺后基底段肺隔离症(肺内型)(图2-64-3)。丁胺卡那使用1周后停药,泰能使用10天后停药,继续原剂量静脉用青霉素至治愈出院,并带阿莫西林继续口服治疗。患者1年后在我院胸外科行"左下肺切除术"(彩图2-64-3),送检病理报告"肺隔离症",手术后随诊6个月,目前患者情况稳定。该病最后诊断为左下肺隔离症并放线菌感染。

二、讨论

肺隔离症(Pulmonary sequestration)是一种少见的先天性肺发育畸形,根据病肺与正常肺组织有无共同脏层胸膜可分为肺叶内型、肺叶外型和肺叶内、外混合型。现在人们从基因水平研究认为在肺形成过程中同源转化盒基因hoxb-5对正常气道形成起决定作用,肺隔离症与hoxb-5蛋白异常表达有关。肺内感染为肺叶内型肺隔离症的常见并发症,其次有肺气肿、胸腔积液等,容易误诊为肺囊肿、支气管扩张症、肺脓肿,甚至肺癌,误诊率相当高。当肺隔离症并严重感染时由于与正常的支气管无交通,分泌物引流不畅,易形成脓腔,要根据病史与急性肺脓肿相鉴别,肺脓肿患者常抗感染治疗后病灶可全部或大部吸收,而肺隔离症并感染在治疗后病变可缩小,但病灶始终存在。此外

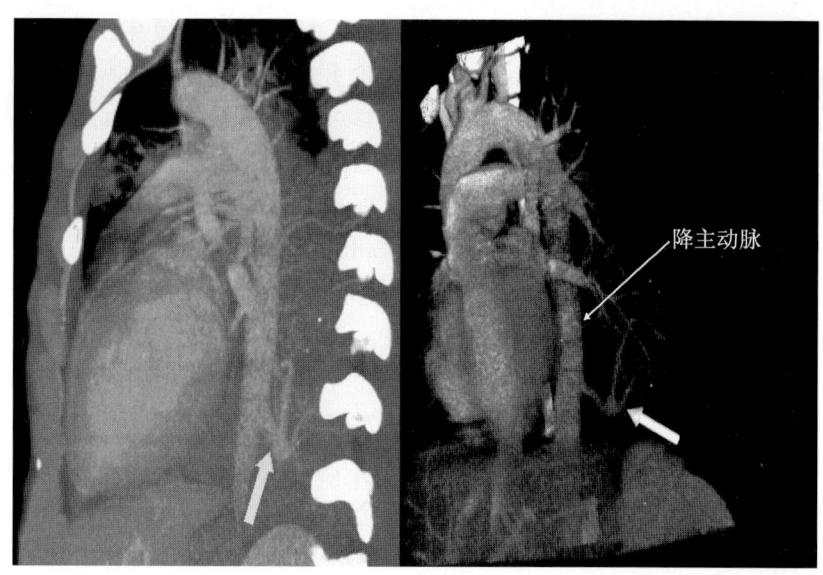

图2-64-3 胸部CT血管造影重建,可见左下肺后基底段病灶由胸主动脉分支动脉及更多的分支动脉供血

部分病灶可表现为实变影,容易误诊为肺部肿瘤。由于临床上有咳嗽、咳痰等与支气管扩张相似的症状和体征,影像学也有支气管扩张的表现,临床上抗感染治疗也有效,因此往往被误诊为支气管扩张症。因此,当患者以支气管扩张并感染治疗效果不佳时,应注意除外肺隔离症。

隔离肺的病灶多数出现在左下叶后基底段,也可见于右下叶后基底段,当患者反复出现同一部位,尤其是下肺叶后基底段的反复感染时,要高度警惕是否"肺隔离症",胸部CT并血管造影可明确诊断。在血管造影时要注意肺循环与体循环血管显影的不同时相才能获取最佳的图像。

肺隔离症患者反复感染,其病原菌与其他肺结构病变(如支气管扩张、肺囊性纤维化、先天性肺囊肿等)相似,常见是铜绿假单胞菌,有些还存在混合感染,如合并厌氧菌、结核杆菌、放线菌等感染,病原学检查尤其重要。

肺放线菌病(lung actinomycosis)是放线菌引起的慢性化脓性和肉芽肿性疾病,临床少见,国内外报道显示,肺放线菌个例报道呈上升趋势。放线菌一般寄生于健康人龋齿及扁桃体小窝内,当患者有个体的易感倾向,或有基础疾病,如肺的结构性病变、肿瘤、糖尿病,或正在应用甾体激素和其他免疫抑制剂等原因时均可诱发本病。此外,异物导致气道阻塞也可合并放线菌感染导致肺放线菌病。

肺放线菌病的特点是痰直接涂片或培养可见硫磺颗粒及放线菌丝,末端可呈膨大棒状,革兰染色阳性,抗酸染色阴性即可确诊,但是阳性率低。由于放线菌培养需要厌氧环境,而目前大多数医院开展的痰培养均是需氧培养,加上培养前用药影响,痰培养不易获得阳性结果,因此给临床治疗上带来一定的难度。本病例穿刺的脓液涂片可见放线菌丝,下呼吸道分泌物培养到衣氏放线菌(下呼吸道分泌物培养基可见到硫磺颗粒),给临床治愈提供了依据。

肺放线菌病的早期诊断和早期治疗对预

后甚为重要，如能早期诊断，青霉素的治疗价廉、毒副作用小，治疗原则是青霉素的剂量要大，疗程要足够，先静脉使用2~6周，之后口服阿莫西林6~12个月。

对于肺隔离症的患者，手术切除是治疗肺隔离症的唯一方法，胸腔镜治疗叶内型肺隔离症，创伤少，出血少，可使视野扩大，手术盲区减小，有利于下肺韧带及膈面的显露与探查，是较理想的手术方式。

参考文献

1. Volpe M V, Archavacho tikul K, Bhan I, et al. Assossication of bronchopul monary sequest ration with expression of the homeobox protein Hoxb-5[J]. J Pediatr Surg.2000, 35（12）：1817-1819

2. 杜开齐，朱有才，张锦贤，等.肺隔离症17例诊治回顾.临床误诊误治，2008，2，(21)：15-16

3. 刘进康，夏宇，杨迎，等.螺旋CT三维重建血管成像对肺隔离症的诊断价值[J].临床放射学杂志，2004，23(2)：116-118

4. Endobronchial Actinomycosis and Foreign Body.Hiroaki Satoh, Morio Ohtsuka and Kiyohisa Sekizawa Chest. 2003, 123: 656-657

5. 杨正时，等.人及动物病原细菌学[M].石家庄：河北科学技术出版社，2003，1104

6. OkiY, MorishitaM, KatoH, et al. Pulmonary actinomycosis diagnosed through transbronchial lung biopsy(TBLB)[J].Nihon Kokyuki Gakkai Zasshi, 2003, 41(3): 2-202-206

7. 李树本，何建行，杨运有，等.叶内型肺隔离症的诊断与外科治疗[J].中华胸心血管外科杂志，2006，22(4)：271-272

8. Slade P R, Slesser B V, Southgate J. Thoracic actinomycosis.Thorax, 1973, 28: 73-85

病例65　坠入泥水后气急1小时[116]

一、临床资料

患者男性，47岁，农民工，因"高处坠落入泥浆水坑后呼吸困难1小时"入院。既往体健。患者在采石场工作时从2m高处坠落入深约0.5m的泥浆水坑，面部朝下，吸入数口泥浆水，被人拉起后出现剧烈咳嗽，伴呼吸困难，咳出大量灰黑色痰，无咯血及痰中带血。查体：神志清楚，呼吸急促，约30次/分，SPO_2约90%，胸廓无畸形，三凹征明显，胸廓挤压试验阴性，两肺可闻及广泛性干湿啰音。急诊胸部CT（图2-65-1）提示：两肺渗出性改变。应用无创机械通气，予以头孢哌酮/舒巴坦针、左氧氟沙星针抗感染，连续5次痰液培养均为阴性，病情无好转，入院第11天复查胸部CT（图2-65-2）提示：两肺弥漫性病变，多发空洞影，脓肿？在CT引导下肺穿刺活检，穿刺物革兰

---

[116] 病例提供：315100 宁波市鄞州第二医院（王雄雄，沈芝红，吕志刚，蔡云，任义峰，王明明）

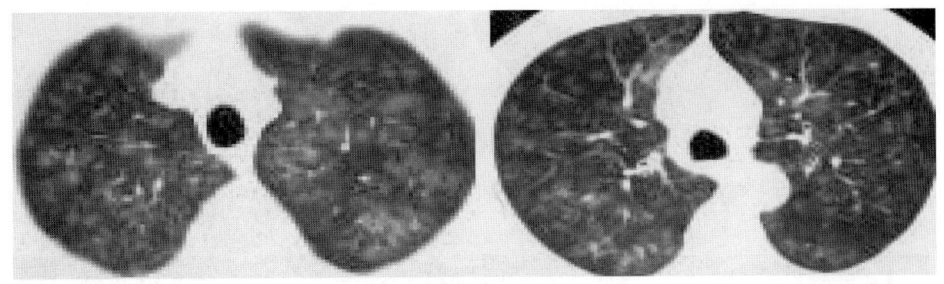

图2-65-1

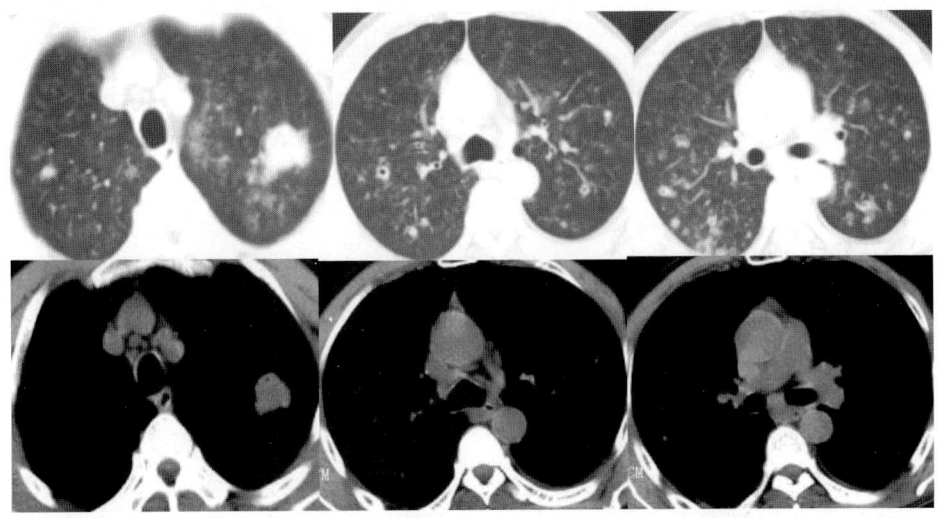

图2-65-2

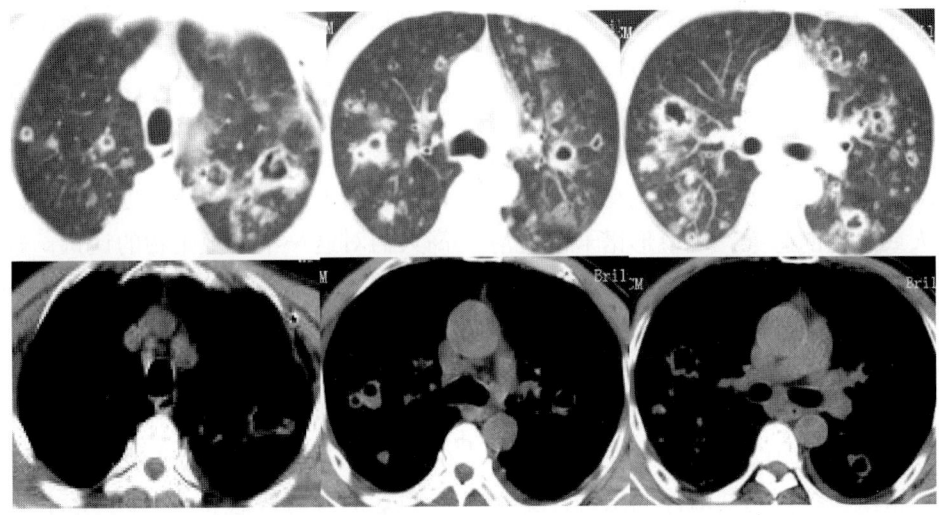

图2-65-3

染色为革兰阳性杆菌,培养为巴西诺卡菌,病理切片示炎性渗出物。诊断肺诺卡菌病,予以复方磺胺甲噁唑片、依替米星注射液治疗,入院第20天复查胸部CT(图2-65-3)病灶局部有所吸收,小空洞增多;入院第50天复查胸部CT(图2-65-4)病灶基本吸

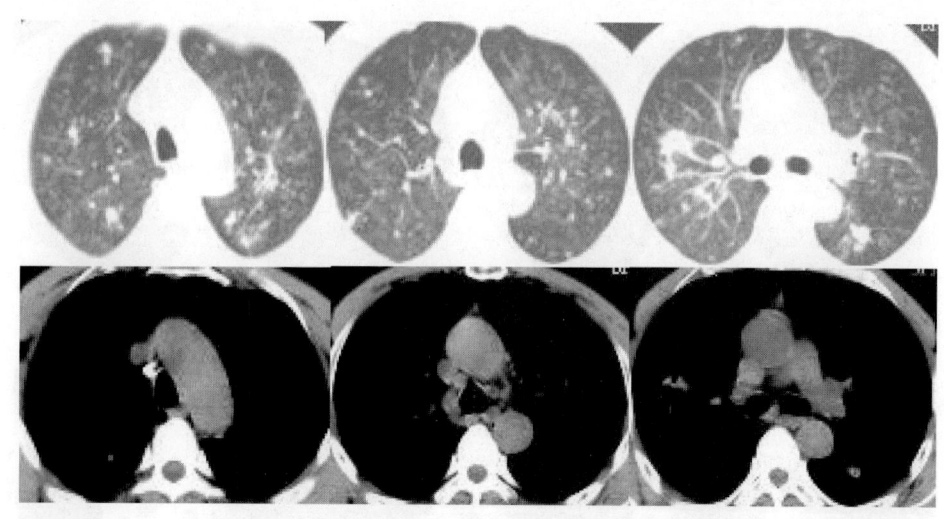

图2-65-4

收；继续服用复方磺胺甲噁唑片治疗6个月门诊复诊治愈。

二、讨论

肺诺卡菌病（Pulmonary nocardiosis）系一种罕见但严重的肺部机会感染性疾病，好发于免疫缺陷患者。本例为免疫功能正常宿主吸入含有诺卡菌泥浆水后致肺部感染，较为少见。诺卡菌广泛分布于自然界，尤其是土壤中，共有130余种，其中的星形诺卡菌（Nocardia asteroides）、巴西诺卡菌（N.brasiliensis）、豚鼠诺卡菌（N.caviae）和鼻疽诺卡菌（N.farcinica）可引起人或动物的感染，以星形诺卡菌最常见。慢性阻塞性肺疾病、肿瘤、HIV感染及器官移植受体是最常见的危险因素。诺卡菌不属于人体正常菌群，故不呈内源性感染。可因吸入肺部或侵入创口引起化脓感染，特别在T细胞缺陷（如白血病或艾滋病患者）及器官移植用免疫抑制剂治疗的患者，免疫功能正常者亦可患病，本例患者为免疫功能正常吸入诺卡菌所致肺部感染。肺诺卡菌病的临床表现并无特异性，肺化脓性炎症患者，痰培养阴性，或有细菌生长，影像学提示弥漫性病变伴多发空洞影，但经常规治疗无效时，应想到诺卡菌的可能。据文献报道，痰培养阳性率仅为46%，原因为诺卡菌生长缓慢，常规培养需要数天乃至数周的时间。可通过延长培养时间(2～3周)或接种于多种培养基如血琼脂、巧克力琼脂、沙堡培养基等，反复培养以提高痰检阳性率，其中沙堡培养基较易获阳性结果。但选择经纤维支气管镜活检、支气管肺泡灌洗及经胸壁针吸，可明显提高诺卡菌检出率，免疫功能低下患者经胸壁针吸可获80%阳性率。因此，诊断肺诺卡菌感染应该高度的临床怀疑，提高人们对这一罕见微生物的认识，避免临床诊断和治疗的延误。

治疗上，诺卡菌感染应首选磺胺类药物，但须注意的是剂量和疗程，免疫功能正常和中枢神经系统以外病灶的患者疗程应为6～12个月，而免疫功能缺陷和中枢神经系统病灶的患者疗程至少1年。诺卡菌感染一般局限者预后佳，播散型者预后差。及时早期明确诊断和足疗程治疗是良好预后的关键。

参考文献

1. 陈灏珠.实用内科学[M].北京：人民卫生出版社，2006，1690
2. Raquel Martı´nez, Soledad Reyes and Rosario Mene´ndez. Pulmonary nocardiosis: Risk factors, clinical features, diagnosisand prognosis. Current Opinion in Pulmonary Medicine 2008，14：219-227
3. 曹伟标，朱元珏，徐凯峰，等.肺奴卡菌感染.中华内科杂志，1994，10(33)：663-665
4. 李航，所爱英，等.免疫功能正常宿主的肺奴卡菌感染二例.中华结核和呼吸杂志，2001，9(24)：567

病例66　咳嗽6年，活动后喘息1年[117]

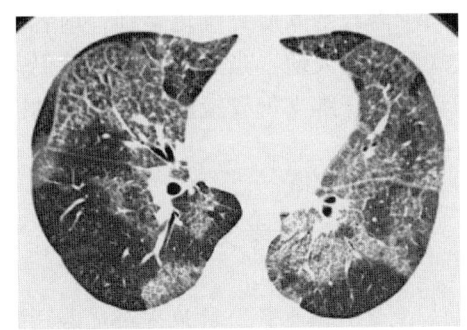

图2-66-1　CT平扫肺窗显示双肺散在磨玻璃样密度增高影，小叶间隔增厚呈网格状，病灶周围肺正常

一、临床资料

患者男性，28岁，司机，"反复咳嗽、咯白色泡沫痰或黏稠痰6年，活动后喘息1年"入院。体检：体温正常，口唇轻度发绀，双肺呼吸音粗，右肺底可闻细小湿啰音。实验室检查：血常规正常。CT扫描：平扫于肺窗显示双肺各叶散在磨玻璃样密度增高影，小叶间隔增厚呈网格状改变，余肺正常，各支气管开口通畅；增强扫描纵隔窗显示双肺门及纵隔未见肿大淋巴结，肺动脉、肺静脉及分支未见异常，心脏不大，双侧胸腔未见积液（图2-66-1和图2-66-2）。CT诊断：双肺间质纤维化改变。纤维支气管镜检查：左、右主支气管及各叶、段支气管通畅，但黏膜明显充血，于右肺下叶前基底段深部行肺活检术及刷检术，收集分泌物送检。病理结果：肺泡液中未见癌细胞，未见抗酸杆菌，于肺泡腔内见PAS染色阳性物质，符合肺泡蛋白沉着症（彩图2-66-1）。

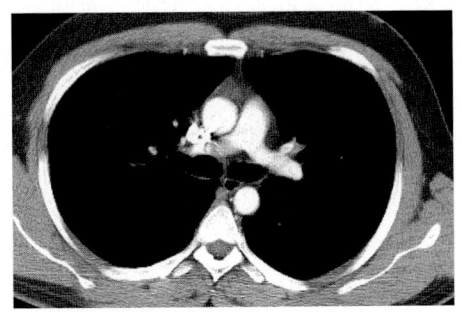

图2-66-2　CT增强纵隔窗显示双肺门及纵隔淋巴结不大，未见胸水

117　病例提供：671000 云南省大理州中医院（李志成）

二、讨论

肺泡蛋白沉着症（Pulmonary alveolerproteinosis，PAP）又称为Rosen-Castle-man-liebow综合征，1958年由Rosen首次报道并将其列为单独的疾病。它为临床少见疾病，迄今为止，国外文献报道400余例，国内仅40多例。其病因及发病机制至今并不十分明了，有学者认为可能与肺泡表面物质代谢异常或肺泡巨噬细胞对它们的清除异常有关，也可能与粉尘或化学物质吸收、免疫机制障碍、血液和淋巴系统的恶性肿瘤及细胞毒性药物的应用有关。临床上多见于男性，男女发病比例为2.65：1，以青壮年为主；症状主要为活动后呼吸困难、咳嗽、咯痰、胸闷等，无特异性；体征不明显；实验室检查约25%的PAP患者血清LDH可升高，有一定参考价值。胸部CT，尤其HRCT扫描对诊断起重要作用，其主要表现有以下五种：①地图样分布：两肺弥漫性斑片状浅淡阴影，阴影边界与正常组织分界清楚；②肺水肿样表现：自肺门向外放射状分布的实变阴影；③碎石路样表现：斑片状阴影边缘呈多边形；④肺实变样表现：两肺密度增高，以下肺明显的实变影，内见充气支气管征；⑤间质纤维化样表现：双肺见粗大网状影及结节影，双肺呈磨砂玻璃状改变。确诊需有赖于肺活检或纤维支气管镜检，当发现肺泡内有过碘酸雪夫（Peridic acid-schiff，PAS）染色阳性物质即可确诊。治疗主要为全肺或分段肺泡灌洗治疗。

该病常常误诊，主要原因为本病少见，临床症状不典型及其影像表现多样化所致。PAP最主要的特点为临床症状与影像学表现不一致，即影像学表现很重，但临床表现轻微，此时，需想到PAP的可能而进一步检查。

在影像方面需与以下疾病鉴别：地图样改变及肺实变型需与肺炎、肺泡细胞癌鉴别。肺炎临床症状重，抗感染治疗后肺部片状影消散快而PAP临床症状轻，肺部阴影消散慢；肺泡细胞癌常合并纵隔淋巴结肿大。肺水肿型PAP需与肺水肿鉴别，肺水肿型PAP无心脏扩大及肺血流再分布。间质纤维化型PAP需与肺间质纤维化鉴别，前者无蜂窝状气肿及肺大疱。当然，最后确诊仍需依赖肺活检或纤维支气管镜肺泡灌洗液的PAS检查。

参考文献

1. 沈策，李惠民. 肺泡蛋白沉着症的临床和影像学分析 [J]. 中国医学计算机成像杂志，2002，8（3）：167-172

2. 李萍，陈罡，凌宙贵，等. 肺泡蛋白沉着症8例 [J]. 临床荟萃，2005，20（14）：811-812

3. Briens E, Delaval P, Mairesse M, et al.Pulmonary alveolar Proteinosis[J].Rev Mal Respir, 2002, 10(2): 166-182

病例67　间断性咳嗽1个月[118]

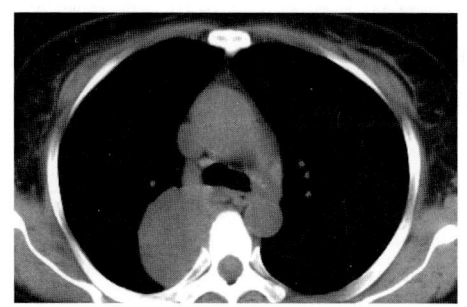

图2-67-1

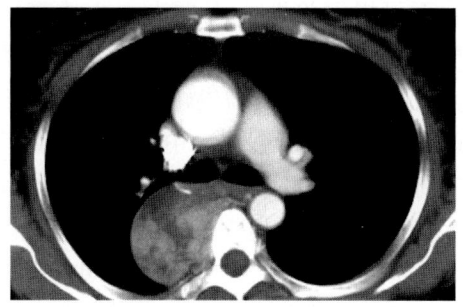

图2-67-2

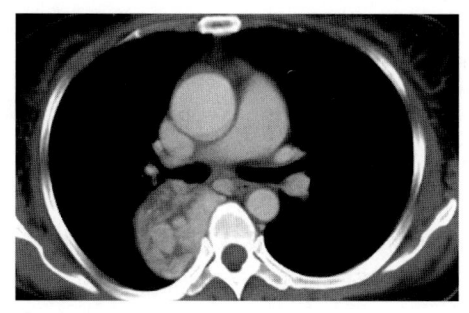

图2-67-3

一、临床资料

患者女性，54岁。间断性咳嗽1个月，为轻咳，不伴发热、咳痰及痰中带血。叩诊：纵隔右侧增宽。实验室检查无异常。胸部CT平扫：右后纵隔脊柱旁可见不均匀软组织密度肿块，CT值29~36Hu，未见钙化，边缘光整，最大截面5.5cm×6.7cm，病变向左侧延伸至气管隆突下，略压迫邻近食管，右上叶支气管受压稍变窄(图2-67-1)。增强扫描：上述右后纵隔脊柱旁肿块呈渐进性、明显强化，早期强化不均匀，晚期趋向均匀强化，CT值62~145Hu，其内可见多发斑片状、小条状低密度无强化区（图2-67-2和图2-67-3）。

术中所见：肿物质软，表面光滑，血供丰富，呈暗红色，基底部宽，无明显蒂相连。肿物大小约5cm×6cm×8cm。镜下所见（彩图2-67-1）：肿瘤由大量薄壁血管构成，管腔大小不一，管壁内衬内皮细胞，多处内皮细胞向腔内形成乳头状突起，血管之间有少量炎性细胞浸润，免疫组化：FVⅢ-Rag（+++），CD31（++）、Actin（++）、CD34（+++）。病理诊断：纵隔血管瘤。

二、讨论

纵隔血管瘤是一种血管畸形性肿瘤，占纵隔肿瘤的0.5%。最常见于前上纵隔，前上纵隔70%，后纵隔20%。可为多灶性，合并皮肤、肝、脾及肾脏血管瘤，也可见于一些少见病如Klippel-Trenaunay综合征。

纵隔血管瘤多无症状，少数可出现非特异性胸痛、呼吸困难与咳嗽，如本例。肿瘤大小2~20cm不等。组织学类型包括毛细血管性、海绵状及静脉性三种，90%为前两型。肿瘤内衬内皮细胞，含不同程度纤维化

---

[118] 病例提供：050000 河北医科大学第二医院放射科（袁涛、全冠民）

及硬化，偶见乳头状结构。海绵状型可见平滑肌细胞增生，本例病理所见为海绵状型。

本病影像学表现报道不多。CT平扫表现为不均匀的混杂密度，可见钙化或静脉石。静脉石可提示诊断，表现为中心透亮的小圆形高密度影，出现率约20%，本例无此征象。偶见邻近的骨质增生硬化。CT增强扫描表现为延迟不均匀强化，中心性强化为其特征，周围性强化少见。强化程度取决于其内静脉管腔大小。延迟扫描可用于显示其引流静脉。本例肿瘤中央及周边均见明显强化，且延迟扫描强化范围扩大，类似于其他部位海绵状血管瘤。MRI检查可显示流空血管，T_1WI可见线状高信号，代表肿瘤间质的脂肪。应注意的是，活检可引起大出血。本病最佳检查方法为增强CT。

鉴别诊断包括纵隔内其他边界清楚的肿块，尤其是富血供的Castleman病，后者注药早期病灶即明显强化，程度近似纵隔内大血管，较均匀，且持续时间较长。其他需鉴别的包括：畸胎瘤（瘤内含脂肪与钙化密度为特征性表现），肿瘤转移伴坏死（睾丸肿瘤或鳞癌转移），神经母细胞瘤（见于儿童，后纵隔，也可血供丰富）。

总之，影像学见到边界清楚、密度或信号不均、明显强化的纵隔肿块，应考虑本病可能，其特点为中心性强化，伴静脉石或点状钙化。

参考文献

1. Kuo, P H Chang Y C, Liou J H. Mediastinal cavernous haemangioma in a patient with Klippel-Trenaunay syndrome. Thorax. 2003, 58: 183-184

2. Gurney J W, Winer-Muram H T, Stern E J, et al, eds.Diagnostic imaging, chest. Salt Lake City: Amirsys.2006，Ⅱ-1-54~57

3. McAdams H P, Rosado-de-Christenson M L, Moran C A.Mediastinal hemangioma: radiographic and CT features in 14 patients. Radiology.1994, 193: 399-402

病例68　纵隔胰腺异位1例[119]

一、临床资料

患者男性，27岁，刺激性干咳伴右胸痛2个月，偶伴低热，口服消炎、止痛药物无效。入院近期出现心悸、咳白色黏痰，无胸闷、气促、腹泻表现。血常规：WBC $11.1×10^9/L$，NE 73.73%，LY 14.22%，PLT $276×10^9/L$。血糖：3.29mmol/L。腹部B超：胰腺头厚2.8cm、体厚1.9cm，主胰管0.2cm；肝、胆、脾、肾无异常。胸片（图2-68-1）：右前中纵隔多囊状影。MRI（图2-68-2）：右前中纵隔见一约7cm×10cm×11cm的囊样肿块，内有少量出血，其与大血管界限清楚，上腔静脉受压明显。影像学诊断为：右前纵隔肿瘤，胸腺囊性瘤与囊性畸胎瘤待鉴别。剖胸探查见：肿

---

[119] 病例提供：650032 昆明医学院第一附属医院（孙红文，周华，戴书鹏）

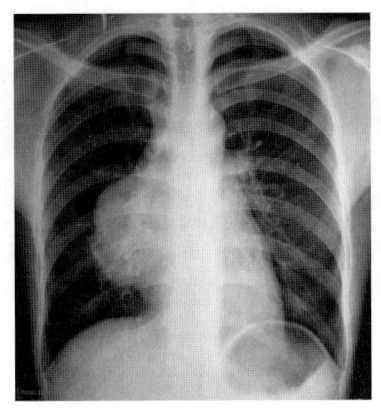
图2-68-1

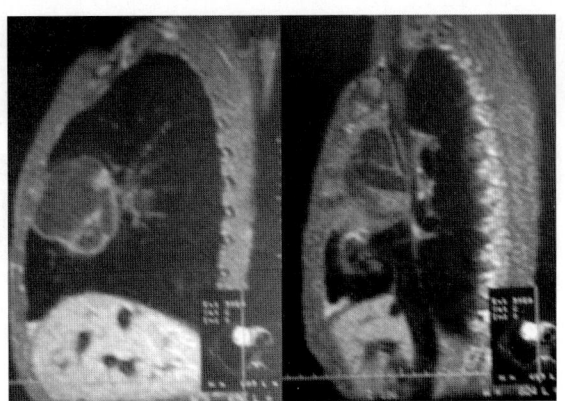
图2-68-2

瘤位于右前上纵隔，呈囊状，与右肺上叶、前胸壁、上腔静脉粘连，切开肿块，流出浅黄色液体约为200ml，完整切除肿块。病理报告：纵隔异位胰腺伴片状坏死。术后血糖3.41mmol/L。随访1年无异常情况。

二、讨论

在非正常胰腺所在部位发现胰腺组织称为异位胰腺，一般无症状，形成大小不等的结节。但也可以引起局部阻塞或溃疡等症状。常见于胃、十二指肠、壶腹区、空肠、Meckel憩室、脐部。其分为三类：①相似于正常结构的全部胰腺组织（即有导管外分泌腺泡及胰岛等）；②单纯外分泌腺的腺泡组织；③单纯矮立方或柱状导管组织异位。异位组织常有炎症及间质纤维化或纤维肌组织增生，形成较硬结节，很似肿瘤。胰腺是从原始消化道隆出的腹背侧胚芽发生发展形成的，其中胚芽转位及融合，是畸形及异位的基础。

纵隔胰腺异位罕见，术前诊断困难，切除后对身体一般没有影响。

参考文献

孙红文，周华，戴书鹏．纵隔胰腺移位一例．中华胸心血管外科杂志，2006，22（3）：185

病例69 支气管类癌1例[120]

一、临床资料

患者女性，19岁，因"反复咳嗽、咯血1年"入院，咯血量约20ml/次，每次发作与情绪激动有关。在当地医院先后按感冒进行抗感染、止血治疗，虽有好转，但反复发作。病程中无发热，二便正常，否认既往肺结核、肝炎和心脏病史。入院查

120　病例提供：133000 吉林省延边大学附属医院（全松石，赵志梅，陈建波）

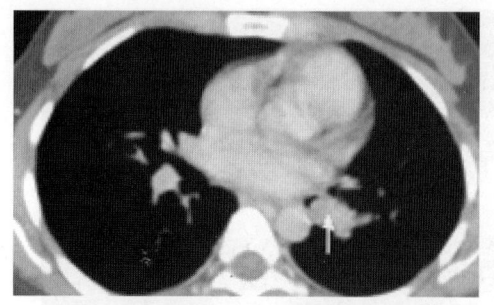

图2-69-1 平扫左肺下叶支气管开口处有类圆形结节影(用箭头表示),与肺门血管分界不清

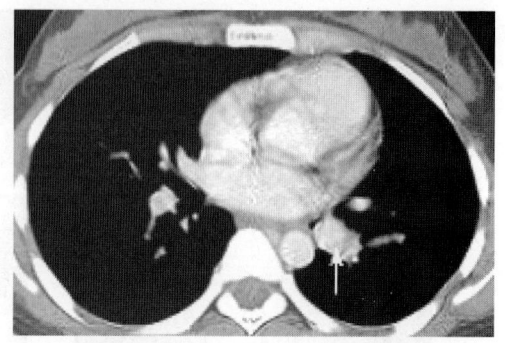

图2-69-2 增强后支气管内结节明显强化

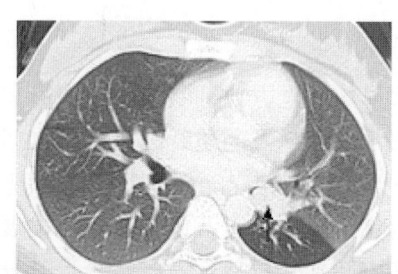

图2-69-3 肺窗下左肺下叶见阻塞性肺炎和局限性肺气肿

体：T 36.8℃，P 16次/分，R 70次/分，Bp 110/75mmHg，神清，左肺闻及局限性哮鸣音和湿啰音，余无特殊。CT检查：左肺下叶支气管开口处见长径约2.0cm大小的椭圆形结节影，表面光整，密度均匀；平扫CT值45Hu；增强后CT值195Hu；下叶支气管明显变窄，左肺下见斑片状致密影；纵隔左移，肺门及纵隔未见肿大的淋巴结。CT拟诊：左下肺支气管腔内血管瘤，伴阻塞性炎症和肺气肿(图2-69-1～图2-69-3)。支气管镜检查：左主支气管内见光滑赘生物，表面血管丰富，随呼吸活动，取活检出血时明显，活检病理报告为炎性息肉。手术情况：在全麻下，切开基底段支气管处，见到赘生物，约2.0cm×1.2cm大小，呈椭圆形，质地较硬，未见明显浸润性生长，纵隔未见肿大淋巴结，在靠近左肺下叶支气管处切断支气管，将左肺下叶切除。术后病理：支气管类癌（彩图2-69-1），免疫组织化学检查CgA和S-100阳性。

二、讨论

支气管类癌(Bronchial carcinoid)是起源于支气管上皮组织嗜银细胞(Kulchitsky cell)的低度恶性原发性肺支气管肿瘤，有神经内分泌功能。类癌绝大多数发生于消化道，支气管类癌属少见病，术前易误诊、漏诊。病理上分为典型类癌和非典型类癌，按发生部位分为中央型（发生于主支气管）和周围型（发生于远端支气管及肺实质内）。典型和中央型多见，中心型多为典型类癌，而不典型类癌多为周围型。张涛等分析25例类癌CT表现，其结果中央型类癌较小，平均直径1.9cm，周围型类癌较大，平均直径5.4cm。典型类癌有相对良性的生物学行为，病程发展慢，预后较好，术后5年生存率可高达100%；非典型类癌又具有侵袭性生物学行为，淋巴转移多见，术后5年生存率为69%。支气管类癌的临床症状与肿瘤的发生部位有关，发生在主支气管的类癌，易导致阻塞性肺炎或肺不张，故临床症状出现早，常有咳嗽、咯血或阻塞性肺炎等，肿瘤发现早，体积一般较小。周围型类癌起病隐匿，发现晚，肿瘤较大。类癌可分泌五羟色胺，使血管收缩、肠蠕动增加，出现以腹痛腹泻、心跳加快、脉压增高等为征象的类癌综合征。文献报道类癌CT检查均有显著强化特征，与本例表现相同，对定性诊断有意义。但需要与支气管息肉、支气管血管瘤和支气管肺癌等疾病鉴别。支气管镜检查是诊断本病的重要方法之一，不仅能确定肿瘤部位，且可活检提供病理学诊断。因为嗜银细胞(kulchitsky cell)在支气管黏膜上皮的基底层，所以其活检确诊率约为50%。免疫组织化学检查对于肺部肿瘤的鉴别诊断起着至关重要的作用。肺类癌CgA、NSE呈阳性反应，而低分化腺癌与鳞癌均为阴性。息肉与息肉样类癌更要靠免疫组化来鉴别。支气管类癌治疗以手术为主，术后可辅以放疗及化疗。本例为典型支气管类癌，通过本例分析体会到：①典型支气管类癌强化显著。②中央型类癌发病与情绪激动有一点关系，情绪激动时，类癌在支气管内频繁活动摩擦，导致表面血管破裂，而出现咯血或痰中带血。③对年轻咯血患者，特别注意观察支气管内有无赘生物，必要时做薄层扫描和CT增强检查。

参考文献

1. 罗慰慈.现代呼吸病学.北京：人民卫生出版社，1997，829-830

2. 张涛，蔡丰，严洪珍，等.支气管类癌的CT表现.中华放射学杂志，2000，34（4）：237

3. 张志庸，张世农，李单青，等.支气管类癌的外科治疗与预后.中华胸心血管外科杂志，1996，12(6)：342

4. 郑石芳，李林，王莉萍，等.支气管类癌13例临床影像诊断分析.中国肿瘤临床与康复，2000，7（6）：68

5. 刘彤华.诊断病理学.北京：人民卫生出版社，1994，180

第三章
呼吸系统疑难病例讨论

临床病理讨论会（Clinical pathological conference，CPC），始创于20世纪初的美国哈佛大学医学院，其形式为由临床医师和病理医师共同参加，对疑难病或有学术价值的尸检病例的临床表现及其病理检查结果进行综合分析、讨论。其目的在于汲取诊治教训，提高诊治水平，促进医学诊疗科研及教育事业的发展。目前，已经成为世界各国医疗机构经常开展的一项学术性活动。讨论会前，由临床和病理医师，共同按照一定的目的来选择病例。提供讨论的病例，一般应对疾病发生、发展过程有较完整而详细的临床诊疗记录、实验室检查资料和尸检结果。为使讨论比较深入，提前向参加者提供虽经整理却是如实反映情况的病历摘要，明确提出讨论要求，便于临床和病理双方都进行认真、周密地准备。通过对临床和病理检查的讨论，与会者既可了解病例患病的全部临床过程，又可重温与该病有关的病理学知识，使临床表现得到满意的病理解释，还可了解到一些新进展。尤其对于青年医师和实习的医学生，能通过具体病例，对该病的临床和有关基础医学知识获得更好的教学效果。

疑难病例讨论则是类似于临床病理讨论的一种学术活动形式和临床工作方法。临床实际工作中，年轻医生经常面临不同的疑难病例而需要上级医生进行指导。对于相对简单的疑难病例，上级医生当场就会给下级医生进行分析并提出诊治方案；而对于相对复杂的疑难病例，上级医生则会让下级医生完善相关检查、进行充分准备并提交全科讨论。在疑难病例讨论中，专家们在充分听取病情介绍的基础上，根据个人丰富的临床经验和扎实的理论基础，引经论典，对讨论的病例进行全面的分析和重点的阐述，从不同角度有根据地提出各自的诊断依据和治疗方法；科主任则会结合病例的特征、所讨论问题在临床中的意义及吸取的经验教训等做扼要小结，给讨论会"画龙点睛"。

通过疑难病例讨论，常可获得以下效果：

密切基础与临床的联系。通过对临床疑难病例讨论，与会者既可了解病例患病的全部临床过程，又可重温与该病有关的基础医学知识，使临床表现得到满意的解释，还可了解到一些新进展。尤其对于青年医师和实习的医学生，能通过具体病例，对该病的临床和有关基础医学知识获得更好的学习效果。

总结经验教训，提高医疗质量。讨论会上临床医师都力求逻辑思维强、推理严谨，引据有力地紧密联系病例的实际情况进行讨论。若临床的分析和诊断与最后的诊断相符合，则会使与会者从中学到正确分析病例的方法；反之，也可以通过回顾性地分析、讨论，找出造成误诊的原因，总结经验或汲取有益的教训，以提高医疗诊治水平。

促进学术交流，推动科学研究。专家们能从不同角度有根据地提出各自的诊断依据，并同时对其他诊断意见提出咨询甚至异议，因此临床疑难病例讨论会又常是学术争鸣的场所。通过讨论常能提出一些值得深入研究的新问题或新线索，促进和推动医学科学的发展。

本章呈现的疑难病例讨论，希望读者通过这些疑难病例讨论的学习，能熟悉诊治疑难病例的临床思维方法，并在临床实践中逐步提高自己的业务能力。

病例1 无症状性双肺中下肺野多发性团块病灶[121]

于**医师：图3-1-1这是一位中年男性的胸部正侧位片，见二中下肺野散在多个类球形高密度影及片状影，边界欠清，密度尚均匀，两肺门影不大。X线诊断考虑两肺多发类球形病灶，肉芽肿性病变首先考虑，建议CT检查，并结合临床。

陈**医师：患者男性，41岁，宁波市人，因体检发现"两肺多发性结节及肿块"1天而入院。患者无咳嗽咳痰，无畏寒、发热及盗汗，无胸痛不适。平素身体健康，否认肝炎、结核病史及冶游史，从事屠宰工作10年，吸烟史1包/天×20年。体格检查：T 37.0℃，P 70次/分，R 2次/分，Bp 118/78mmHg。神清合作，皮肤黏膜无黄染，浅表淋巴结无肿大，头颅五官端正，颈软，气管居中，二肺呼吸音清，未闻及干湿性啰音。心、腹、脊柱、四肢及神经系统检查无异常。患者入院后，血常规、血沉、肝肾功能、血清肿瘤标志物（AFP、CEA、NSE、PSA）、痰培养等各项检查均正常。患者入院后已行胸部CT检查，CT片如图3-1-2。

涂*医师：图3-1-2患者两肺可见散在大小不等絮状高密度影，边界不清，以右下

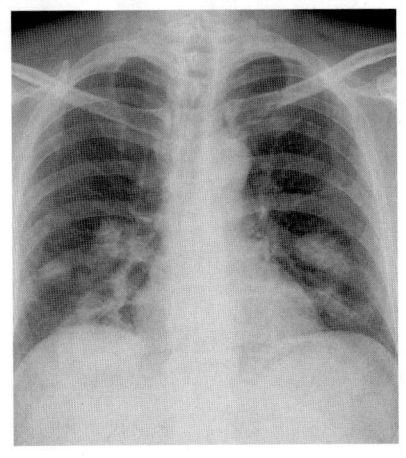
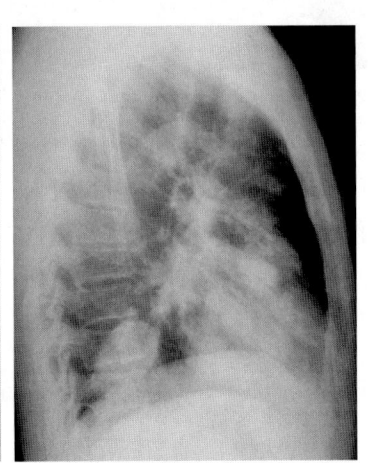

图3-1-1

---

121 病例提供：315020 宁波大学医学院附属医院（马坚，邓在春）

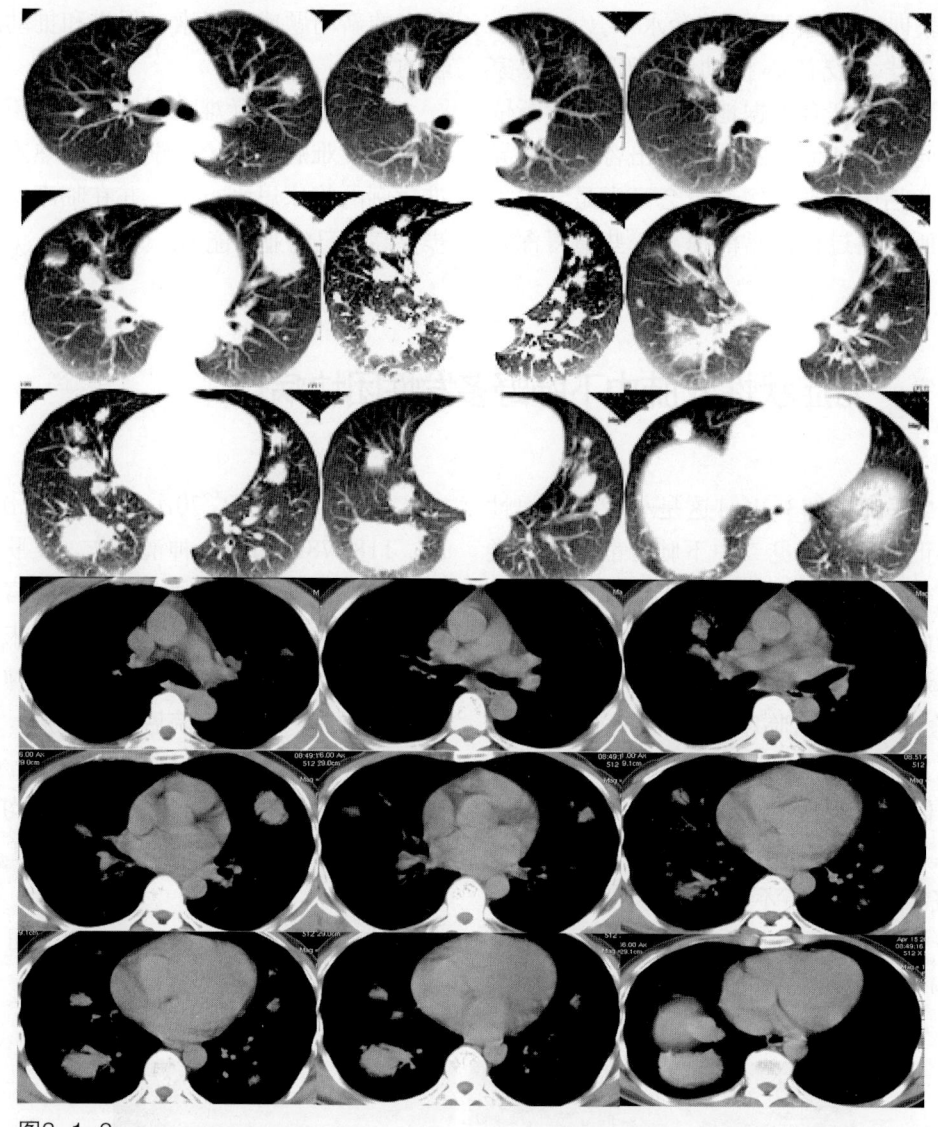

图 3-1-2

肺最大,纵隔窗示两侧胸壁光整,胸腔内未见明显积液;两肺野可见多个大小不等片状实变影,其内可见充气支气管征,纵隔及肺门旁未见明显肿大淋巴结;增强后,两肺内多个片状实变影,内见条状强化,所示纵隔内未见明显肿大淋巴结;腹部各脏器未见异常,后腹膜未见明显肿大淋巴结。CT诊断考虑两肺多发类球形病灶,肉芽肿性病变首先考虑,请结合临床。

第一次病例讨论

陈**住院医师:患者因体检发现胸片异常而入院,无呼吸道症状及全身中毒症状,生命体征平稳,未发现明显阳性体征。入院常规检查(三大常规、生化全套等)未见明显异常。就影像学特点来看,表现为双肺多发类球形病灶,大小不一,边界不清,为絮状密度,并且有支气管充气征的特点。结合患者临床表现和影像学特点,不支持临床常见的感染性疾病如肺炎、肺结核等,故为进一步明确诊断,提请大家讨论。

马*主治医师:患者病史特点同上,胸部影像学表现为肺部多发类球形实变影的疾病主要有:①感染性疾病:大多数病原菌所导致的肺炎多表现为肺组织局部病变,病灶呈多部位分布提示感染呈血行播散,因该患者无明显发热等急性感染征象,故最常见的肺炎球菌、金黄色葡萄球菌等细菌性肺炎基本可以除外;非典型病原菌如支原体、衣原体及军团菌等感染所致肺炎,在影像学上可表现为多发性病灶,但呼吸道症状较明显,确诊有赖于相关的免疫学检查;肺结核在影像学上也可以出现多发性病灶,且病灶呈多形态,但结核多好发于两肺尖部,一般有结核中毒症状及呼吸道症状,临床上诊断应该不难,但有个别特殊情况——无反应性肺结核,这种情况主要发生于免疫受损宿主,影像学及临床症状均不典型,该患者要注意除外这种特殊情况下的肺结核;卡氏肺孢子虫、巨细胞病毒及真菌等引起的肺部感染,这些多为机会性致病菌感染,常伴患者免疫功能低下,因此该患者要尽早明确是否存在免疫缺陷。②非感染性疾病:主要考虑肺炎型支气管肺泡细胞癌、肺部转移性肿瘤等。支气管肺泡细胞癌是肺腺癌的亚型,影像学表现差异很大,可表现为胸片上的多个结节或弥漫性的病变;多发性肺内病灶也是各种恶性肿瘤出现肺部转移的常见影像学表现,有部分病例肺内转移灶可先于原发灶发现,多见于肾、甲状腺、胰腺癌,还有部分胃肠道肿瘤,相关的检查可以进一步排除。综上所述,结合该患者起病特点及其入院初步检查结果,非感染性病变可能性大,应尽快完善相关检查。

邓**副教授:同意上述意见。还有一些疾病也需考虑:①过敏性肺炎:过敏性肺炎或称为外源性过敏性肺泡炎,因敏感个体反复吸入有机粉尘、继发免疫诱导的累及肺泡壁和终末气道的肺实质病变,多与职业相关,该患者从事屠宰工作,应进一步询问有无接触霉变干草或进入养殖区域的情况,且行针对性的免疫学检查可明确诊断。②韦格纳肉芽肿病:为一种病因不明的中、小血管坏死性肉芽肿性疾病,主要累及呼吸道和肾脏,确诊有赖于肺活检及查血抗中性粒细胞抗体(ANCA)。③肺血管炎:为一组血管壁及其周围性炎性病变的疾病,疾病可以先后累及多种组织和器官,临床表现复杂,该患者因无任何症状和阳性体征,故该类疾病的可能性不大。患者目前诊断未明,下一步应针对肿瘤性病变和结缔组织疾病方面行进一步检查。该患者虽然影像学上未提示气道的阻塞性病变,但应行常规纤维支气管镜检查。

第二次病例讨论

陈**住院医师:患者纤维支气管镜检查示声带活跃、气管通畅、隆突锐利,各叶段支气管开口均通畅,黏膜光整,未见分泌物及新生物,刷检及BALF找结核菌、脱落细胞均为阴性,刷检细菌培养及真菌培养也阴性。胃镜检查仅提示慢性浅表性胃炎伴糜烂。腹部超声及上腹部CT检查均未发现异常。血风湿全套和免疫全套检查均正常,血淋巴细胞$CD4^+/CD8^+$正常,血P-ANCA、C-ANCA、dsDNA、ANA等均阴性,血支原体、衣原体IgG、IgM均正常,肺吸虫抗体及猪囊虫抗体均阴性。

张**主任:本例患者胸部影像学特点主要是:两肺可见散在大小不等絮状高密度影,边界不清,以右下肺最大,纵隔窗示两侧胸壁光整。胸腔内未见明显积液。两肺野可见多个大小不等片状实变影,其内可见充气支气管征,纵隔及肺门旁未见明显肿大淋巴结。增强后,两肺内多个片状实变影,内见条状强化,所示纵隔内未见明显肿大淋巴结。后腹膜未见明显肿大淋巴结。从胸平片及CT检查所见,有下列情况要考虑:细支气管肺泡癌,浸润型肺结核,细菌性肺炎,肺部真菌感染,结缔组织疾病的肺部影像表现,炎性假瘤,肺部韦格纳肉芽肿病,肺嗜酸性肉芽肿,肺淋巴瘤,转移性肺癌等。该病例诊断有一定难度,仅凭影像学结果很难做出准确的诊断。

沈**主任(宁波市第一医院呼吸科): 根据患者年龄、症状、各种检查及胸片与CT扫描片,首先考虑肉芽肿病变可能(炎症性),真菌感染待排。诊断理由如下:感染性疾病:患者不咳无痰、白细胞不高、中性细胞百分比稍低,应用各种抗生素无效,故不考虑细菌性肺炎,可考虑是否为病毒或支原体感染所导致的非典型肺炎,一般非典型肺炎症状较轻,病程4~6周即可痊愈,若为传染性非典型肺炎(SARS)则进展很快,此病例无明显进展迹象,因此可以排除。患者血沉正常,纤维支气管镜检查无异常,且无刺激性咳嗽,毛刷未找到结核菌,这些均不支持"结核病",但在免疫功能低下的情况下可出现无反应性结核病,结核菌素试验呈阴性反应,但血液可呈现特殊变化,粒细胞减少,核左移伴毒性改变,故无反应性结核病的可能不大。肺部真菌感染:患者无明显呼吸道症状,胸部影像学提示多发性实变,故真菌感染不能完全除外。可多次反复纤支镜下行保护性毛刷或支气管肺泡灌洗行真菌培养,或患者病情允许下行诊断性抗真菌治疗后复查影像学变化。

洪**主任: 除了感染性疾病外,仍应考虑肺部转移性肿瘤的可能,患者中年男性,无自觉症状,体检发现肺部多发性占位性病变。虽纤支镜下刷检未找到癌细胞,但考虑到刷检的阳性率等,不能排除恶性肿瘤伴肺内广泛转移的可能。

刘*教授(浙江大学附属第二医院呼吸科): 单从临床上来看,此病例的诊断有一定难度,比较罕见。如前所述,多项辅助检查基本无特殊,本人认为诊断主要考虑:①血液系统疾病:患者中年男性,无明显症状下体检发现肺部多发病灶,故血液系统疾病需要考虑,但也有不支持的地方,如外周血没有幼稚细胞,无贫血,无肝脾肿大等。②结缔组织疾病:韦格纳肉芽肿病、肺血管炎等多有免疫指标的异常,但该患者各项免疫学检查指标均无异常,似乎并不提示有结缔组织疾病存在。确诊有赖于支气管镜检查时的活检。

第三次病例讨论

马*主治医师: 为明确诊断,在DSA室电视透视下行经纤维支气管镜肺活检(TBLB),于右后下肺最大病灶处成功取得3小块组织(图3-1-3),送检病理科,患者术中少量咯血,无气胸发生,术后经对症处理后咯血缓解。

谭**教授(复旦大学中山医院病理科): 镜下见少量肺泡组织和支气管壁组织,支气管壁内及肺泡腔见较多小淋巴细

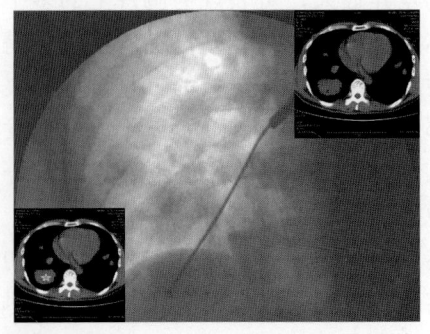

图3-1-3

胞弥漫浸润，未见淋巴滤泡，偶见核分裂象，酶标结果以B淋巴细胞为主。结合酶标结果和影像学结果，考虑非霍奇金淋巴瘤，边缘区B细胞淋巴瘤，MALT型（黏膜相关淋巴瘤，小淋巴细胞为主）（彩图3-1-1-A~D）。

邓**副教授：患者确诊后，给予4周期CHOP方案化疗，化疗期间肺部病灶逐渐吸收，化疗结束后，肺部病灶基本完全吸收（图3-1-4和图3-1-5）。随访3年，每半年复查胸部CT，患者病情稳定，无复发，也未出现肺外病灶。

病例回顾并文献复习

本例患者无自觉症状，因影像学异常就诊。无临床表现的患者在呼吸系统病人中占一定的比例，往往因为无明确的定位症状使得诊断困难。需要经过全面的分

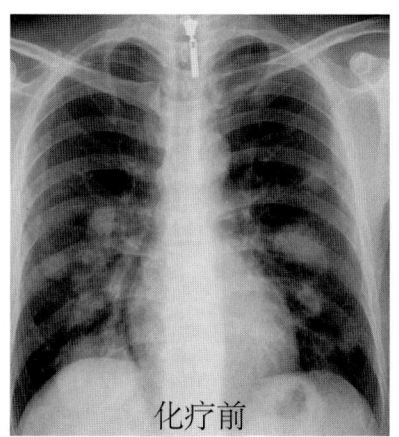
化疗前

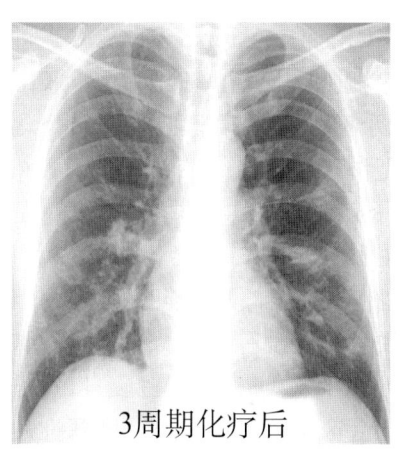
3周期化疗后

图3-1-4

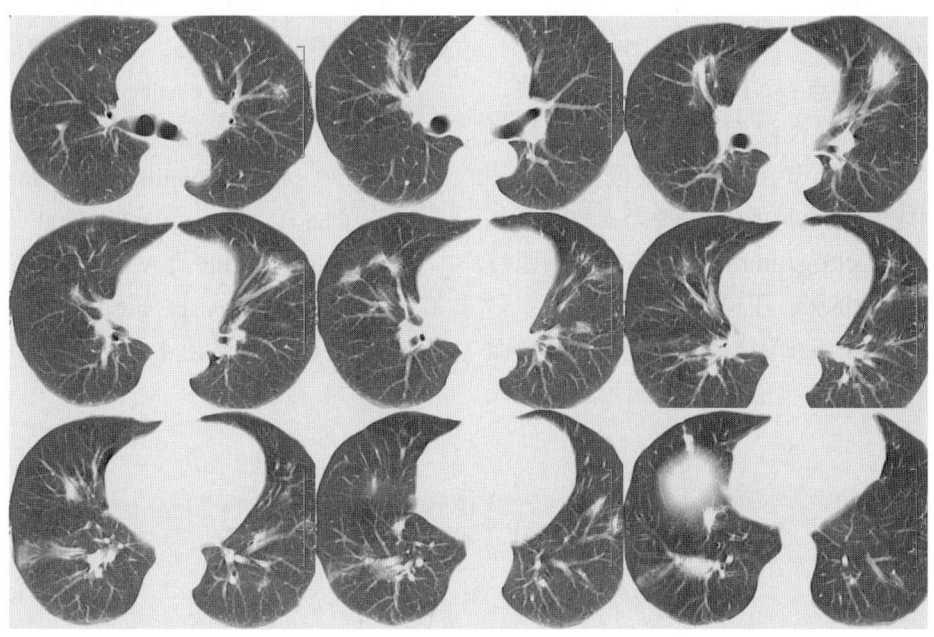

图3-1-5

析，进行细致的鉴别诊断。本例患者经过各项检查后，仍未得到有价值的结果而做出明确的诊断。最终行TBLB，病理学做出了明确的诊断。本例中所患的肺原发性恶性淋巴瘤很少见，可分为原发于肺的霍奇金病（Hodgkin disease，HD）和原发于肺的非霍奇金淋巴瘤（Non-Hodgkin's lymphoma，NHL）两种病理类型。前者只有少数个案报道，诊断困难。后者占全部原发性结外淋巴瘤的5%，按淋巴组织肿瘤欧美修订分类（Revised European-American Lymphoma Classification，REALC）进一步可分为B细胞淋巴瘤、T细胞和NK细胞淋巴瘤。两者均包括若干亚型。低分化的黏膜相关型淋巴瘤（Mucosa-associated lymphoid tissue lymphoma，MALT）是最常见的惰性亚型。

非特异性症状和体征可能差别很大。肺实质性肿块者可能没有症状。有弥漫性肺受累的病人可有咳嗽、气短或胸痛。累及呼吸道的淋巴瘤会产生咳嗽、咯血及阻塞性症状，包括肺炎。全身性症状可能有：发热、盗汗及体重减轻。MALT淋巴瘤病人很少有全身性症状。

胸部X线特点：NHL有非空洞性肿块，也可以是肺弥漫性浸润、网状、结节样浸润、多发性小结节、大结节或浸润阴影。MALT淋巴瘤最常见的CT表现是支气管含气征（Air brochograms），这与淋巴细胞浸润及向间质的扩张、压迫邻近滤泡有关。

1993年Cordier等结合临床提出较为全面实用的诊断标准：①影像学上显示肺、支气管受累，但未见纵隔淋巴结肿大；②既往没有胸外淋巴瘤诊断的病史；③无肺及支气管外其他部位的淋巴瘤或淋巴细胞性白血病的证据；④发病后3个月仍未出现胸外淋巴瘤的征象；同时满足上述四点者可诊断为原发性肺淋巴瘤（PPL）。目前确诊需要病理学证据。可通过纤支镜、CT或B超定位下穿刺等获取肺内及纵隔内病变组织。

病灶的分布对淋巴瘤的治疗至关重要。如果病灶为局限于肺内的孤立病灶，应首选手术治疗和放疗，疗效极佳。如果病灶为肺内弥漫性分布，则应行化疗。预后相对肺癌为好，5年生存率60%～70%。

参考文献

1. 马坚，陈众博，邓在春，等.两肺中下部多发性结节及肿块.中华呼吸和结核杂志，2006，29(6):426-427

2. 陈灏珠.实用内科学.第12版.北京:人民卫生出版社

3. 宋伟，王立，严洪珍.肺内淋巴瘤的影像诊断.中华放射学杂志，2001，35(1):49-51

4. Cordier J F, Chailleux E, Lauque D, et al. Primary pulmonarylymphomas: a clinical study of 70 cases in nonimmunocompromised patients. Chest, 1993, 103:201-208

5. Fish A P, Eli- J A, Fisherman J A, et al. Fishman's pulmonary diseases and disorders. 第3版. 西安：世界图书出版公司，1998，1865-1874

病例2　右胸背疼痛半月[122]

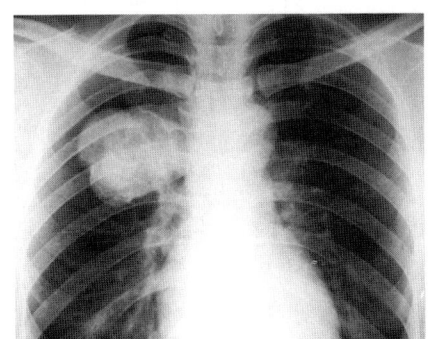

图3-2-1

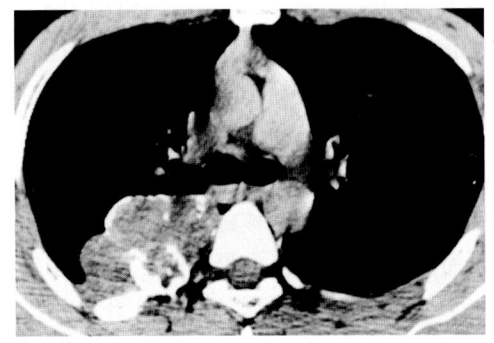

图3-2-2

一、临床资料

患者男性，25岁。主诉：自觉右胸及右肩背部疼痛半个月，无咳嗽咳痰，无畏寒、发热及盗汗。平素身体健康，否认肝炎及结核病史，无吸烟史。体格检查：右侧背部第5、第6后肋区有轻度压痛，表面皮肤无异常。T 37.0℃，P 70次/分，R 18次/分，Bp 118/78mmH。实验室检查：血碱性磷酸酶、酸性磷酸酶、血钙、血磷均在正常范围内。血常规、血沉、肝肾功能、血肿瘤标志物（AFP、CEA、NSE、PSA）等各项检查均正常。门诊胸片（图3-2-1）示：右中上肺野中内带见一分叶状高密度影，边缘清晰，与纵隔分界欠清，大小约5.0cm×6.5cm。X线诊断：考虑右中上肺恶性肿块，建议加拍右侧位片或胸部CT检查。患者入院后行胸部CT（图3-2-2）检查示：气管分叉层面近右侧第5后肋处见一分叶状软组织肿块影，有分隔呈多房状，瘤内有不规则钙化、骨化分隔，肋骨局部骨皮质掀起伸入肿块内，肿块边缘清晰，大小约5.0cm×7.5cm，未见肺内侵犯及纵隔转移征象。

二、术前讨论

淦**医师：患者因自觉右胸及右肩背部疼痛半个月而入院，无咳嗽咳痰，无畏寒、发热及盗汗等症状。入院常规检查（三大常规、生化全套等）未见明显异常。就CT影像学特点来看，表现为近右侧第5后肋处见一分叶状软组织肿块影，有分隔呈多房状，瘤内有不规则钙化、骨化分隔，肋骨局部骨皮质掀起伸入肿块内，肿块边缘清晰，未见明显毛刺及胸膜异常改变。结合患者临床表现和影像学特点，不支持X线片肺内肿块诊断，故为进一步明确诊断，提请大家讨论。

陈**医师：男性患者，25岁。主诉自觉右胸及右肩背部疼痛半个月，无咳嗽咳痰。仔细阅读正位X线胸片除见右中上肺野内带分叶状肿块，与纵隔分界欠清外，尚可见第5后肋骨质可疑局限性破坏，肿块边缘未见毛刺征、小泡征象、胸膜凹陷征象。单就胸片而言，应该高度考虑肺内肿块，如周围型肺

---

[122] 病例提供：317000 浙江省临海市中医院（汪政武，林懿，淦东林，陈波）

癌、错构瘤、结核球、炎症后肿块等。

肺癌好发于40～60岁，30岁以下发病的很少，偶见于20岁以下者。周围型肺癌典型的X线表现为：肺内肿块阴影，常为圆形或椭圆形，可见"分叶"征、"脐样切迹"及"小泡"征。肿块边缘常有细小毛刺征，极少数瘤体内可出现钙化。肿块内可见癌性空洞。肿瘤邻近胸膜常显示"兔耳"征。错构瘤大多发生于肺的外围，瘤内爆米花样钙化为其特征性表现。结核球一般无明显临床症状和征象，大多为孤立性病灶，好发于锁骨下区，呈圆形、椭圆形，偶见分叶。裂隙样空洞和偏心性靠近边缘的半月形空洞为其特征性表现，病灶周围的卫星灶，对诊断有帮助。炎症后肿块是由于肺炎吸收不完全逐渐机化而引起，大多有前期临床症状。一般呈球形，无分叶和钙化现象。

综合考虑患者的年龄、临床症状及影像学表现，肺内肿块（如周围型肺癌、错构瘤、结核球、炎症后肿块）的诊断似乎不太支持。为了明确病灶的定位及肋骨有无破坏，应该加拍右侧位片及病变处的切线位片。临床工作中，X线平片仍是胸部疾病的最基本检查方法，具有简便、快捷、便宜等优点。临床上多数肺内、胸壁疾病是通过胸部正侧位平片发现的。就本患者而言，单纯的胸部正位片要确定病灶是肺内还是来源于胸壁肋骨是有困难的，请大家结合CT片展开讨论。

汪**主治医师：患者病史特点同上所述，CT扫描示右侧第5后肋处见一软组织肿块自肋骨向肺野内突出，可见分叶，有分隔呈多房状，瘤内有不规则钙化、骨化分隔，肋骨局部骨皮质掀起伸入肿块内，肿块边缘清晰，未见肺内侵犯及纵隔转移征象，相邻椎体、椎弓及椎体未见肿瘤侵犯，可排除肺内肿块和神经源性肿瘤，考虑肿瘤来源于右侧第5后肋骨。常见的肋骨恶性肿瘤在成人以骨髓瘤和软骨肉瘤较多见，儿童主要为尤文肉瘤。而肋骨的良性肿瘤或肿瘤样病变则以软骨类肿瘤、骨纤维异常增殖症、纤维瘤、血管瘤和巨细胞瘤等为常见。结合该患者临床及影像学特征，考虑右侧第5后肋骨源性肿瘤（软骨肉瘤、软骨瘤、软骨黏液样纤维瘤、纤维瘤可能，可除外骨髓瘤、骨软骨瘤、骨纤维异常增殖症、血管瘤、骨巨细胞瘤）。

钱**主治医师：除同意汪医师上述的鉴别诊断外，尚需与肋骨转移性肿瘤、骨肉瘤、肋骨结核等鉴别。肋骨转移性肿瘤相当常见，以肺癌、乳腺癌、肝癌多见。肋骨转移性肿瘤以血行为主，肺、胸膜和胸壁恶性肿瘤直接侵犯者次之。在诊断肋骨恶性肿瘤时，首先要除外转移瘤。肿瘤肋骨转移，绝大多数为溶骨性破坏，囊状膨胀改变，伴有皮质不连续的破坏，周围有软组织肿块，结合本患者的病史和临床特征，可除外。

肋骨原发性恶性肿瘤中，除软骨肉瘤外，骨肉瘤也较常见，多见于成年人，病变周围软组织内出现瘤骨是成骨型骨肉瘤的特征性表现。CT能明确显示成骨型骨肉瘤三种不同密度的瘤骨(磨玻璃样、斑片状、象牙质样骨质硬化区)，CT在显示溶骨型骨肉瘤骨质破坏区内小而淡的肿瘤骨方面具有明显优势。溶骨性骨质破坏和肿瘤成骨同时存在是混合型骨肉瘤的特征性CT表现，因此本患者骨肉瘤不能除外。

淦**医师：首先我表示同意排除肺内肿块，考虑肋骨源性肿瘤，但我还是有个疑问，不知和胸膜肿瘤如何鉴别。

林*副主任医师：同意以上各位医师观点，淦医生提的确实是个好问题，胸膜肿瘤以胸膜间皮瘤和转移瘤多见，胸膜间皮瘤分为两大类，即局限型和弥漫型，就此患者的病变范围，可以除外弥漫型胸膜间皮瘤。局限型胸膜间皮瘤多位于周边胸膜，少数位于叶间胸膜。呈圆形、椭圆形或分叶状，肿块边缘光滑锐利，与胸膜呈锐角或钝角，肿瘤密度均匀，偶见钙化，CT增强扫描中心无强化，仅周边均匀强化为其特征，肿块的邻近胸膜增厚，此例患者可排除局限型胸膜间皮瘤的诊断。胸膜转移瘤需有临床原发肿瘤病史，且胸膜转移瘤最常见的表现是大量胸腔积液，部分病例可见胸膜结节状增厚，不伴胸水，结合病史及临床特征可除外。

该患者肿块体积较大，良恶性不易确定。一般认为年龄大、病程长、发生于扁骨或不规则骨、病变体积较大者易恶变。出现下列影像征象时提示恶变：母骨侵蚀性破坏、骨膜反应、肿瘤持续性增大、病理性骨折、钙化斑点模糊或消失及软组织肿块等。

在影像学上，骨质破坏，软组织肿块，伴肿块内条片状钙化，常提示软骨源性肿瘤。因此结合临床病史，同意排除肺内、胸膜病变，考虑肋软骨源性肿瘤可能性大。但单纯根据X线、CT表现，鉴别肋骨不同肿瘤及良恶性仍然很困难，病理活检是最好的确诊手段，建议患者术前穿刺活检。

三、术后讨论

手术及病理：术中见瘤体表面凹凸不平呈结节状，黄白色，质实，有包膜，6.0cm×8.5cm×18.4cm大小，瘤体附着于右侧第5后肋骨及其软骨，肋骨骨皮质掀起；肿块内缘突入右侧胸腔内，未见肺部受侵；瘤体切面见多个分隔并伴不规则钙化、骨化。镜下可见被束带分隔的黏液性软骨样小叶，并见梭形细胞与破骨细胞，未见核分裂现象。病理报告：肋骨软骨黏液纤维瘤。

汪**主治医师：胸部正侧位平片是前后重叠的影像，即是我们在阅片时详细分析病灶的位置、形态、密度，也易造成误诊。CT具有极高的密度分辨力和无影像重叠的优点，正成为骨肌关节疾病检查的主要手段。因此，今后在发现胸部病变、临床可疑胸部有病灶但胸片正常、可疑纵隔及心后病灶、以及肺部纵隔胸膜病变难易区别时应该及时做CT检查，即可一目了然，减少很多平片不必要的误诊。

林*副主任医师：软骨黏液样纤维瘤由软骨、黏液和坏死成分构成，是一种罕见的良性骨肿瘤，因其发病率低，临床症状轻微，从临床、X线及组织结构上均极易被误诊。皮质旁型或外生型软骨黏液纤维瘤，形成巨大的软组织肿块，并向胸腔内突出，边缘清楚，而肋骨本身的改变轻微，在普通胸片上难以显示，与肺内肿块十分相似。需与肺内肿块如肺癌、错构瘤、结核球等鉴别。文献中也有类似病例，术前误诊为肺内肿块。仔细切线位透视或摄片，尤其是CT检查，若发现病灶有钙化，病灶与肋骨关系密切，或有任何轻微的肋骨改变，都应考虑到本病的可能。

肋骨肿瘤和肿瘤样病变是胸壁疾病中常见病变之一。肋骨本身由于特殊形态与弯曲走行使平片和体层检查受到一定限制，CT检查不但能清楚显示出肋骨本身破坏，并可查出软组织肿块，从而准确显示出病变范围，但由于其种类较多，CT检查肋骨不同肿瘤所表现的骨破坏类型没有明显差别，实践工作中，诊断和鉴别诊断有一定的难度。

四、病例回顾并文献复习

软骨黏液纤维瘤（Chondromyxoid fibroma）是一种不常见的良性软骨来源肿瘤，发病率占骨与关节肿瘤及肿瘤样病变的0.88%，占骨肿瘤1.22%，占良性骨肿瘤1.71%。

本病多见于20~30岁年龄段，5岁以下、60岁以上者甚少发病，男女性别比1:1。全身诸骨均可发生，但好发于成人长骨干骺端，特别是胫骨上端、股骨下端。也有报道位于手与足的小骨、骨盆、肋骨、椎骨、肩胛骨及颅骨。

临床早期症状轻微，一般生长缓慢，多无自觉症状，少数患者也可有局部疼痛、肿胀。位置表浅者可触及隆起的包块，有轻压痛，如肿瘤穿破骨皮质侵入软组织则疼痛加重，瘤体过大可压迫附近血管淋巴管引起回流障碍，压迫神经可引起感觉和运动障碍，但肿瘤切除后功能仍可恢复，多数患者因外伤或病理性骨折拍X线片偶然发生。本病实验室检查无异常。

软骨黏液纤维瘤的病理特征为细胞稀少的黏液性软骨样小叶，各小叶被交错的束带分隔开，束带中富含成纤维细胞样梭形细胞与破骨细胞。此种病变的治疗常包括刮除与植骨，常见复发，刮除后复发率约为12.5%～25%。因此，如有可能，应大块切除。软组织扩展或种植是可能发生的，但未见远处转移的报道。鉴别软骨黏液样纤维瘤与软骨肉瘤是很困难的，以前所报道的软骨黏液纤维瘤转移很可能都是低度恶性的软骨肉瘤。

软骨黏液纤维瘤特征性的X线影像为骨内多房或单房状透光区，偏心性生长，病灶长轴与骨干长轴平行，伴扇贝样硬化边缘，骨皮质常有侵蚀或气球样扩张，病变大小可从1cm到10cm，平均3～4cm，这点可以与多房性骨囊肿鉴别。其内可见有斑点状钙化，X线片上钙化并不明显，这在CT扫描中较易清楚显示，但据文献报道，局部微小钙化的发生率为27%。常可见扶垛形骨膜新生骨。

软骨黏液纤维瘤CT影像显示溶骨性、膨胀性骨质破坏病灶，边界清楚，病灶边缘骨质硬化，内有骨嵴及软骨钙化。发生于骨皮质旁者，可有薄层骨壳并出现软组织肿块。病灶内粗细不等的骨嵴较骨巨细胞瘤时所见的骨嵴致密、粗大，这有助于软骨黏液样纤维瘤与骨巨细胞瘤的鉴别。

X线平片对肿瘤内、外缘的骨质硬化显示欠佳，有时难以显示病灶的薄壁是否有骨质硬化，而CT扫描则对这些显示较清楚，可清楚显示病灶边缘的骨质硬化，可见病灶处皮质凹凸不平，厚薄不均，还可显示病灶内的粗细不均的骨嵴及软骨钙化。CT扫描较X线平片更易于观察肿瘤的边缘及内部结构，可以明显地与多囊性骨囊肿、巨细胞瘤、良性软骨母细胞瘤鉴别。

MRI表现为大多数软骨性肿瘤的特征：T_1WI加权像上中等到低的信号强度，T_2WI加权像上不均匀的高信号强度。增强后T_1WI加权像呈不均匀高信号强化。

本例发生于肋骨实属罕见，肿瘤虽然很大，但瘤体边界较清楚、光整，且有肋骨骨皮质局限性掀起，提示肿瘤来源于肋骨。如果软组织肿块起自肋软骨皮质部，且有分隔呈多房状伴骨化，局部骨皮质掀起伸入肿块内等，应考虑来源于肋骨的黏液纤维瘤的可能。最后确诊仍有赖于手术病理检查。

参考文献

1. 汪政武，林懿，朱永辉.肋骨软骨黏液纤维瘤一例[J].临床放射学杂志，2002，21(5):365

2. 回允中主译.阿克曼外科病理学[M].沈阳:辽宁教育出版社，1999，1949-1950

3. 冯乃实，李瑞宗，张学军，等.骨与关节肿瘤及瘤样病变4327例统计分析[J].中华骨科杂志，1997，17(6):760-765

4. 王云钊，兰宝森.骨关节影像学[M].北京:科学出版社，2002，472-474

5. 杨伟洪，方玲，言伟强，等.常见肋骨肿瘤和肿瘤样病变的CT诊断[J].中国临床医学影像杂志，2006，17(2):100-102

6. 范国华，钱铭辉，龚建平，等.肋骨

肿瘤的CT分析[J].临床放射学杂志，2005，24(3):246-248

7. 周康荣.胸部颈面部CT[M].上海:上海医科大学出版社，1996：189-193

8. 杨新明，石蔚，成日清，等.软骨黏液样纤维瘤临床影像学表现及病理分析[J].实用放射学杂志，2005，21(1):65-67

9. Levine S M, Lambiase R E, Petchprapa C N.Cortical Lesions of the Tibia:Characteristic Appearances at Conventional Radiography [J]. RadioGraphics, 2003, 23(1):157-177

10. Tateishi U, Gladish G W, Kusumoto M, et al.Chest Wall Tumors:Radiologic Findings and Pathologic Correlation Part 1. Benign Tumors[J].Radiographics, 2003, 23(6):1477-1490

11. Wilson A J, Kyriakos M, Ackerman L V.Chondromyxoid fibroma:radiographic appearance in 38 cases and in a review of the literature[J].Radiology, 1991, 179(2):513-518

病例3 发现左肺占位7天[123]

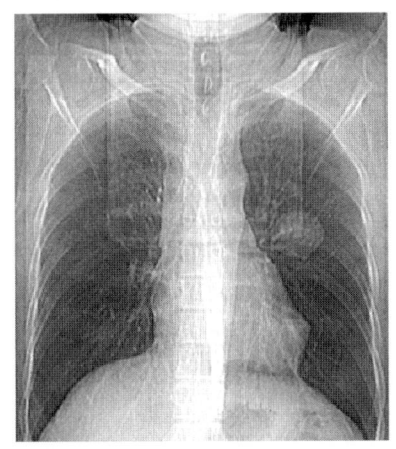

图3-3-1

第一次讨论

管**医师（胸外科）：患者男性，43岁，山东平邑县人，因体检行胸片检查（图3-3-1）时，发现左肺上叶圆形肿物7天入院。患者无发热、咳嗽、咳痰、胸痛、声音嘶哑及呼吸困难，不伴盗汗、全身消瘦、乏力及咯血等症状。平素身体健康，否认有结核及病毒性肝炎等传染病史，从事个体出租车工作15年，长期吸烟嗜好，30支／天×20年。体格检查：生命体征平稳，发育正常，营养中等，神志清，精神好。皮肤黏膜无黄染，浅表淋巴结无肿大。头颅无异常，颈软，气管居中。胸廓对称，无桶状胸，双侧语颤对称，锁骨上淋巴结无肿大，双肺叩呈清音，双肺呼吸音清，无干湿性啰音。腹部平软，肝脾肋下未触及，未触及包块。脊柱、四肢无畸形，无杵状指，神经系统检查无异常。患者入院后，血常规、血沉、肝肾功能及痰液脱落细胞学检查均正常，结核菌素试验阳性。入院后的胸部CT检查见图3-3-2。为进一步明确诊断，确定治疗方案，提请大家讨论。

左**医师（CT室）：图3-3-2患者胸部CT平扫检查见：左肺上叶舌段可见圆形高密度影，大小约3.4cm×3.5cm，边缘光滑，

---

[123] 病例提供：273300 山东省平邑县人民医院胸外科（张廷平）

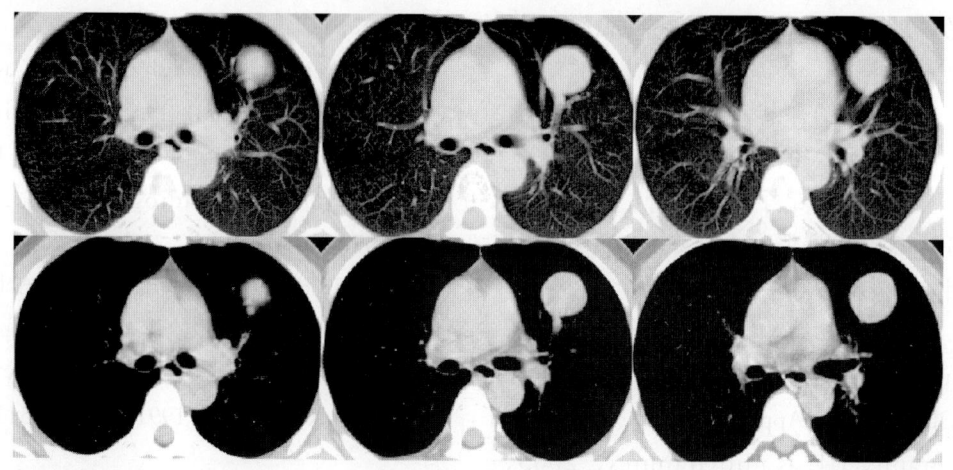

图3-3-2

边界清晰，无分叶、毛刺及钙化，周围无卫星病灶。双侧肺野内无炎症、空洞等异常改变。纵隔窗示胸膜无肥厚、胸腔无积液，肺门及纵隔内无肿大淋巴结征象。

王**主治医师（呼吸科）：患者病史特点同上所述，胸部影像学表现为左肺上叶孤立圆形病灶的疾病主要有：周围型肺癌、结核瘤、错构瘤、炎性假瘤等。①周围型肺癌：指发生在段支气管以下的小支气管上皮的癌肿。病变大小不等，可从3mm～10cm以上，CT表现为肺周围型单发肺结节或边界清楚的肿块影，形态可呈圆形或不规则形状，多有分叶、脐凹征等重要征象，边缘可锐利光滑或模糊，多有毛刺征或放射冠等典型征象。病灶中心多有坏死，密度呈不均匀改变，部分病灶内有钙化。如有支气管充气征或血管聚集征、胸膜凹陷征等有助于诊断。②结核瘤：大于3cm的结核瘤，病灶多呈圆形，边缘整齐清楚，密度均匀，多有分叶改变，病灶内多有不规则的斑片状钙化，部分结核瘤周围可见卫星病灶。③错构瘤：直径一般在2.5cm以下，肿块边缘平滑，可呈浅波浪状，无典型分叶征，瘤灶内部可见局限性脂肪低密度和散在的高密度钙化灶。④炎性假瘤：可发生在两肺的任何部位，右叶多见，下叶多于上叶。病灶呈球形或椭圆形，直径以2～4cm多见，瘤体边缘多清楚，瘤体密度均匀，呈中等密度，多无分叶及钙化。综上所述，结合该患者起病特点及其入院初步检查结果，良性病变可能性大，尤其是结核瘤及炎性假瘤，但不排除周围型肺癌可能。

张**副主任医师（胸外科）：同意以上各位医师观点。还有一些疾病也需考虑：①肺包虫病：多在流行区域久居或放牧者多发，一般无症状，仅在感染时可有咳嗽、咳痰、咯血及胸痛，巨大囊肿可出现呼吸困难，囊肿破溃与支气管相通，可咯出囊壁碎片。包虫囊肿CT下呈圆形或椭圆形，以单发多见，也可多发。大小不一，边缘光滑一致，囊内多呈现新月状透明带，"水上浮莲"征。病变多位于两肺下野，右侧多见。Casoni皮内试验和补体结合试验阳性有助于诊断。该患者不在流行区，为个体出租车司机，病变为实体病灶，该类疾病的可能不大。②肺转移瘤：CT下表现为两肺中下野内多发结节或较大球形高密度病灶，病灶边缘较清楚，多有癌性淋巴管炎。较大的球形病灶，多见于结肠癌、成骨肉瘤、肾癌、精原细胞瘤的转移。这种单发的圆形病灶，尤其是密度均匀，在无空洞及钙化等影像时，很难与肺结核瘤等相鉴别，可借助于CT导向穿刺活检确诊。③肺部其他原发性恶性肿瘤：包括肺软组织肉瘤及原发性肺淋巴瘤等，其中的肺纤维肉瘤、平滑肌肉瘤、血管外皮细胞瘤等较罕见，诊断时也不能排除。本例患者CT的影像学特点，表现为边缘光滑、边界清楚、密度较为均匀一致等良性病变的影像学特点，无空洞、钙化及分叶，也无胸膜凹陷、血管集束征等恶性病灶的特异性表现，但肿块的直径显著大于3cm，从统计学的角度，有85%以上的可能为恶性病变，因此，该病变性质趋向于恶性。虽然目前尚不确诊，下一步检查可在征得病人同意后，行强化CT或CT引导下活检穿刺检查，以明确诊断；或采取外科手术切除为佳，同时能明确诊断。

公**主任医师（胸外科）：本例患者具有如下特点：中年男性，体检发现左肺上叶单发圆形占位性病灶，无发热、胸痛、咯血等症状。肿块呈圆形，直径在3.5cm左右，边缘光滑，边界清晰，无分叶、毛刺及钙化，周围无卫星病灶。双侧肺野内无炎症、空洞等异常改变。纵隔窗示胸膜无肥厚、胸腔无积液，肺门及纵隔内无肿大淋巴结征象。综上所述，病变性质不排除恶性可能，由于患者未进行强化CT或穿刺活检，故不能提供最后确诊的依据。目前心肺功能良好，手术指征明确，如在完善相关的术前检查后，可行手术切除治疗。

第二次讨论

管**医师：患者未再进一步行穿刺活检和纤支镜下细胞刷洗涂片检查，仅行胸部CT平扫等相关检查后，转入胸外科行手术治疗。于5月8日在全麻下行左肺上叶切除术，术中见：胸腔内无粘连及胸水，肿块位于左肺上叶舌段实质内，约4cm×5cm×3cm大小，质硬，边界清，表面光滑，未侵及肺表面脏层胸膜，肺表面无内陷，肺门及纵隔淋巴结无肿大。术后病人恢复好。

刘**副主任医师（病理科）：病理大体标本见肺实质内一切面积为4.5cm×4.3cm肿物，呈灰红色，质细、稍脆，易与周围组织分离。镜下（彩图3-3-1和彩图3-3-2）观察见瘤体组织内血管丰富，为薄壁血管，血管形状不规则，其周围见密集的圆形、卵圆形及长梭形瘤细胞，细胞核呈圆形或卵圆形，每个高倍视野可见4个以上核分裂，细胞浆淡嗜伊红。免疫组化：Vimentin（+）。病理诊断：恶性血管外皮细胞瘤。

公**主任医师：患者经手术及术后病理检查确诊为原发性恶性血管外皮细胞瘤，术后给予5周期化疗。随访5年，每半年复查胸部CT及腹部超声检查，肿瘤无复发，未出现肺外病灶。

病例回顾并文献复习

本例患者无临床症状，因胸部X线检查发现左肺上叶肿块就诊。临床上无症状的肺部肿块较多见，需综合分析肿块大小、形态及有无分叶、钙化等特点，结合临床表现，进行细致的鉴别诊断，多数病人能够得到正确诊断。本例患者经过各项检查后，术前未取得确切病变类型，最终行左肺上叶切除术，术后病理学做出了明确的诊断。本例肺原发性恶性血管外皮细胞瘤（Primary malignant pulmonary hemangiopericytoma）较少见，自1942年首次报道本病至1998年，DS Katz等统计国外文献报道肺原发性血管外皮细胞瘤100例，国内也只有少数个案报道，术前诊断较困难。

原发性肺血管外皮细胞瘤的发病无性别差异，病人的平均年龄46岁，约1/3的病例无症状，有症状的病人主要有胸痛、咯血、呼吸困难和咳嗽等非特异性症状，Karapolat

等报道，个别病例可有低血糖及肺性骨关节增生症等副瘤综合征表现。

肉眼观，血管外皮细胞瘤大体呈现一个有较好分界的肿块，有时中心有出血或坏死区。它的生长缓慢并呈膨胀式生长，逐渐将周围组织压缩，形成假性包膜，肿瘤较少侵犯周围组织，故症状通常出现较晚，有时仅在X线检查时发现病变。一般认为，肺血管外皮细胞瘤无典型的X线征象，在胸片上常表现为有分叶、边缘清楚及质地均匀的软组织肿块影。胸部CT和MRI检查价值较大，有助于显示肿瘤内出血及坏死灶。

肺原发性血管外皮细胞瘤的良恶性鉴别，尚无统一标准，目前认为有下述表现，应视为恶性：肿瘤侵及胸壁或纵隔；血管淋巴结受累；远处转移；每10个高倍视野有3个以上的核分裂等。肺原发性血管外皮细胞瘤的治疗，以手术切除为主，对于放化疗不敏感，多于术后2年内复发或转移。

参考文献

1. 张廷平，公维营，梁天.左肺上叶原发性恶性血管外皮瘤1例.中华胸心血管外科杂志，2004，20（5）:320

2. 黄孝迈，秦文瀚，孙玉鹗.现代胸外科学.第2版.北京：人民军医出版社，1997，363-367

3. Katz D S, Lane M J, Leung A N, et al.Primary malignant pulmonary hemangiopericytoma .Clinical Imaging，1998，22: 192-195

4. Karapolat S, Onen A, Sanli A .Lung images : primary pulmonary hemangiopericytoma. Lung，2008，186: 129-130

5. Yilmaz E, Akkoclu A, Kargi A, et al .Radiography, oppler sonography, and MR angiography of malignant pulmonary hemangiopericytoma. AJR，2003，181:1079-1081

病例4　气管支气管弥漫性增厚伴左全肺不张[124]

一、临床资料

患者女性，49岁，因"干咳2周，加重伴发热、呼吸困难3天"入院。患者入院前2周无明显诱因出现干咳，因症状不严重故未就诊。3天前出现咳嗽、发热，体温38.6℃，曾在外院门诊初步诊断为上呼吸道感染给予青霉素每日800万单位静脉滴注3天无效，1天前患者咳嗽加重并伴呼吸困难来我院就诊。患者发病以来无盗汗、咯血、胸痛。既往有溃疡性结肠炎5年，无吸烟史及药物过敏史。体

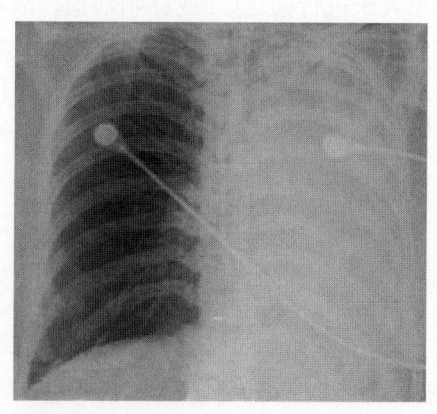

图3-4-1

---

[124] 病例提供：310006 浙江省杭州市第一人民医院呼吸科（任振义，王利民）

检：T 38.5℃，R 26次/分，急性面容，未见皮疹和皮下结节，全身浅表淋巴结无肿大。口唇发绀，气管左移，左侧呼吸运动和触觉语颤减弱，叩诊呈实音，呼吸音消失，右肺未闻及干、湿性啰音。P 96次/分，律齐，未闻及杂音。腹平软，肝脾未触及，未见杵状指(趾)。实验室检查：血WBC 17.2×10^9/L，中性粒细胞0.86，红细胞沉降率40mm/h，C反应蛋白36 U/ml；痰找抗酸杆菌、血结核抗体、结核菌素试验均阴性；血清血管紧张素转换酶16 U/L，抗核抗体、胞浆型中性粒细胞自身抗体（cANCA）阴性；血丙氨酸氨基转移酶7 U/L，冬氨酸氨基转移酶16 U/L，尿素4.87mmol/L，肌酐56μmol/L；动脉血氧分压（PaO_2）50mmHg，动脉血二氧化碳分压（$PaCO_2$）32mmHg；X线胸片显示左侧全肺不张(图3-4-1)。

入院后给予气管插管行机械通气及广谱抗生素治疗，入院2天后复查X线胸片（图3-4-2）和CT（图3-4-3）显示左肺上叶复张，左下肺仍然不张，右肺上叶后段可见小斑片状浸润影，气管和近端支气管壁明显增

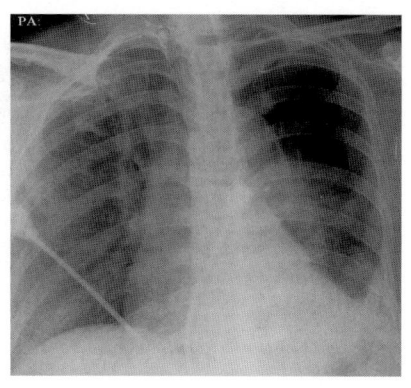

图3-4-2

厚，纵隔及肺门多组淋巴结肿大，左侧少量胸腔积液。

患者因胸闷气急而加用甲泼尼龙40mg/d治疗4天后，病情曾一度好转，咳嗽、咳痰减轻、体温恢复至正常，但停用甲泼尼龙后体温再次升高（37.4～38.5℃），咳嗽加剧、咳较多白色泡沫痰并出现痰中带血丝。入院2周后胸部CT显示左下肺已经复张，但是气管和近端支气管壁仍然增厚，纵隔及肺门多组淋巴结肿大（图3-4-4）。考虑不除外支气管内膜结核而给予异烟肼、利福平、乙胺丁醇和吡嗪酰胺联合抗结核治疗2周，但

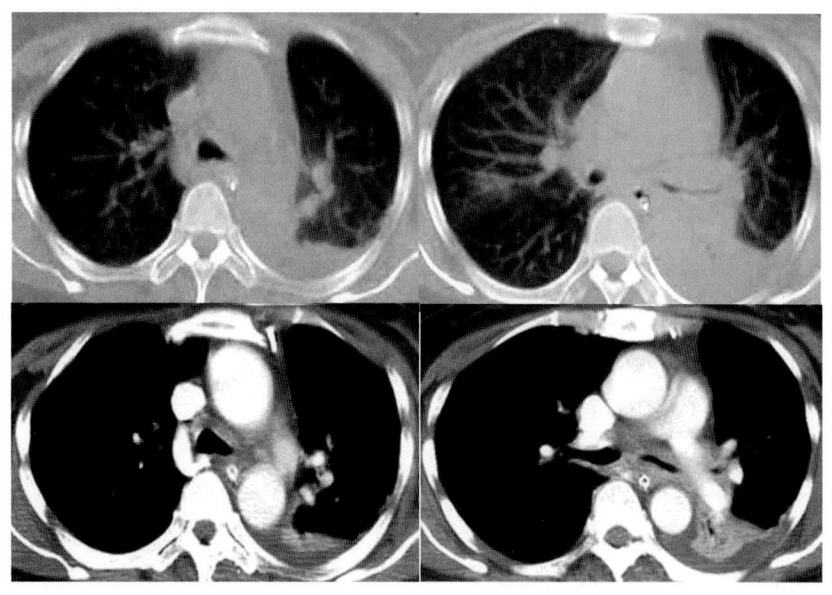

图3-4-3

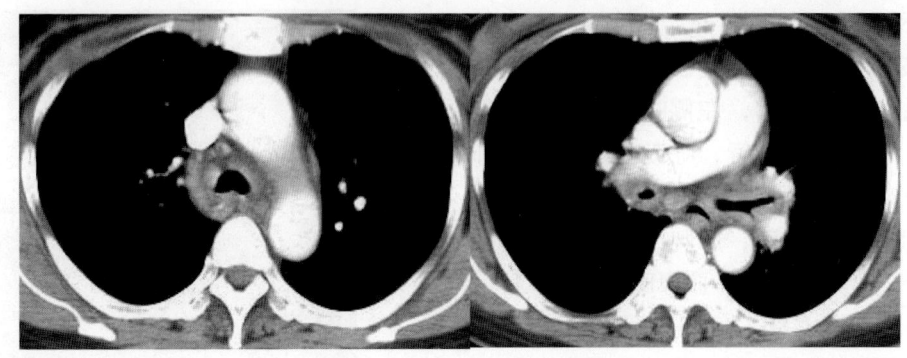

图3-4-4

无效。

二、讨论

王**医师：本例患者特点：①中年女性，病程2周；②以干咳、发热、呼吸困难为主要临床表现并进行性加重，最终发展至呼吸衰竭；③影像学以纵隔肺门淋巴结肿大、气管支气管壁弥漫性增厚、管腔狭窄、左侧全肺不张为主要特点；④纤支镜下可见气管支气管黏膜弥漫性充血、肥厚，表面有不规则结节，管腔狭窄；⑤实验室检查中有关结核感染的检查结果（痰找抗酸杆菌、血结核抗体、结核菌素试验）阴性，血癌胚抗原正常，抗核抗体、胞浆型中性粒细胞自身抗体阴性；⑥经抗感染治疗后左上、左下叶先后复张，提示抗感染治疗有效；⑦对抗结核药物治疗无反应，但对糖皮质激素治疗反应良好。尽管患者没有细菌学依据，首先还要考虑存在肺部感染，依据是患者有发热、咳嗽、血象增高、纤支镜下可见脓性分泌物等表现。至于肺不张的原因应结合纤支镜、胸部CT以及疾病过程，推测考虑为因支气管黏膜水肿、管腔狭窄而妨碍分泌物的引流和气道纤毛清除，使管腔分泌物潴留，继发细菌感染后形成了恶性循环，最终因管腔分泌物把已狭窄的管腔完全阻塞而发生肺不张。患者在入院初期抗感染治疗后出现左肺复张，也提示了痰液引流不畅、继发感染的因素存在。但是也有肺部感染解释不了的现象，如肺复张后尽管继续抗感染治疗但是患者仍然发热、咳嗽，并且出现痰中带血。据此我们推测肺部感染、肺不张很可能是继发于支气管原有的基础疾病。

叶*医师：患者除了有肺部感染、肺不张外，突出影像学表现是弥漫性气管-支气管病变导致管腔狭窄，纤支镜还显示气管-支气管黏膜弥漫性充血、水肿，表面有颗粒状结节。这种广泛的气管-支气管病变应该考虑下列疾病：①支气管内膜结核：早期以气管和支气管黏膜浸润为主，临床上以咳嗽、咳痰、发热、咯血、胸痛等为主要表现。纤支镜显示为黏膜红肿、粟粒性结节、干酪样坏死、溃疡等。但是痰液、支气管黏膜刷检、活检可以发现抗酸杆菌，抗结核治疗有效，这点与本例患者的临床表现不符而除外。②气管-支气管恶性肿瘤：由于黏膜下浸润或者纵隔、肺门肿大淋巴结压迫引起管腔狭窄在影像学上表现为形态不规则团块影、局部浸润影及肿大淋巴结影，短期内观察呈进行性加重，也可以出现肺不张。但是纤支镜下可见新生物生长、黏膜受浸润等，病理学检查可以发现癌细胞，本例患者不具备上述特点可以除外此病。③韦格纳肉芽肿：本病累及至气道时病灶通常发生在声门下，胸部CT表现为不规则的管壁肥厚、管腔狭窄和变形，病变环绕气管四周，常伴有肺实质内的结节影。胞浆型抗中性粒细胞自身抗体阳性，纤支镜活检可以证实为坏死性小血管炎。本例患者虽有肉芽肿，但与上述表现不完全符合。④复发性多软骨炎：常累及喉和气管上部，胸部CT的特征性改变是由于软骨环炎症导致气管壁增厚，但是气管后壁（膜部）不受累，利用胸部CT或者纤支镜对吸气相和呼气相的气管管腔横截面积进行对比分析可以发现，复发性多软骨炎存在呼气相的管腔动态陷闭。另外该病还可以累及到耳、鼻、喉、气管、眼、关节、心脏瓣膜等器官。本例患者不具备上述特点也可以除外。⑤结节病：是以非干酪样坏死性上皮细胞肉芽肿为病理特征，如果除外其他疾病后本例应考虑存在结节病的可能。

祁**医师：本例患者主要影像学改变是纵隔和肺门淋巴结肿大、气管-支气管壁增厚、支气管腔狭窄、肺不张，这些影像学改变与结节病相符合。实际上淋巴结肿大是结节病中最常见的胸部CT表现，发生于75%～80%患者。X线胸片或者胸部CT可见到右气管旁、右肺门及左肺门淋巴结肿大是结节病的典型表现。纵隔内多个部位的淋巴结可同时肿大，其中常见的是主动脉下、隆突下和前纵隔淋巴结。大于50%的患者在胸部CT上有隆突下淋巴结肿大，有时很大甚至压迫气管或食管。

胸部CT显示支气管异常可见于约2/3的结节患者，主要表现为规则或不规则及结节状的黏膜增厚、光滑或不规则和结节状的管腔狭窄以及由肿大淋巴结而致的支气管外压性改变或移位，其中支气管黏膜或管壁增厚而引起的支气管血管鞘增粗多见，也是胸部结节病中常见的征象之一。此外，还可见到由于淋巴结的压迫或支气管内膜被肉芽肿侵犯所致近端支气管阻塞而出现肺不张。胸部CT可见支气管腔内改变与病理学改变具有良好的相关性，管壁改变和病理的相关性差。

但病理学研究表明管壁增厚时不仅因为支气管黏膜内有大量肉芽肿，还因为常累及全层支气管管壁，支气管血管周围间质内沿淋巴管也分布有肉芽肿。由此可见结节病中的支气管CT征象必须结合纤支镜和病理活检才有很大的诊断价值。该患者当务之急是尽早行纤支镜检查以获得病理诊断。

王**医师：为明确诊断，于入院3周后行纤支镜检查，镜下可见气管黏膜弥漫性充血、水肿，隆突增宽，两侧主支气管及叶支气管黏膜红肿、肥厚，管壁有颗粒状小结节，管腔狭窄，左侧更严重（彩图3-4-1），支气管分嵴增宽，左上、下叶支气管腔内可见脓性分泌物。

在纤支镜下对左主支气管远端病变黏膜进行了活检，病理学检查显示黏膜内非干酪样坏死性肉芽肿结节，结节内可见类上皮细胞和多核巨细胞，周围有大量单核细胞和淋巴细胞浸润（彩图3-4-2-A），高倍下肉芽肿结节内可见多个多核巨细胞以及较多的类上皮细胞（彩图3-4-2-B），但未见干酪样坏死组织，抗酸染色阴性。病理诊断：结节病。

患者确诊后即予甲泼尼龙40mg/d静脉注射，体温渐降至正常，咳嗽、呼吸困难逐渐好转，1周后改用泼尼松30mg/d口服，2周后复查胸部CT显示上述改变基本恢复，遂将泼尼松减量，出院后继续治疗，经随访至今患者病情平稳。

王**医师：综合患者的临床表现、实验室检查和病理报告，该患者最后确诊为结节病。结节病多发生于白种人，因此累及气道的结节病多来自国外的报告。Chambellan等和Lavergne等分别报道了18例和11例结节病所致的气管-支气管腔狭窄的患者，主要临床表现以呼吸困难最多见，其次是咳嗽和喘息。Chambellan等对其中13例进行胸部CT检查的患者进行分析发现均有支气管壁增厚，尤以弥漫性狭窄多见。这些患者纤支镜下表现为狭窄部位的黏膜肥厚、红肿，其中约50%的患者在狭窄部位管腔内有小结节。小结节样病变是结节病的相对特异改变，其活检的阳性率可达80%～100%。本例患者的表现与以上研究相符。关于气管及近端支气管壁增厚、管腔狭窄机制的有：①位于气管-支气管黏膜和黏膜下的肉芽肿浸润导致管壁的炎症性水肿和肥厚；②纵隔肿大淋巴结压迫气管和主支气管，形成外压性狭窄；③支气管内有结节样病灶突入管腔，直接导致支气管腔狭窄；④结节病晚期的瘢痕收缩以及肺组织牵拉。

任**医师： 结节病是一种原因不明、以非干酪样坏死性上皮细胞肉芽肿为病理特征的全身性疾病，可累及多器官，90%以上有肺脏改变，常侵犯肺实质、小气道和纵隔肺门淋巴结，但是也有少数累及到气管和支气管等大气道，出现相应的呼吸道受损表现。关于结节病导致气道狭窄的发生率，由于不同作者使用的标准不同，发生率差异很大（5%～63%）。一项利用肺功能对结节病导致气道狭窄的纵向研究发现，气道阻塞是结节病最常出现的肺功能异常变化，可以发生在各期，其发生频率随着病期的增加而增加。通过测定FEV_1/VC(第1秒用力肺活量占肺活量的百分比)发现，高达25%的结节病患者FEV_1/VC可降低至70%，提示累及大气道的结节病并不少见。

由于结节病在我国属少见病，而且缺乏敏感和特异性的诊断以及临床表现的多样化，尤其是以气管-支气管壁弥漫性增厚、管腔狭窄、并发肺不张为主要表现的病例少见，给最初的诊断和治疗带来了困难，而纤支镜检查就显示出独特的优势，不仅能够对病变的部位、范围、狭窄的性质以及管腔狭窄程度提供重要信息，还能够获得宝贵的病理学证据，所以当临床上怀疑到结节病时应常规行支气管黏膜活检。以往的研究证实支气管黏膜活检的阳性率可达17%～75%，并且与结节病的病期有关（以第Ⅲ期最高），第Ⅰ、第Ⅱ期阳性率分别为12%～55%和17%～65%。此外阳性率也与取材部位有关，应注意尽量在有病变的部位（如小结节、充血、水肿等）取材。

累及大气道的结节病的治疗首选糖皮质激素，尤其是在疾病的活动期。实际上本例患者在2006年7月27日至31日应用甲泼尼龙治疗后病情曾一度好转，可是8月1日停用甲泼尼龙后病情出现反复，直至病理诊断明确后才进行了糖皮质激素治疗使病情得到了控制。提示糖皮质激素治疗累及大气道的结节病疗效可靠。

参考文献

1. Chambellan A, Turbie P, Nunes H, et al. Endoluminal stenosis of proximal bronchi in sarcoidosis: bronchoscopy, function, and evolution. Chest, 2005, 127:472-481

2. Lavergne F, Clerici C, Sadoun D, et al. Airway obstruction in bronchial sarcoidosis: outcome with treatment.Chest, 1999, 116:1194-1199

3. 马骏，朱晓华，孙希文，等. 结节病肺部改变的CT征象分析. 中华放射学杂志, 2006, 40:923-928

4. 盛蕾，王霞，郭爱君，等. 胸部结节病的影像诊断.医学影像学杂志, 2006, 16:36-38

5. Shorr A F, Torrington K G, Hnatiuk O W. Endobronchial biopsy for sarcoidosis: a prospective study. Chest, 2001, 120:109-114

病例5 咳嗽、咳痰、呼吸困难7年[125]

一、临床资料

患者男性，55岁，因"咳嗽、咳痰、呼吸困难7年，加重1周"入院。患者7年前无明显诱因出现咳嗽、咳痰，伴有活动后呼吸困难，当时无发热、脓性痰、喘息，曾诊断为"支气管哮喘"予以对症治疗，上述症状逐年加重。近4年来咳脓性痰，量较多，并有间断痰中带血，曾被诊断为"支气管扩张"，先后8次在当地住院治疗。近2年来痰量明显增多，休息时也有呼吸困难，体力活动明显受限，在家中持续吸氧，上述症状始终存在。1周前受寒后症状再次加重，为进一步诊治而住院。查体：慢性病容，半卧位，精神萎靡，口唇发绀，双侧肺呼吸动度对称，可闻及广泛干湿性啰音，P 104次/分，律齐，各瓣膜区未闻及杂音，肝脾不大，双下肢无水肿。实验室检查：WBC 19.2×10^9/L，N 0.829，L 0.097，单核细胞0.068，嗜酸粒细胞0.004；血红蛋白130g/L；PLt 219×10^9/L；血沉59 mm/h；C反应蛋白17 mg/L；类风湿因子144 U/L；抗核抗体等多项自身抗体均阴性；冷凝集试验阴性。4次痰培养均为大量铜绿假单胞菌生长，痰内未发现抗酸杆菌。心电图表现为窦性心动过速，肺功能检查：肺活量占预计值百分数55.5%，最大肺活量占预计值百分数41.9%，1秒钟用力呼气量占预计值百分数27.9%，1秒量占最大肺活量百分数52.4%，PEF占预计值的百分比29.5%，最大通气量占预计值的百分比34.5%，肺残气量占预计值百分比124.3%，残气量/肺总量比值49.86%。血气分析：pH 7.33，$PaCO_2$ 48.5mmHg，PaO_2 73.8mmHg。10年前胸部CT检查示两上肺隐约可见弥漫分布的小叶中央型结节影（图3-5-1）。4年前胸部CT两肺小结节影明显增多，在此基础上逐渐出现了细支气管囊状支气管扩张（图3-5-2），入院时胸部CT示

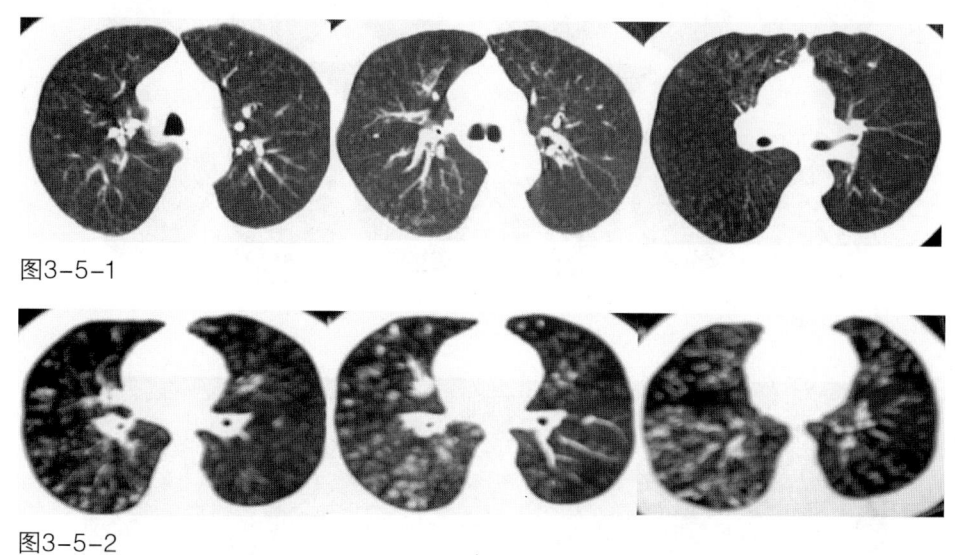

图3-5-1

图3-5-2

---

[125] 病例提供：310006 浙江省杭州市第一人民医院呼吸科（任振义，王利民）

上述病变明显加重,双上肺可见弥漫分布的小叶中央型结节影,结节的周围可见Y字形或线状高密度影与其相连,呈树芽状,两下肺可见广泛分布的囊状细支气管扩张影,并伴管壁增厚(图3-5-3),鼻窦、副鼻窦CT示鼻窦炎和全组副鼻窦炎(图3-5-4)。入院后给予阿奇霉素和头孢哌酮/舒巴坦治疗,2周后肺部感染控制。

二、讨论

王**医师:本例患者特点:①中年男性。②慢性起病,病程7年,主要临床表现为咳嗽、咳痰,起病早期即伴有活动后呼吸困难,后逐年加重,长期家庭氧疗,近4年出现咳黄脓痰,活动明显受限。③体格检查:口唇发绀,颈静脉怒张,两肺可广泛闻及水泡音。④肺部CT可见双上肺弥漫分布小叶中央型结节影,结节的周围可见Y字形或线状高密度影与其相连,两下肺可见广泛分布的囊状细支气管扩张影,并伴管壁增厚为主要特点。鼻窦CT可见鼻窦及全组副鼻窦炎。⑤实验室检查:多次痰找结核杆菌阴性,多次痰培养均为铜绿假单胞菌(大量),白细胞总数$19.2×10^9/L$,中性粒细胞0.829,嗜酸粒细胞0.004,血沉59mm/h,C反应蛋白17mg/L,类风湿因子144U/L,抗核抗体等多项自身抗体均阴性,血冷凝集试验阴性。⑥肺功能检查提示阻塞性通气功能障碍及低氧血症。

根据患者的症状、体征及影像学表现,首先考虑支气管扩张症。临床上常见的支气管扩张有两类,一类是干性支气管扩张,常继发于肺结核后,两上肺多见。这类患者多表现为间断咯血,无咳嗽、咳大量脓痰,胸部影像显示肺内残留陈旧性结核瘢痕病变,该患者不具备这些特点可排除;另一类为湿性支气管扩张,表现为长期咳嗽、咳大量脓性痰,或伴有咯血,肺部体征为固定部位湿

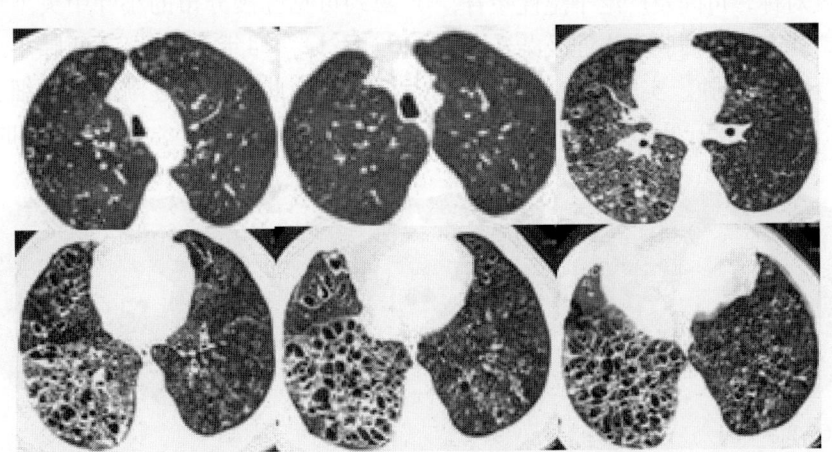

图3-5-3

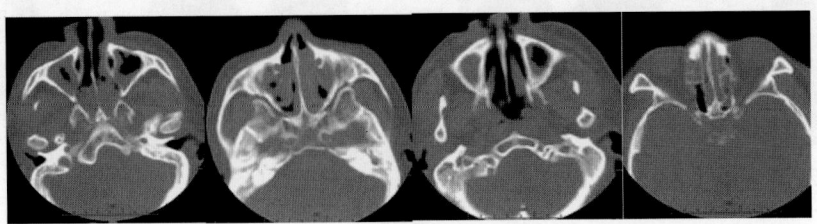

图3-5-4

性啰音，肺CT可见肺内相应部位支气管呈囊状、柱状或囊柱状扩张，该患者要考虑这一类。但是仔细分析，该患者也有不相符的地方，从病史角度讲，该患者病史仅7年，而支气管扩张病人多幼年有麻疹或百日咳病史，此后反复出现咳嗽，咳脓性痰，病史较长，该患者不具备这些病史特点。从影像学表现上讲，支气管扩张多局限于某一肺段或叶，很少像该患者病变部位这么广泛，而且该患者早期的肺部CT以两肺弥漫分布的小叶中央型结节影为主要表现，这一点与临床上常讲支气管扩张症更不相符，因此考虑该患者的支气管扩张应该是继发于肺内原发的基础疾病。

叶*医师：该患者目前支气管扩张是肯定存在的，而且这种支气管扩张应该是继发性支气管扩张，其突出的影像学特点为在两肺弥漫性分布的小叶中央型结节影基础上发展到两肺细支气管扩张。许多疾病后期都表现为支气管扩张，从支气管扩张的病因角度，临床上应该与以下疾病鉴别：①感染后支气管扩张症：患者多幼年有麻疹、百日咳病史，临床表现为反复咳嗽、咳脓性痰或咯血。该患者否认有类似病史，且病程仅7年，故目前该患者的支气管扩张应考虑为继发于原发的支气管疾病。②肺囊性纤维化：是一种累及全身多系统的染色体隐性遗传性疾病，白人多见。主要是由于基因缺陷导致上皮细胞的分泌功能障碍，分泌物黏稠不易排出而堵塞管腔，从而导致一系列临床症状，患者多自幼年起病，表现为反复的呼吸道感染和胰腺分泌功能不全，98%的男性因输精管阻塞导致生育能力丧失，汗液中氯离子升高，呼吸系统早期表现为间断咳嗽，随着病情进展，痰液量增多，若合并感染，则有大量脓性痰。该患者除呼吸道症状外，不具备该病的其他临床特点，故暂不考虑。③Kartagener综合征：该疾病的发生与纤毛动力障碍及有效的黏膜清除功能丧失有关，由于支气管黏膜表面不能有效地排除黏液从而导致慢性支气管扩张，患者表现主要为鼻窦炎、支气管扩张和右位心三联征，患者幼年起病，呈慢性病程，成年男性由于精子动力差，大多是不生育的，该患者虽然存在支气管扩张及鼻窦炎，但没有右位心等其他表现，故暂不考虑。

支气管扩张是许多疾病发展到最后的共同结局，要明确基础病，还是应该从疾病的早期特点着手，仔细分析该患者的病史发展，不难发现，该患者早期影像学特点是两肺弥漫分布的小叶中央型结节影，应该进一步鉴别下述疾病：①肺结核：经支气管播散的肺结核可表现为小树芽征。患者主要表现为刺激性干咳，可有潮热、盗汗等结核毒血症状，病灶多位于上叶尖后段或下叶背段，有多形态、多密度、多部位的特点。纤维支气管镜检查表现为管腔充血水肿，腔内可见干酪样物质，刷检找结核杆菌阳性可确诊。但是该患者病程7年，影像学早期表现为两肺弥漫分布的小树芽征，后期合并细支气管扩张，病症主要表现为反复呼吸道感染及气喘，且该患者入院后多次痰找抗酸杆菌均阴性，故暂不考虑。②过敏性肺炎：急性或亚急性者可表现为小叶中心分布的结节状影或磨玻璃影，慢性者则主要表现为明显的中上肺野叶纤维化，体积减小，而下肺野多清晰，多因接触多种过敏原引起的变态反应性肺部疾病，多在接触过敏原后数小时迅速发病，脱离过敏原后症状迅速好转，影像学表现也可明显好转，该患者病史长达7年，且无明显的过敏原接触史，病情进行性加重，与该病不符，暂可排除。③结节病：Ⅱ期结节病可表现为两肺多发细小结节影，Ⅲ期患者有肺内纤维化，甚至蜂窝肺，需加以鉴别。结节病是一种病因未明的多系统肉芽肿性疾病，大多数患者影像学表现为双侧肺门和气管旁淋巴结增大，肺内多发结节影仅为结节病肺内浸润的一种伴随表现，累及肺部临床主要表现为干咳和气短，劳累时加重，该病对激素治疗反应好，预后良好。该患者随访多年，纵隔淋巴结一直无明显肿大，无论是病情发展经过，还是影像学的改变，均与该病不符，可基本排除。④弥漫性泛细支气管炎（Diffuse panbronchiolitis, DPB）：患者多表现为持续咳嗽、咳痰及活动时呼吸困难，多合并有慢性副鼻窦炎，胸部X线见两肺弥漫性散在分布的结节状影，胸部CT则为两肺弥漫性小叶中央型结节状影，后期可并发支气管扩张，该患者无论从病史还是影像学表现均支持，故在排除其他疾病后，要考虑该病可能。

祁**医师：入院后对该患者进行了纤维支气管镜检查，镜下见支气管各段支气管管腔通畅，黏膜充血水肿，管腔内较多分泌物，并行经支气管镜肺活检术，病理学检查显示细支气管、呼吸性细支气管管壁增厚，并可见淋巴细胞、浆细胞和组织细胞浸润，管腔狭窄、阻塞，肺泡间隔和间质可见泡沫样细胞（彩图3-5-1）。这种病理表现虽然见于多种疾病，但还是有一些特征性。从病理角度，要鉴别以下疾病：①隐源性机化性肺炎：病理学上以肺实变为特点，镜下小气道和肺泡腔内有疏松结缔组织生长，伴周围肺泡慢性炎症，肺泡腔内常见泡沫状巨噬细胞，严重的纤维化和蜂窝肺不常见。该患者虽有细支气管狭窄、阻塞，但是管腔内无肉芽组织生长，且该患者后期以蜂窝肺为主要表现，故可排除。②气道中心性肺间质纤维化：病理表现为以呼吸性细支气管为中心的间质性肺纤维化，以小气道壁的纤维化为突出表现，炎症细胞的浸润不明显，而该患者的病理表现以细支气管壁增厚及炎症细胞浸润为主，可排除。③慢性过敏性肺炎：在嗜酸粒细胞浸润不明显时，病理上与DPB鉴别十分困难，此时应参考HRCT变化，二者完全不同，慢性过敏性肺炎表现为双侧肺野弥漫分布的小叶中央型结节，这种表现在脱离过敏原后可渐消失，与该患者分病情发展不符，故可排除。④DPB：病理可见细支气管周围淋巴细胞、浆细胞及组织细胞浸润，呼吸性细支气管壁增厚，进展期可见近端终末细支气管扩张。该患者无论是病理，还是临床表现及影像学表现均与该病相符合，因此诊断DPB基本明确。

王**医师：DPB是一种弥漫存在于两肺呼吸性细支气管的气道慢性炎症性疾病。受累部位主要是呼吸性细支气管以远的终末气道。由于炎症病变弥漫性地分布并累及呼吸性细支气管壁的全层，故称之为DPB。突出的临床表现是咳嗽、咳痰和活动后呼吸困难，严重者可导致呼吸功能障碍。全球最先提出DPB概念的是日本的本间、山中等。他们于1969年在研究肺气肿的过程中，发现7例以呼吸性细支气管为主要病变的一种新的独立病种，并将其命名为DPB。目前认为DPB是主要发生在东亚人种的疾病。在我国男性发病多于女性，北方多于南方，均为汉族，90%以上有副鼻窦炎，与吸烟无关，家族发作倾向不明显，冷凝集试验绝大多数阳性。下呼吸道感染细菌以绿脓杆菌多见，少数为肺炎克雷伯杆菌和流感嗜血杆菌，肺功能改变为中度阻塞性通气障碍，弥散功能绝大多数正常，初诊误诊率约75%。由于对该病的认识不足，缺乏诊断意识，导致该患者误诊时间长达7年，早期被误诊为支气管哮喘，后期又被误诊为支气管扩张。该患者疾病进展相对较快，8年前的胸片上仅见弥漫性小结节影，7年以后已经发展了广泛的支气管扩张、肺内结构广泛破坏和严重的呼吸功能障碍阶段，该患者已经失去了治疗的最佳时机。

任**医师：DPB是弥漫存在于两肺细支

气管和呼吸性细支气管的一种气道慢性炎症性疾病。目前我国参考日本厚生省1998年第二次修订的临床诊断标准。必须项目包括三项：①持续咳嗽、咳痰及劳力性呼吸困难；②合并有慢性副鼻窦炎或有既往史；③胸部X线见两肺弥漫性小结节状影或胸部CT见两肺弥漫性小叶中心性结节影。参考项目三项：①肺部可闻及湿啰音；②FEV_1占预计值70%以下，$PaO_2<80mmHg$；③血清冷凝集试验效价增高(1∶64以上)。确诊：符合必须项目①、②和③，加上参考项目中的2项或2项以上。一般诊断：符合必须项目①、②和③；可疑诊断：符合必须项目①和②。从上述的诊断标准来看，目前典型DPB主要是根据临床表现、影像学及肺功能检查进行综合诊断，肺组织活检并不是必需的。只有临床和影像学改变不典型者，需要进行肺组织活检来确诊。对照该患者，该患者的临床表现及影像学特征均符合DPB的诊断标准，但是由于该病在我国较为少见，导致医师的诊断意识不强，使得该患者长期被误诊。入院后对患者进行了纤维支气管镜检查，病理结果也与该病相符合，因此该患者诊断DPB是明确的。另外冷凝集试验在日本人阳性率高，其他国家和地区低，提示冷凝集试验这项指标可能不适于日本之外的其他人种。至于治疗方面，早年DPB被认为是一种预后不良的慢性气道感染性疾病，20世纪70年代末用红霉素以前，DPB的5年生存率按初诊时间计算仅为42%，病人出现绿脓杆菌感染后，5年生存率仅为8%；1980—1984年引入氟喹诺酮类抗生素治疗绿脓杆菌感染期间，5年生存率达到72%；1985年引入红霉素治疗后，5年生存率达到91%，可见红霉素的引入大大改善了DPB患者的预后。本病如能早期诊断、早期治疗是可以治愈的。但是本例患者目前已经发展到该病的后期，正常肺结构已经被完全破坏，目前已经出现呼吸衰竭，所以预后不佳。

三、随访结果

确诊为DPB后，一直口服红霉素治疗，急性加重时则住院予抗绿脓杆菌治疗，并间断使用糖皮质激素，此后患者又反复住院3次，病情逐年恶化，3年后因呼吸衰竭死亡。从确诊到死亡共3年时间，由于患者确诊时已经处于疾病的晚期，虽然对疾病的发展进行了积极干预，但预后仍然不佳。提示改善该病预后的关键在于早期诊断和早期治疗。最后通过该病人3年的胸片动态改变，可以更直观和深刻地加深对DPB的认识（图3-5-5）。

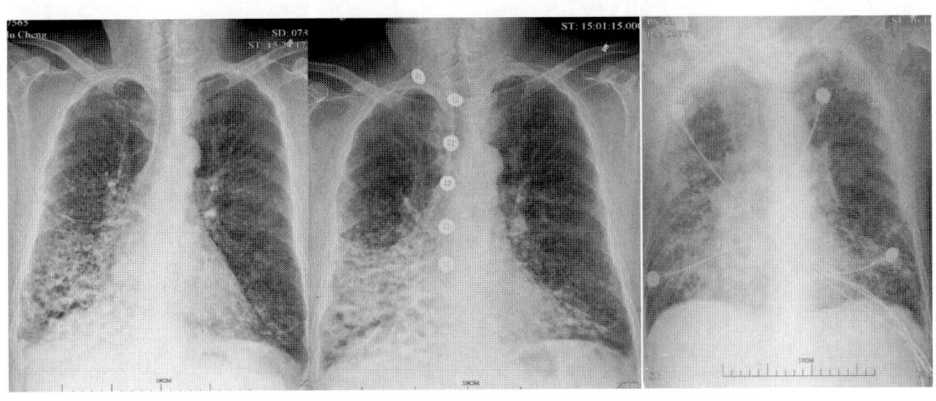

图3-5-5

参考文献

1. 马晓春,于润江.弥漫性泛细支气管炎.中国实用内科杂志,1998,18:623-624
2. 贺正一,李燕燕.弥漫性泛细支气管炎.中华结核和呼吸杂志,1996,19:115-117
3. Poletti V, Patelli M, Poletti G, et al. Diffuse panbronchiolitis observed in an Italian. Chest, 1990, 98:515
4. Fraser R G. Diagnosis and diseases of the chest. 3rd ed. Philaderphia: Saunders W B, 1990, 2224
5. Chen Y, Kang J, Li S. Diffuse panbronchiolitis in China. Respirology 2005, 10(1):70-75
6. 于润江.注意识别弥漫性泛细支气管炎.中华内科杂志,2000,39:829
7. Homma H. Diffuse panbronchiolitis. Jpn J Med, 1986, 25:329-334
8. 李英姬,胡红,工藤翔二.弥漫性泛细支气管炎和大环内酯类药物疗法.中华结核和呼吸杂志,2002,25:421-423
9. 刘鸿瑞,刘彤华,任华.弥漫性泛细支气管炎临床病理分析.中华病理学杂志,2001,30:325-327
10. Nakata K, Taguchi Y, Kudoh S. Therapeutic Guidelines for DPB. Annual Report on the study of diffuse lung disease in 1999. Grant-in Aid form the Ministry of Health and Welfare of Japan, Tokyo, Japan, 2000, 111
11. 李惠萍,何国钧.弥漫性泛细支气管炎研究进展.国外医学·呼吸系统分册,2004,24:100-102

病例6 体检发现纵隔、肺门淋巴结肿大1月[126]

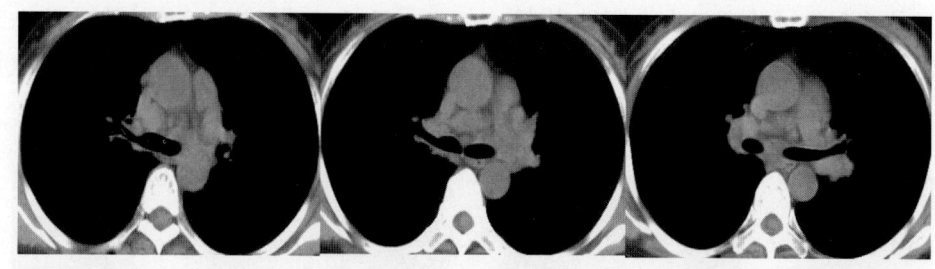

图3-6-1

一、临床资料

患者女性,工人,50岁,因"体检发现纵隔、肺门多发淋巴结肿大1月"入院。患者曾于1月前体检胸部CT(图3-6-1)发现纵隔及两侧肺门多发肿大淋巴结,呈土豆状,不融合。发病以来患者无发热、盗汗、消瘦、乏力、咳嗽、咳痰、咯血、胸痛不适。入院查体:T 37.5℃,P 87次/分,Bp 115/75mmHg,R 20次/分,全身浅表

---
[126] 病例提供:310006 浙江省杭州市第一人民医院呼吸科(王娇莉,任振义)

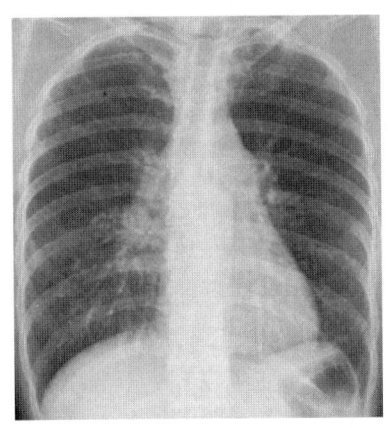

图3-6-2

淋巴结未及肿大,气管居中,两肺未闻及干湿啰音,心脏、腹部未发现异常。实验室检查:WBC $4.9×10^9$/L,N 66.5%;C反应蛋白18mg/L,血沉36mm/h;两次血管紧张素转换酶(ACE)检查分别为86 U/L和93 U/L。血肿瘤标志物正常范围;多次痰培养、痰找抗酸杆菌、痰脱落细胞检查均阴性;PPD皮试阴性,血抗结核抗体阴性;血气分析、电解质、肝、肾功能等均正常;自身抗体均为阴性;血ANCA(PANCA和CANCA)阴性。入院后胸片示右下肺门增大(图3-6-2)。胸部CT示纵隔及两侧肺门多发肿大淋巴结影,不融合,边界尚清,伴两肺近肺门旁多发粟粒样结节样病变(图3-6-3),肺功能检查示通气和弥散功能均正常范围。

二、讨论

祁**医师:本例患者病史特点:①患者女性,工人,50岁,因发现纵隔及两侧肺门多发淋巴结肿大1月余入院;②患者无发热、盗汗、消瘦、乏力,无咳嗽、咳痰、咯血、胸痛不适;③影像学上以纵隔及两侧肺门内多发肿大淋巴结影伴两肺粟粒样结节样病变为主要特点;④纤支镜下纵隔淋巴结穿刺针吸活检(TBNA)示肉芽肿样结节,结节内可见上皮细胞和多核巨细胞,结节周围可见大量单核细胞和淋巴细胞浸润,抗酸染色阴性;⑤两次血管紧张素转换酶检查均增高;⑥实验室检查中有关结核感染的检查阴性、肿瘤标志物阴性、自身抗体等阴性。

王**医师:该患者病史特点如上,要考虑如下疾病:①纵隔淋巴结结核:多见于儿童、青壮年;常有结核病接触史,多有发热、盗汗、消瘦、乏力等结核中毒症状;PPD试验常呈阳性,血沉多增快;胸片上多为单侧或双侧不对称性肺门淋巴结肿大;胸

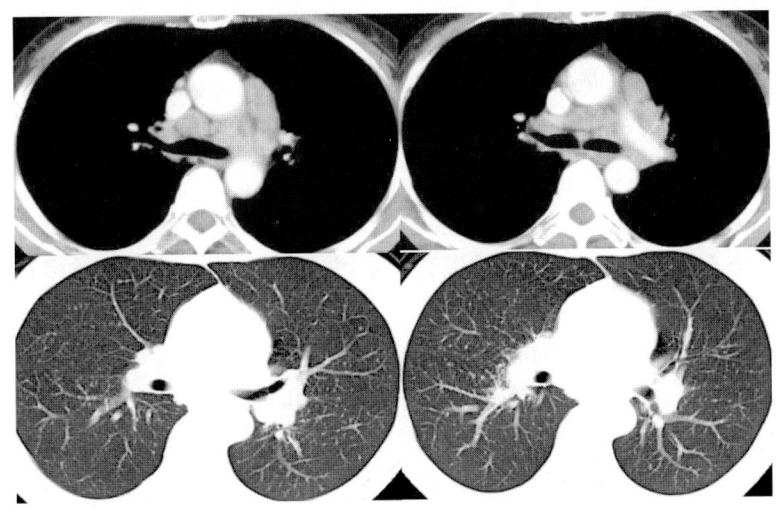

图3-6-3

部CT上主要累及肺门或气管旁，隆突下少见，通常较结节病的淋巴结小，边界不清多见，易于融合，常伴有钙化，多为弥漫性钙化，增强扫描常有周围环形强化影。本患者无上述表现，可以除外。②肺癌：多见于男性，吸烟者，常有咳嗽、咯血、胸痛、呼吸困难等症状；胸片、CT上多为单侧肺门淋巴结肿大，密度不均，多有融合，增强扫描强化明显，常伴肺门肿块、肺不张和胸膜病变；纤维支气管镜检查可见新生物，痰液脱落细胞检查可找到肿瘤细胞等；血肿瘤标志物可增高，本例无上述特点可以除外。③淋巴瘤：30～40岁男性多见；常有全身乏力、消瘦、周期性发热、胸痛和上腔静脉阻塞综合征等表现，可发生白血病、中枢神经受累等；胸部CT可见肺门肿大明显，多不对称，以气管旁淋巴结受累为主，轮廓清楚呈波浪状，密度均匀、多有融合、无钙化，常侵犯肺与胸膜，75%病例出现胸腔积液，淋巴结融合时上纵隔可向两侧显著增宽。本患者不具备上述特点，暂不考虑。④组织胞浆菌病：尤其是纵隔型组织胞浆菌病，该病在北美国家多见，我国少见。多数人感染后无任何症状，如有症状，也不特异，症状多较轻微，X线胸片所见和肺结节病极为相似，可仅表现为肺门或纵隔淋巴结肿大而无肺实质异常，纵隔淋巴结肿大可引起气管或上腔静脉阻塞；本例尚需要病理学资料进一步明确。⑤结节病：20～40岁患者多见，儿童及老年人群趋向增多；累及多系统的疾病，90%以上的结节病患者可累及肺脏，呼吸道症状一般较轻，以干咳多见，30%～60%的患者在发现本病时可无明显的症状和体征；胸部X线的典型表现为双肺门及纵隔对称性淋巴结肿大，以双侧肺门、右上纵隔和主动脉窗淋巴结最为常见；50%～75%活动期结节病患者血ACE可升高；激素是治疗结节病的主要药物，且一般对激素反应良好，在减量及停药过程中容易复发，结节病总体预后良好，部分可缓慢自愈。

祁**医师：患者入院后，为明确诊断而行纤支镜检查，但未见明显异常，经纤支镜下TBNA，病理示肉芽肿样结节，结节内可见上皮细胞和多核巨细胞，结节周围可见大量单核细胞和淋巴细胞浸润，抗酸染色阴性。根据患者临床表现、胸部CT、血ACE及TBNA穿刺针吸结果，考虑结节病，予以泼尼松片40mg/d。治疗1周后复查胸部CT示纵隔及两侧肺门内多发肿大淋巴明显缩小，两肺粟粒样结节样病变较前明显减少。予以带药出院，继续泼尼松片40mg/d。约出院后1月余患者自行停用泼尼松片，1周后复查胸部CT示纵隔及两侧肺门淋巴结肿大，肺内多发粟粒样结节，且较出院前增多（图3-6-4）。考虑停药后复发，再次予以泼尼松片40mg/d，1周后复查胸部CT示两肺及纵隔内病灶对照前片明显吸收（图3-6-5）。

王**医师：胸内淋巴结增大是结节病的最常见表现，纵隔淋巴结肿大伴对称性双肺门淋巴结肿大为其典型影像学体征。不典型的纵隔及肺内影像表现，结节病的诊断及鉴别诊断较为困难，此时需结合临床治疗及影像动态观察进一步支持该病诊断。结合患者的上述病史特点及病情演变过程，目前考虑Ⅱ期结节病。结节病纵隔内各组淋巴结均可受累，应注意与淋巴瘤的鉴别，纵隔淋巴瘤一般常累及前纵隔淋巴结，很少累及双侧肺门淋巴结，肿大的淋巴结多粘连融合，淋巴结分界不清，而结节病多为中纵隔淋巴结肿大，淋巴结分界清楚、不融合。淋巴瘤合并肺浸润时，往往病变处于进展阶段，这时纵隔淋巴结肿大更突出，而结节病合并肺浸润时，肿大的纵隔淋巴结多不同程度缩小。此

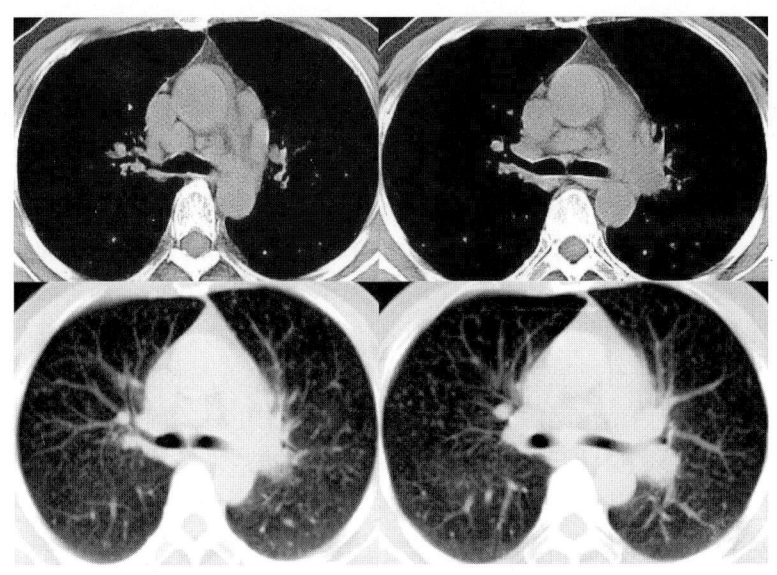

图3-6-4

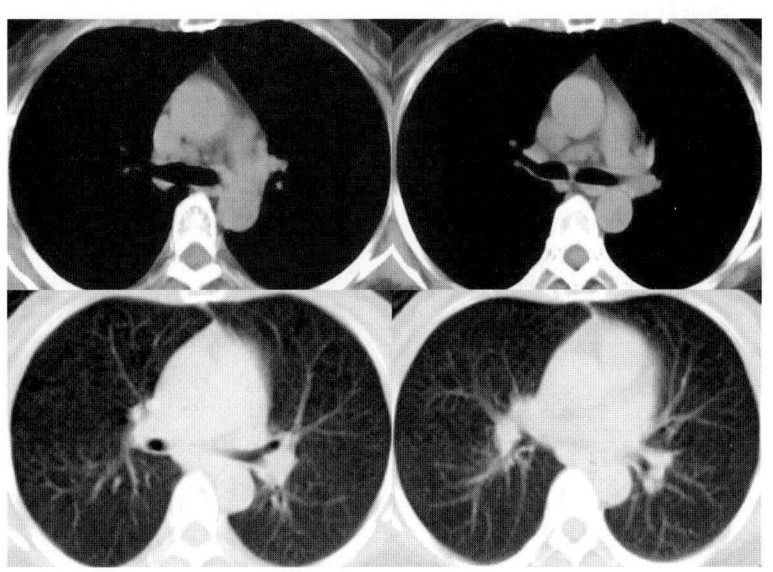

图3-6-5

外转移瘤一般临床症状重,多有原发灶,而结节病症状多轻微,一般不难鉴别。结节是结节病最常见肺内浸润表现,大部分结节的直径为0.1~0.2cm的小结节,边缘欠规则而锐利,结节常见于肺中央部,多呈淋巴管周围分布,即沿支气管血管束、小叶间隔和包括叶间裂在内的胸膜下的淋巴管周围分布,导致正常的支气管血管束增粗,小叶间隔、胸膜和叶间裂不规则增厚。该患者符合上述影像学特点。

任**医师: 同意以上各位医师的观点,根据上述影像学的特征和动态演变过程及TBNA的病理结果,最后诊断Ⅱ期结节病。结节病是一种原因不明的多系统受累的肉芽肿性疾病，其特征是发生广泛的非干酪性、类上皮细胞性肉芽肿，可累及全身各个器官，90%的患者有不同程度的胸部侵犯。结节病在我国发病率低，中青年人群中发病较多，但近年来老年前期及老年人群中患病者逐渐增多。30%～60%的病人无明显的症状和体征，部分病人表现为乏力、厌食、体重下降和发热，呼吸道症状一般比较轻，以干咳多见。胸部X线检查却出现显著的异常表现，如纵隔及两侧肺门内淋巴结肿大以及肺实质改变。因此，胸部影像诊断便成为该病的诊断关键。目前仍根据胸部影像表现对胸内结节病进行分期，胸部淋巴结肿大在结节病患者占75%～90%，Ⅰ期和Ⅱ期的比例相当。结节病的确诊依赖组织学活检证实为非干酪性、类上皮细胞性肉芽肿，且抗酸染色阴性。值得一提的是，TBNA具有创伤小、安全等特点，且经纤维支气管镜获取病变组织，患者容易接受。TBNA对纵隔淋巴结肿大等疾病诊断价值很大，使对结节病的诊断率明显提高。

关于结节病的治疗目前尚存许多争议。根据每个病例的病情制定个体化的治疗方案非常重要。ACE、血沉升高、高血钙及高尿钙见于活动期结节病。结合该患者的血管紧张素转换酶及血沉都明显升高，胸部影像学处于进展状态，予以激素40mg/日，治疗1周后病灶明显吸收。在发现复发时，重新予以激素治疗仍然有效。研究表明几乎70%的病例停药后都会复发。小剂量较长时间的维持治疗有助于预防复发，但疗程长短需根据个体病情而定，保持随访是早期发现复发迹象的关键。

结节病的预后与发病时的临床表现和胸部X线表现的分期有一定关系。Ⅰ期结节病60%～80%可缓解；Ⅱ期结节病50%～60%可缓解；Ⅲ期结节病只有不到30%可缓解。英国胸科协会对149例结节病进行研究。结果提示一半以上的结节病患者可自行缓解，自行缓解的预后良好，复发率低。在症状、肺功能或影像学进展而需治疗时，长程治疗可能会带来更好的预后，一般总疗程18个月。除少数难治性结节病外，结节病的总体预后良好。

参考文献

1. Ma Y, Gal A, Koss M N. The pathology of pulmonary sarcoidosis: update.Semin Diagn Pathol，2007，24:150-161

2. Zinck S E, Schwartz E, Berry C J, et al. CT of noninfectious granulonmtous lung Disease. Radiol Oin North Am，2001，9:1189-1209

3. Hantous-Zanned S, Charade L, Zidi A, et al. Value of CT scanning in the investigation of thoracie sarcoidoeis. Rev Mal Respir，2003，20:307-311

4. 潘纪戍. CT与高分辨率CT在胸部结节病中的应用. 中华放射学杂志，2003，37：295-298

5. Baughman R P. Pulmonary sarcoidosis. Clinics in Chest Medicine，2004，25:521-530

病例7 反复咳嗽气急20年，加剧2月[127]

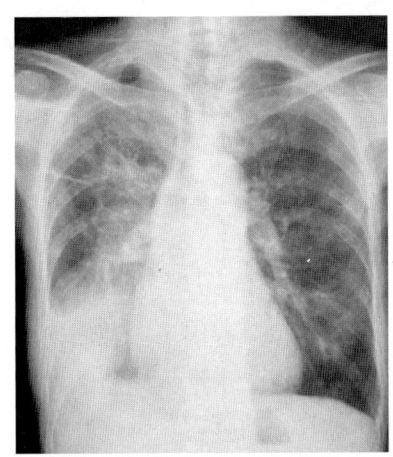

图3-7-1

一、临床资料

患者女性，53岁，因"反复咳嗽气急20年，加剧2月"入院。患者20年来，无明显诱因地出现干咳、气急，诊断为自发性气胸，经胸腔穿刺治疗后好转，以后又先后10多次发生气胸；近2个月来活动后呼吸困难加重，门诊胸片示两侧多发肺大泡、右下肺炎（图3-7-1），为进一步诊治而入院。自幼有癫痫病史，每次劳累后癫痫发作，每年约发作3~5次，长期口服丙戊酸钠、苯妥英钠等药物。30年前因"左肾多发囊肿"行左肾切除术。1年前因肠梗阻住院手术治疗，术后确诊为结肠梗阻，梗阻部位的肠组织免疫组化为HMB45(+)、SMA(+)、Actin(+)、Vim(+)。入院查体：T 36.8℃，P 88次/分，R 20次/分，Bp 130/80mmHg。神志清楚，智力发育尚可，体质消瘦。头颅枕部可触及7cm×7cm×6cm的肿物，质中等硬度。鼻两侧、鼻唇沟可见多发纤维瘤，大小如粟粒样，臀部、腰部也有类似斑痣。齿龈、手指和脚趾甲沟可见瘤样软组织增生。右侧胸背部叩浊音，呼吸音低，两肺未闻及干湿性啰音。心率88次/分，律齐。腹部以及左侧肾区可见手术瘢痕，脐右侧可触及肿大的肾脏，表面不规则。实验室检查：血 WBC $4.4×10^9$/L，Hb 99g/L，ESR 9 mm/h，CRP 7 mg/L。血肾功能正常，尿常规正常。动脉血气分析示PaO_2 78 mmHg，$PaCO_2$ 36.3 mmHg。血类风湿因子、肿瘤指标、自身抗体正常。痰培养为正常菌群生长，痰找抗酸杆菌阴性。胸部CT显示两肺弥漫性薄壁囊性改变，直径0.5~5cm，肺组织受到不同程度的压迫，右侧背部胸腔可见胸膜肥厚（图3-7-2）。肺功能检查：VC% pred(实/预)67.9%，FVC% pred54.6%，FEV_1/FVC 74.32%，TLC %pred 74.3%，RV/TLC 40.45%，DLCO%pred 41.7%。肾脏CT发现右侧肾脏体积增大，形态不规则，其内可见等密度和低密度影，呈多房分隔分布，其中夹杂脂肪密度；增强后见不规则条索状强化及血管影，脂肪密度区无强化（图3-7-3）。头颅CT示脑室管膜下多发结节钙化（图3-7-4）。心电图正常，心脏超声未见异常。

二、讨论

王**医师：本例患者特点：①中年女性。②以活动后呼吸困难2个月为主要临床表现。既往史为自幼癫痫，每次劳累后癫痫

---

[127] 病例提供：310006 浙江省杭州市第一人民医院呼吸科（叶健，任振义）

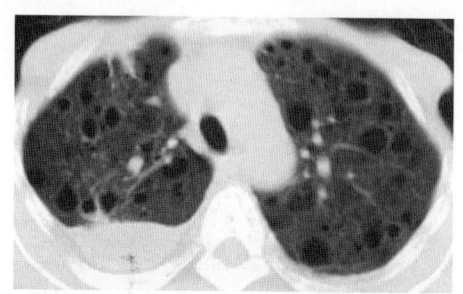

图3-7-2

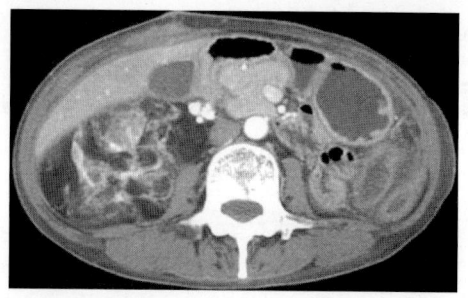

图3-7-3

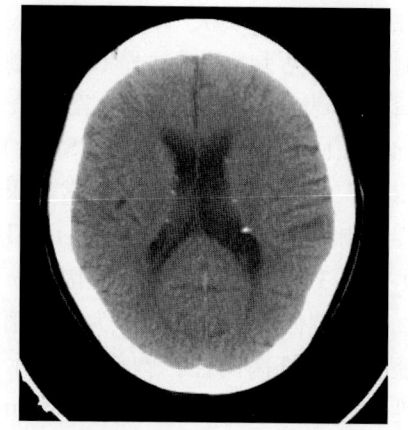

图3-7-4

发作,每年约发作3~5次,长期口服丙戊酸钠、苯妥英钠等药物;30年前因"左肾多发囊肿"行左肾切除术;20年前无明显诱因地出现干咳、气急,诊断为自发性气胸,经胸腔穿刺治疗后好转,以后又先后10多次发生气胸;1年前因肠梗阻住院手术治疗。③查体可见鼻唇沟可见多发纤维瘤,大小如粟粒样,齿龈、手指和脚趾甲沟可见瘤样软组织增生。右侧胸背部叩浊音,呼吸音低,两肺未闻及干湿性啰音。腹软,无压痛,脐右侧可触及肿大的肾脏。④影像学表现:胸部CT显示两肺弥漫性薄壁囊性改变,直径0.5~5cm,肺组织受到不同程度的压迫,右侧背部胸腔可见胸膜肥厚。肾脏CT发现右侧肾脏体积增大,形态不规则,其内可见等密度和低密度影,呈多房分隔分布,其中夹杂脂肪密度;增强后见不规则条索状强化及血管影,脂肪密度区无强化。头颅CT示脑室管膜下多发结节钙化。⑤结肠镜发现直肠内壁多发息肉(彩图3-7-1)。⑥实验室检查中有关炎症指标(血沉,C反应蛋白)正常,肾功能正常,血类风湿因子、肿瘤指标、自身抗体正常,痰检也未发现异常。患者出现皮肤、神经系统、肺脏、肾脏、肝脏、肠道等多个组织脏器的损害,目前考虑为系统性疾病。结合患者自幼癫痫病史,遗传性疾病首先考虑。

陈*医师:患者两肺为弥漫性薄壁囊性结构,右下肺胸膜肥厚(可能为陈旧性胸腔积液导致)。这种两肺弥漫性囊状改变要考虑到下列疾病:①肺组织细胞增生症:与吸烟有一定关系,好发年龄20~40岁。可无明显症状,于体检时发现,也可有干咳、活动性呼吸困难、反复胸痛及自发性气胸。肺CT为两上肺野结节影及弥漫性肺囊肿,囊肿在两肺中轴部位明显,大小不等,壁较厚,沿肺动脉分布。可有骨骼和脑垂体累及。本患者不吸烟,肺部虽为多发囊肿,但壁薄,随机分布,无骨骼和脑垂体侵犯,与上述表现不完全符合。②Ⅳ期结节病:既往有结节病病史多年,中上肺野多见,具有广泛的肺部瘢痕、纤维束样、钙化、肺大疱形成、肺体积缩小等。而该患者肺体积无缩小,肺内无明显瘢痕形成,故不符合。③慢性过敏性肺炎:长期少量接触有机粉尘可引起慢性过敏性肺炎,逐渐出现呼吸困难、咳嗽,并逐渐加重,较少发生自发性气胸,肺CT示肺体积缩小,有线条状及结节状阴影,中下肺为主,肺内多发性小叶中央性结节,小叶过度充气,形成多发囊性变。本患者不具备上述特点。④干燥综合征的肺部表现:其组织病理学常见表现为淋巴细胞性间质性肺炎,肺CT可见散在多发的薄壁囊肿,血抗核抗体、抗SSA和SSB抗体阳性,且有相应临床表现。该患者不存在口干、眼干等干燥综合征表现,抗SSA、SSB抗体均阴性,故不符合。⑤弥漫性泛细支气管炎:可有咳嗽、咳痰及慢性鼻窦炎病史,肺CT示两肺弥漫性小叶中心性颗粒样结节,血冷凝集试验(+),肺功能呈阻塞性通气障碍。而本患者肺CT无弥漫性小叶中心性颗粒样结节,无鼻窦炎病史,故可排除。⑥肺淋巴管平滑肌瘤病:以不典型的平滑肌细胞的过度增生为特征,引起肺囊肿及类似肺气肿表现,起病较隐匿,发生于育龄期女性,并发症为自发性气胸和乳糜胸,肺CT典型表现为双肺弥漫性薄壁囊腔改变,均匀分布,肺功能可呈阻塞或混合型通气功能障碍。在除外其他疾病后,本例要考虑存在肺淋巴管平滑肌瘤病(Lymphangioleiomyomatosis,LAM)的可能,结合病人存在癫痫、肾囊肿、皮肤病变等多脏器损害的表现,本病人是否可以考虑诊断为以LAM为主要肺部表现的结节性硬化症(Tuberous sclerosis complex,TSC)?

叶*医师:综合患者的临床表现、实验室检查及肺部影像学特点,肺部病变考虑为以LAM为主要肺部表现的TSC。LAM是一种比较罕见的疾病,几乎所有的病例均发生于女性,以育龄期女性为主,平均诊断年龄40岁。典型表现为双肺弥漫性囊性改变。散发的LAM发病率大约为总人口的百万分之一,但在遗传性疾病结节性硬化症的女性患者中,LAM的发病率达到26%~39%。如具有典型胸部影像特征,同时出现反复发生的气胸或乳糜胸、肾血管平滑肌脂肪瘤、结节性硬化症的神经和皮肤改变,可以通过临床做出诊断。但如果临床表现不典型,需通过肺内或肺外病灶的病理活检确诊。关于肺间质不典型平滑肌异常增殖引起多发肺囊肿及类似肺气肿的变化的机制有:①异常增殖的平滑肌压迫传导气道;②气道内平滑肌增生形成球样瓣膜引起终末气腔的扩张;③金属蛋白酶的失衡而导致弹力纤维的变性引起肺囊肿与肺气肿样变化。肺淋巴管及胸导管的异常扩张和管腔阻塞则导致了乳糜胸。肺功能检查发现LAM是肺间质疾病中具有网结节影,同时伴有肺容积增加并逐渐进展造成阻塞性或混合型通气功能障碍的少数几种疾病之一。

任**医师:TSC又名Bourneville-Pringle's母斑症、结节性脑硬化综合征。临床以智力低下、癫痫和面部皮脂腺瘤(血管纤维瘤)为特征。LAM是TSC的主要肺部表现。TSC是一种常染色体遗传性疾病,目前发病率为1/6000~15400,男女比例为1.44:1。2/3为散发,1/3为遗传。目前通过连锁研究和定位克隆已确定有2个基因与TSC有关。TSC_1(hamartin)位于染色体9q34.3,包含23个外显子,TSC_2(tuberin)位于染色体16p13.3,包含41个外显子,TSC_1及TSC_2基因被认为是肿瘤抑制基因。近年来TSC研究的一个重要发现是TSC患者存在TSC_1或TSC_2基因突变,TSC_1/TSC_2复合体具有抑制哺乳类雷帕霉素靶蛋白(mTOR)的作用,TSC_1/TSC_2复合体的功能丧失使mTOR的活性增加,启动了导致细胞异常增生的信号通路途径。

该病人一年前肠梗阻手术时进行了肾活检,病理提示肾血管平滑肌脂肪瘤;结肠梗阻部位的肠组织免疫组化平滑肌标志SMA(+)、Actin(+)、Vim(+),特征性的免疫组化标记物HMB45(+)。结合患者存在面部血管纤维瘤、甲周纤维瘤、牙龈纤维瘤、错构瘤性肠息肉、脑室管膜下多发结节钙化、肺部淋巴管平滑肌瘤和肾血管平滑肌脂肪瘤等多系统病变，最终确诊为TSC。

TSC的主要临床特征是神经、皮肤损害。大约95%的病人有皮肤损害，包括面部血管纤维瘤、色素脱失斑、甲周纤维瘤及颗粒状斑。大约85%的病人发生不同类型的癫痫；肾脏囊肿和血管肌脂瘤的发生率为60%；眼和心脏也可以受到累及。LAM是由于肺脏支气管血管束平滑肌细胞的弥漫性增生导致肺泡结构破坏和肺实质囊性变。病理学角度肺脏的表现有两种，一种为由肺脏细胞过度增生导致的多发性结节；另一种为囊性结构形成。该病主要影响生育期妇女，以呼吸困难和气胸为最常见的临床表现。Chu等对一组LAM的详尽研究后报道，呼吸困难的发生率83%，自发性气胸的发生率为69%。其他的临床表现还有干咳、咯血、乳糜胸和乳糜性腹水。最早认为LAM发生在2%~3%的TSC病人，近年的研究提示TSC病人LAM的发生率较高，Moss等报道女性病人发生率为34%，Costello等报道女性病人发生率为26%。散发性LAM是一种不伴有TSC的少见病，LAM几乎专门发生在育龄期女性，生育和外源性补充雌激素能加重病情。散发性LAM和伴有TSC的LAM的流行病学、临床、影像和组织学表现和分子生物学表现相似提示散发性LAM是TSC的一种不典型表现。

目前黄体酮、三苯氧胺、卵巢切除和卵巢照射等控制雌激素水平的方法治疗LAM，疗效差异较大；糖皮质激素的疗效还不确切。有研究表明多西环素治疗通过抑制金属蛋白酶可能有助于改善肺功能和活动耐力。近年来研究发现雷帕霉素能够特异性地抑制mTOR活性，被推测对于TSC有潜在治疗价值，实验证实通过雷帕霉素治疗可以减少合并LAM的TSC患者的残气量，并对TSC患者的肾血管平滑肌脂肪瘤起到了明显的缩小瘤体的作用。该病预后不良，对于进行性呼吸衰竭病人可以选择肺移植。

参考文献

1. 郎建敏，石彦明. 肺淋巴管平滑肌瘤病. 国际呼吸杂志，2007，27:740-742

2. Taniguchi Y, Haruki T, Fujioka S, et al. Pulmonary lymphangioleiomyomatosis with concomitant tuberous sclerosis complex diagnosed by video-assisted thoracoscopic surgery.Gen Thorac Cardiovasc Surg, 2008, 56(2):81-84

3. Chu S C, Horiba K, Usuki J, et al.Comprehensive evaluation of 35 patients with lymphangioleiomyomatosis.Chest, 1999, 115(4):1041-1052

4. Moss J, Avila N A, Barnes P M, et al. Prevalence and clinical characteristics of LAM in patients with tuberous sclerosis complex. Am J Respir Crit Care Med, 2001, 164(4):669-671

5. Costello L C, Hartman T E, Ryu JH. High frequency of pulmonary LAM in women with tuberous sclerosis complex. Mayo Clin Proc, 2000, 75(6):591-594

6. Moses M A, Harper J, Folkman J. Doxycycline treatment for lymphangioleiomyomatosis with urinary monitoring for MMPs. N Engl J Med, 2006, 354: 2621-2622

7. Davies D M, Jonson S R, Tattersfield A E, et al. Sirolimus therapy in tuberous sclerosis or sporadic lymphangioleiomyomatosis. N Engl J Med, 2008, 358: 200-203

8. Morton J M, McLean C, Booth S S, et al. Regression of pulmonary LAM-associated retroperitoneal angiomyolipoma post-lung transplantation with rapamycin treatment. J Heart Lung Transplant, 2008, 27(4):462-465

病例8　反复咯血8月[128]

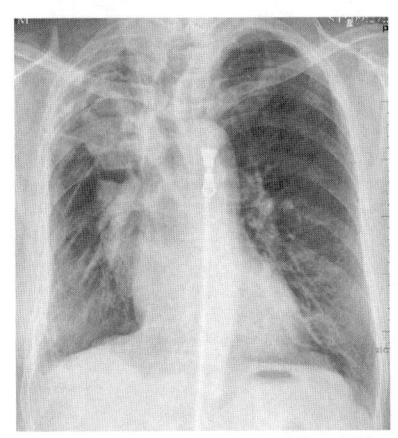

图3-8-1

一、临床资料

患者男性，67岁，因"反复咯血8月"入院。患者8月前受凉后出现咳嗽，痰中带血，未予重视。服用头孢拉定及安络血后症状好转。此后反复发作，服用抗生素及止血药能缓解，均为痰中带血，无畏寒、发热、无胸痛。近5日出现咯血量增加，每次约5ml，色鲜红，来院就诊。胸片示：右肺门旁占位，其内可见空洞（图3-8-1），为进一步诊治而入院。患者既往7年前有右上肺结核病史，经HREZ四联抗结核治疗6个月后治愈。否认吸烟史，糖尿病及肿瘤病史。有慢性支气管炎、肺气肿病史5年；有高血压史4年，长期服用"氨氯地平"治疗，血压控制良好。入院后查体：T 37.1℃，Bp 145/85mmHg，R 18次/分，口唇稍绀，浅表淋巴结无肿大，气管居中，肺部听诊两肺呼吸音低，右下肺可闻少量湿啰音。心率78次/分，律齐，未闻及杂音。腹软，无压痛，肝脾肋下未及。双下肢无浮肿，病理征未引出。实验室检查：血常规WBC $8.3×10^9$/L，N 70%，Plt $274×10^9$/L，C反应蛋白8 mg/L，血沉22 ml/h，D-二聚体阴性，空腹血糖5.3 mol/L，血肿瘤指标正常，血自身抗体正常，血IgE正常，多次痰找抗酸杆菌阴性，痰培养为正常菌群生长。肺CT示右上肺纤维条索影并可见椭圆形空洞样病灶，空洞壁薄不规则，洞内可见类圆形软组织密度影，形成"空气新月"征，病灶延伸至右肺下叶，右侧胸膜增厚粘连，多水平重建可见右肺内巨大海绵状结构（图3-8-2）。

二、讨论

王**医师：本例患者特点：①老年男性。②以反复咯血8个月为临床表现。③既往7年前有右上肺结核病史，经正规抗结核治疗后治愈。否认长期吸烟、糖尿病和肿瘤病史。④体格检查：体温37.1℃，血压145/85 mmHg，呼吸18次/分，右下肺可闻少量湿啰音。心率78次/分，律齐，未闻及杂音。⑤影像学表现：胸片示：右肺门旁占位，其内可见空洞；肺CT示右上肺纤维条索影并可见椭圆形空洞样病灶，空洞壁薄不规则，洞内可见类圆形软组织密度影，形成"空气新月"征，病灶延伸至右肺下叶，右侧胸膜增厚粘连，多水平重建可见右肺内巨大海绵状结构。⑥实验室检查未见明显异常。结合患者有咯血8个月的症状及陈旧性肺结核的病史，尽管多次痰找抗酸杆菌阴性，仍要进一步排除肺结核。长时间的肺结核瘢痕刺激

128　病例提供：310006 浙江省杭州市第一人民医院呼吸科（黄晟，叶健）

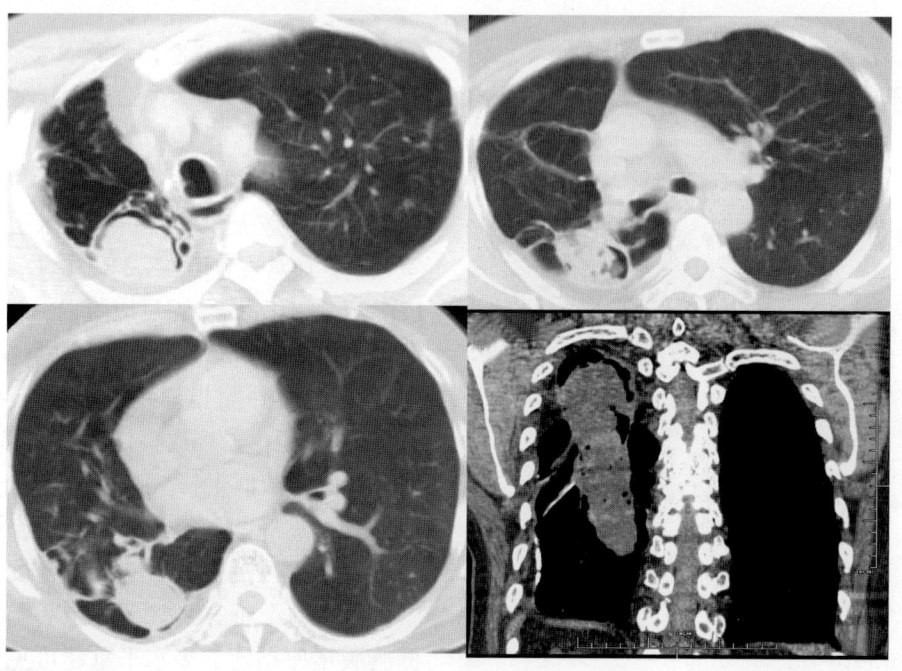

图3-8-2

可导致瘢痕癌，必要时可行经皮肺穿刺以排除。患者肺CT影像学特点符合"空气新月"征，需进一步明确是否为肺曲菌病。有研究表明在直径≥2.5cm痊愈结核空洞病例中11%有曲菌球的X线证据。

叶*医师： 综合患者的临床表现、实验室检查及肺部影像学特点，诊断首先考虑为肺结核空洞内继发肺曲菌病。肺曲菌病常继发于肺部慢性疾病、肺恶性肿瘤空洞或扩张的支气管腔内，尤其多见于肺结核空洞内。Kawamura等在61例肺曲菌球病的研究中发现其中72%有肺结核病史。曲菌球是曲菌孢子进入呼吸道和侵入肺内已有空洞内寄生定植，而形成的真菌球样结构。真菌球由大量的真菌菌丝、炎症细胞、纤维、黏液、组织碎片组成。尽管其他种类的真菌如毛霉菌、镰刀菌等也可形成真菌球样结构，但曲菌是形成真菌球最常见的病原菌。临床表现最常见的症状是咯血，出血通常来自支气管动脉，可发生危及生命的大咯血。咯血的机制包括：局部浸润及空洞壁相连的血管继发血管病变畸形；真菌内毒素作用；曲菌球在空洞内活动机械损伤空洞壁血管。曲菌生长于曲菌球的洞壁，好侵犯局部结构特别是血管，但很少侵犯肺实质或经血管扩散。少数情况下曲菌球可改变其寄生定植特性而变为侵入性的。影像学上肺曲菌球病的典型表现为"空气新月"征，曲菌球在重力因素下一般存在于空洞或空腔的最低位，所以形成的"空气新月"征多弯口朝下，球体位置可随体位改变而改变。肺曲菌球病的诊断需结合临床资料、影像学、病原学和组织病理结果来综合判断。由于曲菌球与支气管多不相通，痰中亦常无曲菌发现，可经支气管肺活检及经皮肺组织穿刺活检以明确诊断，曲菌血清沉淀抗体等免疫学检查对诊断有参考价值。在肺内发现球形阴影需同结核球、良性和恶性肿瘤、肺寄生虫病、肺脓肿做鉴别。

黄*医师： 由于患者拒绝行纤维支气管镜检查，为进一步确诊，采用经皮肺部病灶穿刺的方法。病理检查发现渗出物内有大量曲菌菌丝，菌丝粗细均匀，有分隔，呈锐角分

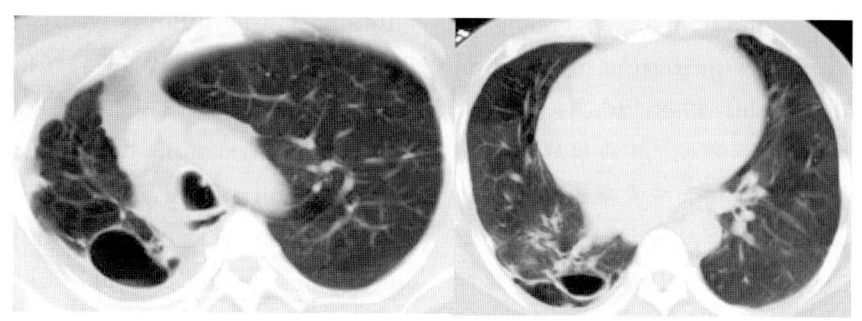

图3-8-3

支(彩图3-8-1),最终确诊为右肺巨大曲菌病。由于患者肺部曲菌球巨大,累积多个肺叶,且心肺功能差难以耐受手术,在常规止血治疗的同时口服伊曲康唑胶囊0.2,一日2次,抗曲霉菌治疗后咯血症状好转出院。患者门诊随访并坚持服用伊曲康唑胶囊0.2,一日2次,期间咯血情况逐渐减少,直至消失。20个月后复查肺CT示右肺可见多发肺大泡,右侧胸膜增厚,右肺内病灶消失(图3-8-3)。目前肺曲菌球的治疗在有手术指征的前提下,外科手术切除是首选治疗方法。经皮空洞内注射冲洗、支气管动脉栓塞及经纤维支气管镜清除治疗,对一些病人可起到了较好的疗效。本例患者由于肺部曲菌球巨大,累积多个肺叶,并且由于心肺功能差而失去手术指征,同时不愿意行纤维支气管镜下治疗。针对这种情况在常规止血治疗的前提下予20个月的口服伊曲康唑胶囊0.2、一日2次,抗曲霉菌治疗,取得了很好的治疗效果,通过治疗右肺巨大曲菌球消失。分析原因可能与该患者具有良好的依从性,坚持较高剂量服用伊曲康唑胶囊20个月,达到并维持有效血药浓度,以及此曲霉菌株对伊曲康唑敏感有关。由于肺曲菌球的血供较差,药物很难扩散到空洞内的球体,但持续长期的药物治疗,使局部环境不利于曲菌生长,曲菌球最终消失。

任**医师:该患者通过经皮肺穿确诊为右肺广泛曲菌病,由于患者心肺功能差,曲菌球累积多个肺叶及本人主观上拒绝手术,最后采取了口服伊曲康唑治疗的方法,然而取得了戏剧性的疗效,获得治愈。查阅文献在数个治疗肺曲菌球病的研究中伊曲康唑取得了良好的治疗效果,但在其他一些研究中结果相反。治疗结果的截然不同可能与患者血药浓度及药敏有关。随着对曲菌球患者抗真菌药物血药浓度检测研究工作的开展,以及伏立康唑、卡泊芬净等疗效好、副作用小、耐药率低的新药上市,抗真菌药物治愈曲菌球已逐渐成为可能,是否能够通过药物治愈肺曲菌球病,从而避免手术创伤,还待进一步大规模循证医学研究的证明。通过这个病例,尤其对于一些失去手术指征或拒绝手术治疗的肺曲菌球病的病人,长疗程的抗曲菌药物治疗,是一个值得选择的方法。

参考文献

1. 朱元珏,陈文彬.呼吸病学.北京:人民卫生出版社,2003,760-762

2. Kawamura S, Maesaki S, Tomono K, et al. Clinical evaluation of 61 patients with pulmonary aspergilloma. Intern Med, 2000, 39:209-212

3. Nakagawa Y, Shimazu K, Ebihara M, et al. A case of secondary invasive pulmonary

aspergillosis originating from an aspergilloma, successfully treated with itraconazole. Nihon Kokyuki Gakkai Zasshi, 1998, 36:294-298

4. 戈烽, 谭明, 陈刚. 肺曲菌球病48例的诊断和治疗. 中华结核和呼吸杂志, 2006, 29:632

5. 张言斌, 刘伟光, 汤春梅, 等. 经纤维支气管镜清除治疗肺曲菌球15例. 中华结核和呼吸杂志, 2003, 26:119-120

6. Judson M A, Stevens D A. The treatment of pulmonary aspergilloma. Curr Opin Investig Drugs, 2001, 2:1375-1377

7. Wierzbicka M, Wesolowski S, Podsiadlo B, et al. Treatment of patients with pulmonary aspergilloma with itraconazole. Pneumonol Alergol Pol, 1996, 64:59-63

8. Maesaki S, Hashiguchi K, Tomiyama Y, et al. Correlations between drug plasma concentration and adverse effects in patients treated with itraconazole for pulmonary aspergilloma. Nihon Kokyuki Gakkai Zasshi, 1999, 37:875-879

9. Dannaoui E, Garcia-Hermoso D, Naccache J M, et al. Use of voriconazole in a patient with aspergilloma caused by an itraconazole-resistant strain of Aspergillus fumigatus. J Med Microbiol, 2006, 55:1457-1459

病例9 不规律发热、肺内多发伴有空洞的球形病灶

一、临床资料

患者男性, 60岁, 因"溺水后咳嗽、气急3小时"入院。患者3小时前走在水塘边因头晕、心悸, 并一过性晕厥倒入水塘内, 水塘水质很脏, 被路人救上来后咳出大量污水以及泡沫样痰, 送到当地医院, 当时病人烦躁不安、口唇紫绀, 测血糖2.1mol/L, 血氧饱和度70%, 因病情危重遂转来我院进一步诊治。发病以来无抽搐、发热、心前区疼痛等。既往有糖尿病10年, 长期口服二甲双胍、优降糖等药物, 发病当天服药后进食较少。入院后查体: T 36.8℃, P 110次/分, R 32次/分, Bp 145/60 mmHg。口鼻可见粉红色泡沫样痰涌出, 两肺可闻及大量湿性啰音。心率110次/分, 心律规整, 各瓣膜区未闻及器质性杂音,

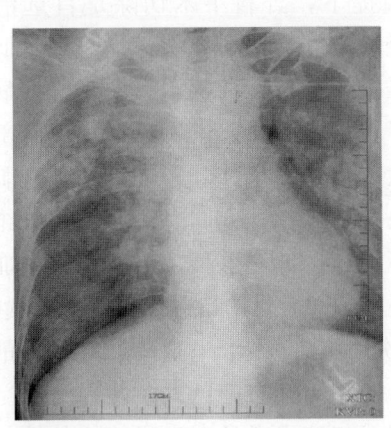

图3-9-1

腹部及神经系统检查未见异常。实验室检查: 血WBC 11.7×10^9/L, N 82.9%, L 10.4%; 动脉血气分析显示pH 7.396, PaO_2 43.3 mmHg, $PaCO_2$ 36.2 mmHg; 肝肾功能检查未见异常。胸片显示两肺弥漫性片状渗出

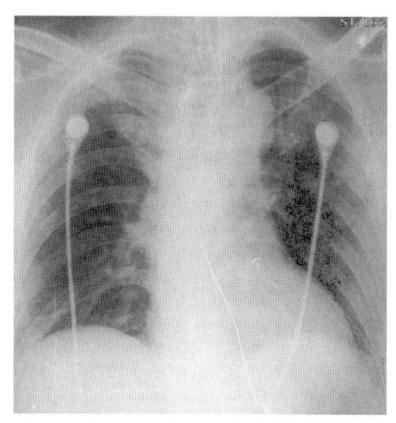

图3-9-2

影，边界不清（图3-9-1）。入院后诊断为溺水、吸入性肺炎、呼吸衰竭，给予呼吸机机械通气、抗感染以及相应的对症治疗后病情好转，6天后拍胸片肺内病灶吸收良好（图3-9-2），随后出院。

患者出院2周后出现不规律发热，体温波动在37.2~38.5℃，多出现在夜间，在家中服用头孢菌素等抗生素病情无明显好转，为进一步诊治而再次住院。查体：T 37.5℃，P 80次/分，R 20次/分，Bp 115/75 mmHg，全身浅表淋巴结未及肿大，气管居中，两肺呼吸音清，未闻及干湿啰音，心脏、腹部未发现异常。实验室检查：血WBC $5.6×10^9$/L，N 66.5%；CRP 16 mg/L，血沉 32 mm/h；血肿瘤标志物正常范围；多次痰培养、痰找抗酸杆菌、痰找脱落细胞检查均阴性；PPD试验和血抗结核抗体阴性；血气分析、电解质、肝、肾功能等均正常；自身抗体均为阴性；血ANCA阴性。入院后胸部CT显示两侧肺野内可见多发的类圆形阴影，部分出现空洞，两肺底胸膜下可见较多的斑片状浸润灶（图3-9-3）。入院后曾给予头孢哌酮-舒巴坦以及万古霉素治疗2周，病情无明显变化，病人仍然有不规律发热。

二、讨论

陈*医师：本患者具有如下病历特点：①男性，60岁，有溺水、污水吸入、呼吸衰竭、机械通气、先期使用抗生素的病史。②既往有糖尿病病史10年，长期使用降糖药物，血糖控制欠理想。③本次发病主要表现为不规律发热。④以两肺多发球形病灶，部分伴有空洞形成，病灶主要分布在两肺的外周部位为主要影像学特点。⑤实验室检查发现C反应蛋白和血沉异常，血常规检查正常。⑥入院后经过广谱的抗感染治疗，病情无明显好转。

叶*医师：患者第一次住院是因为当天服用了降糖药物却进食较少发生了低血糖后跌入水塘内，吸入污水导致溺水、污水内的化学物质及污染物刺激肺脏发生化学性肺炎、肺损伤、呼吸衰竭。住院后经过机械通气以及纤维支气管镜下吸出肺内污物后病情好转，出院时胸片肺内病变已经吸收。出院后2周出现发热，且肺内有多发带有空洞的球形病灶，本次发病可能还是与上次溺水、住院有密切关系，而且本次检查外周血象正常，经过正规的抗感染治疗无明显效果，结合病人既往有糖尿病病史，考虑本次发病普通细菌感染的可能性不大。而且患者出院才2周的时间又发病，用结核病和肺内恶性肿瘤来解

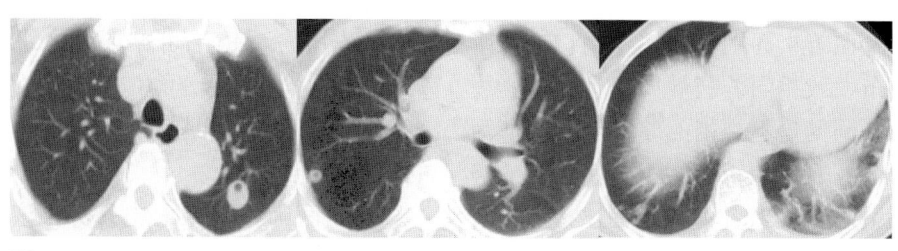

图3-9-3

释有点牵强，会不会存在溺水会吸入少见病原体，在病人机体抵抗力低下时发病？

王**医师：本次发病应该和上次住院联系在一起考虑，很可能为溺水后肺内病变的延续，或与上次住院过程中的院内感染有关。从肺部影像来看，根据本病人肺内球形病灶及空洞的分布特点、病变部位、肺内影像动态变化，主要考虑以下几种情况：

（1）肺结核：多有低热、乏力、食欲不振、体重减轻、盗汗等，病程较长。当肺部病灶急剧进展播散时可有高热。呼吸系统症状一般有干咳或只有少量黏液痰。影像学上病变多种形态并存，结核空洞可以为多发性，多为支气管播散后形成。病变位于两肺尖后段和下叶背段较多。空洞大小不均，可为薄壁或厚壁，空洞一般具有单发结核空洞的特点。如空洞偏向肺门侧，有引流支气管，周围有卫星灶，肺内其他部位合并斑点和索条影像，病变密度不均、可有钙化灶。血沉明显增快，由于有支气管播散，故痰中找抗酸杆菌阳性率较高。本患者不具备上述特点，故可除外。

（2）肺转移癌：肺转移瘤早期呼吸道症状较轻，常在胸部常规X线检查时，或在根治性手术或放疗后6个月到3年间复发时被发现。临床上可以有咳嗽、痰中带血丝、胸痛、胸闷、气急等。如果同时伴有纵隔转移，患者可表现为声嘶、上腔静脉综合征、膈麻痹及食道或气管压迫症状。肺内多发的空洞往往合并多发结节。空洞与结节在总体分布上具有随机分布的特点，即位于胸膜下、支气管血管束周围和肺实质内，在各个部位的分布大致相同。病灶大小不一，密度较为均匀。洞壁为不规则的厚壁至非常薄而光滑的薄壁。薄壁的转移空洞多由原发的肉瘤和腺癌引起。本患者不具备上述特点，暂不考虑。

（3）多发性肺脓肿：常为金黄色葡萄球菌性疖、痈、化脓性骨髓炎等感染病灶引起脓毒败血症所致。临床上有局部感染和寒战、高热、面色潮红等全身急性中毒的症状。两肺多发圆形或椭圆形结节状团块状阴影，边缘较清楚，继而液化出现含液平的脓肿，间有新的病灶出现且液化。空洞壁多较厚，肺内合并有多发斑片和模糊的结节病灶者较多见。经过积极的抗感染治疗病灶会逐渐吸收。本患者不具备上述特点，暂不考虑。

（4）肺部真菌感染：该病容易发生在糖尿病、恶性肿瘤、脏器移植、应用广谱抗生素和长期住院的患者。本例患者存在糖尿病，又有吸入污水、气管插管机械通气、住院的经过，结合其临床表现和影像学表现，目前肺部真菌病值得考虑。

黄*医师：本患者在住院后积极抗感染治疗无效时考虑到了有肺部真菌感染的可能。其基本病理特征是化脓和梗塞，真菌丝在肺组织内增殖并侵入血管，导致坏死性血管炎，造成血栓、菌栓性出血以及组织梗塞，引起血行播散。肺组织坏死并与支气管相通，部分坏死物质咳出后即可出现空洞。但是从治疗成功的角度出发，肺真菌病的诊断光靠拟诊和临床诊断是不够的。这是由于真菌种类繁多，对目前常用的抗真菌药物的敏感性差异较大，如果仅仅根据经验治疗往往会导致治疗的失败，而且药物的副作用以及经济代价都很大。目前提倡在病情允许的情况下要达到确诊。因此对本病人进行了CT引导下的肺穿刺术，并送了病理检查。经过HE染色后镜下可见坏死组织内大量毛霉菌菌丝，宽大无分隔、粗细不均，分支成直角，壁薄。根据这些特点符合肺毛霉菌病的诊断。

任**医师：同意上述分析，该患者具有多年糖尿病病史，血糖控制欠理想，最近又有溺水、吸入性肺炎、机械通气和住院病史，出院后短期出现发热及肺内球形病灶，部分带有空洞，抗感染治疗无效，这些都符合肺毛霉菌病的特点，况且对本例病人进行了肺穿刺检查，获得了病理学资料，属于确诊的肺毛霉菌病。

关于肺毛霉菌的来源很可能跟吸入污水有关系。笔者曾经检索了有关溺水肺内病原体的资料，已有作者报道在污水内存在毛霉菌，溺水后导致肺内毛霉菌感染和播散，所以在抗感染治疗无效时把目光转移到了肺毛霉菌病上来了，下面来认识一下这个疾病。

毛霉菌在自然界中无处不在，主要分布于土壤及腐败的食物中，生长迅速，易形成大量孢子进入呼吸道。毛霉菌的毒力很弱，机体对其有很强的免疫力，因此毛霉菌病发病率很低。高糖及酸性环境有利于毛霉菌的生长繁殖，因此糖尿病酸中毒患者吸入毛霉孢子很容易进展为肺毛霉菌病。肺毛霉菌病的临床表现无特异性，一般急性或亚急性起病，临床表现有发热、咳嗽、咯血、胸痛和呼吸困难等。临床及实验室检查无特异性，多数患者外周血WBC计数升高。最为常见的影像学表现为进行性、均质性肺叶或肺段的实变，也可表现为单个或多发性肺结节或肿块，上叶病变多见，其次为下叶。超过40%的病例出现空洞，空气半月征较肺曲霉菌病少见，一旦出现提示患者有可能出现咯血，但预后却相对良好。毛霉菌具有极强的组织穿透能力，常侵蚀肺小动脉，形成肺动脉栓塞、肺梗死、肺动脉瘤及假性血管瘤，病变进展迅速，如不治疗多数死于大咯血。肺毛霉菌病也可出现肺不张、胸腔积液和纵隔淋巴结肿大。毛霉菌感染只有通过真菌病原学和组织病理学才能明确诊断。近年开展的真菌抗原检测，如G试验、GM试验等在毛霉菌感染时均为阴性。痰液、针吸液及支气管肺泡灌洗液培养阳性率不到5%，血培养的阳性率更低。确诊主要依靠组织病理学。本例病人是在肺组织穿刺后确诊的，病例难得，值得认真研究和总结。

一旦确诊为肺毛霉菌病，立即开始静脉应用两性霉素，疗程至少8～10周，总量2～3g，可与5-氟胞嘧啶联合应用。如果不能耐受，可应用两性霉素B脂质体，其他抗真菌药物大多无效。

肺毛霉菌病的预后与基础病变密切相关，恶性血液病、粒细胞缺乏的患者肺毛霉菌病进展快，预后差，大多数在7天内死亡，即使经过积极的治疗措施，病死率仍高达75%；而糖尿病患者合并肺毛霉菌病则症状相对较轻，预后好。

三、后记

本次病例讨论后该患者使用普通两性霉素B治疗2周后，临床表现好转，2个月后肺内病灶完全吸收（图3-9-4）。

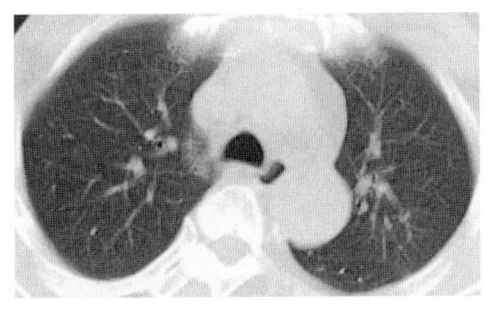 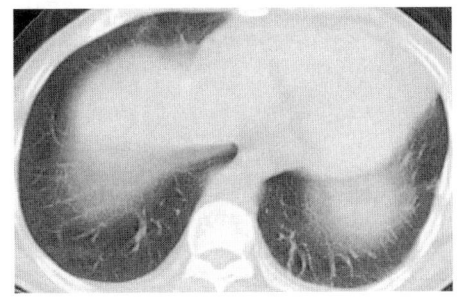

图3-9-4

参考文献

1. Sharma A, Gupta V, Singh R S, et al. Angioinvasive pulmonary mucormycosis presenting as multiple bilateral pulmonary nodules in a patient without obvious predisposing factors. Singapore Med J, 2008, 49(10):269-271

2. Brown J. Zygomycosis: an emerging fungal infection. Am J Health Syst Pharm, 2005, 62(24):2593-2596

3. Al Soub H, El Deeb Y, Almaslaman I M, et al. Zygomycosis in Qatar: a retrospective review of six cases. Eur Ann Allergy Clin Immunol, 2004, 36(10):387-391

4. 中华内科杂志编委会. 侵袭性肺部真菌感染的诊断操作与治疗草案. 中华内科杂志, 2006, 45: 697-700

5. 孙文青, 孙莹, 赵婷婷, 等. 糖尿病合并肺毛霉菌感染的临床分析. 中国医院药学杂志, 2008, 28 (16):1377-1378

6. 卫攻, 沈策. 肺毛霉菌病的诊治进展. 临床肺科杂志, 2007, 12(7):726-727

病例10 皮肤瘀点瘀斑3月, 咯血、齿龈出血伴上腹部不适3天

一、临床资料

患者女性, 24岁, 因"皮肤瘀点、瘀斑3月, 咯血、齿龈出血伴上腹部不适3天"入院。患者3个月前无明显诱因下出现皮肤瘀点、瘀斑, 以四肢明显。外院血常规示血小板10×10^9/L, 谷丙转氨酶>300U/L, 给予丙种球蛋白、甲基泼尼松龙、护肝等治疗后肝酶下降, 但仍然存在血小板减少, 并出现呼吸困难伴上腹部不适, 遂来我院就诊, 当时查自身抗体SS-A弱阳性, 抗线粒体抗体、抗核抗体、抗心磷脂抗体均阳性; 血红蛋白56g/L, 血小板5×10^9/L; Coomb's试验阳性。诊断为系统性红斑狼疮、继发性抗心磷脂综合征。予以泼尼松60mg/d口服, 同时补充铁、叶酸等造血原料后复查血常规示血红蛋白81g/L, 血小板12×10^9/L。3天前患者无明显诱因下出现活动后呼吸困难、牙龈自发性出血, 同时伴有上腹部、腹泻, 大便为稀水样便, 量不多。无恶心、呕吐、畏寒、发热, 为进一步诊治再次入院。查体: T 36.5℃, P 106次/分, R 28次/分,

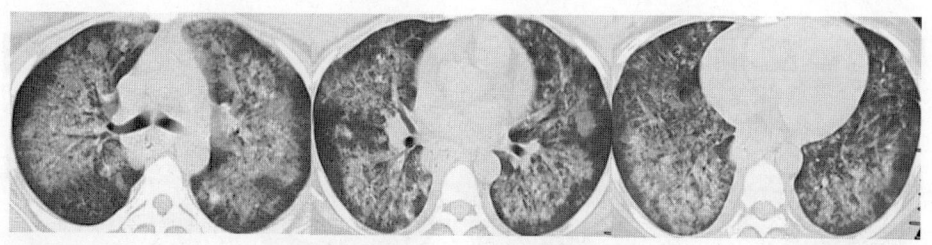

图3-10-1

---

130 病例提供: 310006 浙江省杭州市第一人民医院呼吸科 (任振义, 祁明浩)

Bp 110/70mmHg，急性病容，贫血貌，呼吸急促，面部可见蝶翼样皮肤损害。全身可见多发瘀点、瘀斑，以四肢明显，浅表淋巴结未及明显肿大，双眼睑水肿，两肺叩诊略浊，可闻及湿性啰音，心率106次/分，律齐，各瓣膜区未闻及杂音。腹软，肝脾未及，双下肢无水肿。血WBC 2.2×10⁹/L，血红蛋白51g/L，血小板10×10⁹/L；动脉血气分析示pH 7.47，PaO_2 51mmHg，$PaCO_2$ 32 mmHg；24小时尿蛋白3473 mg；抗核抗体、抗SS-A抗体、抗线粒体抗体、抗心磷脂抗体均阳性；C-ANCA、P-ANCA、抗肾小球基膜抗体阴性。胸部CT示两肺弥漫性磨玻璃影和片状实变影，病变沿着支气管血管束分布，胸膜下病变累及较少（图3-10-1）。

入院后给予吸氧、输血、补充白蛋白、丙种球蛋白、抗感染治疗、大剂量糖皮质激素冲击、抗感染、补充铁剂等项治疗，病情进行加重，于入院第7天呼吸困难进一步加重，胸部CT提示两肺广泛磨玻璃影和片状实变影，面积较前更加广泛，波及到胸膜下(图3-10-2)。纤维支气管镜检查发现两侧支气管通畅，管腔内有较多血性分泌物，在右肺中叶灌洗，肺泡灌洗液呈血性，显微镜下可见较多的含铁血黄素细胞。

二、讨论

祁**医师：本患者病例特点：①女性，24岁，病程3个月，曾在我院确诊为系统性红斑狼疮、继发性抗心磷脂综合征；②本次主要表现为上腹部不适、腹泻、呼吸困难、牙龈出血、皮肤多处出血；③查体可见急性病容，贫血貌，呼吸急促，面部可见蝶翼样皮肤损害。全身可见多发瘀点、瘀斑，以四肢明显，两肺叩诊略浊，可闻及湿性啰音，心率增快；④血WBC 2.2×10⁹/L，血红蛋白51g/L，血小板10×10⁹/L。血pH 7.47，PaO_2 51mmHg，$PaCO_2$ 32 mmHg；⑤血液循环中抗核抗体等多种自身抗体阳形；⑥胸部CT提示两肺弥漫性磨玻璃影和片状实变影。根据上述病例特点，目前考虑存在系统性红斑狼疮、继发性抗心磷脂综合征、Evan综合征、全身广泛出血、呼吸衰竭、弥漫性肺实质病变。

王**医师：本例患者病史短，肺内病变进展快，以咳嗽、咯血、呼吸困难和肺内弥漫性磨玻璃影和实变影为呼吸系统主要表现，结合既往有SLE、狼疮性肾病病史，在诊断上要考虑以下几种疾病。

（1）Goodpasture综合征：又称肺出血-肾炎综合征、抗基膜性肾小球肾炎。该病为病因不明的免疫性疾病，血液内有循环抗肾小球基底膜抗体及免疫球蛋白和补体呈线样沉积于肾小球基膜，造成肺出血伴严重进行性发展的肾小球肾炎为特点。病人常为青年男性，典型的表现为肺出血、急进性肾小球肾炎和血清抗肾小球基膜抗体阳性三联征。部分病例肺出血可先于肾脏疾病数周至数月出现，血中出现循环抗肾小球基膜抗体，多有血尿和蛋白尿，胸部X线检查可显示进行性、游走性、不对称的双侧绒毛状致密

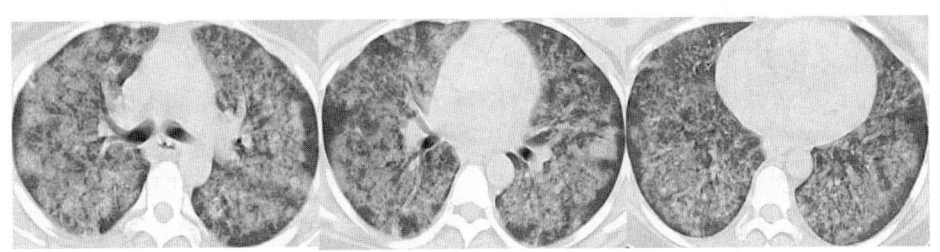

图3-10-2

影，常有缺铁性贫血。多数患者病情进展迅速，预后凶险。本例病人虽然有部分类似之处，但是抗基底膜抗体阴性，血液循环中抗核抗体等多种自身抗体阳性，而且还多脏器损害表现，故暂不考虑。

(2) Wegener肉芽肿：该病病因不明，见于各年龄组，30～50岁为高峰，男性略多。常有发热、关节肌痛等。鼻炎，鼻旁窦炎常是首发症状；继之出现咳嗽、咯血、肺炎或胸膜炎，X线示肺内结节，薄壁空洞，多发性较单发性更常见，肺浸润可为弥散性或分叶性；局灶性坏死性肾小球炎常较晚些出现。以上特点被称为Wegener肉芽肿三联征。血管炎是造成本病多系统损害的基础，病变波及鼻软骨，造成马鞍鼻。有表现为巩膜炎、皮疹、皮肤溃疡、神经炎、关节痛、关节炎，甚至心肌缺血者。血C-ANCA阳性是一特征，早期病例阳性率为50%，三联征活动期病例可达100%，静止期常为阴性，大多病例的抗体滴度与病情活动度呈平行关系。本患者无上述特点，可排除。

(3) 特发性肺含铁血黄素沉着症：该病是一种病因未明、肺内间歇出血的疾病。肺泡内红细胞破坏后，含铁血黄素沉着于肺组织引起反应。由于反复出血可继发缺铁性贫血。本病以儿童多见，主要以1～7岁为见，15%超过15岁，成年人男女之比为2∶1。轻度持续慢性出血可有干咳、乏力、皮肤苍白、体重减轻乃至杵状指。在急性出血期间可出现痰中带血、咯血、低热、胸痛等。在后期可有呼吸困难，甚至心功能不全的表现。在急性期及继发感染时可有明显的湿啰音。在急性期CT和X线胸片均见斑片状气腔性实变，分布广泛，或表现为两肺弥漫性毛玻璃状影，慢性期为两肺粟粒状结节影，边缘模糊，两上肺及胸膜下区相对减少。本患者无上述特点，暂不考虑。

(4) SLE合并弥漫性肺出血：本例患者突出的临床表现是在系统性红斑狼疮基础上出现呼吸困难、低氧血症、咯血和贫血，应该考虑弥漫性肺出血综合征。该病咯血量多少不等，可痰中带血也可大咯血，出现快速进行性贫血提示两肺弥漫性出血。早期胸部影像表现并无特异性，与肺水肿和弥漫性肺部感染不易鉴别。典型表现为双侧、弥漫、不对称性肺泡浸润影，可伴有支气管充气征，病灶多集中于肺门周围或两肺底部，肺泡灌洗液呈血性。本患者符合上述特征，值得首先考虑。

任**医师：咯血最常见的原因是呼吸道和肺实质的疾病，包括支气管扩张、支气管炎、坏死型肺炎、恶性肿瘤、肺梗塞，以及动静脉畸形等。在上述疾病中，支气管循环是出血的来源，尽管存在出血的弥漫性吸入，但大部分肺泡结构是不受影响的。作为咯血原因的另外一组疾病，小的肺血管（毛细血管、小静脉、小动脉）是出血的来源，大部分肺泡毛细血管基底膜表面受累，称之为弥漫性肺泡出血（Diffuse alveolar hemorrhage，DAH）。自身免疫疾病被认为是引起DAH的重要病因，肺毛细血管炎症是引发DAH发病的基础，由于血管炎破坏了肺泡-毛细血管基底膜的完整性，使红细胞进入肺泡腔，引起广泛的肺泡出血。自身免疫病中DAH较多见于Wegener肉芽肿、显微镜下多血管炎、Goodpasture综合征、SLE等。此外感染、凝血障碍、药物、毒素、原发性肺含铁血黄素沉着症均可引起DAH。

SLE合并弥漫性肺泡出血最早由Osler于1904年报道，发生率占所有SLE的1%～3.7%，平均发病年龄为27～34岁，女性多见，通常SLE诊断后的31～35个月（最短2周，最长19年）。其病因和确切发病机制尚不清楚，可能是由于SLE患者自身免疫复合物浸积于肺泡-毛细血管基底膜，激活补体导致血管活性酶激活，炎症因子释放，细胞损伤，肺泡-毛细血管基底膜的完整性被破坏，红细胞进入肺泡导致DAH。该病大多起病急，主要表现为咳嗽、呼吸困难、咯血，血红蛋白进行性下降。肺出血多呈急性、暴发性、迅速进展，甚至很快发展为低氧血症、呼吸衰竭。咯血量从痰中带血到大量咯血，但出现咯血症状的只占一半左右，因此无咯血症状不能排除DAH。胸部CT多为双肺对称的弥漫性间质-肺泡的浸润。对本病诊断最有利的证据是支气管镜下肺泡灌洗液呈血性，或支气管肺泡灌洗液中含有大量吞噬含铁血红素的巨噬细胞，在排除其他原因引起的情况下就可以确诊。本例患者在确诊为SLE 3个月后突发肺部表现，符合上述DAH的特点，诊断SLE合并DAH成立。SLE合并DAH不仅发生在SLE的活动期，也可发生在病情稳定期，因此不能完全通过SLE是否活动来预测SLE合并DAH的发生。本患者存在狼疮性肾炎，也与之相符。SLE合并DAH多预后不良，病死率高达50%。糖皮质激素是治疗的主要手段，剂量相当于泼尼松1～3 mg/（kg·d）。有时需要甲泼尼龙每日0.5～1g冲击治疗。关于在急性期是否加用环磷酰胺尚有争议。

参考文献

1. 陈光星，董怡，鞠中斌.弥漫性结缔组织病并发弥漫性肺泡出血32例临床分析.中华内科杂志，2008，47(5):362-365

2. 陶仲为.自身免疫性弥漫性肺泡出血综合征.医师进修杂志，2001，24(10):47-49

3. 李茜，郭晓清，蒲秀红.青少年狼疮性肾炎合并弥漫性肺泡出血的临床特点.中国医师进修杂志，2006，29(6):23-25

4. 刘建中，王小磊，武文斌.系统性红斑狼疮并弥漫性肺泡出血2例.中华风湿病学杂志，2003，7(11):711-712

5. Porres-Aguilar M, Mendez-Ramirez J, Eraso LH. Diffuse alveolar hemorrhage as an initial presentation of systemic lupus erythematosus. J Natl Med Assoc, 2008, 100(12):1485-1487

6. Cañas C, Tobón GJ, Granados M. Diffuse alveolar hemorrhage in Colombian patients with systemic lupus erythematosus. Clin Rheumatol. 2007, 26(11):1947-1949

病例11 发热、咳嗽、咳痰2周，胸痛1周[131]

一、临床资料

患者男性，26岁，因"发热、咳嗽、咳痰2周，伴胸痛1周"入院。患者2周前受凉后出现咳嗽、咳白痰，并有发热，测体温38.2℃，无畏寒、气促、胸痛、头痛。口服"头孢拉定"后1天体温即正常，但咳嗽无明显好转。1周前出现左侧胸痛，咳嗽加重，咳白色黏痰。既往身体健康，也未饲养动物。查体：T 37.1℃，R 16/分，P 76/分，Bp 110/72mmHg。意识清楚，口唇无紫绀，颈静脉无怒张，浅表淋巴结无肿大，气管居中，左下肺呼吸音粗，未闻及干湿啰音及胸膜摩擦音，心率76次/分，律齐，各

---

[131] 病例提供：310006 浙江省杭州市第一人民医院呼吸科（叶健，任振义）

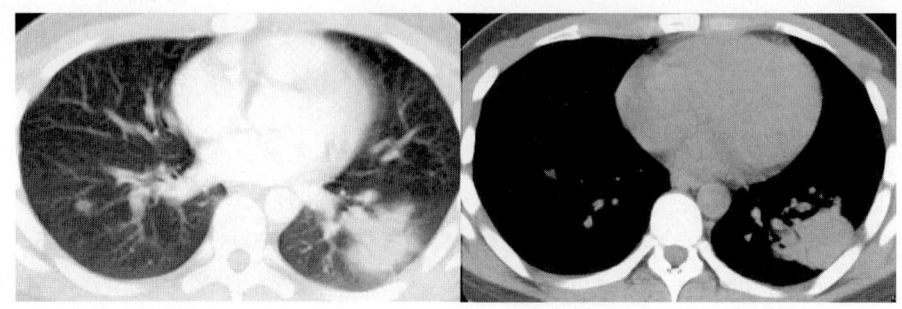

图3-11-1

瓣膜区未闻及杂音,肝脾未触及,脑膜刺激征阴性,神经系统检查未见异常。实验室检查:血白细胞$7.0×10^9$/L,N 0.71,Hb 140 g/L,PLT $210×10^9$/L,ESR 22mm/h,CRP 15 mg/L。血糖、肿瘤标志物、血IgE均正常;自身抗体、HIV抗体、结核抗体、支原体、衣原体抗体均阴性;血培养阴性。血气分析pH 7.407,氧分压81.4 mmHg,二氧化碳分压35.6mmHg,氧饱和度97.7%。痰培养未见异常,痰找抗酸杆菌阴性,PPD试验阴性。影像学检查:肺CT示左下肺可见团片状致密影,病灶周围毛玻璃影,其内可见充气支气管;右肺下叶亦可见数个小斑片影(图3-11-1)。经莫西沙星抗感染2周后症状未好转,复查肺CT病灶无吸收。

二、讨论

王**医师:本例患者特点:①年轻男性。②以发热、咳嗽、咳痰2周,伴胸痛1周为主要症状,既往体健。③查体左下肺呼吸音粗,未闻及干湿性啰音。④胸部CT示左下肺可见团片状影,病灶周围有毛玻璃影,其内可见充气支气管;右肺下叶亦可见数个小斑片状影。⑤实验室检查中有关炎症指标(血沉、C反应蛋白)稍有增高,白细胞总数正常。血结核抗体、支原体、衣原体抗体阴性,动脉血气未见缺氧表现。目前考虑为肺炎。但经莫西沙星抗感染治疗2周后症状未好转,复查肺CT病灶无吸收。要考虑:①是否存在耐药细菌感染可能;②是否存在特殊病原体如结核,真菌等感染;③肺癌、肺淋巴瘤及血管炎等非感染疾病。下一步可行纤维支气管镜进一步检查,必要时经皮肺穿刺活检以明确诊断。

叶*医师:患者左下肺团块状阴影,贴近胸膜,周边呈毛玻璃样模糊影,诊断方面要考虑到下列疾病:①局灶性隐源性极化性肺炎:这种孤立性的肺部阴影常发生于上肺叶,阴影内常显示"支气管充气"征,偶可出现空洞。血沉多可显著增快,往往有低氧血症,病理提示在远端和呼吸性细支气管腔内存在肉芽肿。本患者血沉略有增高,并位于左肺下叶,可行肺穿刺检查以排除。②结节病:影像学可见对称性肺门淋巴结增大,两肺可见间质性肺浸润,临床可出现发热、疲乏、不适等非特异性症状。该病人肺门淋巴结未见明显增大,肺内以实变为主要表现,故不符合。③肺奴卡菌病:可有发热、咯血等表现,典型肺部表现为多发脓肿或小空洞,也可有弥漫性结节灶和粟粒样病变,累及胸膜可见胸腔积液,痰培养可见抗酸染色弱阳性的串珠样菌体。本患者病灶未见多发空洞,无咯血等表现,痰检阴性,不符合。④肺隐球菌病:可出现低热、咳嗽、胸痛,偶有肺实变或胸腔积液体征,约1/3病例无症状。影像学表现以孤立性球状和结节样病灶多见,常贴近胸膜。当患者抵抗力减弱时,可经血行播散至全身。病理表现为肉

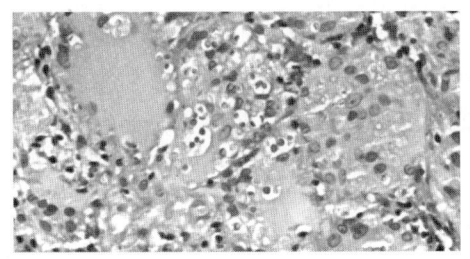

图3-11-2

芽肿内可见大量隐球菌。该患者要符合肺隐球菌病的特点，必要时进行组织活检确诊。

严**医师：该病人行纤维支气管镜检查未见明显异常。CT引导下经皮肺穿刺活检，镜下见多核巨细胞内PAS阳性的隐球菌，病理诊断为隐球菌感染伴肉芽肿形成（图3-11-2）。在确诊肺隐球菌病后给予氟康唑治疗1个月后复查肺CT示病灶较前明显减少（图3-11-3）。

肺隐球菌病在临床表现上无特异性，症状轻重不一。根据临床表现可以分为下列3种情况：①无症状：对于正常宿主，绝大多数的病例是在接受胸部X线摄片时偶然发现的，这些患者中大部分没有任何临床症状。②慢性型：常为隐匿性起病，表现为咳嗽、咳痰、胸痛、发热、夜间盗汗、气急、体重减轻、全身乏力和咯血，查体一般无阳性发现。③急性型：隐球菌性肺炎偶尔可表现为急性严重下呼吸道感染，导致急性呼吸衰竭，这种情况尤其多见于AIDS患者，表现为高热、显著的气促和低氧血症，与肺孢子菌性肺炎十分相似。查体除气促和发绀外，有时双肺可闻及细湿啰音，极少数患者并发胸腔积液而出现相应临床体征。

肺隐球菌病的胸部影像学表现多样，且无特异性，很多病例往往通过手术或活检才被证实为肺隐球菌感染。在影像学上可有以下几种表现：①结节或团块状阴影：约占40%~60%，可为单个或多个，也可为单侧或双侧，常位于胸膜下，结节大小不一，直径为1~10cm，边界可清楚锐利，也可模糊或带有小毛刺，可见空泡征，较少出现胸膜凹陷征，40%病灶周边或邻近肺野环有毛玻璃样模糊影，称为"晕"征。这种表现主要见于免疫功能正常的患者。②肺实质浸润：占20%~40%，可为单侧或双侧性，可见支气管充气征，这种表现多见于免疫功能低下的宿主。③空洞性病变：约占20%，空洞内壁一般较光滑，局灶性空洞可能是隐球菌性肺炎的放射学特征之一。④胸腔积液：常伴随胸膜下肺部结节。虽然胸腔积液在正常宿主和免疫功能低下的宿主均可见到，但以后者多见。⑤肺门淋巴结肿大：表现与肺门淋巴结结核相似，但一般无钙化。⑥间质性改变：少数患者可表现为磨玻璃样改变和微小结节性损害，与粟粒型肺结核很相似。⑦弥漫性混合病变：表现为结节、斑片、团块、大叶实变等多样化病灶共存。

诊断上若痰涂片或痰培养及血乳胶凝集试验阳性可提示该病诊断。但由于肺隐球菌病临床上较为少见，其临床和影像表现多

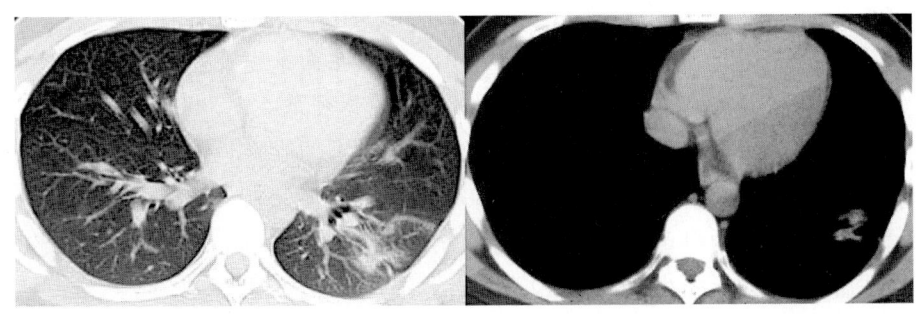

图3-11-3

样，所以患者在确诊前常常被误诊。由于新型隐球菌对中枢神经系统有较高的亲和性，一旦患者存在头痛等中枢感染表现，应即行腰穿，脑脊液墨汁染色找到隐球菌是肺隐球菌病重要间接证据。鉴别诊断需与奴卡菌肺炎、卡氏肺孢子菌肺炎、隐源性机化性肺炎等区别，肺组织活检是最终确诊的金标准。

任**医师：隐球菌病是新型隐球菌引起的亚急性或慢性深部真菌病，在组织中呈圆形或卵圆形，直径5~12μm；菌体被宽厚的荚膜所包裹，不形成菌丝和孢子，依赖出芽生殖，多存在于鸽粪及土壤中。常发生于恶性肿瘤、白血病、淋巴瘤、艾滋病、糖尿病、器官移植、长期应用大剂量糖皮质激素或化疗等免疫功能低下患者，主要侵犯肺和中枢神经系统，亦可侵犯皮肤黏膜、骨和其他内脏。新型隐球菌的孢子由呼吸道进入人体，在肺内形成感染病灶，可引起肺门淋巴结肿大，局部病变进展缓慢，健康人可以自愈。当抵抗力减弱时，可经血行播散至全身，累及中枢神经系统。治疗方面一旦确诊为肺隐球菌病，应该对机体的免疫状态和有无播散进行评估。免疫机制健全无症状患者有自发消退倾向，不必立即治疗。如在随访中病情进展，首选氟康唑400mg/d，疗程6~12个月。对于免疫功能不全、临床表现危重、中枢神经系统受累和播散型感染患者必须治疗，首选两性霉素B 0.7~1.0mg/(kg·d)和5-氟胞嘧啶100mg/(kg·d)强化治疗2周，之后应用氟康唑或伊曲康唑400~800mg/d 巩固治疗6~10周，最后200~400mg/d 维持治疗6~12个月，直到临床症状消失，肺部病灶吸收，脑脊液恢复正常。随访至少1年，防止复发。对免疫功能不能恢复或AIDS患者需要终生用药。如果存在下列情况应积极手术治疗：①经内科正规抗隐球菌治疗3~6个月后病灶无明显缩小或进行性增大者；②不易与肺部其他疾病相鉴别，尤其不能排除肺癌者；③药物不能控制症状者，如咯血、脓肿、窦道、脓胸等，需外科引流和(或)手术切除以改善症状，提高生活质量；④疑似但诊断不明者，可胸腔镜肺活检协助诊断，特别是周围型病灶，此方法避免了肺穿刺、支气管镜等检查假阴性率高的缺点。术中、术后应积极抗隐球菌药物治疗以防止复发。

肺隐球菌病并不多见，较易误诊。诊断主要依靠肺组织病理及脑脊液检查，影像学检查对本病的确诊能提供很大帮助。尤其对合并基础疾病和免疫功能低下，有鸽粪接触史，影像学提示肺内病灶有多态、多灶、多发，存在晕征、空泡征、支气管充气征及贴近胸膜的特点时，应考虑本病，在抗感染治疗病灶不吸收的情况下应尽早行CT引导下经皮肺穿刺取病理，必要时开胸手术明确诊断，针对性治疗。

参考文献

1. Piyavisetpat N, Chaowanapanja P. Radiographic manifestations of pulmonary cryptococcosis. J Med Assoc Thai, 2005, 88(11): 1674-1679

2. Zinck S E, Leung A N, Frost M, et al. Pulmonary cryptococcosis: CT and pathologic findings. J Comput Assist Tomogr, 2002, 26(3):330

3. 牟向东.肺隐球菌病的诊断和治疗.中国社区医师杂志, 2008, 8 (24):12

4. 刘明，姜格宁.肺隐球菌病的外科治疗.中华结核和呼吸杂志, 2006, 5(29):307-309

病例12 反复咳嗽、咳痰4月

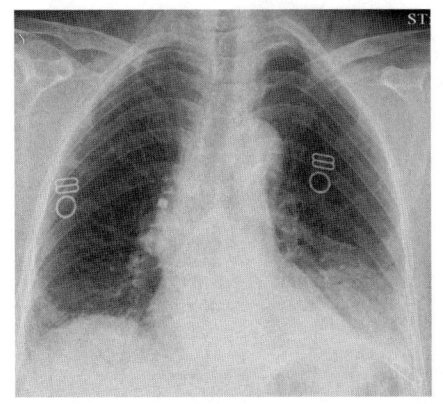

图3-12-1

一、临床资料

患者女性，工人，76岁，因"反复咳嗽、咳痰4月"入院。患者4月前无明显诱因下出现咳嗽、咳痰，咳白色黏液痰，量不多，未予以重视，自服止咳化痰药，症状未见缓解。患者起病来无盗汗、消瘦、乏力，无咯血、胸痛不适。入院查体：T 37.2℃，P 68次/分，R 20次/分，Bp 135/75mmHg，全身浅表淋巴结未及肿大，气管居中，左下肺呼吸音减弱，可闻及少许湿啰音，心脏、腹部未发现异常。实验室检查：血WBC 9.6×10^9/L，N 74.8%；CRP 23mg/L，ESR 36mm/h；血肿瘤标志物正常范围；多次痰培养、痰找抗酸杆菌、痰找脱落细胞检查均阴性；PPD试验阴性，血抗结核抗体阴性；血气分析、电解质、肝肾功能等均正常；自身抗体均为阴性；血ANCA阴性。入院后胸片示左下肺大片不规则高密度影，左肋膈角变钝（图3-12-1）；胸部CT示左下肺近胸膜大片不规则高密度实变影，叶间裂呈弧形膨出（图3-12-2）。

入院后首先考虑社区获得性肺炎，予以哌拉西林/他唑巴坦4.5，q8h抗感染治疗，于10天后复查胸部CT，病变未见吸收（图3-12-3）。纤维支气管镜检查示左侧支气管见较多浆液性分泌物，防污染毛刷未找到抗酸杆菌及肿瘤细胞。逐改用美罗培南1.0 q8h加强抗感染治疗。10天后再次复查胸部CT示两肺广泛片状不规则肺泡实变影，靠近胸膜为著，内可见支气管充气征（图3-12-4）。

二、讨论

王**医师：本例患者病历特点包括：①患

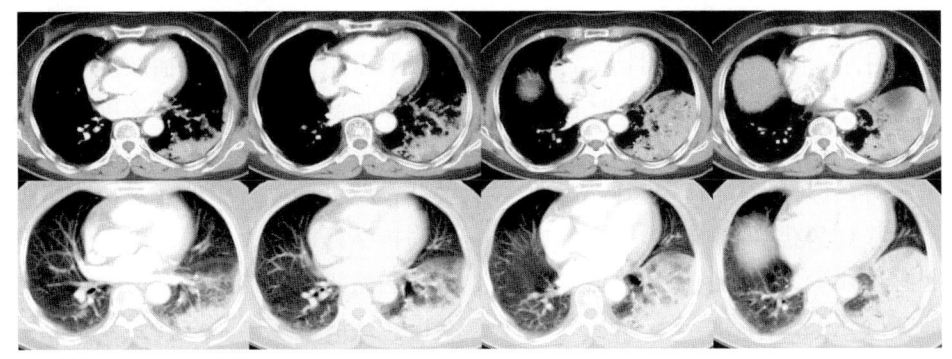

图3-12-2

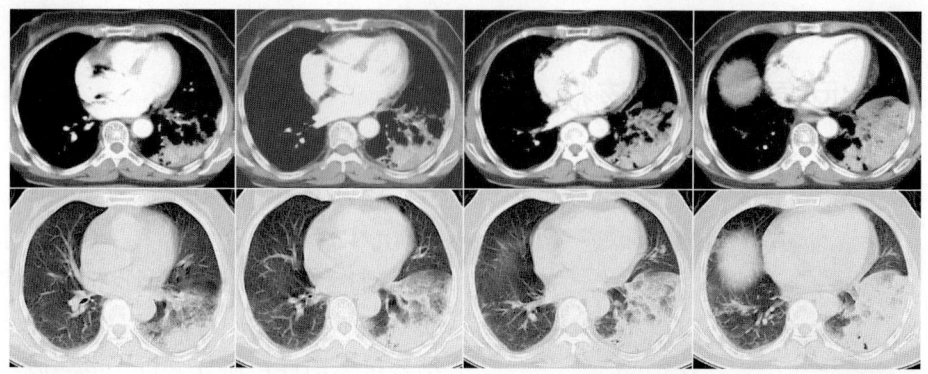

图3-12-3

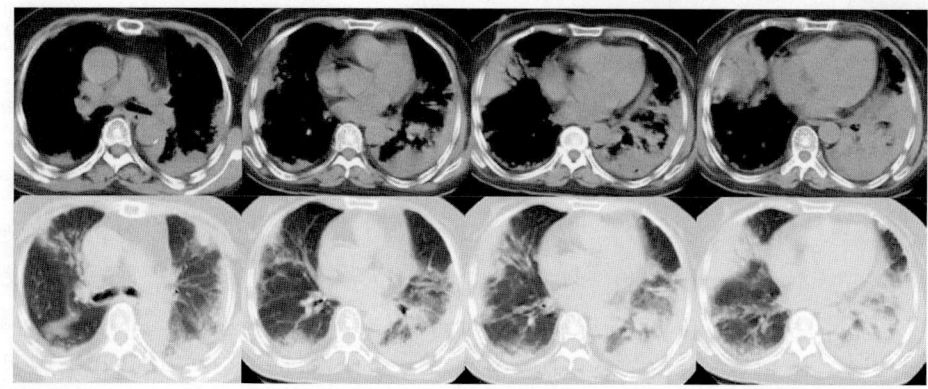

图3-12-4

者女性,工人,76岁,因反复咳嗽、咳痰4月入院。②影像学上以左下肺近胸膜大片不规则肺泡实变影病变为主要特点;经加强抗感染治疗后病变反而扩大。③纤维支气管镜下左侧支气管见较多浆液性分泌物,防污染毛刷未找到抗酸杆菌及肿瘤细胞。④实验室检查中血气分析、有关结核感染的检查阴性、肿瘤标志物阴性、自身抗体等阴性。

综合上述特点,患者于入院时首先考虑是社区获得性肺炎,但经10天抗感染治疗后症状无改善,影像学检查示病灶无吸收,当时仍不排除社区获得性肺炎诊断,考虑耐药菌引起感染或少见致病菌致病可能。更换抗生素加强抗感染,但病情仍呈进展状态,症状加重,影像学检查示病变范围扩大。鉴于患者病程较长,抗感染治疗无效,诊断需考虑:①肺结核:多见于儿童、青少年,我国结核病呈逐年增加趋势,老年患者明显增加;肺结核常有结核病接触史,多有发热、盗汗、消瘦、乏力等结核中毒症状;有关实验室检查方面,如痰中发现抗酸杆菌、PPD试验常呈阳性等有助诊断;胸部影像学多见于一侧或双侧肺尖或上叶后段或下叶背段,病变可呈条索状、斑点状、斑片状、片絮状阴影乃至空洞、支气管播散灶等多肺段分布的、多形态混合性病变,还可伴有钙化灶,邻近胸膜粘连增厚等改变。但该患者目前有关结核感染的检查阴性(包括防污染毛刷未找到抗酸杆菌),影像学以下肺实变影为特点,病情进展迅速,故目前肺结核暂不首先考虑。②肿瘤致阻塞性肺炎:多见于40岁以上长期吸烟患者,男性多见,可表现为持续刺激性咳嗽,可继发肺部感染,痰量增多,呈黏液脓性,21%以上病人有咯血,多为痰中带血，肿瘤造成较大气道的阻塞，可出现不同程度的阻塞症状如喘鸣、胸闷、气促、胸痛和发热等。胸部影像学上表现为形态不规则团块影、肿块远端局部浸润影、肺门及纵隔肿大淋巴结影，短期内观察呈进行性加重，也可以出现肺不张。纤维支气管镜下可见新生物生长、黏膜受浸润等，病理学检查可以发现癌细胞。该患者为女性，不吸烟，影像学以左下肺实变影为特点，未发现团块等占位病变；纤维支气管镜下未见明显异常，未检到肿瘤细胞。因此目前肺部肿瘤依据不足。③过敏性肺炎：多有明确的职业及环境中过敏原接触史，可表现为急性、亚急性、慢性起病，急性型通常在接触抗原后4～6小时发病，出现呼吸系统及全身症状，亚急性和慢性型以劳力性呼吸困难与咳嗽为其主要症状。胸部影像学表现多见于弥漫性、边界不清的、以小叶为中心的微小结节影，病变可呈游走性，弥漫性磨玻璃样改变可能是主要的或唯一的CT表现。脱离过敏原和激素治疗效果明确。该患者没有明确的过敏原接触史，影像学病变以实变为主要特点，且入院后病情进展迅速，目前过敏性肺炎依据不足。

叶*医师：该患者存在肺炎样临床表现和胸部影像学表现，还需要考虑以下疾病：①隐源性机化性肺炎（COP）：COP根据X线表现可分为多发肺炎型、孤立性肺炎型、弥漫性间质性肺炎型，尤其是多发肺炎型，多见于中老年患者，大多数患者发病呈亚急性，有流感样症状，常见表现有发热、干咳、活动后呼吸困难，伴有周身不适、厌食、体重下降等。实验室检查示白细胞增多，血沉增快及C反应蛋白增高，血气分析示低氧血症。胸部影像学表现为双肺多发性斑片状浸润影，双肺弥漫网状间质阴影或呈大叶分布的肺泡性浸润影，特征性的改变为游走性阴影。该患者目前不能除外COP，需行肺组织活检如发现细支气管以下气道内肉芽肿组织形成和机化性肺炎等改变可明确诊断。②肺部真菌感染：该患者是老年女性，使用广谱抗生素达20余天，且对抗菌药物治疗无反应，病变扩散，病情呈进行性加重，需除外肺部真菌感染。肺部侵袭性真菌感染常有畏寒、发热、咳嗽、咳痰加剧，有时咯血、气急不适。胸部影像学可表现为从小片状阴影至大片状阴影，或絮状、团块状、肺实变征，若曲菌感染可出现空气新月征等特征性改变。多次痰培养检到同一真菌感染有助诊断。该患者病情进展迅速，目前虽多次细菌培养阴性，尚无真菌感染实验室依据，需行组织病理学发现病原菌可做出诊断。③细支气管肺泡细胞癌：以女性患者多见，表现为咳嗽、咳痰、痰中带血、胸痛、气急等呼吸道症状，咳大量白色泡沫样痰为其典型表现，但并不常见。胸部影像学表现多种多样，可分为孤立型、弥漫型、肺炎型。尤其是肺炎型，影像学可以是一个叶或段的实变，也可以是多个叶或段的实变，常合并小斑片状或腺泡样结节影，病灶内可出现"空泡"征及"枯枝样"改变的支气管充气征。

该患者目前不能除外细支气管肺泡细胞癌，虽纤维支气管镜检查未检到肿瘤细胞，进一步行CT引导下肺穿刺病理学检查可明确诊断。

严**医师：该患者经过20余天的抗感染治疗，病情仍在进展，相关的实验室检查也未发现明确的病原体、结核菌及肿瘤依据，最后在CT引导下经皮肺穿刺活检，病理诊断为细支气管肺泡细胞癌。

任**医师：同意以上各位医师的观点，该患者根据上述影像学的特征和动态演变过程及病理结果，最后诊断细支气管肺泡细胞癌。细支气管肺泡细胞癌通常指生长在远端细支气管和肺泡的原发性肺癌，具有沿肺泡结构鳞片状扩散的特点，而没有基质、血管、胸膜侵犯。也可以理解为细支气管肺泡细胞癌是一种沿着肺泡壁和细支气管生长的高分化腺癌，是腺癌的亚型。对于细支气管肺泡癌的流行病学各家报道不一，占肺癌的2%～11%，男女比例相似。近年来腺癌发病率升高与细支气管肺泡细胞癌发病率升高有关。病理上分为三种组织学类型：黏液型、非黏液型、硬化型。在细支气管肺泡细胞癌中咳大量泡沫样痰的症状并不多见，但对诊断有提示意义。细支气管肺泡细胞癌的影像学表现多种多样，根据胸部CT上可分为三种类型：孤立型、弥漫型与肺炎型。本例患者影像学表现为肺炎型细支气管肺泡细胞癌。本型表现为一段一叶或多叶病变，似大叶肺炎，也有呈粟粒样表现。该患者CT上除肺炎样表现外，尚存在上述细支气管肺泡细胞癌特征性表现。肺炎型肺泡癌实变阴影内的支气管气相，管壁常不规则，相对较狭窄，僵硬甚至扭曲，即所谓的"支气管枯树枝"征，是本病与细菌性肺炎鉴别的要点之一。此外，细支气管肺泡细胞癌多分布于两肺中、下叶，且以胸膜下肺外围、叶间裂分布为主要特点。对于细支气管肺泡细胞癌的诊断，因为其临床症状，影像表现的特殊性、复杂性，以往思路是先诊断常见病后考虑少见病，不可避免的发生误诊，延误治疗时机。在国内常误诊为炎症和结核，本患者也不例外。关于细支气管肺泡细胞癌的诊断，有两点体会：一是在未查出病原菌的情况下，经抗感染或抗结核治疗无效或效果不明显时，尽早开阔思路，寻求有效的检查措施，取得病理结果，以免延误诊治。二是对细支气管肺泡细胞癌的临床特点，影像学表现及分型应有足够的认识，当影像学已具备可考虑诊断细支气管肺泡细胞癌的CT征象时，不要忽视，以最大程度减少误诊。除了诊断术后病理证实细支气管肺泡细胞癌，目前临床上多选择经皮肺穿刺活检(TTNB)、经纤维支气管镜肺活检(TBLB)和开胸活检。CT引导下TTNB是一项非常好的诊断方法，其正确率可达74%～99%。由于细支气管肺泡细胞癌起源于肺的周边部位，TBLB对周边病灶诊断有一定诊断意义。治疗方案的选择是根据细支气管肺泡细胞癌影像学分类及临床分期，对于孤立型细支气管肺泡细胞癌应尽可能手术切除，并行辅助化疗；弥漫型细支气管肺泡细胞癌主要治疗方法为化疗。化疗方案多同非小细胞肺癌的化疗方案。细支气管肺泡细胞癌对化疗中度敏感，有研究称吉西他滨联合顺铂化疗细支气管肺泡细胞癌，总有效率可达45.5%。细支气管肺泡细胞癌相对于其他非小细胞肺癌有较长的生存期。

参考文献

1. 贾心善，何安光，张道荣，等. 沈阳地区1224例肺癌20世纪80年代与90年代临床病理比较. 中华病理学杂志，2001，30(5):332

2. Goodwin L O, Mason J M, Hajdu S I. Gene expression patterns of paired bronchioloalveolar carcinoma and benign lung tissue. Ann Clin Lab Sci, 2001, 31(4):369

3. 赵兰，褚海青，李惠萍等. 吉西他滨、顺铂联合治疗晚期细支气管肺泡癌. 中国肺癌杂志，2002，5(6):467

4. Volpino P, D Andrea N, Cangemi R, et al. Bronchioloalveolarcarcinoma: Clinical, radiographic, and pathological findings. J Cardiovasc Surg, 2001, 42(2):261

5. West H, Franklin W A, McCoy J, et al. Gefitinib therapy in advanced bronchioloalveolar carcinoma: Southwest Oncology Group Stady S0126. J Clin Oncol, 2006, 24(12):1807

病例13　发热、咳嗽、咳痰1年余，再发2周

一、临床资料

患者女性，工人，54岁，因"发热伴咳嗽、咳痰1年余，再发2周"入院。患者于1年前无明显诱因下出现发热，以低热为主，最高体温38℃，伴咳嗽、咳痰，咳白色黏液痰，量不多，不易咳出，自服止咳化痰药，症状未见缓解来我院住院治疗，当时胸部CT示两下肺实变影，以右下肺为著（图3-13-1）。经抗感染治疗无效后经CT引导下肺穿刺，病理提示机化性肺炎，考虑隐源性机化性肺炎(Crypgenic organizing pneumonia，COP)，服用激素及雷公藤治疗1年，于1月前病灶基本吸收后停药。2周前无明显诱因下再次出现上述症状而就诊，门诊胸部CT示右肺上叶、中叶大片实变影，右下肺高密度团块影，内有空洞形成（图3-13-2）。

患者发病以来无盗汗、消瘦、乏力，无咯血、胸痛不适。入院查体：T 37.5℃，P 88次/分，Bp 135/75mmHg，R 20次/分，全身浅表淋巴结未及肿大，气管居中，右肺呼吸音偏低，两下肺可闻及少许湿啰音，心脏、腹部未发现异常。实验室检查：血WBC 7.3×10^9/L，N 73.7%；CRP 54mg/L，ESR 66mm/h；血气分析示pH 7.478，$PaCO_2$ 35.3mmHg，PaO_2 71.3mmHg；血肿瘤标志物正常范围；多次痰培养、痰找抗酸杆菌、痰找脱落细胞检查均阴性；结核菌素纯蛋白衍生物（PPD）阴性，血抗结核抗体阴性；肝、肾功能、电解质等均正常；血自身抗体均为阴性。入院后首先考虑社区获得性肺炎，予以哌拉西林/他唑巴坦4.5 q8h联合左氧氟沙星0.5 qd抗感染治疗，1周后症状略缓解，咳嗽、咳痰较入院时略减轻，但仍有低热，予以复查胸部CT示两肺病灶无明显吸收。予以行纤维支气管镜检查未见明显异常，防污染毛刷未检到抗酸杆菌及肿瘤细胞，细菌培养阴性。肺功能示轻度限制性肺通气功能障碍，弥散功能轻度降低。

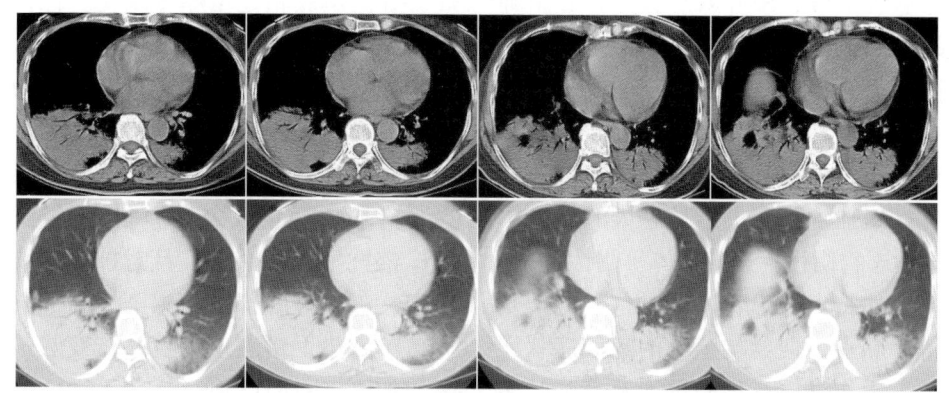

图3-13-1　胸部CT示两下肺高密度实变影，以右下肺为著，并可见支气管充气征

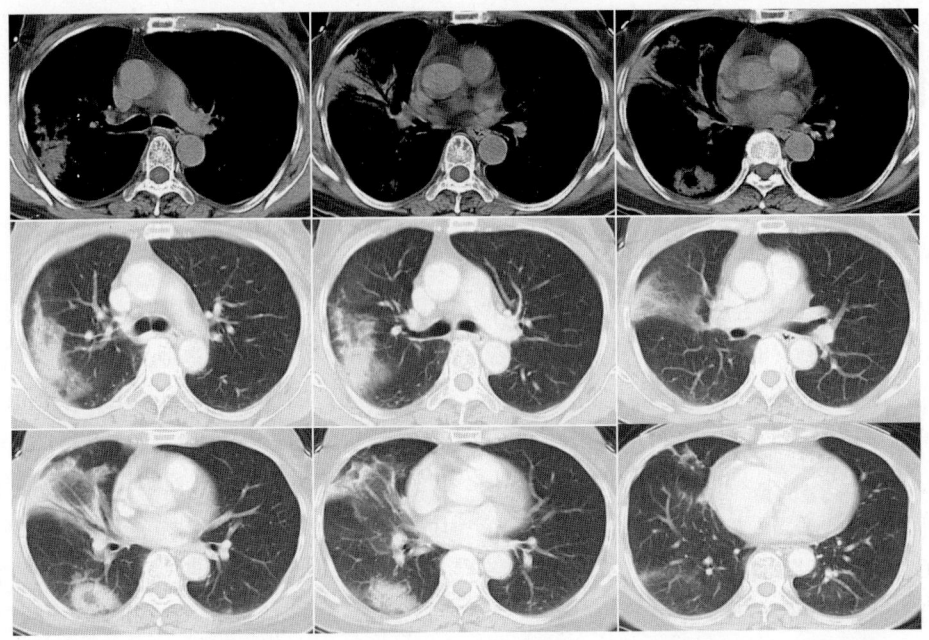

图3-13-2 胸部CT示右肺上叶、中叶大片实变影,右肺下叶高密度团块影,内有空洞形成

二、讨论

叶*医师:本例患者病历特点:①患者女性,工人,54岁,因发热伴咳嗽、咳痰1年余,再发2周入院;患者1年前曾诊断COP服用激素及雷公藤治疗1年余,病灶基本吸收后停药;②本次发病表现同前,经抗感染后改善不明显;③1年前胸部CT示两下肺实变影,本次右肺上叶、中叶大片实变,右下肺团块影伴空洞形成;④纤支镜下未见明显异常,防污染毛刷未找到抗酸杆菌及肿瘤细胞,细菌培养阴性;肺功能示轻度限制性肺通气功能障碍,弥散功能降低;⑤实验室检查中存在低氧血症、有关结核感染的检查阴性、肿瘤标志物阴性、自身抗体等阴性。

综合上述特点,患者入院时首先考虑是社区获得性肺炎,但经抗感染治疗后症状无明显改善,影像学检查仍在进展及跨肺叶多发肺实变影特点,鉴于患者既往有COP病史1年,服用激素及免疫抑制剂1年。需除外以下疾病:①肺结核:患者有服用激素及免疫抑制剂1年病史,需除外免疫功能减低诱发肺结核可能。肺结核多有发热、盗汗、消瘦、乏力等结核中毒症状;有关实验室检查方面,如痰中发现抗酸杆菌、PPD试验常呈阳性等有助诊断;胸部影像学多见于一侧或双侧肺尖,病变可呈条索状、斑点状、斑片状、片絮状阴影乃至空洞、支气管播散灶等多肺段分布的、多形态混合性病变,还可伴有钙化灶、邻近胸膜粘连增厚等改变。但该患者目前有关结核感染的检查阴性(包括防污染毛刷未找到抗酸杆菌),影像学以右肺实变影为特点,对比1年前病变具有游走性,故目前肺结核暂不首先考虑。②肺部真菌感染:该患者有服用激素及免疫抑制剂1年病史,使用广谱抗生素10余天,且对抗菌药物治疗无反应,需除外肺部真菌感染。肺部继发侵袭性真菌感染,常表现为畏寒、发热、咳嗽、咳痰加剧,有时咯血、气急不适。胸部影像学可表现为从小片状阴影至大片状阴影,或絮状、团块状、肺实变征;若曲菌感染可出现晕轮征、空洞影等特征性改变,多次痰培养检到同一真菌感染。但该患者目前症状相对稳定，多次细菌培养阴性，目前尚无真菌感染依据。③肿瘤致阻塞性肺炎：多见于40岁以上长期吸烟患者，男性多见，可表现为持续刺激性咳嗽，可继发肺部感染，痰量增多，呈黏液脓性，21%以上病人有咯血，多为痰中带血，肿瘤造成较大气道的阻塞，可出现不同程度的阻塞症状如喘鸣、胸闷、气促、胸痛和发热等。胸部影像学上表现为形态不规则团块影、肿块远端局部浸润影、肺门及纵隔肿大淋巴结影，短期内观察呈进行性加重，也可以出现肺不张。纤支镜下可见新生物生长、黏膜受浸润等，病理学检查可以发现癌细胞。该患者为女性，不吸烟，且病灶短期内迅速出现，纤支镜下未见异常，未检到肿瘤细胞，肺部肿瘤依据不足。

王**医师：结合本例患者女性，病史1年余，抗感染治疗无效等特点，1年前曾诊断为COP，且服用激素及免疫抑制剂1年，除以上疾病之外，诊断还需考虑：①细支气管肺泡细胞癌：以女性患者多见，表现为咳嗽、咳痰、痰中带血、胸痛、气急等呼吸道症状，咳大量白色泡沫样痰为其典型表现，但并不常见。胸部影像学表现多种多样，可分为孤立型、弥漫型、肺炎型。尤其是肺炎型，影像学可以是一个叶或段的实变，也可以是多个叶或段的实变，常合并小斑片状或腺泡样结节影，病灶内可出现空泡征及"枯枝样"改变的空气支气管征。该患者目前不能除外细支气管肺泡细胞癌，虽纤支镜检查未检到肿瘤细胞，但尚需进一步行CT引导下肺穿刺病理学检查以明确诊断。②过敏性肺炎：多有明确的职业及环境中过敏原接触史，可表现为急性、亚急性、慢性起病，急性型通常在接触抗原后4~6小时发病，出现呼吸系统及全身症状，亚急性和慢性型以劳力性呼吸困难与咳嗽为其主要症状。胸部影像学表现多见于弥漫性、边界不清的、以小叶为中心的微小结节影，病变可呈游走性，弥漫性磨玻璃样改变可能是主要的或唯一的CT表现。脱离过敏原和激素治疗效果明显，若早期确诊，一般预后良好。该患者没有明确的过敏原接触史，影像学病变虽有游走性，但以实变为主要特点，目前暂不首先考虑。③COP复发：考虑患者既往有COP病史1年，服用激素及免疫抑制剂1年，不除外停用激素等药物复发可能。尤其是多发肺炎型，多见于中老年患者，大多数患者发病呈亚急性，有流感样症状，常见表现有发热、干咳，活动后呼吸困难，伴有周身不适、厌食、体重下降等。实验室检查示白细胞增多，血沉增快及C反应蛋白明显增高，血气分析示低氧血症。肺功能为限制性肺通气功能障碍。胸部影像学表现为肺多发性斑片状浸润影，双肺弥漫网状间质阴影或呈大叶分布的肺泡性浸润影，特征性的改变为游走性阴影。多数患者对激素反应良好，部分患者可在激素减量或停用后复发。该患者目前考虑COP复发可能性大，需行CT引导下肺穿刺检查，若肺活检表现为细支气管以下气道内肉芽肿组织形成和机化性肺炎等改变可明确诊断。

黄*医师：本例患者及时行CT引导下右肺中叶穿刺活检，病理提示肺泡腔内见成纤维细胞栓，间质内见淋巴细胞、浆细胞浸润，符合机化性肺炎表现（彩图3-13-1），结合该患者1年前COP病史，1个月前病灶基本吸收后停用激素及免疫抑制剂，故目前考虑停药后COP复发。

COP患者的胸片及CT检查呈跨叶段斑片状影，可演变成条索状影，50%有游走性。90%的COP患者胸部CT有双肺气腔实变影（通常有含支气管充气征），50%患者的病变主要分布在胸膜下和（或）支气管血管束周围，下肺野病变多见。在实变周围可有牵拉性支气管扩张，约60%的患者有毛玻璃影及沿支气管血管束周围分布的小结节(<10

mm）；其他较少见的表现为线状或不规则条索状影。Cordior等将COP患者的X线胸片分为：①多发性斑片状肺炎型：为COP典型的X线表现，常呈游走性；②孤立性肺炎型：局灶肺泡浸润影常位于上肺，边缘清楚，常呈叶段分布，偶有腔洞，常因疑诊肺癌手术切除；③弥漫性间质性肺炎型：弥漫性网状或细小结节状间质性病变影，此型表现与IPF类似（图3-13-3）。

任**医师：同意以上各位医师的观点，该患者最后COP复发。COP特指在没有明确病因（如感染等）或特征性临床背景（如结缔组织疾病等）下发生的机化性肺炎。其组织学特征是疏松的成纤维组织在肺泡和远端小气道内呈息肉样充填，伴单核细胞和巨噬细胞浸润。由于这种改变在远端细支气管内也可见到（所谓的增殖性细支气管炎），以前也称之为特发性闭塞性细支气管炎并机化性肺炎（BOOP），因易与其他形式的细支气管炎相混淆，加之机化性肺炎是主要的病理学特征，因此目前国际上推荐使用COP。该病临床表现无特异性，男女均可发病，年龄在50～60岁。多亚急性起病，部分患者初有流感样症状，伴有中度发热，继而出现咳嗽、气喘及劳力性呼吸困难等，常持续数周。全身症状可有厌食、乏力、盗汗等。约1/4患者查体无阳性发现，肺部听诊可有爆裂音（Velcro音），实变区偶可闻及支气管呼吸音，杵状指少见。多数患者最初常被误诊为感染性肺病，经数周抗生素治疗无效后，才再考虑为弥漫性间质性肺病。实验室检查通常可见到白细胞总数和中性白细胞升高，血沉增快、C反应蛋白增高等。部分患者抗核抗体和类风湿因子阳性。肺功能常为轻、中度限制性通气功能障碍，肺顺应性下降，大多数患者弥散功能下降，存在低氧血症。多发肺炎型COP典型X线表现为跨叶、胸膜下分布的多发斑片状实变影，常呈游走性。除上述COP的影像学表现外，对COP影像诊断有帮助的特征性表现，如Costal等认为在胸部CT表现为类三角形的实变影或不规则条索状阴影并与胸膜相连是COP特征性改变。Murphy等报道以下两种线状影单独或与其他异常影结合出现对COP的诊断颇有帮助，第一种为线状影起于支气管沿支气管放射状与胸膜相连，第二种线状影位于胸膜下与支气管无联系（图3-13-4），这在该患者的胸部CT上也可发现。

了解COP胸部影像学的特点，结合特定的临床背景，有助于及时考虑到COP的诊断。确诊COP依赖于病理组织学证据，尤其是在肺泡中发现特征性的肉芽组织，病变主要集中在小气道及其远端，同时还需排除由已知因素引起的机化性肺炎。本例患者经CT引导下行右肺中叶穿刺活检取材，呈现出典型的组织学改变，结合病史、胸部影像学及实验室检查，排除其他因素而最终获得诊断。糖皮质激素是目前治疗COP的有效药物，但是目前理想的剂量和治疗期限尚未统一。本例患者予以甲泼尼龙40mg/d，静脉注

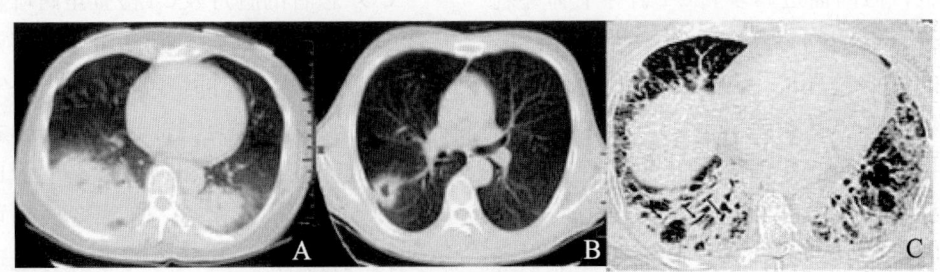

图3-13-3　临床上少见的COP的类型：A 多发肺炎型；B 孤立性肺炎型；C 弥漫性间质性肺炎型

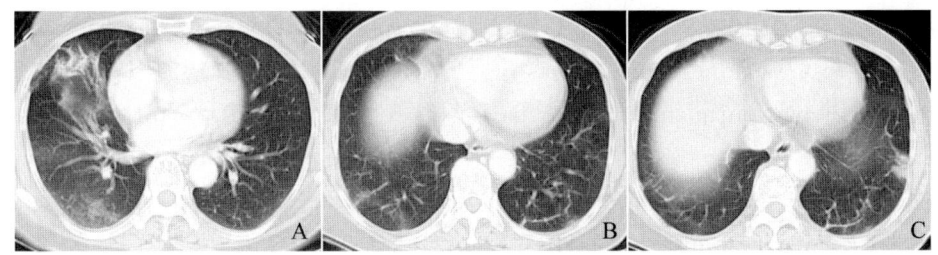

图3-13-4　图A右肺中叶线状影沿支气管放射状与胸膜相连，图B、图C示左下肺胸膜下线状影

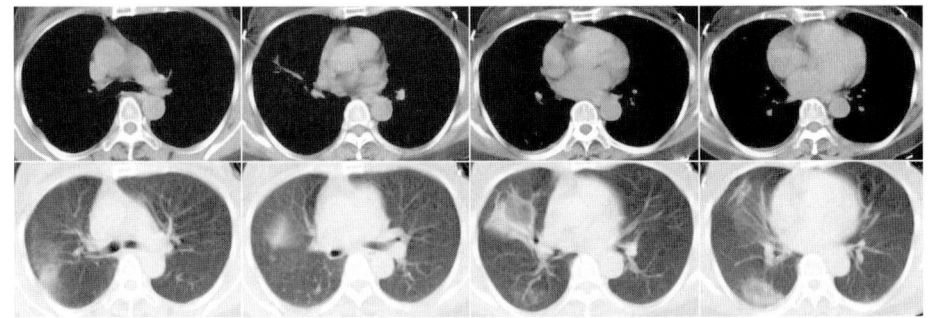

图3-13-5　治疗1周后复查胸部CT示右肺上叶、中叶及两下肺病灶明显吸收

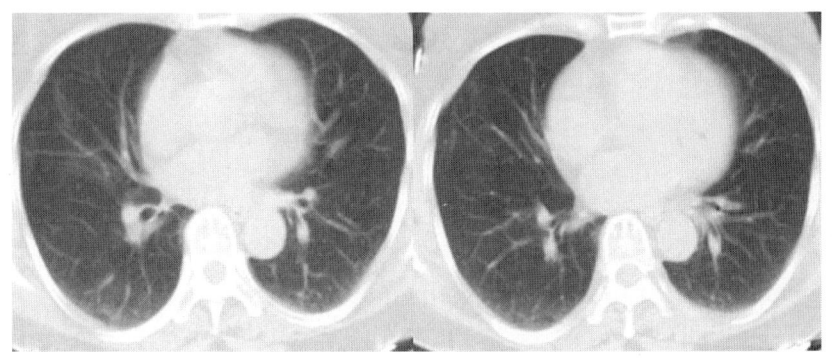

图3-13-6　治疗10月后复查胸部CT示病灶完全吸收

射，1周后复查胸部CT示右肺上、中、下叶病灶明显吸收（图3-13-5），治疗10个月后胸部CT示病灶基本吸收（图3-13-6）。

经过治疗大多数COP患者其影像学可完全吸收，在短期内出现临床和影像学明显变化。有的患者可在激素减量或停用后在原部位复发或在新的部位出现病灶。大多数学者认为疗程应为1年或更长，多数患者对激素反应良好，也有报道部分患者可以自然缓解，死亡病例与诊断较晚有关。

参考文献

1. Cordier J F. Cryptogenic organising pneumonia. Eur Respir J, 2006, 28: 422-446

2. Majeski E I, Harley R A, Bellum S C, et al. Differential role for T cells in the development of fibrotic lesions associated with reovirus 1/L-induced BOOP versus ARDS. Am J Respir Cell Mol Biol, 2003, 28:208-217

3. Iwanaga T, Hirota T, Ikeda T. Air leak syndrome as one of the manifestations of bronchiolitis obliterans organizing pneumonia. Intern Med, 2000, 39: 163-165

4. Murphy J M, Schnyder P, Verschakelen J, et al. Linear opacities on HRCT in bronchiolitis obliterans organizing pneumonia. Eur Radiol, 1999, 9:1813-1817

5. Polverosi R, Mnti M, Dalpiaz G. Organizing pneumonia: typical and atypical HRCT patterns. Radiol Meaffessad, 2006, 111:202-212

彩 图

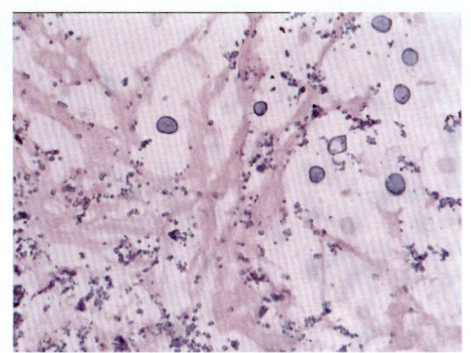

彩图1-14-1

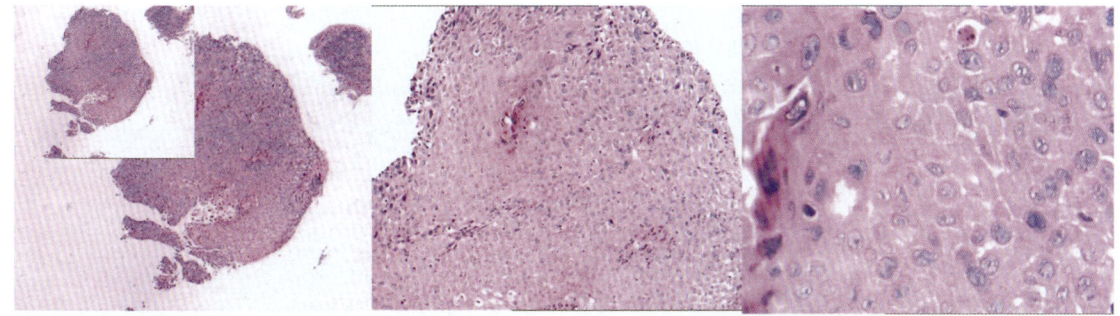

彩图1-20-1　　HE×40　　　　　　　　HE×100　　　　　　　　　　HE×400

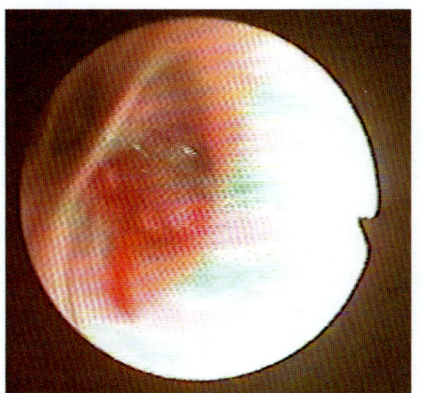

彩图1-22-1　纤支镜检示右下肺背段开口处菜花样物生长，堵塞开口，色红，触之易出血

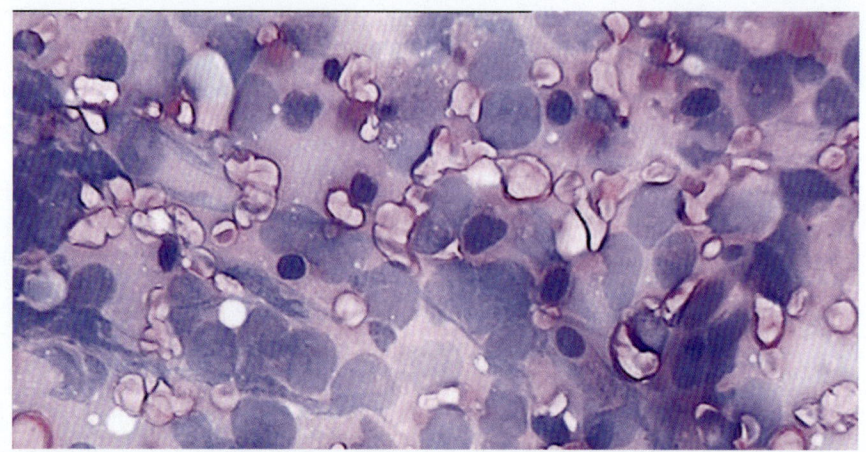

彩图1-23-1　纤支镜右下肺背段支气管内行毛刷盲检,刷检物涂片找到癌细胞

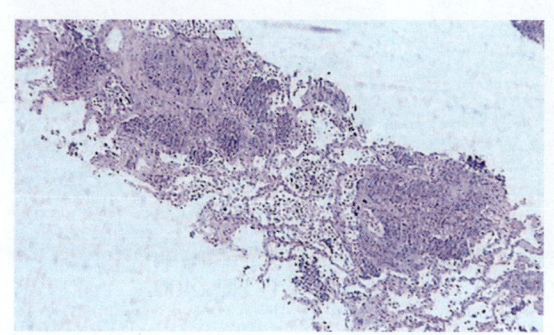

彩图1-23-2　HE×40

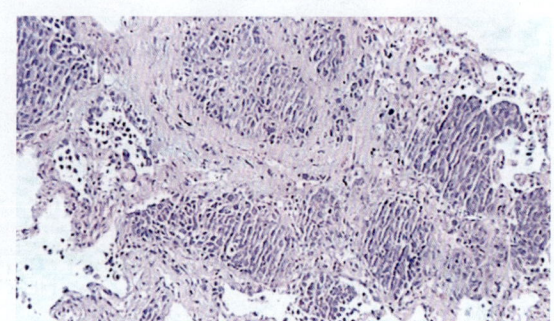

彩图1-23-3　HE×100

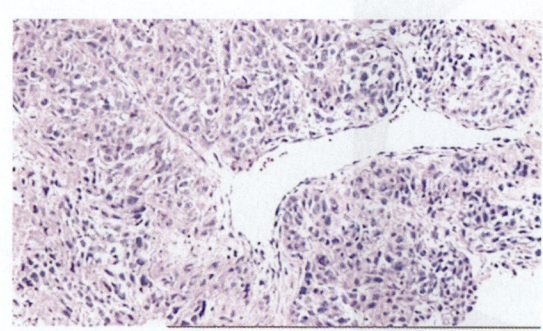

彩图1-24-1　HE染色,中倍镜

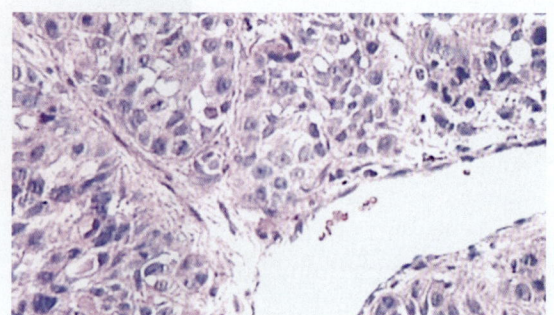

彩图1-24-2　HE染色,高倍镜

彩 图

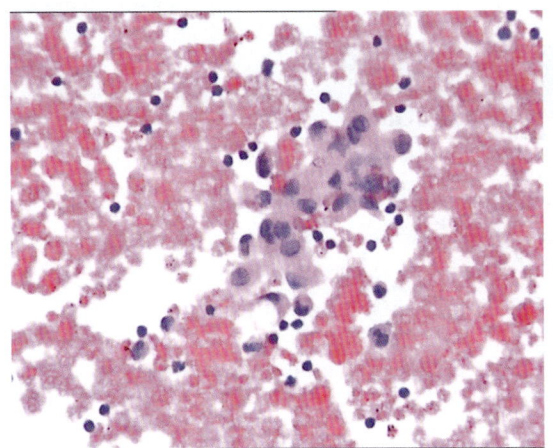

彩图1-26-1

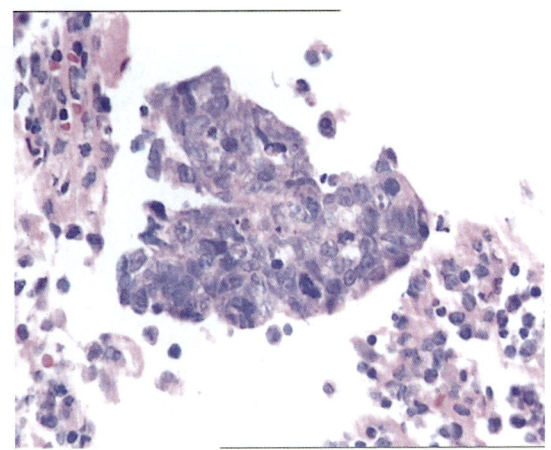

彩图1-26-2

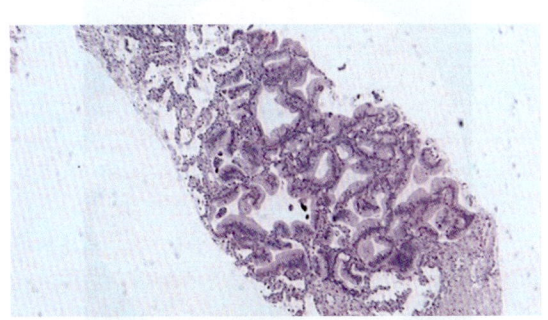

彩图1-27-1　背景的肺组织结构存在,被覆的肿瘤细胞构成腺腔样结构,部分腺腔充满黏液(HE×40)

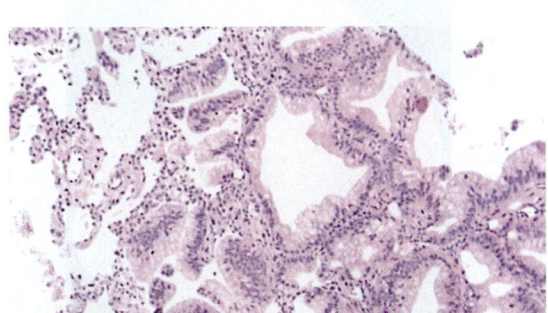

彩图1-27-2　肿瘤由分化好的柱状细胞构成,部分柱状细胞含有黏液(HE×100)

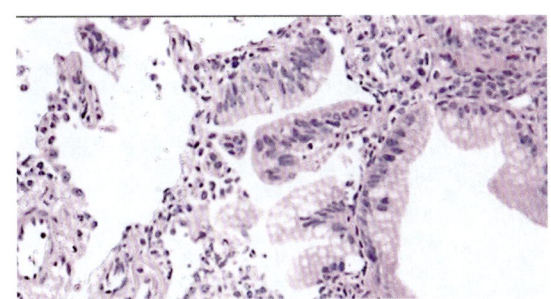

彩图1-27-3　肿瘤细胞与正常肺泡被覆上皮相延续,分界明显(HE×200)

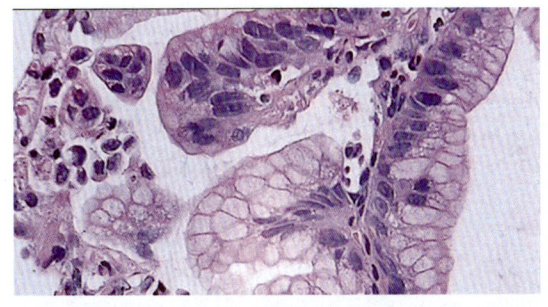

彩图1-27-4　黏液型肿瘤细胞和非黏液型肿瘤细胞(HE×400)

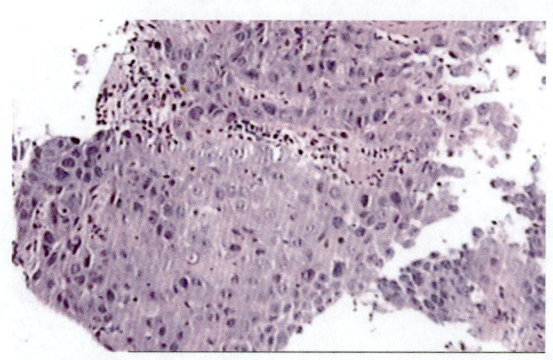

彩图 1-28-1

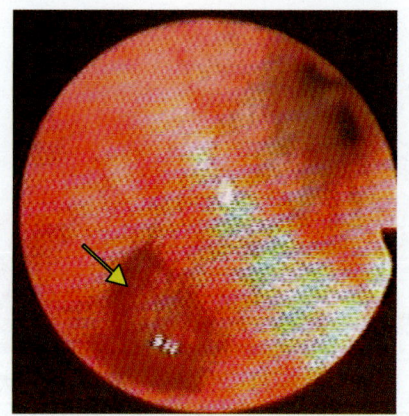

彩图 1-29-1　左肺上叶尖段支气管开口处见新生物

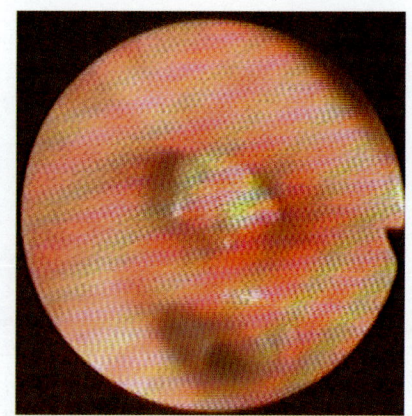

彩图 1-29-2　右肺下叶基底段支气管开口菜花状新生物

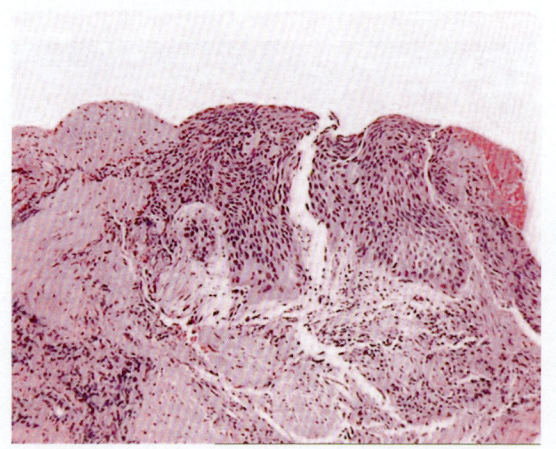

彩图 1-29-3　左肺上叶尖段新生物（HE×40）

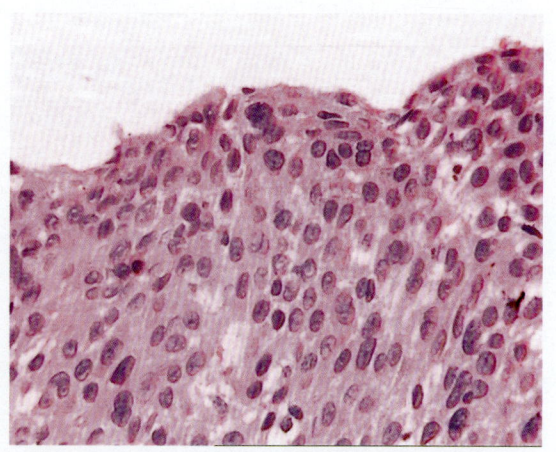

彩图 1-29-4　左肺上叶尖段新生物（HE×400）

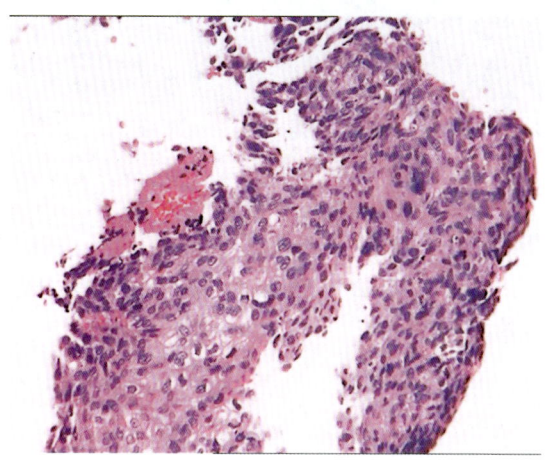 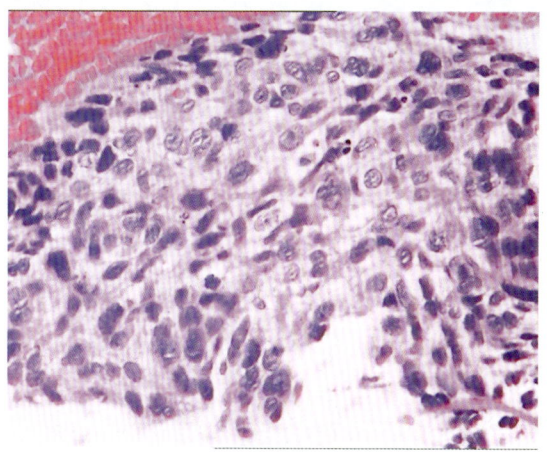

彩图1-29-5　右肺下叶基底段新生物（HE×40）　　彩图1-29-6　右肺下叶基底段新生物（HE×400）

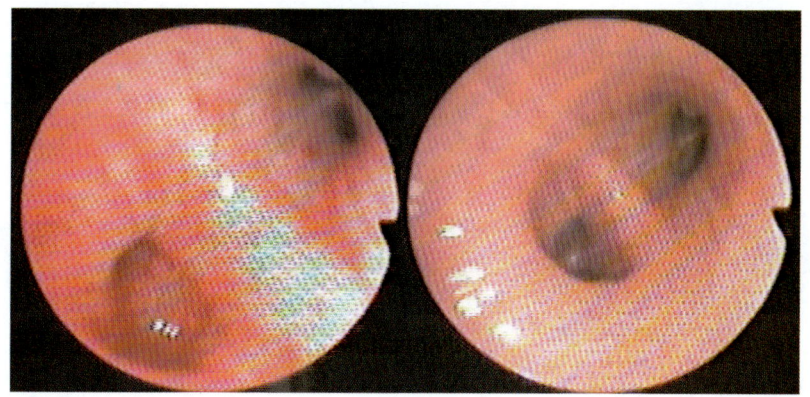

彩图1-29-7　　左上叶：化疗前　　　　　　化疗后

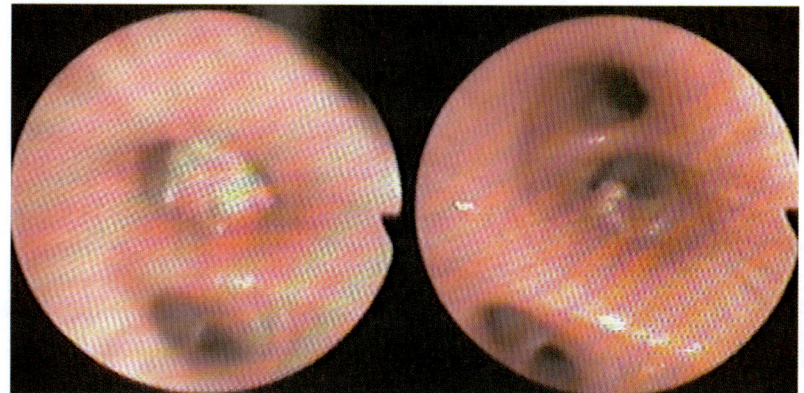

彩图1-29-8　　右下叶：化疗前　　　　　　化疗后

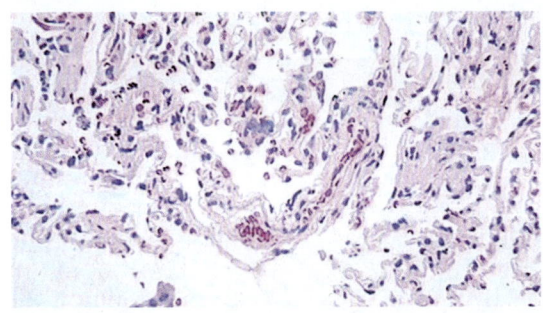

彩图1-30-1 见个别异型细胞(HE染色,中倍镜)

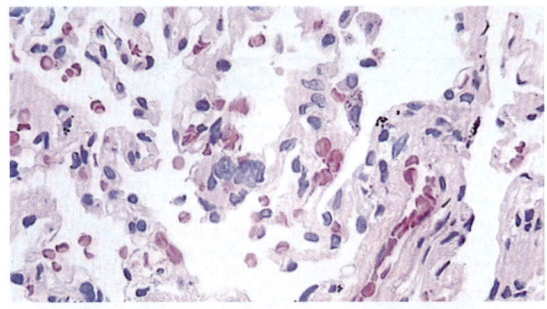

彩图1-30-2 细胞核大,核浆比例增大(HE染色,高倍镜)

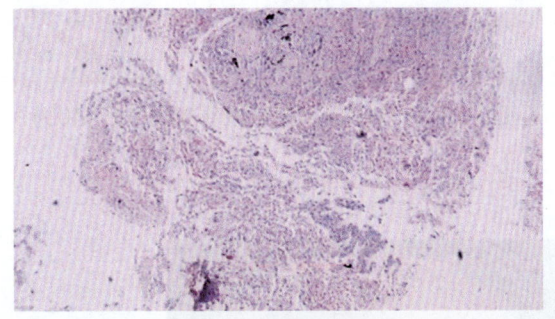

彩图1-30-3 肺泡见小片肺泡组织由柱状上皮细胞构成

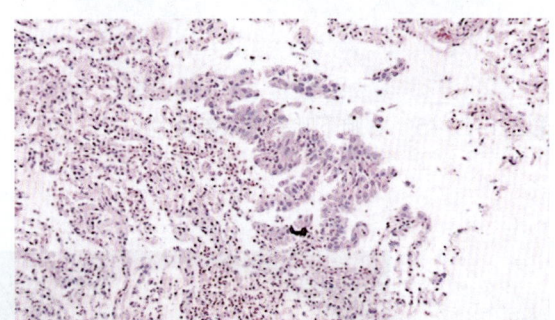

彩图1-30-4 柱状上皮细胞大小不等,不浸润间质

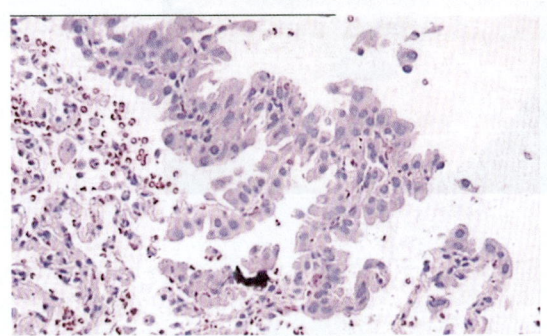

彩图1-30-5 柱状上皮细胞与正常肺泡上皮细胞分界清晰

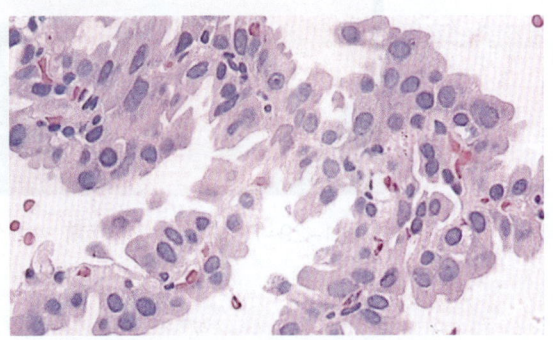

彩图1-30-6 细胞核大深染,见核仁,核浆比例增高

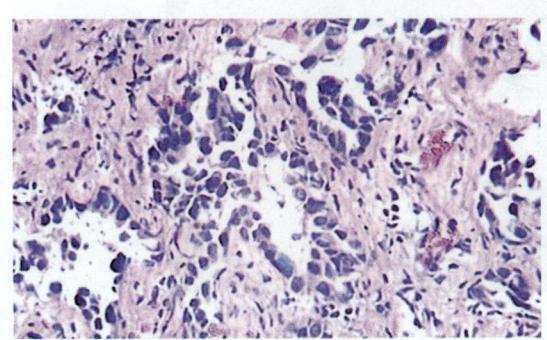

彩图1-31-1 HE染色,低倍镜

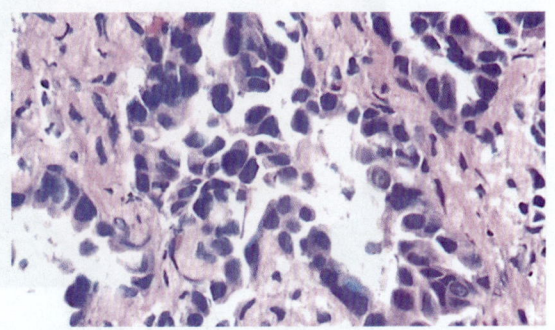

彩图1-31-2 HE染色,高倍镜

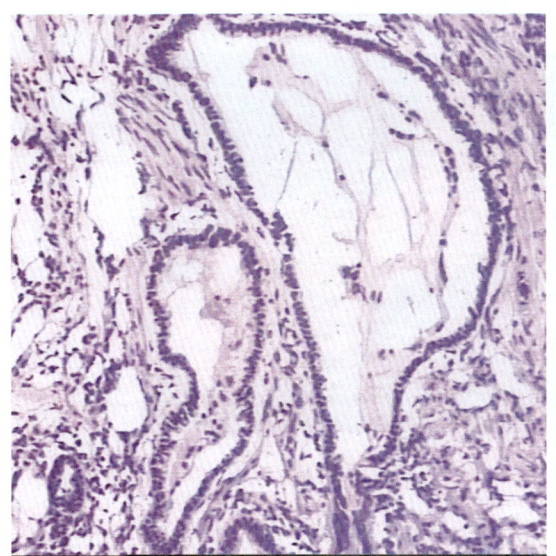 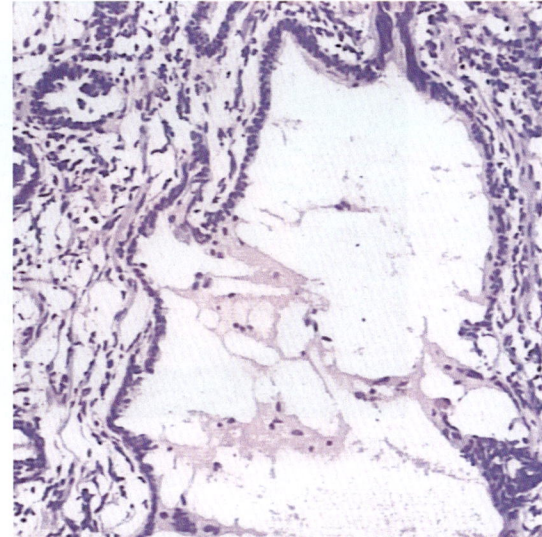

彩图1-36-1

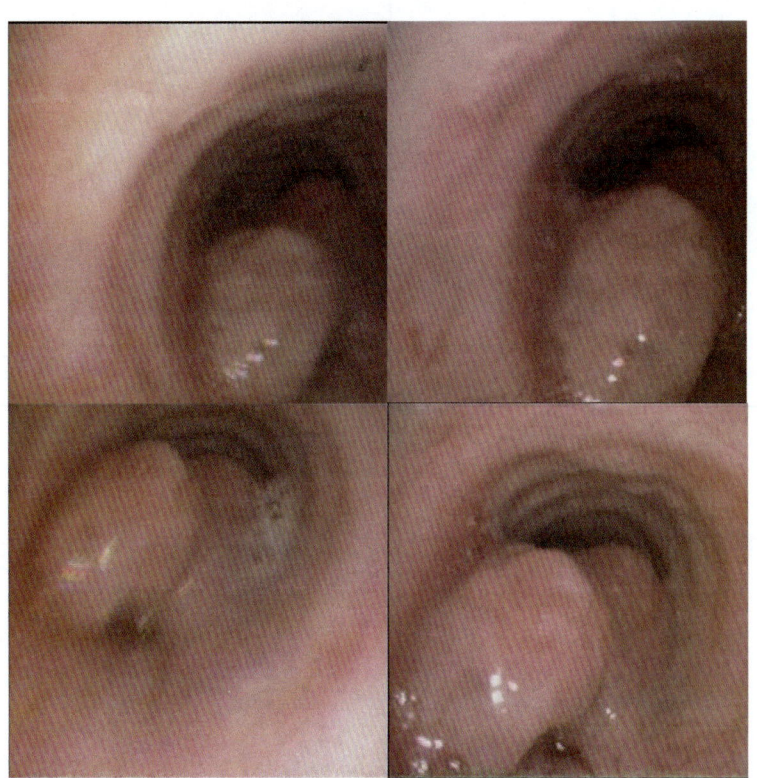

彩图1-37-1

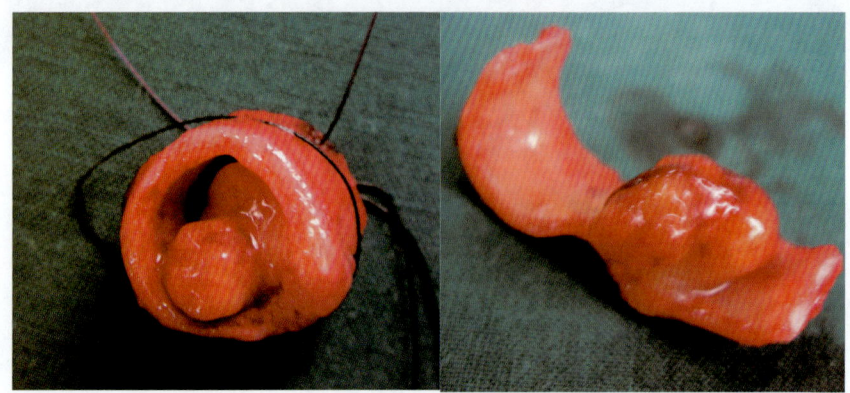

彩图1-37-2

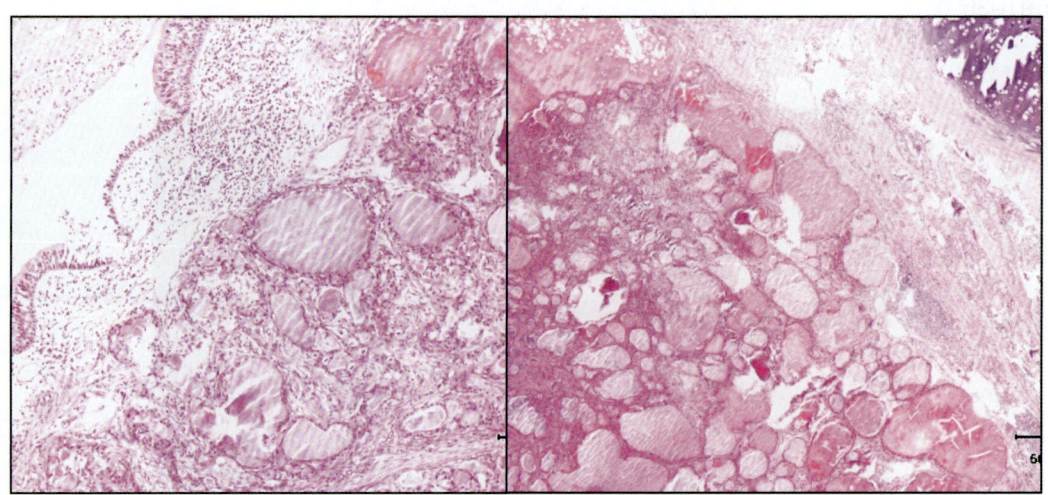

彩图1-37-3　HE×100

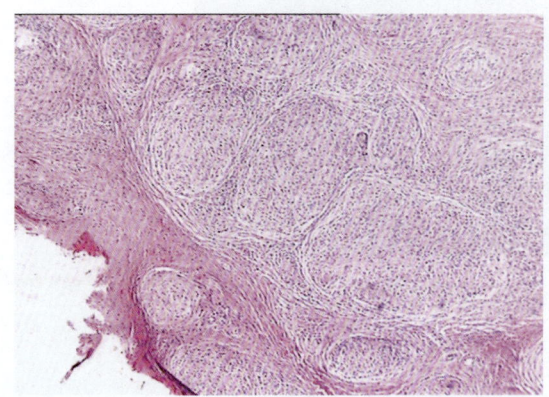

彩图1-38-1　皮肤非干酪性肉芽肿（HE低倍镜）

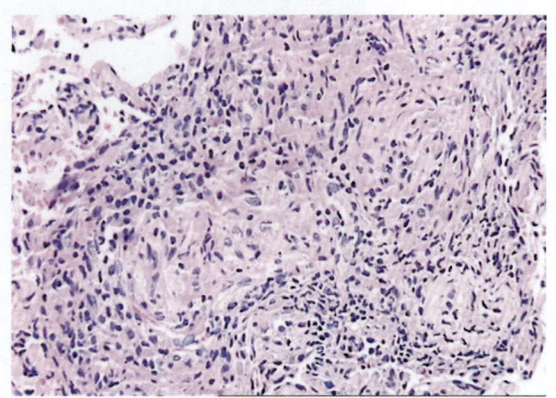

彩图1-38-2　肺非干酪性肉芽肿（HE中倍镜）

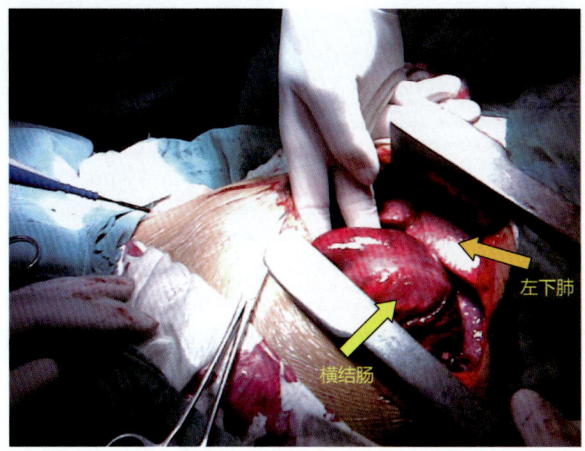

彩图1-39-1

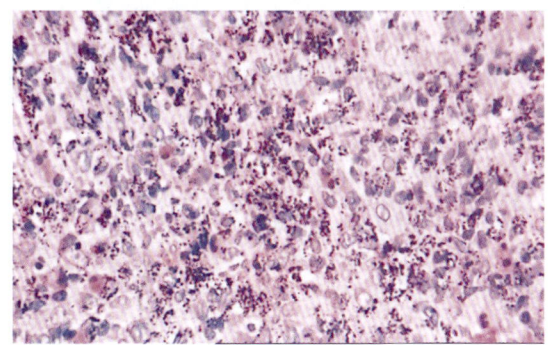

彩图1-41-1　HE×200

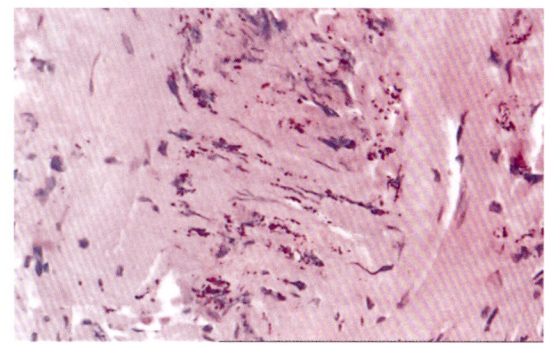

彩图1-41-2　HE×400

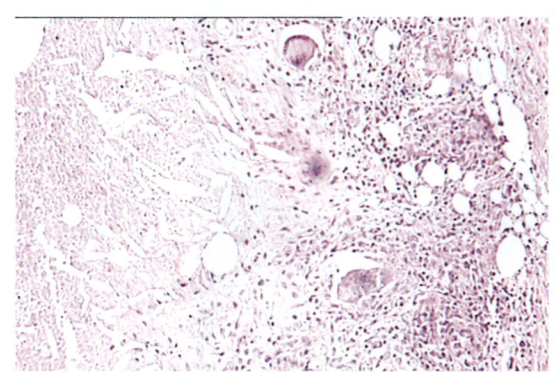

彩图1-42-1　结核结节散布于淋巴结髓质中（HE×100）

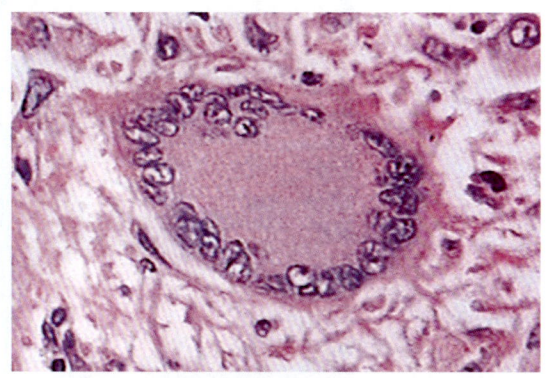

彩图1-42-2　结核结节，由巨噬细胞融合而成的多核巨细胞——朗格汉斯巨细胞，胞体较大，含较多的细胞核，呈环状或马蹄形排列，位于胞体边缘，中心有干酪样坏死（HE×400）

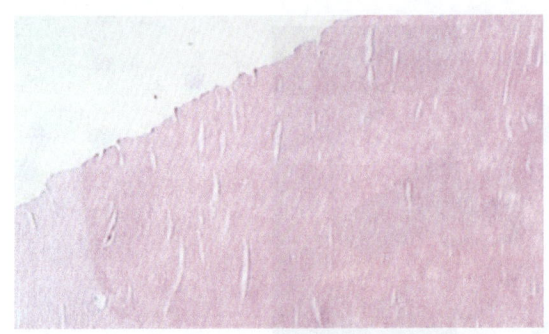

彩图1-42-3　玻璃样变的胶原纤维束(HE×100)

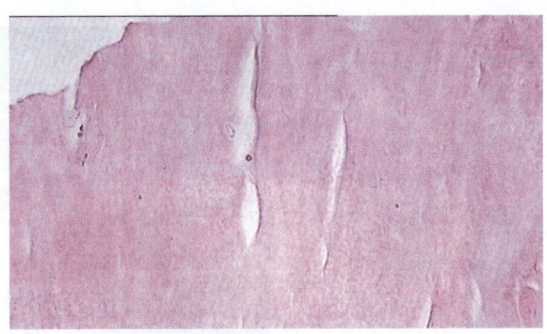

彩图1-42-4　玻璃样变的胶原纤维束,层层平行排列(HE×400)

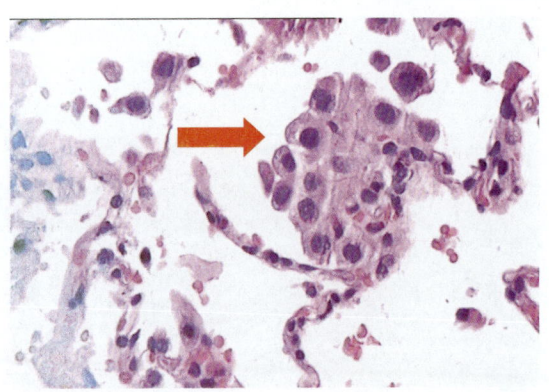

彩图1-48-1

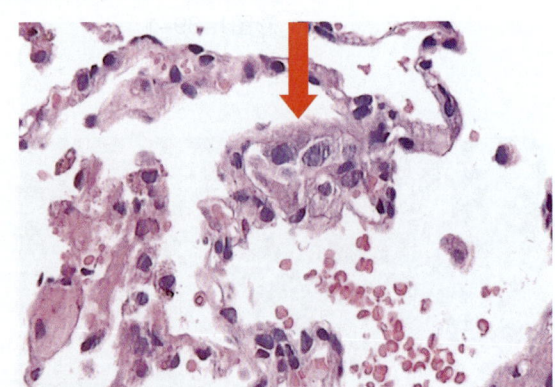

彩图1-48-2

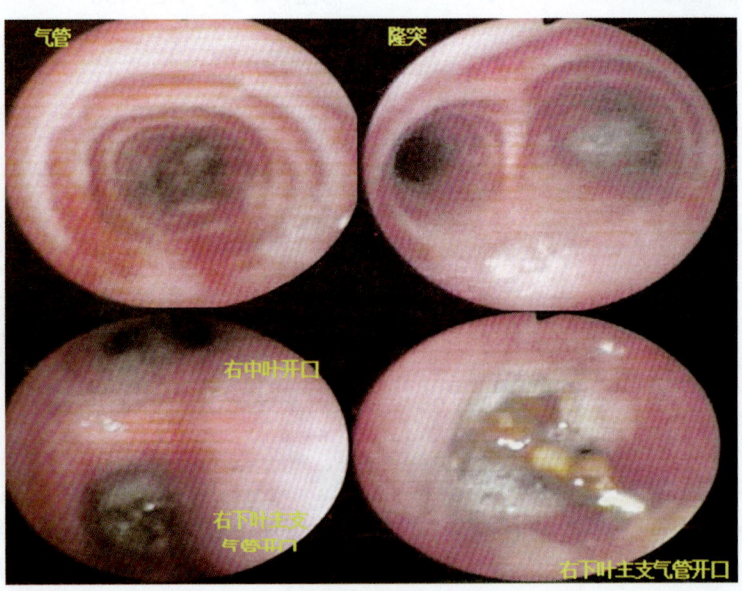

彩图2-1-1

彩 图

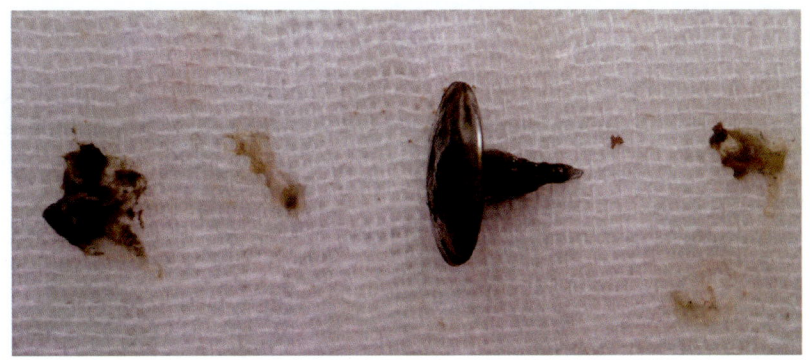

彩图2-1-2

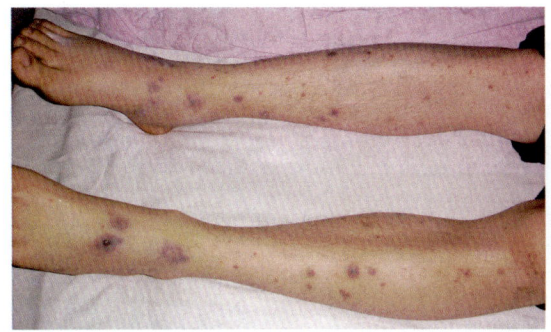

彩图2-2-1

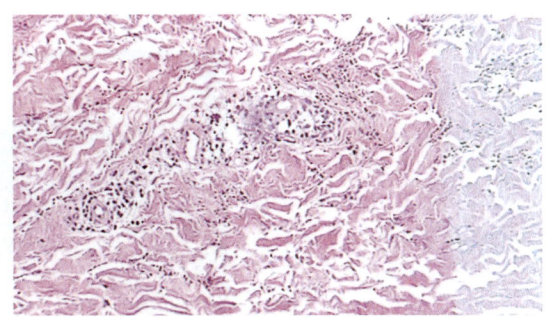

彩图2-2-2 显微镜下见所取组织血管壁增厚,内可见大量嗜酸性粒细胞及坏死碎片

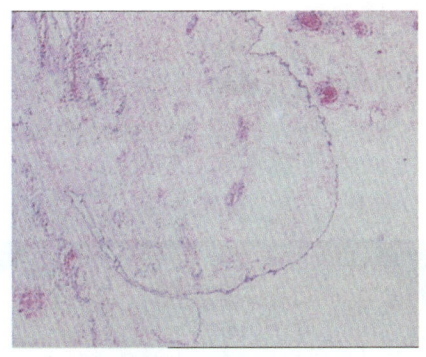

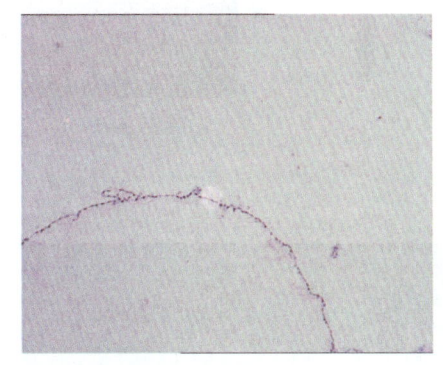

彩图2-5-1

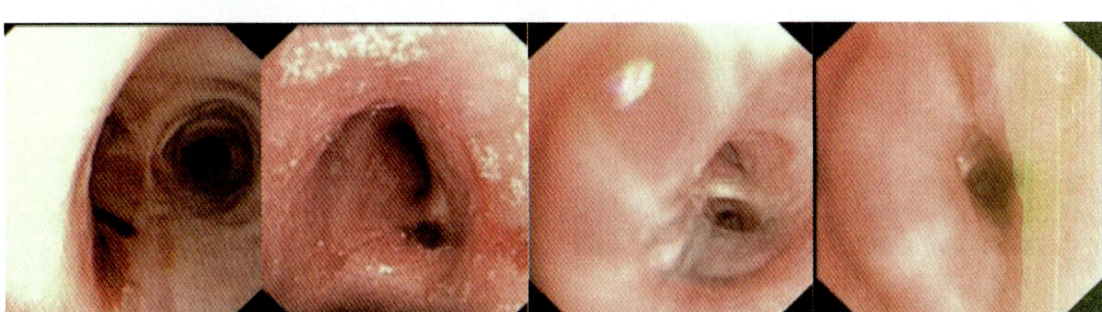

彩图2-6-1

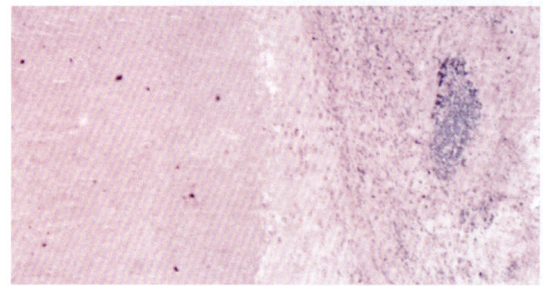
彩图2-7-1

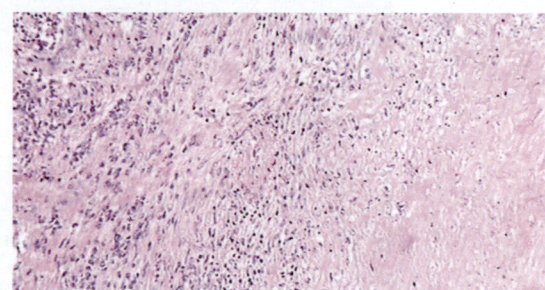
彩图2-7-2

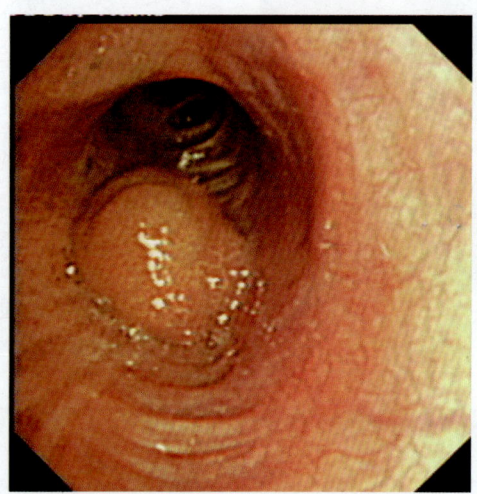
彩图2-9-1

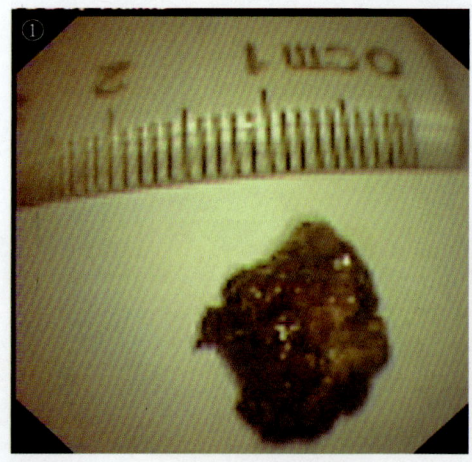
彩图2-9-2

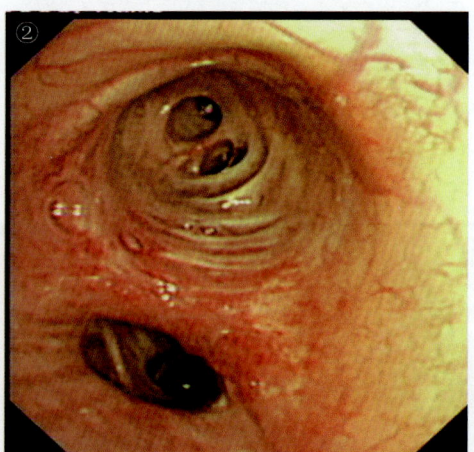

彩 图

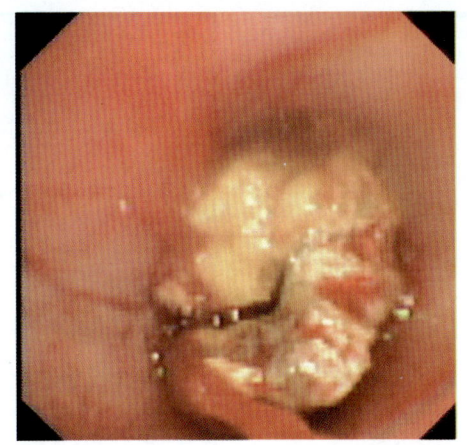

彩图2-10-1　右中间段支气管开口处骨样物质

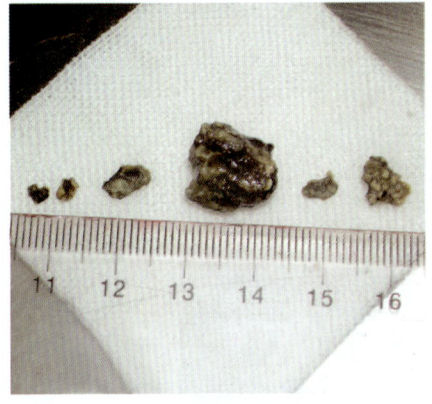

彩图2-10-2　取出的异物

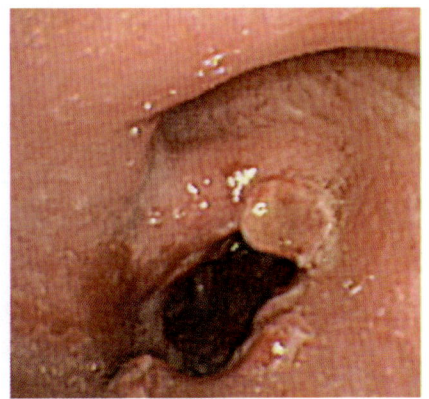

彩图2-10-3　治疗后右中间段

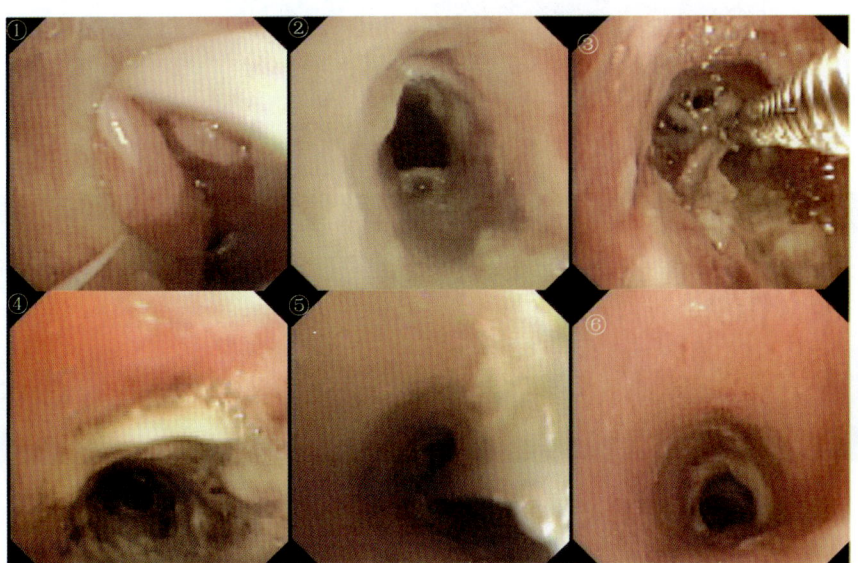

彩图2-11-1

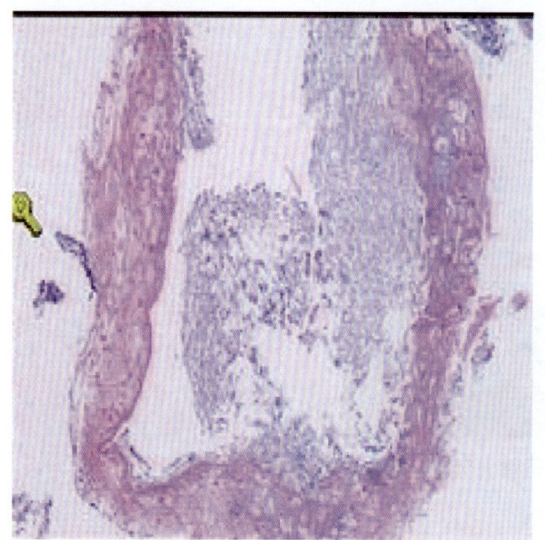 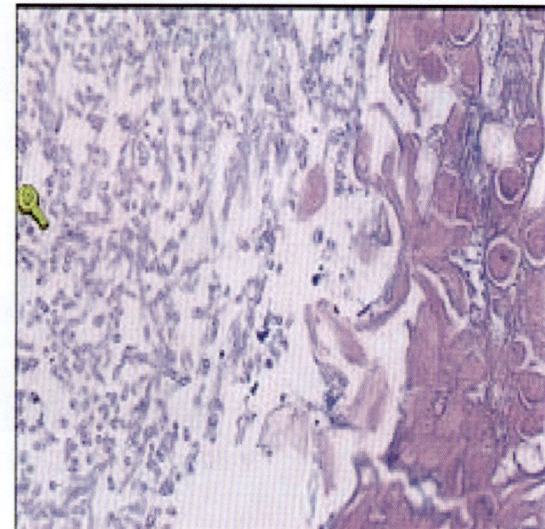

彩图2-11-2

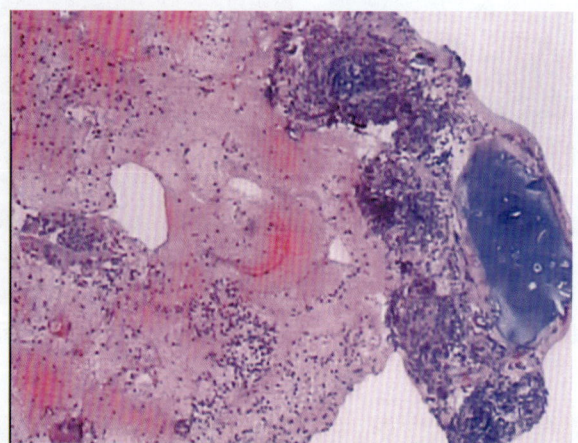

彩图2-12-1

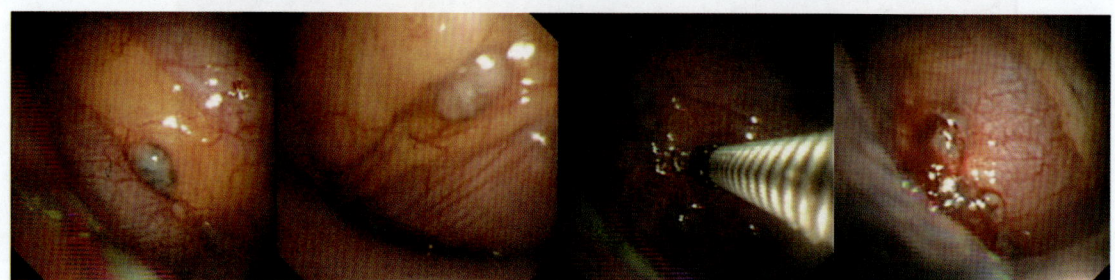

彩图2-12-2

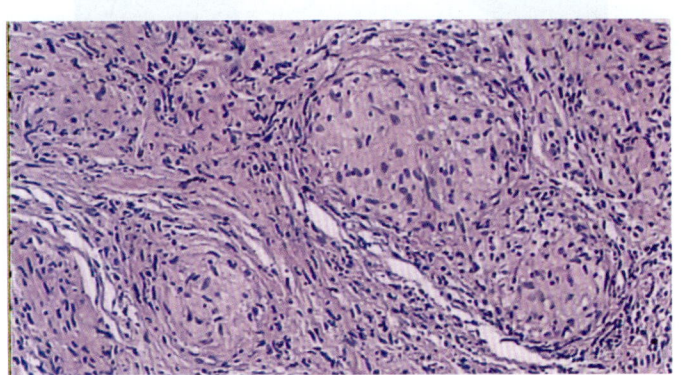

彩图2-12-3

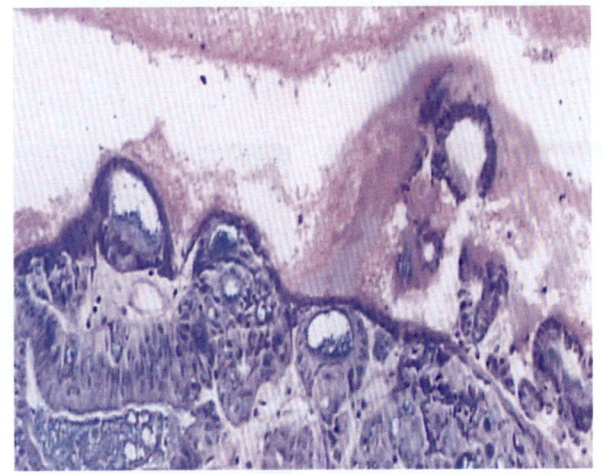

彩图2-13-1　（右肺肿块穿刺物）送检凝血组织旁可见异型性腺体，考虑腺癌

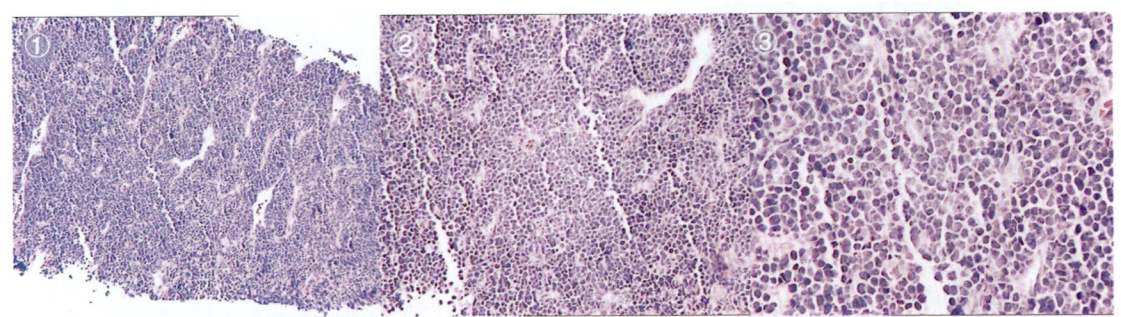

彩图2-14-1　①HE×40，②HE×100，③HE×200

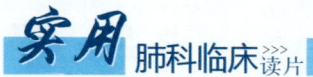

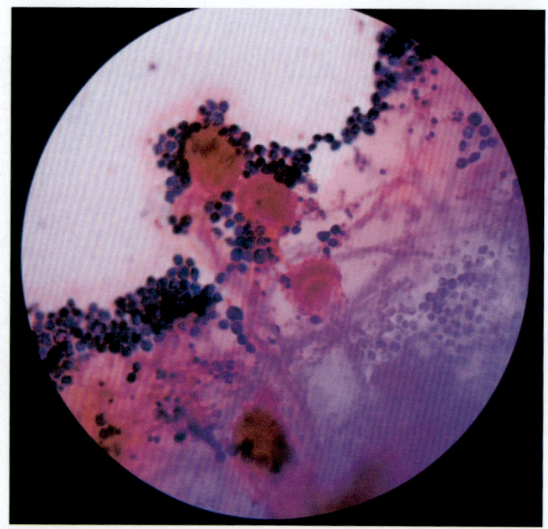

彩图2-16-1

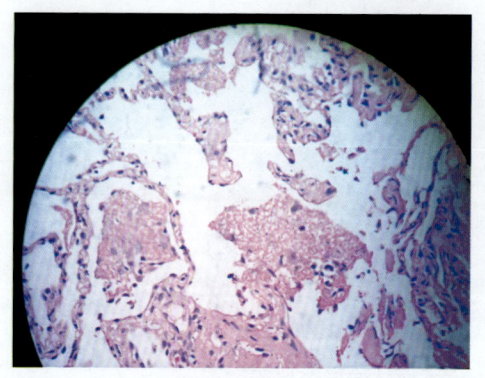

彩图2-18-1　肺泡腔内泡沫样渗出物

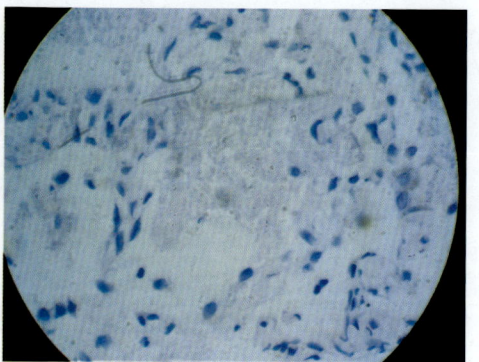

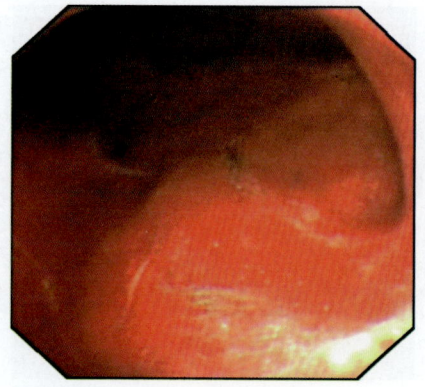

彩图2-21-1

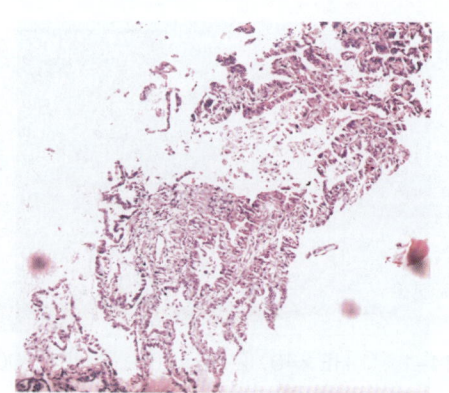

彩图2-21-2

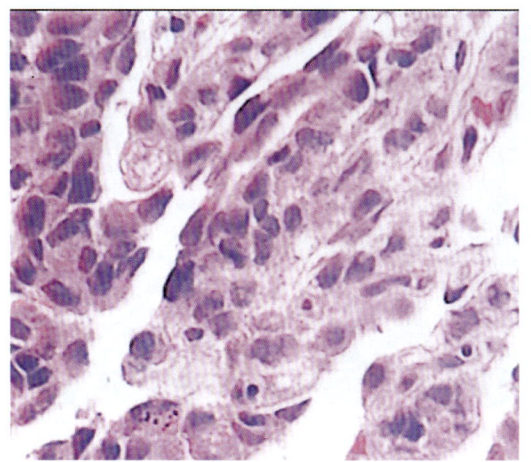
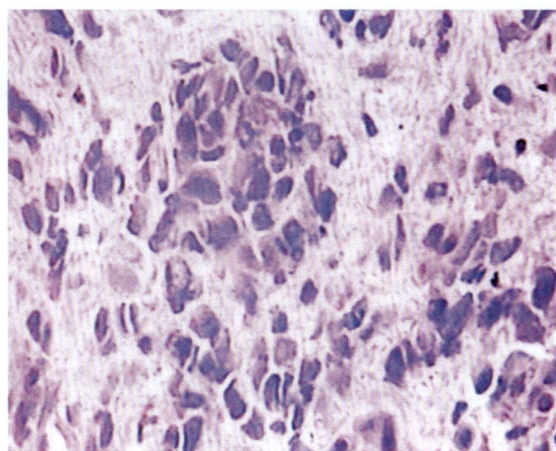

彩图2-22-1

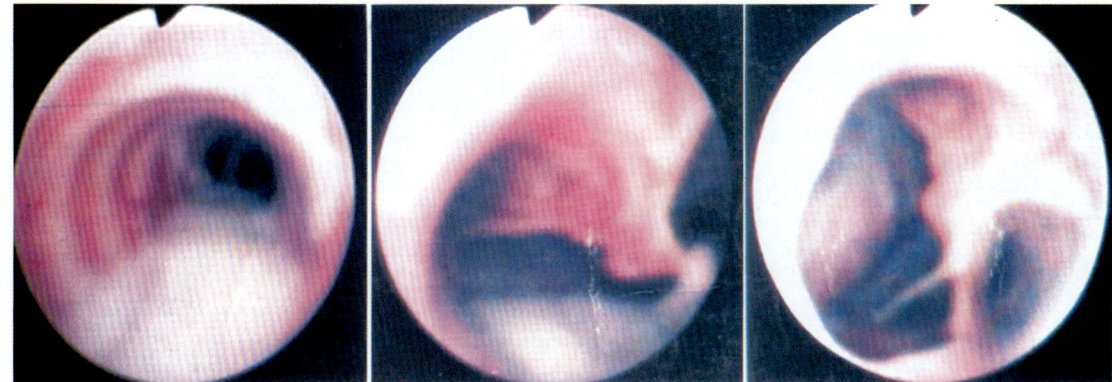

彩图2-23-1

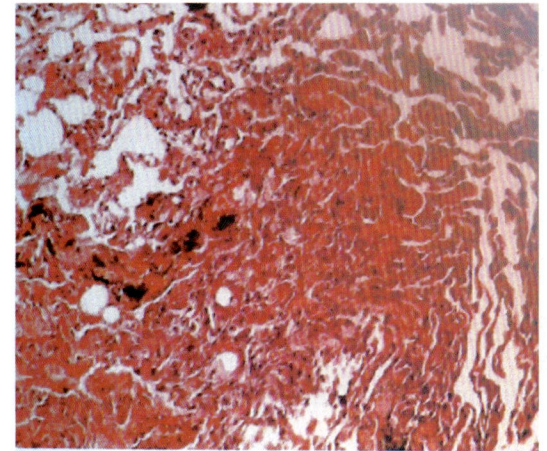
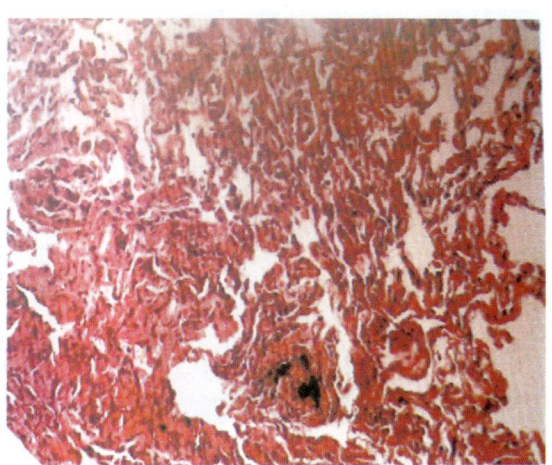

彩图2-24-1

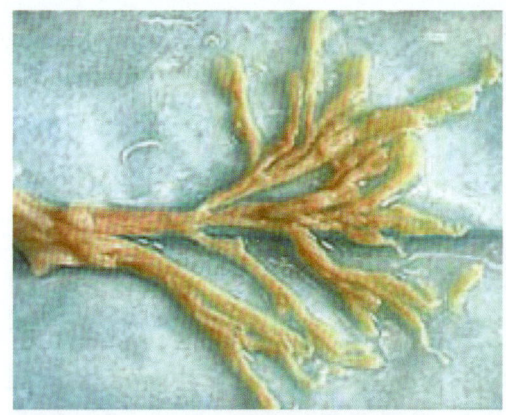
彩图2-25-1　痰液清洗后摆放在口罩上

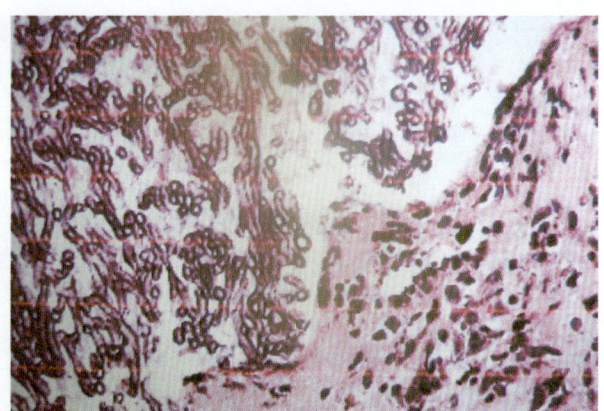
彩图2-26-1

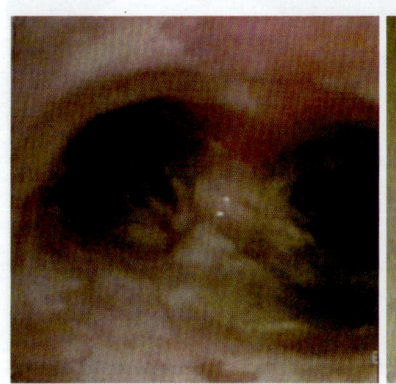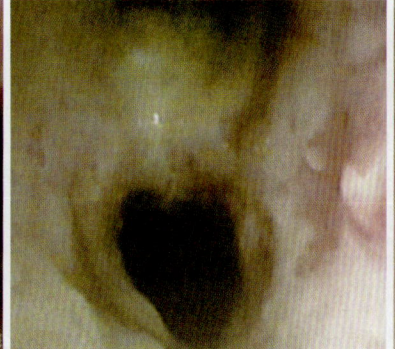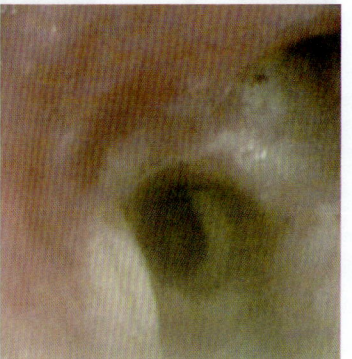
彩图2-27-1

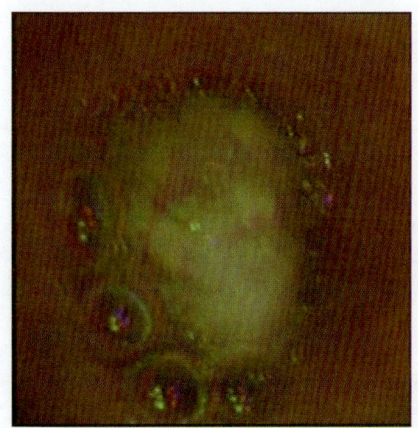
彩图2-28-1

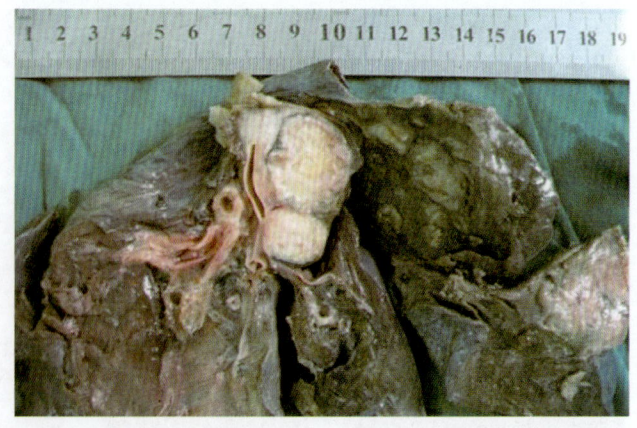
彩图2-28-2

彩 图

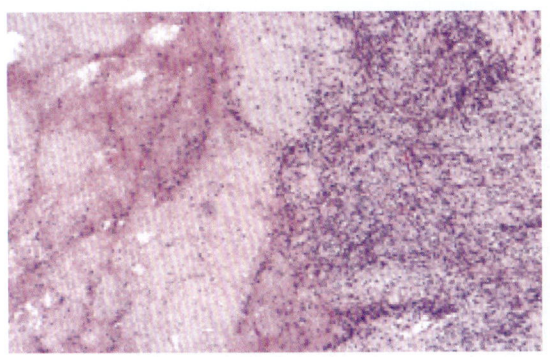

彩图2-28-3

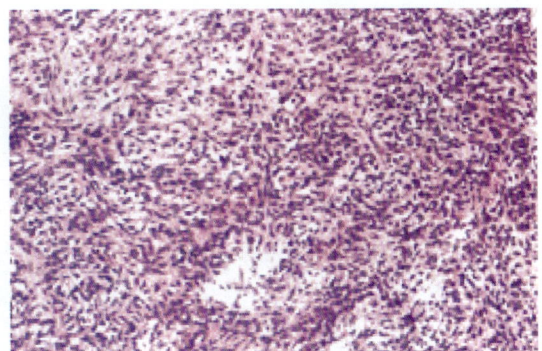

彩图2-28-4

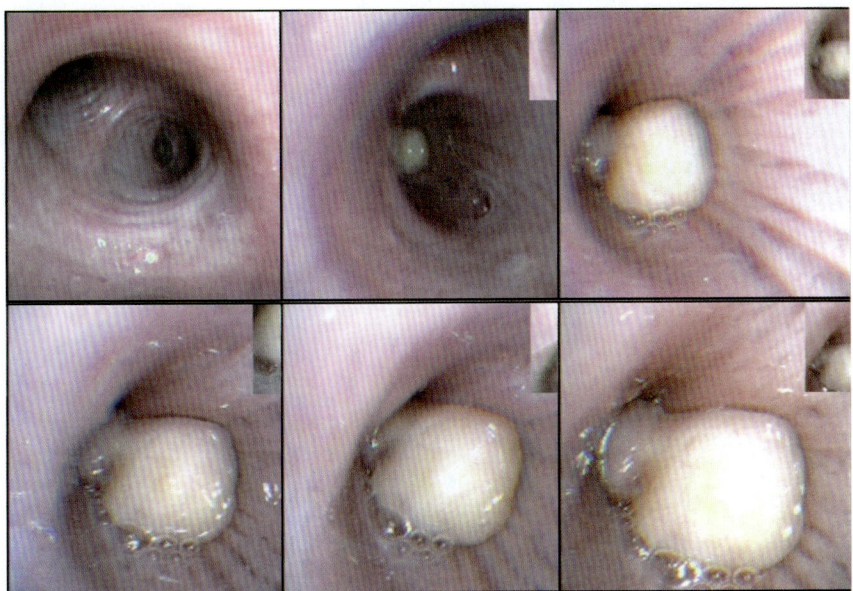

彩图2-29-1

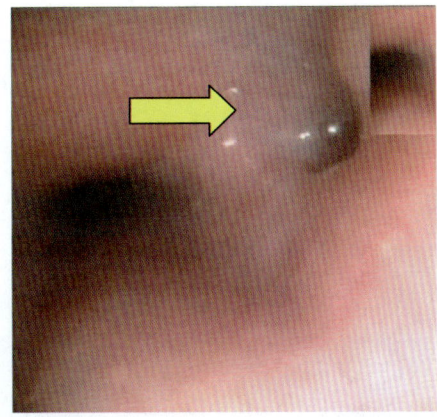

彩图2-30-1

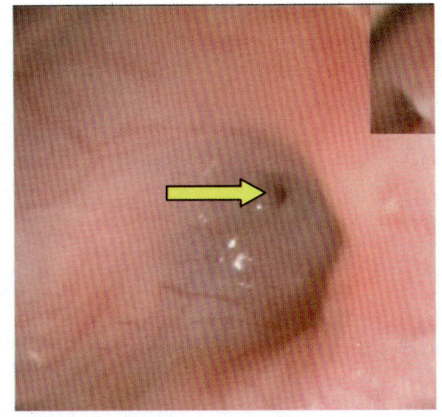

彩图2-30-2

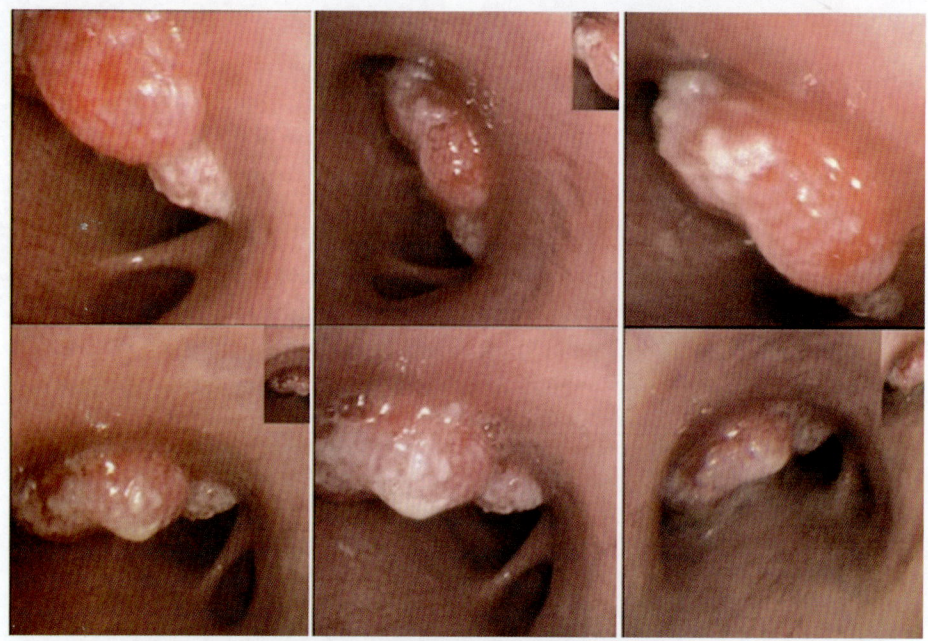

彩图2-31-1

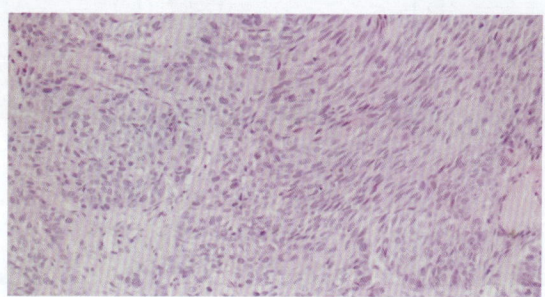

彩图2-31-2　HE×100

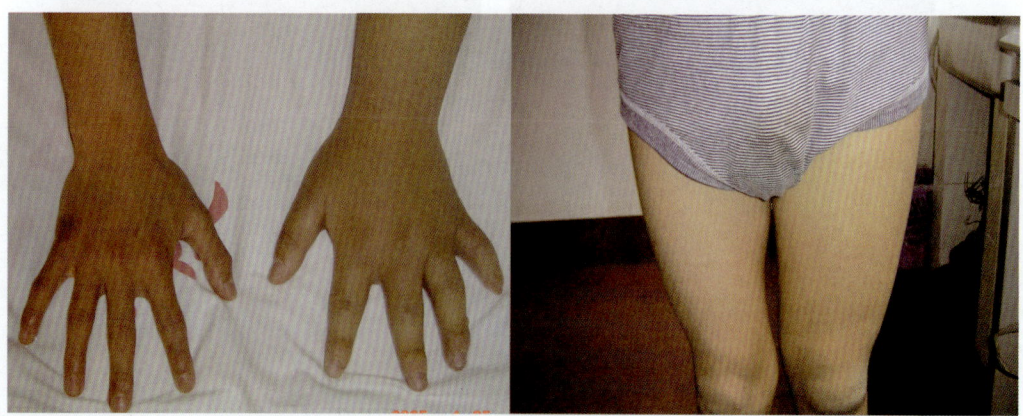

彩图2-44-1　左右上下肢对比照片

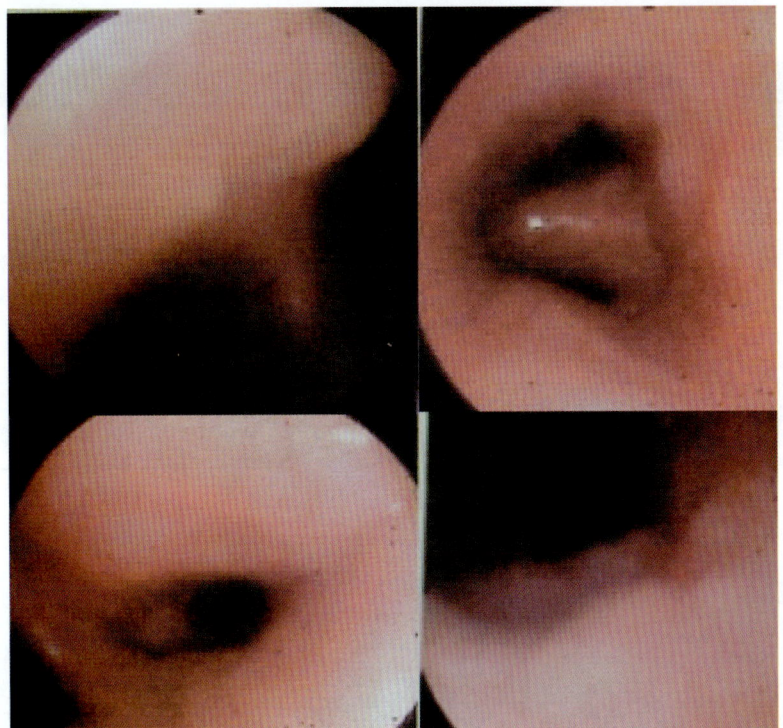

彩图2-45-1

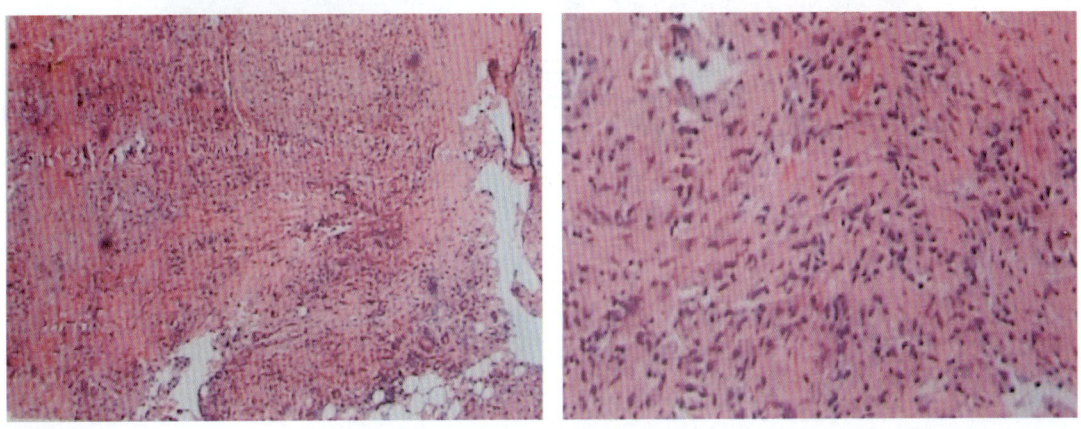

彩图2-45-2

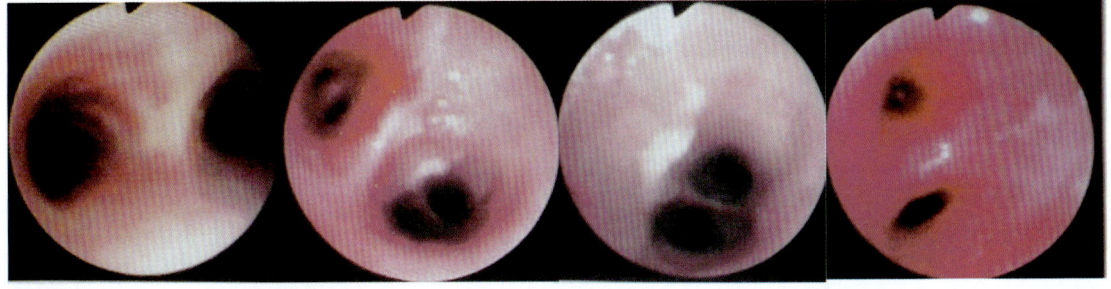

彩图2-46-1

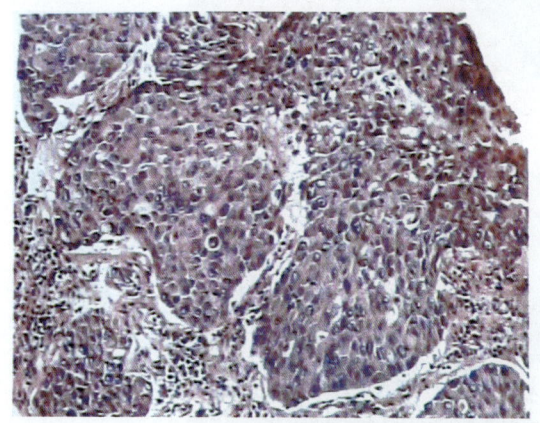

彩图2-47-1

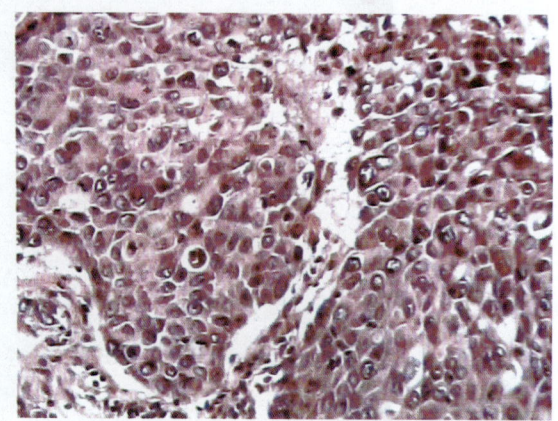

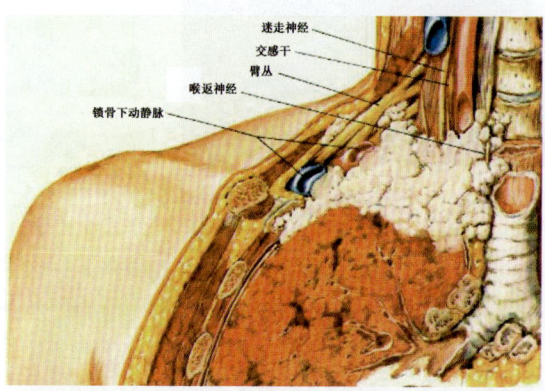

彩图2-50-1

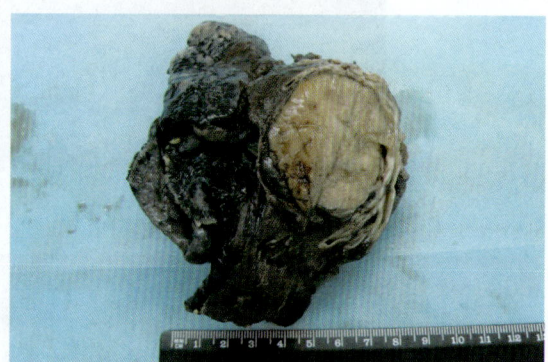

彩图2-56-1

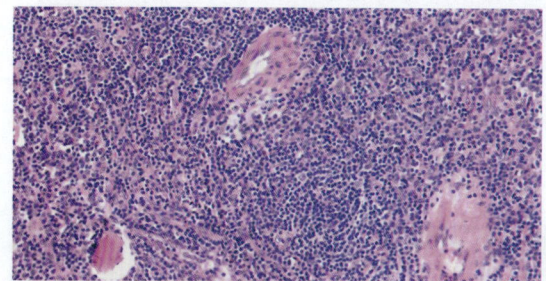

彩图2-56-2

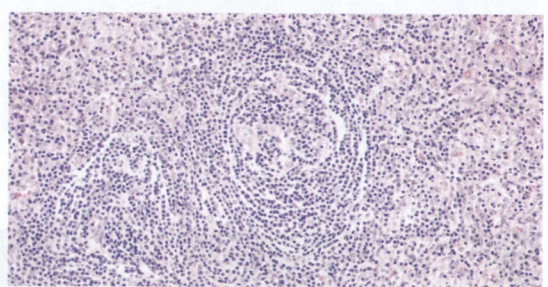

彩图2-56-3

彩 图

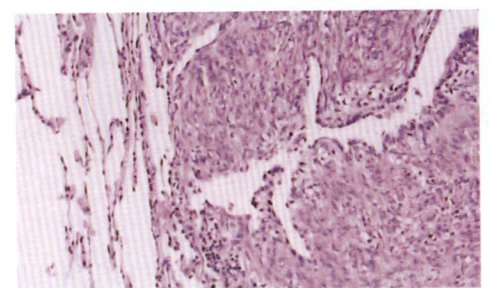

彩图2-59-1 束状排列的分化好的平滑肌内可见陷入的细支气管结构(HE×100)

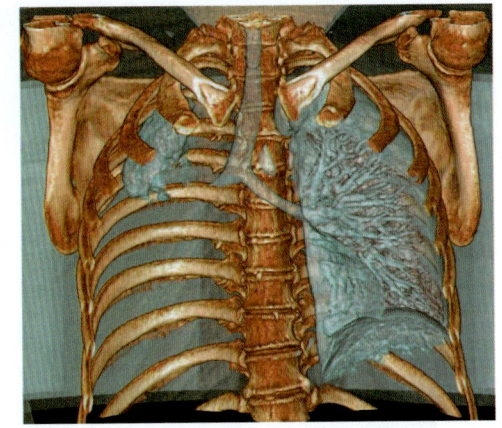

彩图2-60-1 CT下气道重建显示右主支气管呈鼠尾样狭窄，右肺不张

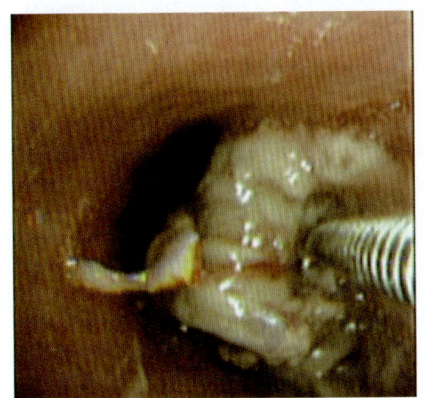

彩图2-60-2 右支气管腔内白色血块状物，活检后未见出血

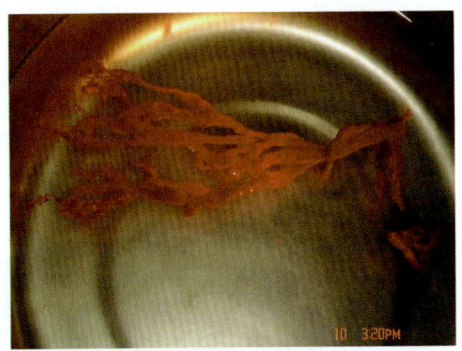

彩图2-60-3 硬镜下活检及吸引管吸出的巨大支气管树状血块

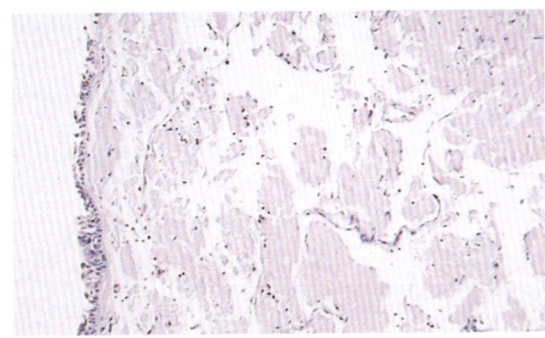

彩图2-61-2

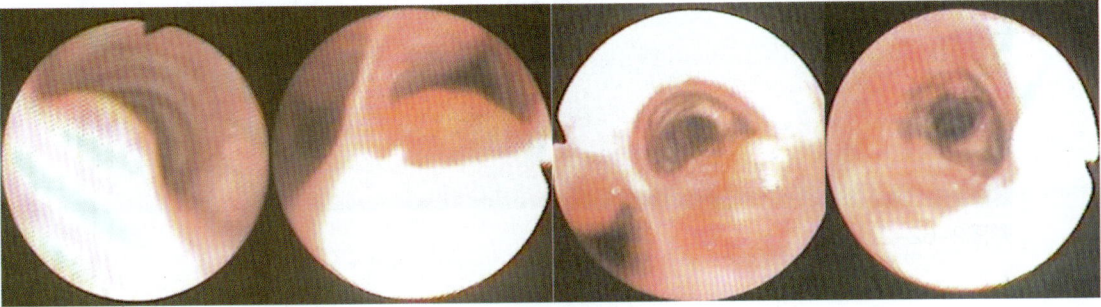

彩图2-61-1

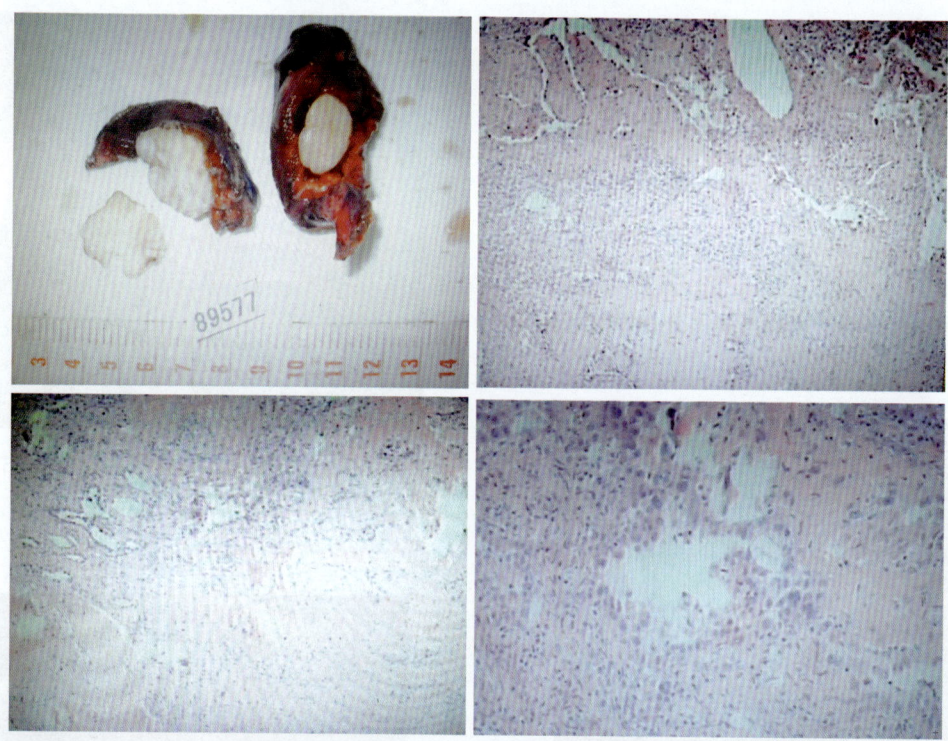

彩图2-62-1

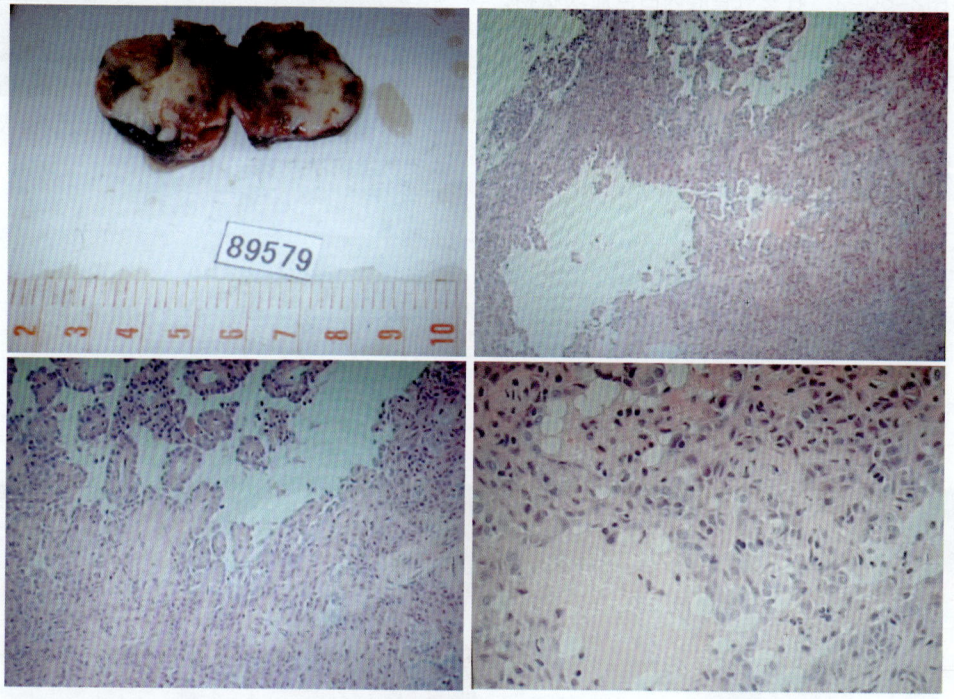

彩图2-62-2

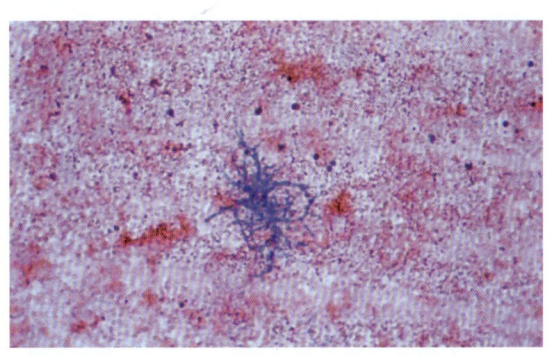

彩图2-64-1 穿刺脓液涂片革兰染色见放线菌

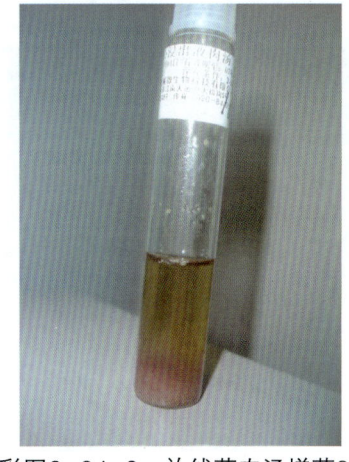

彩图2-64-2 放线菌肉汤增菌8天,管壁见"硫磺颗粒"(油镜100×10)

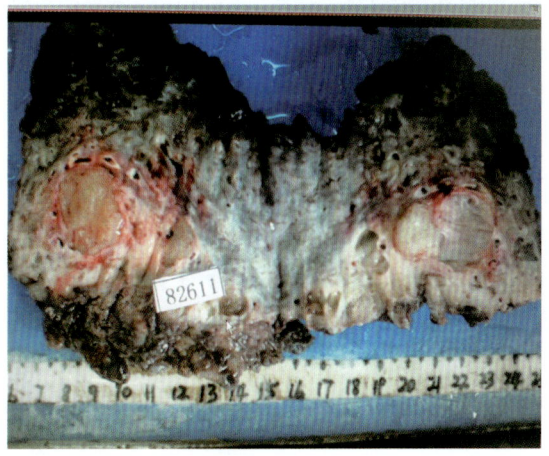

彩图2-64-3 送检肺组织

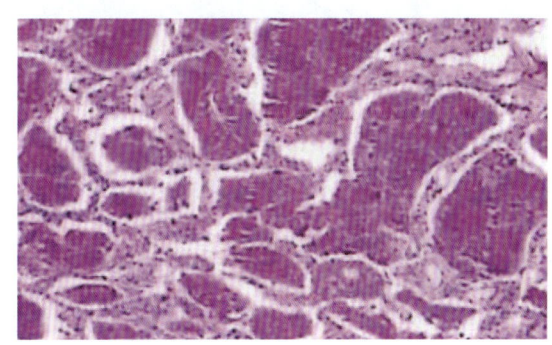

彩图2-66-1 HE×100

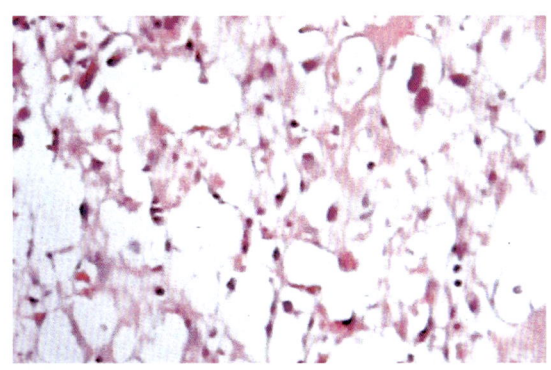

彩图2-67-1 HE×200

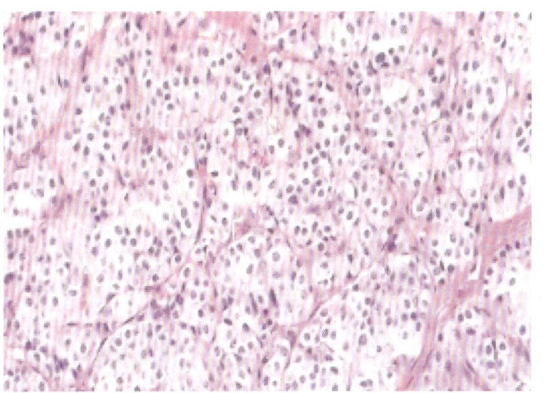

彩图2-69-1 镜下所见:肿瘤细胞大小、形态较一致,核分裂象少见,间质血窦丰富(HE×100)

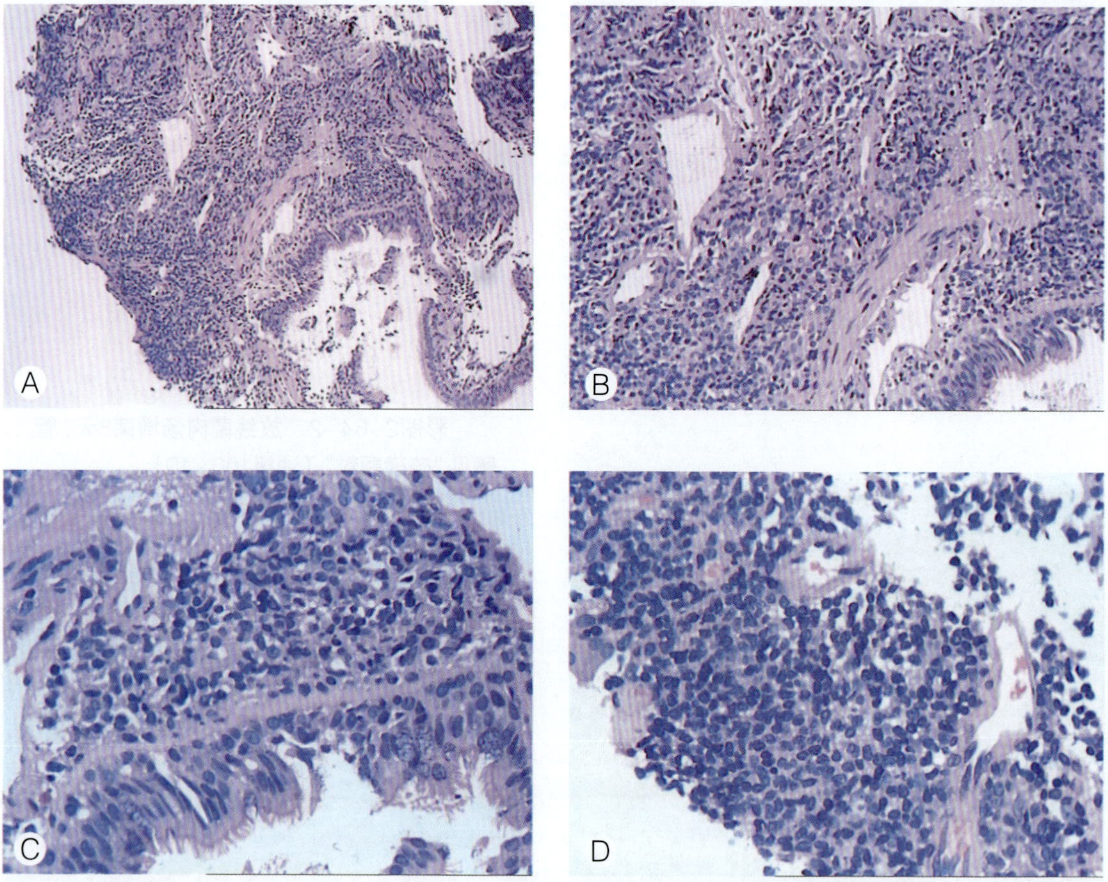

彩图3-1-1

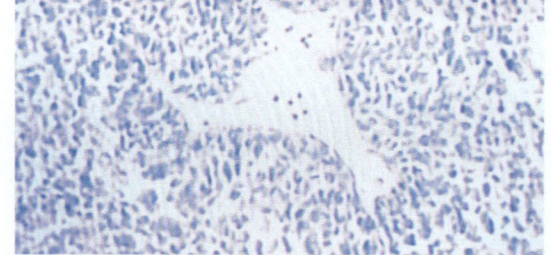

彩图3-3-1 瘤细胞呈密集的圆形、卵圆形及长梭形（HE×40）

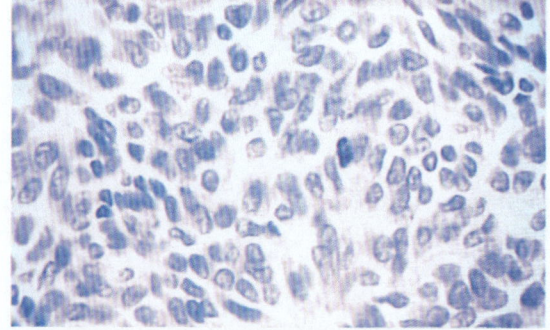

彩图3-3-2 瘤细胞核呈圆形或卵圆形，部分核见分裂象，细胞浆淡嗜伊红（HE×200）

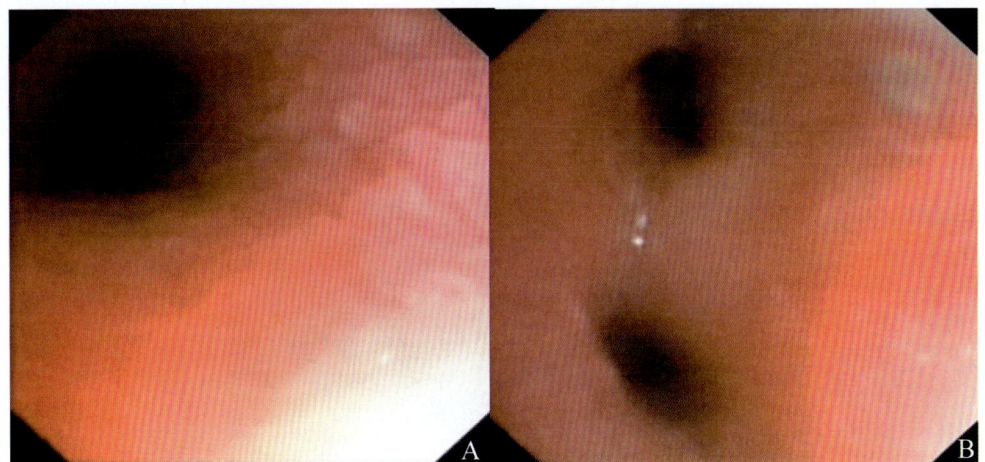

彩图3-4-1

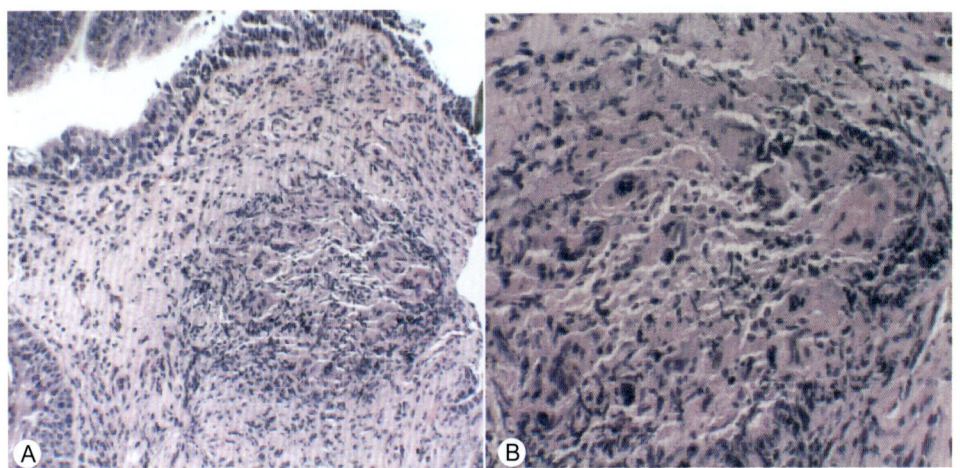

彩图3-4-2

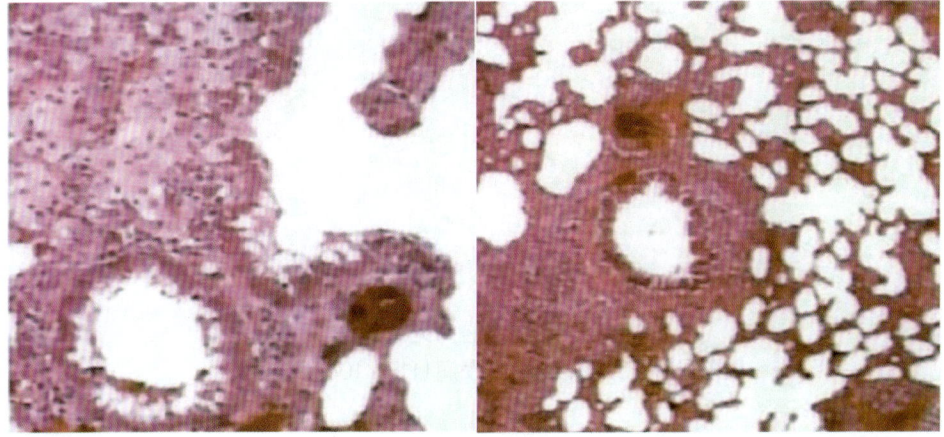

彩图3-5-1

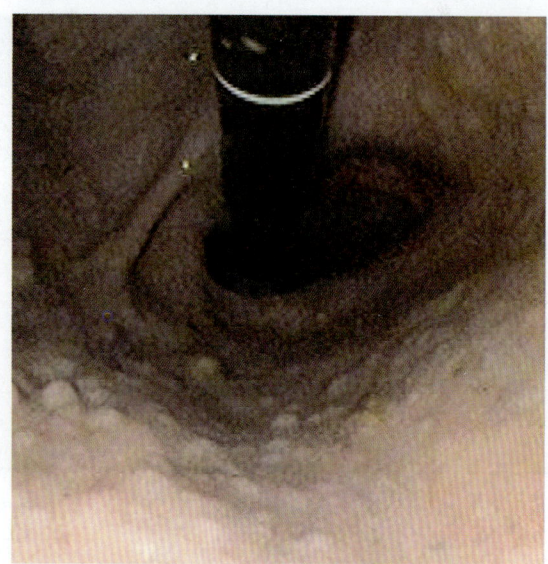

彩图3-7-1

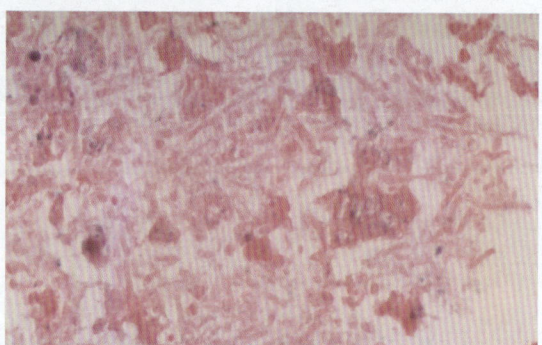

彩图3-8-1

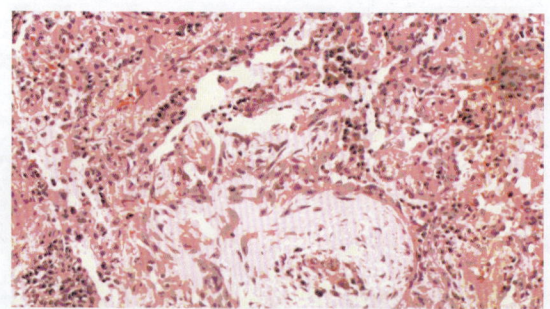

彩图3-13-1　肺泡腔内见成纤维细胞栓,间质内见淋巴细胞、浆细胞浸润(HE×100)